中国博士后科学基金资助项目

儒家文明省部共建协同创新中心研究成果

国家"十三五"规划文化重大工程《中华续道藏》阶段研究成果

U0165187

颜文强◎编著

道医灸疗学

——文献校释与研究

山东科学技术出版社

·济南·

图书在版编目（CIP）数据

道医灸疗学：文献校释与研究 / 颜文强编著 . —— 济南 : 山东科学技术出版社 , 2023.6
ISBN 978-7-5723-1494-0

Ⅰ . ①道… Ⅱ . ①颜… Ⅲ . ①道教 – 针灸疗法 – 研究 Ⅳ . ① R245

中国国家版本馆 CIP 数据核字 (2023) 第 094085 号

道医灸疗学——文献校释与研究
DAOYI JIULIAOXUE——WENXIAN JIAOSHI YU YANJIU

责任编辑：马 祥
装帧设计：孙小杰

主管单位：山东出版传媒股份有限公司
出 版 者：山东科学技术出版社
　　　　　地址：济南市市中区舜耕路 517 号
　　　　　邮编：250003 电话：（0531）82098088
　　　　　网址：www.lkj.com.cn
　　　　　电子邮件：sdkj@sdcbcm.com
发 行 者：山东科学技术出版社
　　　　　地址：济南市市中区舜耕路 517 号
　　　　　邮编：250003 电话：（0531）82098067
印 刷 者：济南乾丰云印刷科技有限公司
　　　　　地址：济南市历城区孙村街道春晖路 688 号
　　　　　邮编：250104 电话：（0531）88755566

规格：16 开（170 mm×240 mm）
印张：32.5 字数：530 千
版次：2023 年 6 月第 1 版 印次：2023 年 6 月第 1 次印刷
定价：128.00 元

内容简介

　　本书是目前学术界初次尝试构建"道医灸疗学"的学术著作，从当前甚少关注的道医灸疗切入，以体现学术性、创新性为导向，集宏观研究与微观研究于一体，分为上、中、下三卷，共八章。上卷《整体分析：内涵融通与应用》，首先诠释"道医""灸疗"等相关内涵，进而分析灸疗原理、道医生命哲学思想及二者之间的融通关系，最后界定"道医灸疗""道医灸疗学"的内涵，阐释道医灸疗的特色，并探讨其在当代的双创应用。中卷和下卷从大量历代医书、道教经典等文献中爬梳搜集出关于道医灸疗的记载，并进行细致解读与微观研究。中卷《文献校释研究一：理论阐述》侧重于"道医灸疗"的理论阐述，下卷《文献校释研究二：实践应用》侧重于"道医灸疗"的实践应用。中、下卷以每部文献为单位，皆首先分析该部文献中记载的道医灸疗的理论阐述或实践应用的特点、基本情况，进而对原文进行逐一点校，并注释剖析其中的疑难关键字词，最后逐段（或几个密切段落）进行解读分析。上卷与中、下卷的内容是总与分、宏观与微观的关系，旨在努力为"道医灸疗学"的构建进行尝试探索。

前　言

　　"灸疗"是我国传统医学砭、针、灸、药、按跷、导引六大古医术之一，主要通过艾草辛热回阳的药性和火力温热升散的特性发挥治病功效。道医生命哲学认为，从动态运行角度看，胚胎诞生、婴儿分娩、15 岁天癸至是人体生命顺向演化过程的三大里程碑标志，逐渐化尽阴气、填补元阳真炁（气）直至返回纯阳仙体状态则是道医追求的宗旨；从静态结构上看，人体生命健康常态是一个以"崇阳"为主导的"内阳外阴"结构。中医火神派的诞生受此观点深刻影响。灸疗治病原理与道医生命哲学也具有相通之处，"崇阳抑阴"是灸疗原理与道医思想相互融通的理论基点，疗效非凡是二者融通的实践优势。由此，"道医灸疗"的成立就顺理成章了。道医灸疗是指在以"崇阳"思想为主导的道医生命哲学指导下，发挥艾草等药物辛热回阳的药力和火力温热升散的强劲通窜之力，驱逐体内阴寒瘀堵、固护生命元阳真炁以达到疗疾益寿的一种外治疗法。

　　与在"阴阳平衡"中医生命哲学指导下，通过适量灸疗手段恢复人体阴阳平衡状态的"中医灸疗"不同，"道医灸疗"是在以"崇阳"为主导的"内阳外阴"道医生命哲学指导下，倡导多灸早灸才能恢复到"内阳外阴"结构的生命健康常态，否则阴阳平衡就会停留于表面。崇阳多灸固通生命、灸疗与丹药并用、灸疗与符咒祝由同用是"道医灸疗"的三大特色，前者侧重于思想理论层面，后二者侧重于实践应用层面。

　　面对时下各种眼花缭乱的养生方式和似乎越治越多的疾病，道医灸疗不仅可以给我们以思维上的启迪，而且可以进行创造性转化、创新性发展的应用。由于生活方式和价值观念的改变，当下人们普遍呈上热下寒、外热内寒的体质。然而采用清热解毒、滋阴降火的方法，效果并不好，原因是今天"上火"更多的是"虚火"，主要是体内阳气往外往上耗散所致，只有用温热方法进行引火归元才是正道。此时应以"崇阳"为主导的"内阳外阴"道医生命哲学为指导思想，温热饮食、慎用寒凉药物，发挥道医灸疗引火归元治病养生和固护生命元阳真炁的作用。灸疗是我国古代防治瘟疫最便捷、最有效的方式之一。虽然"疠气"危害大、传染性强，但无论是空气飞沫传播还是接触传播，均是通过"气"作为媒介影响体内正常气血的运行。艾灸之火可以固藏肾气，温升脾气、肝气，进而运转肺气、畅通经络，同时艾烟散发于环境中，破坏疫气物质（细菌病毒）的分子结构，如此内灸外熏、扶正祛邪并用，从而起到较好的防治瘟疫的功效。另外，由于外丹丹药中含有矿物质甚至有毒物质，历史上因内服导致中毒的事件屡见不鲜，这令今天的我们心存畏惧，但我们可以将其使用方式进行创造性转化与创新性发展，即将内服转为外用。借鉴《太清石壁记》记载的道医灸疗经验，将外丹丹药作为灸疗的媒介进行隔物灸，既能避免灼艾灸法烫伤皮肤的缺点，又能发挥丹药药力强劲的优势，从而大大提高灸疗的功效。

"道医灸疗学"是指探讨研究道教医家或受道教医学思想影响的医家采用火热灸疗方法进行治病养生的理论思想、实践经验等内容的学问。在历代文献中关于道医灸疗的记载零星分散，其中以道医专书和道教经典居多，这些内容可以分为道医灸疗的理论阐述和实践应用两大类。通过对《葛仙翁肘后备急方》《孙真人备急千金要方》《钟吕传道集》《扁鹊心书》《三极至命筌蹄》《痰火点雪》《傅青主女科》《太平经》《灵宝净明新修九老神印伏魔秘法》《无上玄元三天玉堂大法》《三洞群仙录》《太上济度章赦》《灵宝玉鉴》《净明忠孝全书》《历世真仙体道通鉴》《道德真经集义》《刘涓子鬼遗方》《太清石壁记》《太清金液神气经》《图经衍义本草》《急救仙方》《三元延寿参赞书》《仙传外科秘方》《延寿神方》《仿寓意草》《太乙神针心法》《真诰》《上清三真旨要玉诀》《三洞珠囊》《录异记》《秘藏通玄变化六阴洞微遁甲真经》《高上神霄玉清真王紫书大法》《法海遗珠》33部典籍中道医灸疗原文的逐一点校、疑难关键字词的注释剖析、逐段（或几个密切段落）的解读分析，可以发现道医灸疗具有丰富的理论阐述，更有大量的实践应用经验，涉及内科、外科、儿科、产科、妇科、男科等各科病症。

温灸器施灸法的最早记载见于东晋道医葛洪的《葛仙翁肘后备急方》；唐代道医孙思邈命名的"以痛为腧"的"阿是穴"观点，既为灸疗选穴扩大了范围，也为取穴的精准性提供了判断依据；宋代道医窦材发明的"睡圣散"大大减轻了患者的皮肉疼痛，对灼艾灸法的推广具有不可低估的贡献，其撰写的灸疗专著《扁鹊心书》记载了大量成功救治重症危症的施灸方法，堪称"道医灸疗第一书"；元末明初道经《法海遗珠》记载的"雷霆欻火针法"，标志着实按灸法的诞生；艾卷灸法始见于明代道医朱权《延寿神方》；清初"太乙神针"灸法由道教医家无名老人传出，其弟子韩贻丰进一步发展实践撰成《太乙神针心法》一书，集灸疗经验与医案于一体，成为"道医灸疗第二书"。

至此，理论鲜明、经验丰富的"道医灸疗学"可以从"中医灸疗学"中独立出来，成为"中国灸疗学"的一个组成部分。

颜文强

2023 年 5 月于大理

中卷 文献校释研究一：理论阐述

下卷　文献校释研究二：实践应用

整体分析：内涵融通与应用

  本卷主要是宏观研究，着重探讨"道医灸疗"的基本内容。首先诠释"道医""灸疗"等相关内涵；进而分析灸疗原理、道医生命哲学思想及二者之间的融通关系；最后界定"道医灸疗""道医灸疗学"的内涵，阐释道医灸疗的特色，并探讨其在当代的双创应用。各章之间的逻辑以逐步推进的递进关系为主。

第一章　绪论

一、研究现状

本书有两个关键的术语："道医"与"灸疗"。其中，"道医"是道教医学（理）或道教医家（人）的简称，"灸疗"是指传统医学中的艾灸外治疗法。当前学术界相关研究成果归类如下。

（一）道医领域

此领域学术界几十年来深入探索、研究，已取得了十分丰富的成果，可以归纳为以下两大方面。

1.道教医家（人）　主要研究道教医家个案的生平及其医学思想，包括葛洪、陶弘景、孙思邈、杨上善、王冰、胡愔等道医。这方面成果有钟国发《陶弘景评传》、卢央《葛洪评传》、干祖望《孙思邈评传》等专著，以及高兴华《试论葛洪对古代化学和医学的贡献》、刘永霞的博士论文《道医陶弘景研究》、日本学者石井昌子《道教学的研究——以陶弘景为中心》等文。

2.道教医学（理）　包括对"道教医学"内涵、道教与中医药学的关系、道教炼养方技、道教方药与药膳食疗等专题研究。这方面成果更为宏富，著作方面有盖建民《道教医学》，胡孚琛《丹道法诀十二讲》，杨玉辉《道教养生学》，李远国《中国道教养生长寿术》《道教炼养法》，陈耀庭、李子微、刘仲宇《道家养生术》，郝勤、杨光文《道在养生——道教长寿术》，詹石窗《道教科技与文化养生》，胡孚琛《丹道法诀十二讲》、杨玉辉的《道教养生学》、何振中《内丹医学思想研究》，黄永锋《道教服食技术研究》《道教饮食养生指要》等，还有来自台湾的萧天石所著的《道海玄微》。论文方面有胡孚琛《道教医药学述要》，蒋力生《论道教服食方的价值和影响》，洪芳、杨勇《＜千金方＞产后心腹痛方用药配伍组方特点探析》，樊建开、仇菲《＜急救仙方＞疡科方辨析》，张惠法《＜仙传外科集验方＞在骨痈疽方面的成就》，徐刚的博士论文《道教生命哲学视域下的服食研究》、何世民的博士论文《＜备急千金要方＞的 21 味药物剂量分析研究》等。此外，韩国崔仙任《＜东医宝鉴＞道教医学思想研究》、英国李约瑟《中国科学技术史》第五卷之《炼丹术的发现和发明：内丹》、日本坂出祥伸《中国古代养生思想の综合的研究》第三章《道教与养生思想》、美国韦尔《公元 320 年中国炼丹术、医学和宗教》、法国施博尔《道教中的体（以人体与自然界比较）》等也从不同角度探讨了道教医疗养生内容。

（二）灸疗领域

这方面研究包括对艾灸疗法的起源、类型、发展历程、治病机制、文献考证、版本校勘与注释、操作技术的探讨与规范，以及运用艾灸疗法治疗胃肠病、肝胆病、肾病、糖尿病、风湿关节炎、湿疹、贫血、腰酸、口齿疼痛等各种病症，涉及内科、外科、五官科、儿科、妇科、男科、皮肤科等；此外也有对用艾灸疗法进行美容和养生保健的探讨。这些成果既有用纯传统中医原理来解释与应用，也有采用现代西方医学原理进行探讨与研究。归纳起来，这些代表性的成果主要有如下几方面。

1. 著作　这方面著作较多，大都将医理与临床实践经验相结合，如周楣声的《灸绳》（1998 年青岛出版社），谢锡亮的《谢锡亮灸法》（2007 年人民军医出版社），田从豁和臧俊岐的《中国灸法全书》（2000 年黑龙江科学技术出版社），吴焕淦、刘慧荣、马晓芃、施茵的《灸法学》（2016 年上海科学技术出版社），王富春的《灸法医鉴》（2009 年科学技术文献出版社），刘密《艾灸疗法》（2012 年中国医药科技出版社），吴焕淦、施茵、刘慧荣等的《古今医家论灸法》（2013 年上海科学技术文献出版社），张奇文的《中国灸法》（2016 年中国中医药出版社）等。这些著作依靠长期的临床经验总结出来，并升华到理论层面，学术价值与临床价值较高。在灸疗临床界也涌现出了周楣声、谢锡亮、田从豁、吴金焕、高树中、李学武、严洁、罗诗荣、赵粹英、单桂敏等深受欢迎的灸疗大家。

2. 期刊论文　灸疗的学术论文非常多，从不同角度对灸疗的医理和某一领域的临床经验进行探讨和研究，富有启迪和参考价值。如来光华、孙慧芳、

李瀛的《艾灸用于泌尿外科手术后留置导尿患者舒适度比较》，姜会枝、杨心灵、徐振伟《艾灸穴位治疗髋关节置换术后尿潴留的疗效观察及护理》，李爱英、李鹏、吴志广《艾灸对胃十二指肠溃疡穿孔修补术后肠蠕动恢复及住院时间的影响》，胡军《艾灸对脊柱退行性病变的治疗保健作用》，任秀梅、曹锦瑾、沈雪勇《艾灸治疗膝骨性关节炎：随机对照研究》，邓茹月、熊俊、陈日新、赵婉《基于现代文献灸法治疗带状疱疹后遗神经痛循证证据研究》，王克竞、王淑娟《灸法的起源及时代特征》，刘伟维、张煜楷、李江山《灸法治疗失眠症疗效系统评价》，崔晨华、戚其华、徐涓《灸法在急症中的应用》，谢锡亮、裴毓、杨占荣《灸法的要诀与技巧》，王家祥《穴位灸法对运动员延迟性肌肉损伤恢复的影响》，蔡海红、王玲玲、张会芳、唐宜春《灸法抗动脉粥样硬化机制进展》，常小荣、严洁、易受乡、岳增辉、林亚平《灸法补泻之探讨》，董泉声、董新民、先茂全、郑贤龙《揭示灸法作用的穴位物质基础与阐明灸法退热机理的研究》等。

3.学位论文　一些院校与研究机构的博士、硕士研究生也有以灸疗作为学位论文的选题。博士学位论文方面，如马力群的《艾灸疗法医案研究》（广州中医药大学2009年），许文欣的《不同艾灸方法对肿瘤化疗毒副反应的临床研究》（南京中医药大学2016年），任亚锋的《艾灸治疗脊髓损伤后膀胱功能障碍的临床研究》（郑州大学2015年），王轶的《隔姜灸治疗肝郁脾虚型溃疡性结肠炎的实验研究》（北京中医药大学2008年）等；硕士学位论文成果，有陈韵如的《艾灸神阙穴治疗寒凝血瘀型原发性痛经的实验和临床研究》（广州中医药大学2016年），粟艳梅的《艾灸对脾虚胃溃疡大鼠血清TFF和胃黏膜PCNA的影响》（湖南中医药大学2014年）等。这些学位论文基本上从现代医学的病名、病症出发探讨灸疗的临床价值，角度较为新颖。

此外，关于灸疗的保健养生科普书籍相当多，如《马氏温灸法》《艾灸实录76病》《常见病自愈调养艾灸》《一学就会艾灸疗法治百病》《灸除百病的智慧》《对症艾灸随手查》《艾灸祛寒湿看这本就够》等。这些书籍由于通俗易懂、图文并茂，故而十分畅销。

（三）道医与灸疗结合领域

对于道医与灸疗结合的研究，目前学术界主要集中在葛洪、孙思邈、窦材等几位道医方面。这方面的代表成果，论文有杨佃会、臧守虎、史兰华《＜

肘后备急方 > 灸法学术思想探析》，刘国钧《浅述 < 肘后备急方 > 中的急症灸法》，吴焕淦《< 肘后备急方 > 论灸法》，周建伟《< 肘后备急方 > 急症灸治探讨》，汪秀岩《孙思邈灸法的临床应用》，曹中兵、胡洁琳《浅析孙思邈灸法治风》，安贺军《孙思邈对外科灸法的贡献》，高树中《论孙思邈对灸法的贡献》，杨国华《孙思邈热证用灸的探讨》，曹中兵《浅析孙思邈灸法治风》，李敏《< 千金要方 > 灸法浅析》，张绍华、符文彬《< 备急千金要方 > 灸法灸量应用浅探》，王丽《窦材 < 扁鹊心书 > 用灸的学术思想及特点》，许慧倩《窦材灸法特点刍议》，李洪亮《从 < 扁鹊心书 > 浅析窦材的灸法思想》，王帅、陈腾飞《对 < 扁鹊心书 > 重灸左命关穴治疗危症的探讨》，谢文娟、刘密《< 扁鹊心书 > 灸法的运用特点》等文；著作主要是对道医灸疗专著《扁鹊心书》《太乙神针心法》的点校注释，其中以对《扁鹊心书》的点校居多，如 2010 年赵宇宁点校的学苑出版社的版本，2011 年宋白杨点校的中国医药科技出版社的版本，2014 年张存悌注释的辽宁科学技术出版社出版的《扁鹊心书图解》的版本以及 2015 年柴可群、陈嘉斌点校的中国中医药出版社的版本，张建斌、唐宜春校注的《太乙神针心法》一书于 2016 年由中国中医药出版社出版发行。

　　从以上梳理可以看出，目前学术界在道医、灸疗各自领域的研究均取得了相当宏富的成果；相比之下，学术界对道医与灸疗二者结合方面的研究则显得十分薄弱：仅仅局限于葛洪、孙思邈、窦材等极少数道教医家身上，而对朱权、傅青主、李冠仙、刘涓子、龚居中等多数道医却罕有涉及；值得注意的是，即便对葛洪、孙思邈、窦材等几位道医运用艾灸疗法治病的研究，几乎都将他们当作纯中医家的身份来探讨，却有意无意地忽视了他们道医思想的色彩。另外，从理论思想的角度探讨艾灸疗法与道教医学的关系，更是罕见。在已经公开发表的成果中，仅见到杨承智、黄学军的《< 太平经 > 论灸刺》一文等，此文对早期道教经典《太平经》运用艾灸与针刺治病原理的探讨。事实上，以艾火温热起效的灸疗与化尽阴气、炼就纯阳仙体的道医思想具有相互融通之处，这也就使得历代道医家在以医济世、借医弘道的过程中运用了灸疗方法，从而留下了不少道医灸疗理论阐述和实践应用经验。只是这些记载十分零星地散见于众多医书、道教经典等各种文献中，尚未得到系统收集整理与分析研究。从此点上看，当前学术界研究的薄弱，也正好为本书研究留下了较大的空间。

二、研究意义

（一）学术意义

本书从当前甚少关注的道医灸疗切入，不仅选题新颖，而且首次提出了"道医灸疗学"的概念，具有较大的创新性。书中详细诠释了"道医""灸疗"等相关内涵，系统分析了灸疗原理、道医生命哲学思想及二者之间的融通关系，界定了"道医灸疗""道医灸疗学"的内涵，阐释了道医灸疗的特色等内容。这对于全面认识传统医学艾灸疗法的全面性和进一步拓展道教医学的研究视野均有着较大的助益。

（二）现实意义

本书不仅探讨了相关文献所记载的道医灸疗的理论阐述或实践应用的特点、基本情况，而且逐一点校原文，并进行注释剖析、解读分析，还探讨了道医灸疗如何在当代进行创造性转化、创新性发展的应用问题，这为今天人们采用艾灸疗法进行治病养生提供了较大的便利，具有可操作性，有力地助推了"健康中国"战略的施行。

三、研究方法

（一）历史文献法

本书从古籍文献中爬梳剔抉道医灸疗方面的历史资料，是以文献为基础的研究。

（二）训诂考据法

本书在研究中需要对道医灸疗的一些关键字词的内涵形义进行考证和诠释，是为训诂考据法。

（三）多学科研究法

由于本书的学科交叉属性，故需要综合运用中医学、历史学、文献学、宗教学、哲学等多学科交叉研究的方法。

四、创新之处

（一）选题视角的创新性

由于目前学术界对道医灸疗领域的研究只是停留在少数几位道教医家身

上，而对散见于各种医书、道经等文献典籍中的道医灸疗的理论阐述和实践应用涉及较少，更没有系统点校、注释分析的研究成果。本书则进行较全面的挖掘和系统分析研究，努力呈现出道医灸疗的历史面貌，这在当前学术界尚属于首次尝试，故在选题视角上具有较大的创新性。

（二）研究内容的新颖性

本书不是停留于对历代各种道医灸疗的文献记载进行收集汇编，而是重在诠释解读和分析研究。从宏观层面上看，本书详细诠释了"道医""灸疗"等相关内涵，系统分析了灸疗原理、道医生命哲学思想及二者之间的融通关系，界定了"道医灸疗""道医灸疗学"的内涵，阐释了道医灸疗的特色及其在当代的双创应用等内容。从微观层面上看，本书以每部文献为单位，皆首先分析该部道医专书或道教经典中记载的道医灸疗的理论阐述或实践应用的特点、基本情况，进而对该文献中与道医灸疗相关的原文进行逐一点校，并注释剖析其中的疑难或重要的关键字词，最后逐段（或几个密切段落）进行解读分析。这些研究内容不仅量大而且细致深入，这在以往学术界中很少见到。

（三）学术思想的特色与创新

本书首次在学术界提出了"道医灸疗"概念，并初步构建了宏观研究与微观研究相结合模式的"道医灸疗学"，具有较大的创新性。

（四）学术观点的特色与创新

本书比较了"道医灸疗"和"中医灸疗"的不同，分析指出，中医灸疗是在"阴阳平衡"的中医生命哲学指导下，以适量的灸疗手段恢复人体的阴阳平衡状态；但"道医灸疗"则在以"崇阳"为主导的"内阳外阴"道医生命哲学指导下，倡导多灸才能恢复到"内阳外阴"结构的生命健康常态，否则阴阳平衡就会停留于表面。书中将道医灸疗的特色概括为崇阳多灸固通生命、灸疗与丹药并用、灸疗与符咒祝由同用三点；还探讨了道医灸疗在当代进行创造性转化和创新性发展的应用路径。慎用寒凉、多灸疗疾、引火归元；内灸外熏防治瘟疫，外用丹药隔物灸安全有效，这些观点具有较大的特色和创新性。

五、各章间的逻辑关系

本书以宏观研究与微观研究为依据，将内容分为上、中、下三卷。上卷主要是宏观研究，着重探讨"道医灸疗"的基本内容，包括灸疗原理与道医思想的融通、"道医灸疗""道医灸疗学"的内涵、道医灸疗的特色及其在当代的双创应用等相关内容，各章之间的逻辑以逐步推进的递进关系为主。中卷和下卷主要是微观研究，建立在从大量历代医书、道教经典等文献中爬梳出关于道医灸疗记载的基础上进行细致解读与微观分析。中卷侧重于"道医灸疗"的理论阐述，下卷侧重于"道医灸疗"的实践应用。中、下卷以每部文献为单位，皆首先分析该部文献中记载的道医灸疗的理论阐述或实践应用的特点、基本情况，进而对原文进行逐一点校，并注释剖析其中的疑难或重要的关键字词，最后逐段（或几个密切段落）进行解读分析。中卷与下卷为并列关系，这两卷各章之间也为并列关系，每章内各节之间亦是并列关系，每节内则以总分关系为主。整体上看，本书以体现学术性、创新性为导向，结构合理、条理分明、逻辑清晰。

第二章　道医内涵与灸疗概况

"道医灸疗"是本书的核心术语，由"道医"与"灸疗"两个词构成。为了更深入地展开分析，本章对道医的定义、构成，灸疗的源流、类型与定义等相关内容进行剖析探讨。

第一节　道医的内涵

对于道医的内涵，尽管存在一些不同方面的观点，但从核心要义来讲，笔者认为"道医"指的是道教医学，是道教医学的简称，有时也指道教医家或深受道教医学思想影响的医家。因此，"道医"的核心内涵主要指道教医学，包括道教医学的定义和内容构成两大部分。

一、道医的定义

对于道医（道教医学）的定义，《中国大百科全书·宗教卷》"道教医药学"条目界定为："道教为追求长生成仙，继承和汲取中国传统医学的成果，在内修外养过程中，积累的医药学知识和技术。它包括服食、外丹、内丹、导引以及带有巫医色彩的仙丹灵药和符咒等，与中国的传统医学既有联系又有区别，其医学与药物学的精华，为中国医药学的组成部分。"① 《中华道教大辞典》"道教医药学"条目下解释曰："道教医药学是在道教文化中发

---

① 中国大百科全书总编辑委员会《宗教》编辑委员会：《中国大百科全书·宗教》，北京：中国大百科全书出版社，1988年，第73页。

展起来的医药学……是以长生成仙为最高目标的医学……是一种社会医学和宗教医学,重视调节人的社会环境和心理因素,激发患者的宗教感情来抗病,有用精神疗法治病的特点和人神交通的巫术倾向。"①《道教医学》一书定义为:"道教医学是一种宗教医学,作为宗教与科学互动的产物,它是道教徒围绕其宗教信仰、教义和目的,为了解决其生与死这类宗教基本问题,在与传统医学相互交融过程中逐步发展起来的一种特殊医学体系,也是一门带有鲜明道教色彩的中华传统医学流派。"②

笔者在《生命内景与<道藏>精选药方研究》专著中定义为:"道教医学(道医)是指以'道'为最高信仰,以延年益寿、羽化登仙③为基本宗旨,以贵生乐生为基本属性,孕育于黄帝时期、发展于老子时期、基本成型于东汉末年并在以后历史进程中不断完善的一种宗教医学。"④对于道医的发展,笔者将其概括为孕育于黄帝时期、发展于老子时期、基本成型于东汉末年并在以后历史进程,这是借鉴四川大学杰出教授詹石窗先生将道教的发展历程概括为三大形态——雏形道教、义理道教、制度道教的说法。詹先生指出,雏形道教指近五千年前由轩辕黄帝树立的以"尊天法祖、修炼成仙"为教化内涵的基本信仰,时间从黄帝封禅鬼神山川至老子撰写《道德经》前;义理道教即通常所说的先秦道家时期;制度道教即从东汉末年由张道陵建立的具有宗教礼仪和组织系统的五斗米道算起至今。⑤不过,后来詹教授将三大形态重新表述为元初道教、古典道教、制度道教。⑥从字眼的醒目性来看,笔者窃以为似乎可以将这两种表述融合为元初道教、义理道教、制度道教,但时间上的划分依然以詹教授的三大形态界限为依据。

二、道医的构成

对于道医(道教医学)的具体构成,日本学者吉元昭治《道教与不老长

---

① 胡孚琛主编:《中华道教大辞典》,北京:中国社会科学出版社,1995年,第878页。

② 盖建民:《道教医学》,北京:宗教文化出版社,2001年,第5–6页。

③ 把道教的基本宗旨概括为"延年益寿、羽化登仙"是詹石窗教授所提出的。见 詹石窗:《道教文化十五讲》(第二版),北京:北京大学出版社,2012年,第10页。

④ 颜文强:《生命内景与<道藏>精选药方研究》,北京:中国中医药出版社,2019年,第639页。

⑤ 詹石窗:《重新认识道教的起源与社会作用》,《中国道教》2013年第2期,第25–29页。

⑥ 詹石窗:《道教文化养生及其现代价值》,《湖南大学学报》2015年第1期,第13–14页。

寿医学》一书中认为有三个层次："（一）中心圆：此为与现在的中医学几乎相同的内容，也可以说是两者最接近的部分，包括汤液、本草、针灸等……（二）中间圆：此为具有道教医学特色的部分，包括导引、调息、内丹、辟谷、内视、房中等。可以说是所谓丹鼎派所支持的内容……（三）外周圆：此为最具道教色彩的内容，与民间信仰、民间疗法密切相关。包括符、占、签、咒、斋、禁、祭祀，祈祷等，也是戒律的、伦理的内容。可以说是所谓符箓派所支持的内容……"①胡孚琛先生在《道教医药学述要》一文使用"道教医药学"概念，并指出包括核心部分、中间部分、外层部分："道教医药学大致包括三个部分的内容。其核心部分是仙药、本草、医方、针灸等，大致范围相当于世俗的中医学和中药学。二者的区别仅在于道教医药学多以延年益寿、还春驻颜的疗效为追求目标，其中有不少抗衰老方剂，甚至还有声称久服可以返老还童、长生成仙的'仙药'秘方，这同道教的教旨是吻合的。另外，道教药学以金石药、诸芝、滋补药为上品，这自然又和道士烧炼外丹黄白术的传统有关。道教医药学的中间层部分是导引、按摩、气法、辟谷、房中、存思、饮食疗养及起居禁忌等，这是靠自我摄养和调谐精、气、神来防病抗病的技术。道教医药学的外层部分是符水、药签、祝由、祭祀、斋醮等调整社会环境和心理环境的治疗方法，具有强烈的宗教特征。"②

笔者在《生命内景与＜道藏＞精选药方研究》一书中重新整理合并为两大层次：第一层次是医方、本草、针灸、按摩、导引、调息、饮食疗养和起居禁忌等，这是道教医学（道医）与传统中医学（中医）的共同部分；第二层次是内丹、辟谷、房中、存思、符水、药签、占卜、祝由、祭祀、斋醮等，此为道医所独有，中医基本不涉及。可以看出，道医涵盖了一部分中医。但二者并不是属种关系，因为中医学在发展过程中还吸收了儒医、佛医以及民间医学、少数民族医学的一些养分。基于此等认识，笔者认为有必要采用外延更大一些的"中国传统医学"一词来囊括我国历代人民所探索和实践过的各种传统医学。也就是说，"中国传统医学"包括中医、

---

① ［日本］吉元昭治：《道教与不老长寿医学》，杨宇 译，成都：成都出版社，1992年，第8—9页。
② 胡孚琛：《道教医药学述要》，《中国中医基础医学杂志》1995年第4期，第17页。

道医、佛医、儒医、易医、少数民族医学、民间经验医学等。值得注意的是，在"中国传统医学"这几大板块中，中医与道医的兼容部分最多，故往往有"医道相通"的提法，道教也成了目前世界上与医学关系最密切的宗教。当然，将"中国传统医学"分为中医、道医、佛医、儒医、易医、少数民族医学、民间经验医学等这七大板块是否合适，还可以进一步讨论；尤其是易医与儒医、道医、中医交叉部分较多，如何区别开来，还需要进一步梳理和论证。

第二节　灸疗概况

一、灸疗源流

"灸疗"是我国砭、针、灸、药、按跷、导引六大古医术之一，一般是指将艾叶制成的艾条、艾炷点燃熏灸人体特定穴位进行防病治病的一种治疗方法。灸疗历史悠久、起源尤古。早在1973年湖南省长沙市马王堆三号汉墓出土的三本早于《黄帝内经》的帛书《足臂十一脉灸经》《阴阳十一脉灸经》《五十二病方》就已经出现了灸疗的记载。其中《足臂十一脉灸经》《阴阳十一脉灸经》还是目前我国所知的最早的两部灸疗专著。《左传》记载了春秋时期秦国名医医缓给晋景公诊病时说的话："疾不可为也，病在肓之上，膏之下，攻之不可，达之不及，药不治焉。"此处"攻"指的就是灸疗方法，"达"指的是针、砭之法。战国时期《孟子》也记载了灸疗的治病疗效："犹七年之病，求三年之艾也。"（《孟子·离娄》）《庄子》中也有"越人熏之以艾"（《庄子·杂篇·让王》）和"无病而自灸"（《庄子·杂篇·盗跖》）的记载。到了西汉时期成书定型的《黄帝内经》则出现了灸疗的较多描述和应用。如《素问·骨空论》记载了灸疗的穴位、灸量和治疗的相应病症："灸寒热之法，先灸项大椎，以年为壮数；次灸橛骨，以年为壮数。视背俞陷者灸之，举臂肩上陷者灸之，两季胁之间灸之，外踝上绝骨之端灸之，足小指次指间灸之，腨下陷脉灸之，外踝后灸之，缺盆骨上切之坚痛如筋者灸之，膺中陷骨间灸之，掌束骨下灸之，齐（脐）下关元三寸灸之，毛际动脉灸之，膝下三寸分间灸之，足阳明跗上动脉灸之，巅上一灸之。犬所啮之处灸之三壮，即以犬伤病法灸之。凡当灸二十九处。伤食灸之……"①《素问·异法方宜论》记载了灸疗来自北方："北方者，天地所闭藏之域也，其地高陵居，风寒冰冽。其民乐野处而乳食，藏（脏）寒生满病，其治宜灸焫。故灸焫者，亦从北方来。"②《灵枢·官能》："针所不为，灸之所宜。"③《灵枢·背俞》记载了五脏背俞穴的灸疗补泻之法："……灸之则可，刺之则不可。气盛则泻之，虚则补之。以火补者，毋吹其火，须自灭也。以火泻者，疾吹其火，传其艾，须其火灭也。"④东汉张仲景《伤寒论》尽管以药方为主，但也记载了 7 条灸法。三国时期曹操之孙（另一说法为曹操之子）曹翕撰写了《曹氏灸经》7 卷，是继《足臂十一脉灸经》《阴阳十一脉灸经》之后的第三部灸疗专著。该书全面总结了先秦至三国期间灸疗经验，大大促进了灸法的发展，也为两晋南北朝时期灸疗的兴盛起到了先导作用。该书强调施灸要因病而异，内容丰富，可惜亡佚。

东晋著名道医葛洪《肘后备急方》的 109 个针灸医方中，灸疗方高达 94 个。唐代著名道医孙思邈的《备急千金要方》也出现大量的灸疗方。宋代出现了几部灸疗专著，如《黄帝明堂灸经》、闻人耆年《备急灸法》、西方子《明堂灸经》、庄绰《灸膏肓腧穴法》、道教医家窦材《扁鹊心书》，从而大大推动了灸疗的发展。明清时期针灸学整体上以针法为主，但灸法也有所发展，出现了名为针法、实为灸法的"雷火神针""太乙神针"两大实按灸（也可称为艾卷灸法、艾条灸法）新法的出现为灸疗学注入了新鲜的血液。清代比较有代表性的灸疗专著，如《神灸经纶》介绍了灸疗的禁忌、穴位取穴方法、相关病症的施灸方法等，较为系统全面。近现代以来，随着西方医学的输入，中国传统医学受到冲击，灸疗也一度衰落。中华人民共和国成立后，中国传

①　南京中医药大学编著：《黄帝内经素问译释》（第四版），上海：上海科学技术出版社，2009 年，第 504 页。

②　南京中医药大学编著：《黄帝内经素问译释》（第四版），上海：上海科学技术出版社，2009 年，第 126 页。

③　南京中医药大学编著：《黄帝内经灵枢译释》（第三版），上海：上海科学技术出版社，2011 年，第 526 页。

④　南京中医药大学编著：《黄帝内经灵枢译释》（第三版），上海：上海科学技术出版社，2011 年，第 391 页。

统医学再次得到了恢复和发展，其中针刺学发展较快，灸疗学由于灸疗过程中烟雾大和灼艾灸法使得患者难以忍受疼痛等原因而发展缓慢。可喜的是，在周楣声、谢锡亮、田从豁等灸疗大师的推广下，加上艾灸盒、艾灸罐等灸疗器具的普及，近年来灸疗再次受到社会大众的欢迎，发展日益兴盛。

二、灸疗类型与定义

在灸疗的类型上，有两种最常用的划分方法：灸疗使用的材料和灸源距离皮肤的远近两种划分标准。以灸疗使用材料为划分标准，灸疗包括两大类型：第一类是艾灸疗法，即以艾叶为主要原料制成艾炷或艾条进行施灸；第二类是非艾灸疗法，是指不用艾作为灸源而用其他特殊物质作为材料点燃熏灼某个部位的一种灸疗方法，如灯草灸、线香灸、桑枝灸即分别用灯草、线香、桑枝代替艾炷艾条作为媒介点燃施灸。值得注意的是，目前有一种观点把采用某种刺激性物质涂在某个部位穴位使其起疱类似灸疮的方法归为非艾灸疗法的类型，但笔者认为，这种方法应该划入敷贴的范畴更准确，因其缺少火力这一灸疗的核心内涵。由于艾叶的特殊性质，古代最常用的灸疗是艾灸疗法。以灸源距离皮肤的远近作为划分标准，灸疗可以分为两大类：直接灸和间接灸。其中直接接触皮肤施灸的称为直接灸法，又称为灼灸、化脓灸、瘢痕灸。施灸时皮肤往往会起疱，成为灸疮，所以施灸时患者往往要忍受很大的疼痛。间接灸包括隔物灸和悬空灸：在皮肤和灸源之间隔着一定媒介进行施灸的称为隔物灸，隔物灸常用的媒介有姜、蒜、盐、泥、附子等；火源悬空距离皮肤一定距离的称为悬空灸，也称为温和灸，施灸时手持艾条或艾灸盒固定夹住艾炷，使得灸源距离皮肤几厘米产生一定温热感但又不至于灼伤。灸疗类型见下图：

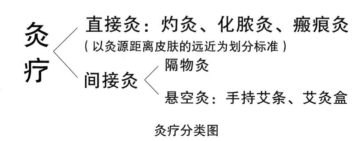

灸疗分类图

在这几种灸法中，直接灸法和隔物灸法是古代应用广、疗效好的两种灸疗方法。今天由于患者多不能忍受直接灸所致的疼痛，故悬空灸法更受欢迎。当然，由于直接灸法和隔物灸法的力专效宏，往往能够取得意想不到的疗效，故也受到了一些有识之士的青睐，并应用于临床实践。

为了对灸疗的内涵下一个更加清晰的定义，笔者认为有必要进一步探究"灸"字的造字本意。"灸"字金文写作"灵"，上部为"久"表示时间长久，下部从火表示燃烧，整个字合起来表示长时间燃烧。篆文写作"灵"，承续金文字形，字义一致。汉代许慎《说文解字》解释曰："灸，灼也。从火，久声。"[1]"灼"指明了"灸"字的核心要义——直接接触皮肤灸，这也是"灸"字的造字本意，因而我们可以从大量的医学典籍记载中看到，古代的各种灸法中以直接灸应用最广、疗效更佳。此处需要进一步辨别的是"炙"字，"炙"字与"灸"字字形颇为相似。"炙"字金文写作"炙"，此字字形十分形象，上面为"♀♀"表肉串，下面为"火"为火堆，因此整个字合起来表示在火堆上烤肉串。有的金文写作"炙"，和"灸"字很像，上面为"月"表示肉，下面直接用"火"字表示火，整个字也表示在火上烤肉。"炙"字篆文写作"炙"承续金文字形。《说文解字》解释曰："炙，炙肉也。从肉，在火上。凡炙之属皆从炙。"[2]要言之，"炙"的造字本意是烤肉，而烤肉过程中，火源和肉需要保持适当的距离，以免烤焦；而"灸"字造字本意是长时间灼灸，强调贴近接触皮肤，使得火力渗透进体内，渗透进越多，则治病效果越好，这也是古代化脓灸法普遍盛行的原因所在。明代以前，下至平民百姓上至帝王贵胄采用灸疗治病防病的现象十分普遍。《宋史》卷三《本纪第三·太祖三》记载了宋太祖赵匡胤亲自为其弟宋太宗赵光义灼艾治疗急病，并以艾炷自灸以感同身受安抚宋太宗的事迹："太宗尝病亟，帝往视之，亲为灼艾，太宗觉痛，帝亦取艾自灸。"[3]现藏于台北故宫博物院的南宋著名画家李唐的作品《村医图》，描绘了古代路边树荫下一位郎中在一个乡村老汉的后背上施灸治病的情形，因此该图又名《艾灸图》。图画中，患者龇牙咧嘴、袒露上身，

---

① （东汉）许慎著，（清）段玉裁注：《说文解字注》，北京：中华书局，2013年，第488页。

② （东汉）许慎著，（清）段玉裁注：《说文解字注》，北京：中华书局，2013年，第495页。

③ （元）脱脱等撰写：《宋史》（第1册），北京：中华书局，1985年，第50页。

双手被一农妇和一个少年紧紧地抓住，身边另一少年牢牢地按住了患者的身子，患者左腿也被踩按着，可见古代灼艾施灸之普及。至此，我们可以看出，"灸"字和"炙"字本意不同、用处有别。其中，"灸"疗的核心要义是"火力"，也就说，施灸的火源媒介虽然不一定是艾，但一定要有火，这是灸疗的最基本内涵。因此，那种把采用某种刺激性物质涂在某个部位穴位使其起疱类似灸疮的敷贴方法也归入灸疗范畴显然是不妥当的，因为无限制地扩大灸疗的内涵，反而不利于灸疗的推广。基于以上分析，笔者认为"灸疗"可以界定为：

"灸疗"是指将艾炷艾条或其他药物点燃，在人体特定部位上直接烧灼或间接熏熨以达到防治疾病的一种外治疗法。

第三章　灸疗原理与道医思想的融通

　　"道医灸疗"既是本书提出的崭新学术概念，也是核心关键内容，那么能否成立或者说为何可以成立，取决于"道医"与"灸疗"之间的关系。为此，探究灸疗原理与道医思想的融通就成了重中之重。

第一节　灸疗的治病原理

　　历史告诉我们，古代传统灸疗类型以艾灸疗法应用最为广泛，疗效也最好；而不以艾叶为原料的非艾灸疗法应用相当少，因此本节对于灸疗治病原理的分析也是围绕艾灸疗法展开的。显然，艾灸疗法发挥治病功效所依靠的是艾叶药性和火力的双重作用。[①]

一、艾叶的药效

　　艾叶是菊科植物艾的叶，又称为艾蒿、艾草、灸草、医草、蕲艾、狼尾蒿、冰台等，今天医学界以艾叶为正名。明代医家李时珍在《本草纲目》阐释其名曰："时珍曰：王安石《字说》云，艾可乂疾，久而弥善，故字从乂。"[②]"乂"是治理、安定之意。古人造字将"艾"字与疾病治疗紧密相连，可谓用心良苦。艾叶在我国分布甚广，特别是南方地区的山坡草地几乎随处可见。自李时珍在《本草纲目》中强调以湖北蕲州所产为贵以来，蕲州艾叶成了艾叶的

---

① 颜文强、张丽娟：《道教生命哲学观与灸疗治病原理融通关系初考》，《生命哲学研究》2021年第2辑，第55–65页。

② （明）李时珍著，柳长华主编：《李时珍医学全书》，北京：中国中医药出版社，1999年，第563页。

道地药材，故称为"蕲艾"："自成化以来，则以蕲州者为胜，用充方物，天下重之，谓之蕲艾。"[1] 其实，我国先民对于艾叶的认识甚早，早在《诗经》中就有采艾的描述，如《诗经·采葛》曰："彼采艾兮，一日不见，如三岁兮"。艾叶药效的明确记载最早见于《名医别录》："艾叶，味苦，微温，无毒。主灸百病，可作煎，止下痢，吐血，下部蜃疮，妇人漏血，利阴气，生肌肉，辟风寒，使人有子。"[2]《名医别录》指出艾灸可以治疗百病。对于艾叶的药性，李时珍分析说："苦而辛，生温熟热，可升可降，阳也。入足太阴、厥阴、少阴之经。"[3] 张介宾在《景岳全书》指出："味微苦，气辛，生用微温，熟用微热。能通十二经，而尤为肝、脾、肾之药。善于温中逐冷除湿，行血中之气、气中之滞。"[4] 可见，艾叶主要入肝、脾、肾，有行血气、逐寒湿之功。作为灸疗用的艾叶则必须用存放三年的陈艾，捣碎制成艾绒，称为"熟艾"："凡用艾叶，须用陈久者，治令细软，谓之熟艾。若生艾灸火，则伤人肌脉……拣取净叶，扬去尘屑，入石臼内木杵捣熟，罗去渣滓，取白者再捣，至柔烂如绵为度。用时焙燥，则灸火得力。"[5] 正因为用艾叶捣碎的艾绒燃烧时火力温和绵长直透肌肉，通达内脏深处，且艾草廉价易得，使得几千年来艾灸疗法成了灸疗的主要类型。要言之，生艾叶性温，熟艾性热，有去除体内寒湿瘀堵、通畅经络气血之力。

二、火力的功效

艾灸疗法治病起效，除了依靠艾叶特别是熟艾的药力外，还依靠火力的作用。火是物质燃烧产生的光和热，其能量巨大。火是自然界木、火、土、金、水五行之一，和其他四行不同的是，火有用而无体，因此需要附着于物质载体，也正因为如此，火的力道强劲，可以破坏一切后天有形的物质，改变它们原来的物质结构——内部气的排列结构。《尚书·洪范》曰："水

---

[1] （明）李时珍著，柳长华主编：《李时珍医学全书》，北京：中国中医药出版社，1999年，第563页。

[2] （南梁）陶弘景撰，尚志均辑校，尚元胜、尚元藕、黄自冲整理：《名医别录》（辑校本），北京：中国中医药出版社，2013年，第128页。

[3] （明）李时珍著，柳长华主编：《李时珍医学全书》，北京：中国中医药出版社，1999年，第563页。

[4] （明）张景岳：《景岳全书》，太原：山西科学技术出版社，2006年，第623页。

[5] （明）李时珍著，柳长华主编：《李时珍医学全书》，北京：中国中医药出版社，1999年，第563页。

曰润下，火曰炎上，木曰曲直，金曰从革，土爰稼穑。""火曰炎上"正是火内部气力道强劲的表现。"火"的甲骨文写作"🔥"或"🔥"像火苗，为物体燃烧时光焰迸射之形，十分形象。篆书写作"火"奠定了今天"火"字的字形。《说文解字》解释曰："火，焜也。南方之行。炎而上。象形。"[1]从来源划分，火可以分为天然火和人工火两大类。20世纪60年代我国考古学家在云南省元谋人遗址中发现了炭屑，表明近200万年前人类已经掌握了利用天然火和保存火种的能力。而人工取火的最主要方法是通过摩擦或撞。《庄子·外物》曰："木与木相摩则然。""然"即"燃"，这是通过摩擦取火的记载。《韩非子·五蠹》描绘了史前文明的人类生存状态："上古之世，人民少而禽兽众，人民不胜禽兽虫蛇，有圣人作，构木为巢以避群害，而民悦之，使王天下，号曰'有巢氏'。民食果蓏蚌蛤，腥臊恶臭而伤害腹胃，民多疾病，有圣人作，钻燧取火以化腥臊，而民说（悦）之，使王天下，号之曰'燧人氏'。"在这几项发明中，以"人工火"的发明对人类影响最大，其让人类可以吃上熟食，从而大大提高了人体对食物的吸收，降低了疾病的风险，增强了人类的体质。《礼记·王制》也记载："东方曰夷，被发文身，有不火食者矣。南方曰蛮，雕题交趾，有不火食者矣。"可见，吃上熟食让人类告别了茹毛饮血的时代，踏上了文明的征程。在一定程度上说，人类使用"火"比使用语言的意义更大。正如荷兰著名文化学家、社会学家约翰·古德斯布洛姆在其《火与文明》所指出那样："从所有已知的人类社会来看，控制火是人类共有且特有的一种能力。而且，相比起使用语言和工具，用火更是为人类所独有。在除人类之外的灵长目动物及其他动物身上，也发现过有使用语言和工具的雏形，但只有人类学会了控制火，使之成为人类文化的一部分。"[2]也就是说，人类学会控制火、使用火，使得人类与其他动物区别开来，这堪称人类文明史上的一个里程碑。今天世界上很多国家和民族都世代流传着关于火的起源，如塔斯马尼亚、澳大利亚、印度尼西亚、非洲、美洲等都有关于火的起源的神话传说。火不仅可以照明、取暖，利用得好还可以用于治病。对于火的性质和功用

---

[1]　（东汉）许慎著，（清）段玉裁注：《说文解字注》，北京：中华书局，2013年，第484页。

[2]　[荷兰] 约翰·古德斯布洛姆：《火与文明》，乔修峰译，广州：花城出版社，2006年，第14页。

分析最详细者当属李时珍。他在《本草纲目》中单列一个《火部第六卷》，将火分为阳火、阴火、燧火、桑柴火、炭火、白炭、芦火、竹火、艾火、神针火、火针、灯火、灯花、烛烬等进行逐一阐释。李时珍指出火的作用："火者，五行之一，有气而无质，造化两间，生杀万物，显仁藏用，神妙无穷，火之用其至矣哉。"① "周官·司爟氏四时变国火以救时疾，季春出火，季秋纳火，民咸从之。"②

三、艾、火结合的疗效

正因为艾叶和火各自的性质十分特殊，决定了二者的功用皆非凡，而二者结合威力就更大，因此在各种火的功用中，李时珍对"艾火"用于治病最为推崇，他直接指出说："艾火，[主治]灸百病。"③作为一名见多识广、临床经验丰富而又谨慎的医家，李时珍直言艾火可以"灸百病"，足见其对艾灸疗法评价之高。李时珍还进一步介绍了艾火取用的方法，并指出其他火源作为艾灸的危害："时珍曰：凡灸艾火者，宜用阳燧火珠承日，取太阳真火。其次则钻槐取火，为良。若急卒难备，即用真麻油灯，或蜡烛火，以艾茎烧点于炷，滋润灸疮，至愈不痛也。其戛金、击石、钻燧八木之火，皆不可用。邵子云：火无体，因物以为体，金石之火，烈于草木之火，是矣。八木者，松火难瘥，柏火伤神多汗，桑火伤肌肉，柘火伤气脉，枣火伤内吐血，橘火伤营卫经络，榆火伤骨失志，竹火伤筋损目也……阳燧，时珍曰：火镜也。以铜铸成，其面凹，摩热向日，以艾承之，则得火。"④同为明代医家李梴在《医学入门》中也指出灸疗适用于虚实寒热等各种病症："虚者灸之，使火气以助元阳也；实者灸之，使实邪随火气而发散也；寒者灸之，使其气之复温也；热者灸之，引郁热之气外发，火就燥之义也。"⑤这就指出灸疗具有广泛的适用性，这在以"辨证施治"为主要原则的中国传统医学中实在是一种特例。

① （明）李时珍著，柳长华主编：《李时珍医学全书》，北京：中国中医药出版社，1999年，第259页。

② （明）李时珍著，柳长华主编：《李时珍医学全书》，北京：中国中医药出版社，1999年，第260页。

③ （明）李时珍著，柳长华主编：《李时珍医学全书》，北京：中国中医药出版社，1999年，第261页。

④ （明）李时珍著，柳长华主编：《李时珍医学全书》，北京：中国中医药出版社，1999年，第261页。

⑤ （明）李梴著，金嫣莉等校注：《医学入门》，北京：中国中医药出版社，1995年，第119页。

南宋医家闻人耆年在《备急灸法》中将灸疗抬升到治疗急症的第一位："凡仓卒（猝）救人者，惟灼艾为第一。"[①] 要言之，艾灸疗法备受历代医家青睐，是因为其集艾叶温通的药性和火力的强劲通畅之力于一体，发挥了二者的优势，使得疾去身安，其功效之大不可等闲视之。

第二节　道医的生命哲学思想

对于灸疗原理与道医思想的融通之处，客观上要求对道医关于人体生命的独特哲学认识观进行探究，主要包括动态运行的生命哲学观、静态结构的生命哲学观两大方面。其中，动态运行的生命哲学观又可以从顺、逆两个方向进行探究。

一、真阳顺化：生命历程三大标志

从顺向角度上看，关于人体生命观，道医有着不同于中医的观点。道医认为人体生命过程中有三大里程碑标志：胚胎诞生、婴儿分娩、15岁天癸至。

对于生命的第一个里程碑标志——胚胎诞生，清代著名道教医家刘一明认为人体生命胚胎是由父精、母血、先天一炁三者融合而成，其在《象言破疑》中曰："人当父母未生身以前，男女阴阳二气交感之时，杳冥之中有一点生机自虚无中来，所谓先天真一祖气（炁）者是也。此气入于精血之内，陶镕精血，混而为一，无形而即生形，无质而即生质；内而五脏六腑，外而五官百骸，变之化之，皆自然而成全，虽怀胎之妇，亦莫知其所以然也。"[②] "先天真一祖气"在道教中又称为先天炁、先天一炁、纯阳之炁、元炁、道炁、元始祖炁、虚无一炁、真一之炁、乾元一炁、鸿蒙之气、先天真一之气、混元祖气、太乙含真之炁、生物祖炁等，其中"纯阳之炁"表明先天一炁是一个纯阳之物。这就是说，在父母交合达到高潮之际，"先天真一祖气"投入

---

① （宋）闻人耆年著，（宋）孙炬卿辑，王玲玲、王欣君校注：《备急灸法》，北京：中国中医药出版社，2018年，第1页。

② 《象言破疑》，《藏外道书》第8册，成都：巴蜀书社，1994年，第176页，本文引用自《藏外道书》皆指此版本，下同。

母体子宫受孕成胎，而后逐一化生出人体的各个器官组织。对于生命的第二个里程碑标志——婴儿的分娩，道医刘一明分析曰："人在母腹之中，十月胎圆，瓜熟蒂落，破胞而出。足向天，头向地，'哇'的一声，方接后天之气，自口鼻而入，下于气海，与先天元气相合。先天为体，后天为用。后天借先天而呼吸往来，先天借后天而蓄养血脉。不但此也，当"哇"的一声时，历劫轮回识神亦入于窍，而与先天元神混而为一。元神借识神而存，识神借元神而灵。"①脐带剪断后，后天识神进入体内，不断增长，先天元神不断减少，一长一消。对于生命的第三个里程碑标志——15岁天癸至。道教医学认为，此时后天识神超越了先天元神，成为主导，也是人的生命历程发生质变的里程碑标志。由于青春期后天识神增长很快，男女情欲萌生，上耗（欲望耗神）下漏（例假遗精），躁动非常，人的元神大量下降。待30岁以后，元神下降速度总体上趋于和缓。一方面元神发用，用于满足日常生命活动的能量需要；一方面又不能下降释放太快、太多，为的是积蓄力量以延长人体寿命。如此，正常情况下，待到100岁左右，元神量下降至零，仅剩躯壳，人的寿命也就随之结束。

经过上面分析可知，先天元神与后天识神的一退一进表现出人体生命从出生、成长、壮盛、衰老到死亡的全部过程。其中决定人体生命的是无形不可见的先天元神，而表现出来的后天精气神则为识神所主导。元神为体、识神为用。"体"重含藏，"用"为发散。值得注意的是，元精、元气、元神是更为先天的先天炁所分化，是一而三、三而一的关系。《元始无量度人上品妙经内义·卷之一》论述了体内"先天炁"逐步耗损过程："人者，物之灵也。寿本四万三千二百余日，其神三万六千元阳真炁。本重三百八十四铢，内应乎乾☰。不知保而致之散，是以中道夭阏。乾者，六阳具而未知动作施泄，知此修行即神仙也。自十五岁至二十五，施泄不止，则真炁亏四十八铢，存者其应乎姤☴。嗜欲之甚，加十岁则又亏四十八铢，存者其应乎遁☶。又不知养，更加十岁，又亏四十八铢，存者其应乎否☷。至此乃天地之中炁，又不知养，更加十岁，其亏七十二铢，存者其应乎观☶。又不知养，更加五

---

① 《象言破疑》，《藏外道书》第8册，第177页。

岁，其亏九十六铢，存者其应乎剥 ䷖。又不知养，八八六十四卦，元炁终矣，其应乎坤 ䷁。坤者，纯阴也。唯安谷气而生，故名苟寿。人至于此，去死不远，不复能修丹，其或戕败之甚者，又不逮此而尽也。元炁消减，岂非久病痼疾乎？"[①] 从六爻皆阳的乾卦到六爻皆阴的坤卦，人体生命体内真炁逐渐耗损。《秘传正阳真人灵宝毕法·卷上》指出："《真诀》曰：天地于道一得之，惟人也，受形于父母，形中生形，去道愈远。自胎完气足之后，六欲七情耗散元阳，走失真气……"[②] 可见，人体常态下的生长壮老已的生命过程是先天炁——后天表现为"阳气"逐渐耗损、阴气逐渐充满的过程，这是自然生命演化过程。

二、逆回来路：化阴求阳填补真炁

从逆向角度上看，道医认为逆向来路回归进行修道修炼则可成仙。明代丹道大家张三丰在《无根树道情二十四首》中指出："世上阴阳男配女，生子生孙代代传。顺为凡，逆为仙，只在中间颠倒颠。"[③] 这个逆向过程就是一个逐步化尽阴气、恢复阳气——填补真炁最终成就纯阳仙体的过程。丹道医家伍守阳在《天仙正理》中描述曰："无中恍惚若有一炁，正言鸿蒙未判而将判者。判言分也，未分阴阳动静也。是名道炁，亦名先天炁……此炁久静而一，渐动而分。阳而浮为天，比如人之有性也；阴而沉为地，比如人之有命也……阴阳相交之炁，而遂生人……禀此阴阳二炁，顺行，随其自然之变化，则生人；逆而返还，修自然之理，则成仙成佛。是以有三次变化而人道全。人道者，生身成人之道也。一次变化，是父母初交，二炁合为一炁而成胎也。二次变化者，是胎完十月，有炁为命，有神为性，而将产也。三次变化者，是产后长大成人，精炁盛极，十六岁时也，谓之三变者。亦有三关修炼而仙道得。初关炼精化炁，中关炼炁化神，上关炼神还虚，谓之三关修炼而所以成仙者……神炁相合则顺行，为生人之本，此炁化精时也。谓之三变者如此。

---

① 《元始无量度人上品妙经内义》，《道藏》第 2 册，北京、上海、天津：文物出版社、上海书店、天津古籍出版社，1988 年，第 340–341 页。本文凡出自《道藏》的引文皆指此版本，下同。
② 《秘传正阳真人灵宝毕法》，《道藏》第 28 册，第 351 页。
③ （明）张三丰著，方春阳点校：《张三丰全集》，杭州：浙江古籍出版社，1990 年，第 67 页。

修炼三关者，使精返为炁，即百日关中筑基之工也……炁炼为神，即十月关中，转神入定之工也。神还为虚，九年面壁之大定也。即是从三变返到二变，从二变返到一变，从一变转到虚无之位，是为天仙矣。"① 此处"三关""三变"就是前文论述的人体生命的三大里程碑标志——胚胎诞生、婴儿分娩、15 岁天癸至，分别对应人仙、地仙、神仙三大修炼状态。②

对于递次升华的几大阶段在《钟吕传道集》中有分析，尤其是该书提出的"法有三成，仙分五等"观："法有三成者，小成、中成、大成之不同也。仙有五等者，鬼仙、人仙、地仙、神仙、天仙之不等，皆是仙也。鬼仙不离于鬼，人仙不离于人，地仙不离于地，神仙不离于神，天仙不离于天。"③ 从纯阴的鬼仙到阴阳皆有的人仙、地仙，直至纯阳之体神仙、天仙是一个阴气渐消、阳气渐长直至阴气化尽、阳气充满的过程。所以《元始无量度人上品妙经内义·卷二》指出曰："如此则阳炁日盛，阴炁日消，所谓纯阴鬼也，纯阳仙也。阳炁既壮，即修仙之渐，功满炁足，神化长生，故曰身得神仙。"④ 也就是说，道教医家的修道目的是追求纯阳仙体达到神仙、天仙状态，从而超越生死，达到身心完全自由的境界。《紫阳真人悟真篇注疏·卷三》曰："体化纯阳，寿齐天地，逍遥物外，自在人间。"⑤ 因此，古代修炼内丹的道教炼养家字号中很多带有"阳"字，如正阳真人钟离权、纯阳真人吕洞宾、华阳真人施肩吾、重阳真人王喆以及曹还阳、伍守阳、柳华阳等，以表明自己修道重新返回纯阳仙体的心迹。这两种人体生命走向、两种截然不同的过程，也是道医生命哲学思想的特色所在。

三、"内阳外阴"的常态生命观："先天炁"的体用

从静态结构上看，道医认为人体生命常态是一个"内阳外阴"结构，这

---

① （明）伍冲虚、（清）柳华阳著，静虚子恭参校定：《伍柳天仙法脉》（修订版），北京：宗教文化出版社，2012 年，第 16—18 页。

② 当代"伍柳金丹派"传人、道教内丹家静虚子谭立三先生对这三大阶段也有详细分析，见 静虚子：《伍柳天仙法脉修持指要》，北京：华夏出版社，2015 年，第 3—19 页。

③ 《修真十书钟吕传道集》，《道藏》第 4 册，第 657 页。

④ 《元始无量度人上品妙经内义》，《道藏》第 2 册，第 350 页。

⑤ 《元始无量度人上品妙经内义》，《道藏》第 2 册，第 927 页。

是人体生命存活状态的本质结构，也是实现人生价值的必然要求，具体包含两个方面：一是内阳——生命之体：先天炁的来源；二是外阴——生命之用：先天炁的发用。

（一）内阳——生命之体：先天炁的来源

关于人体生命的诞生，前文已经分析指出，人体生命胚胎由父精、母血、先天炁三者混融而成。对于产生人体生命"先天真一祖气"的来源，刘一明指出："此先天真一之气是生物之祖气，是鸿蒙未判之始气，是混沌初分之灵根。"① 这是说，在父母交合高潮之际，来自虚无太空的"先天真一祖气"以极快速度进入母体子宫，与父精、母血混融成胚胎，而后才逐一化生出人体的各个器官组织②。换句话说，如果没有"先天真一祖气"进入，只有父精母血，犹如只有花生两瓣空壳、没有花生仁，则受孕不成功。这是男女交合何以不能每次都怀孕的原因所在。这也说明了人真正是自然所生，父母起到的是沟通媒介的作用。其中"先天真一祖气"的"气"字在道医内丹文献中更多地是被写作"炁"。道家学者霍克功指出："'炁'字是丹家独创的字，专指先天气，意为'先天虚无的真火（真阳）'。"③"先天炁"表示化生天地万物的精微物质能量流。④ 先天炁与父精、母血混融成胚胎后，先天炁就逐渐化生出人体各器官组织，形成完整的人体结构。可见，先天炁是人体生命诞生最原始的内核、本体，蕴藏着人体发育的巨大能量和信息，故称"内阳"为生命之体。

（二）外阴——生命之用：先天炁的发用

母体内人体各器官在先天炁的孕育推动下逐渐成熟，待到十月期满婴儿分娩时，先天炁落在肚脐与两肾之间的空腔内，称为"祖窍""玄关"。道学典籍《鸣鹤余音》曰："先天炁在玄关穴。"⑤《三乘内篇》指出具体位置：

---

① 《修真后辨》，《藏外道书》第 8 册，第 497 页。

② 颜文强、张其成：《清代道医刘一明生命本质论》，《中国哲学史》2019 年第 4 期，第 114–115 页。

③ 霍克功：《道教内丹学》，北京：宗教文化出版社，2015 年，第 128 页。

④ 颜文强、杨娜：《道教内丹"先天炁"与"后天气"内涵异同考辨》，《老子学刊》2018 年第 2 期，第 102 页。

⑤ 《鸣鹤余音》，《道藏》第 24 册，第 267 页。

"前对脐轮后对肾，中央有个真金鼎。"① 婴儿出生后，藏于玄关的先天炁依然不断释放能量转化为后天气，时刻充养各器官组织以发挥各项生命职能："先天之炁，隐于祖宫不可见……然其祖宫却在何处？乃在心之下肾之上，脊前脐后，中间虚悬一穴，此即世人生生寿命之处，又名曰祖窍。此先天之炁，即所谓命也。有此祖窍则有命，无祖窍则无命矣。"② 尽管人出生后，饮食水谷之气、呼吸之气等"后天气"可以补充一部分能量，但这些都是"后天火"，犹如柴草随烧随灭，能量很小；只有"先天炁"这股"先天火"才是进行各项生命活动的最主要能量来源。可见，没有先天炁的发用，人就无法存活。相对藏于脐肾之间的无形内阳先天炁，直接发挥生命活动的有形人身躯体居于外，故称"外阴"为生命之用。然而，这股"先天炁"却数量有限，犹如石油，虽然火力强劲却是不可再生资源，后天无法补充。南宋丹道家萧应叟曾指出："人者，物之灵也。寿本四万三千二百余日，其神三万六千元阳真炁。本重三百八十四铢。"③ "本重三百八十四铢"明确指出先天炁是个固定量。随着人体成长、壮盛、衰老，各项生命活动的消耗，"先天炁"能量不断减少，直至为零，"内阳"消失，人体仅剩"外阴"躯壳，生命结束。

（三）双环体用生命观

身体由先天炁生成，出生后依靠先天炁不断发用来推动。先天炁藏于脐肾之间，为人体之正中、正内，不断往外（人身躯体）释放能量，使得各器官能够发挥职能，共同完成各项生命活动。无形的先天炁属于先天，为阳，有形的人身躯体属于后天，为阴，这即是"内阳外阴"生命结构。其中，直接承担生命活动的"外阴"人身形体，又可以细分为两个层面：人体内部五脏六腑、经络气血等器官组织的"生命内景"、表现于外面的言谈举止行为活动等肉眼可以明见的各种日常生命活动的"生命外景"。④ "生命外景"是"生命内景"发用于社会、贡献于国家，发挥生命价值的直接体现。由此，构成道医"一内阳、两外阴"的常态生命结构观：一内阳为体——先天炁，两外

---

① 《三乘内篇》，《道藏》第 20 册，第 211 页。
② 《梅华问答编》，《藏外道书》第 10 册，第 638 页。
③ 《元始无量度人上品妙经内义》，《道藏》第 2 册，第 340 页。
④ 颜文强：《生命内景与＜道藏＞精选药方研究》，北京：中国中医药出版社，2019 年，第 17 页。

阴为用——生命内景、生命外景。所以老子在《道德经》中提出了"身国共治"大生命观："以身观身，以家观家，以乡观乡，以邦观邦，以天下观天下。"这是将生命内景层面的"身"，拓展到生命外景层面的"家""乡""邦""天下"，也是道家"一内阳、两外阴"生命观的应用。内阳先天炁发用于生命内景，影响健康质量；生命内景发用于生命外景，影响人生价值高低。反向而言，生命外景会反过来影响生命内景的发用，生命内景也会影响先天炁的发用。要言之，先天炁为体、生命内景为用；生命内景为体，生命外景为用。逐层外展、环环相扣，构成"双环体用生命观"，示意图如下。

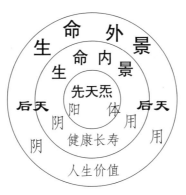

双环体用生命观示意图

在道医看来，生命外景和生命内景本质上都是先天炁的发用表现，均属后天层面，为"阴"；只有先天炁是先天层面，才是"阳"。先天为体、后天为用。但先天炁的发用有自己的规律，发用太快太慢，都会影响生命内景的质量（健康与长寿的关系）、生命外景的水平（少年成才与大器晚成的关系）。因此，生命外景（言谈举止行为活动）要与当时的生命内景水平相匹配；同样，生命内景（健康水平）要与当时先天炁的发用速度相匹配。而先天炁的有限性，决定了其只有慢慢发用，才能使得人既健康又长寿，还能充分发挥出应有的人生价值。如此，"阳"徐徐外散发用于"阴"，"阴"缓缓内敛收降于"阳"，二者不断氤氲调和，达到阴阳相济、动态平衡的状态，就是生命质量最佳的效果。所以《道德经》云："万物负阴而抱阳，冲气以为和。"《易经·象传》分析泰卦吉凶时曰："泰，小往大来，吉，亨。则是天地交而万物通也，上下交而其志同也。内阳而外阴，内健而外顺，内君子而外小人，君子道长，小人道消也。"这是"内阳外阴"的最早出处。泰卦卦象 ☷☰，上为阴为柔顺，下为阳为刚健，呈内阳外阴结构，阳从内下向上外升散、阴从上外向内下敛降，二气氤氲冲和，符合事物健康状态，故"吉亨"。《洞元子内丹诀》从坎卦论述"内阳外阴"对于生命健康的重要性："火非离火也，坎户有之，肾为一体之宗，人败之则灭其身，故曰元。坎内阳而外阴，故曰元火。是以圣人积其火而温其室，使万神咸安其居，室不焕则万神得而去之也。其能任而运者，即毕矣！"[①]脐肾之间的元火——先天炁，不是后天的离火，只有保持内部温暖，使人体呈坎卦"内阳外阴"之象，生命才能康乐。"毕矣"二字表明这是生命奥秘的关键所在。道医陶弘景在注释《鬼谷子》时强调："圣人之道内阳而外阴，愚人之道内阴而外阳。"[②]可见"内阳外阴"是人体生命结构的健康常态，无论是生命的健康（生命内景），还是人生价值的体现（生命外景），都要往"内阳外阴"靠拢，才能身体健康、做事顺利。当然，从本质上看，为体的"内阳"居于主导地位，决定着"外阴"的发用程度和质量的高低。

四、道医生命哲学对中医火神派的影响

基于延年益寿的共同目的，以"崇阳"为主导的"内阳外阴"的道医生命哲学也不断对中医学产生着影响，乃至清末民初直接促成了新的中医流派——火神派的诞生。火神派又称扶阳派，是由清末四川名医郑钦安创立的一个以注重阳气、擅长使用姜桂附等辛热药物的中医流派。作为一个中医流派，火神派首先是坚持"阴阳平衡"的中医生命哲学思想，之所以善用热药乃是由于病情的需要。火神之祖郑钦安在《伤寒恒论》中解释说："用姜附亦必究其虚实，相其阴阳，观其神色，当凉则凉，当热则热，何拘拘以姜附为咎哉？"[③]但是，火神派所主张的"阴阳平衡"乃是在阳气主导下的"内阳外阴"结构的阴阳平衡，如郑钦安以坎卦阐释生命医理说："余恒曰：以脏腑分阴阳，论其末也；以一坎卦解之，推其极也。又曰：人身一团血肉之

---

① 《洞元子内丹诀》，《道藏》第 24 册，第 242 页。

② 《鬼谷子》注，《道藏》第 21 册，第 686 页。

③ （清）郑钦安：《郑钦安医学三书》，太原：山西科学技术出版社，2006 年，第 482 页。

躯，阴也，全赖一团真气运于其中而立命，亦可作一坎卦以解之。"[1]坎卦卦象为 ☵，内部为一根阳爻、外部为两根阴爻，是典型的"内阳外阴"结构。内阳是一团真气，外阴是血肉躯体；外阴血肉躯体全靠内阳一团真气来推动，这就表明人体是"内阳外阴"的结构。火神派传人卢崇汉指出："人体有形物质的方面，属阴，有形的整个人体都是阴，依赖无形的阳气来推动，来调节，达到了阳主阴从的阴阳动态平衡，才保持了我们机体的健康。"[2]即是说阳气主导、推动属阴的有形躯体，达到阴阳动态平衡的状态，生命才会真正健康。

实际上，中医火神派这个观点是受到道医生命哲学思想的深刻影响才形成的。火神派医家卢铸之曾将火神派思想概括为一句话："人生立命在于以火立极，治病立法在于以火消阴。"[3]"以火立极"是火神派医理的核心观点，也是对郑钦安"真阳立命"的继承。郑钦安将坎卦阳爻抽出作为"立命之根"："坎为水，属阴，血也，而真阳寓焉。中一爻，即天也。天一生水，在人身为肾，一点真阳，含于二阴之中，居于至阴之地，乃人立命之根，真种子也，诸书称为真阳。"[4]有时称"真阳"为"乾元之气""真气"："人活一口气，即此乾元之气也。"[5]"真气，命根也，火种也。"[6]"真气"实际上就是道医的"先天炁"，"乾元之气"更是典型道家术语。郑钦安还指出"真气"不仅运化人体生命，是化生器官百骸的本源，而且来自天地："窃念一元肇始，人身性命乃立，所有五脏六腑，九窍百脉，周身躯壳，俱是天地造成，自然之理。但有形之躯壳，皆是一团死机，全赖这一团真气运用于中，而死机遂转成生机。"[7]这样的观点十分接近前文已分析的道医生命观：来自虚无太空的"先天炁"化生人体各器官组织。正是道医思想对火神派的立派理论有如此深刻的启示，难怪郑钦安直接引用道家内丹"取坎填离"来阐述"人

---

[1]　（清）郑钦安：《郑钦安医学三书》，太原：山西科学技术出版社，2006年，第15页。

[2]　卢崇汉：《扶阳论坛5》，北京：中国中医药出版社，2013年，第33页。

[3]　卢崇汉：《扶阳论坛6》，北京：中国中医药出版社，2015年，第34页。

[4]　（清）郑钦安：《郑钦安医学三书》，太原：山西科学技术出版社，2006年，第13页。

[5]　（清）郑钦安：《郑钦安医学三书》，太原：山西科学技术出版社，2006年，第15页。

[6]　（清）郑钦安：《郑钦安医学三书》，太原：山西科学技术出版社，2006年，第69页。

[7]　（清）郑钦安：《郑钦安医学三书》，太原：山西科学技术出版社，2006年，第43页。

活一口气":"细查坎阳,乃先天乾金真气所化,故曰金生水。后人见不及此,一味补土生金、补金生水,着重在后天脾肺,不知坎无真气上腾,五脏六腑皆是死物……教人补金,是教人补先天真金所化之真气也。道家称取坎填离,即是盗取坎中一点金气也。予恒曰:人活一口气,即此。"① 这里明确指出火神派与道医内丹生命观有直接关系。这与郑钦安师承槐轩学派创始人刘止唐融会儒释道学说有关。著名道家学者萧天石评价刘止唐云:"以其一生行事及其等身著作之内容性质而言,则称之为道化儒家可,称之为儒化道家亦可。其内养与修持方法,则又纯用道家金丹宗手眼,而略带少分藏密色彩……融会三家而贯通之。"② 郑钦安承续刘止唐学说,其中道医生命哲学的"先天炁"思想直接启迪了郑钦安,奠基了其"生命之体"扶阳观,开创了火神派。因此,当代火神派领军人物卢崇汉坦言:"在道家的学说当中,他是以离来代表日,以坎来代表月。这种以离和坎分别代表日月,就被钦安引用到医学里面,用这个理论观点来看待我们人体,必然应该极端重视乾元一气……"③ 因此也可以这样说,中医火神派乃是以"崇阳"为主导"内阳外阴"的道医生命哲学在后天医学层面的一个应用。只不过,道医更重视先天(生命之体)、火神派更重视后天(生命之用),二者侧重点不同。而作为生命发用之一的"生命内景",其两个判断指标——健康与长寿也并非呈正比例关系,有人健康却不长寿、有人长寿却不健康,从根本上说都是由"生命之体"——先天炁决定的,但在健康与长寿的协调上,也要根据不同阶段病情和身体的实际情况,在生命的体、用两端进行斟酌,求取动态平衡。④

第三节　灸疗原理与道医思想的融通

基于前文的分析可以发现,灸疗原理与道医思想的融通,主要表现在以

① （清）郑钦安:《郑钦安医学三书》,太原:山西科学技术出版社,2006年,第163-164页。

② 萧天石:《道海玄微》,北京:华夏出版社,2007年,第514-515页。

③ 卢崇汉:《扶阳论坛6》,北京:中国中医药出版社,2015年,第45页。

④ 详见颜文强、詹石窗:《道家"内阳外阴"生命观对中医火神派的启示》,《中华中医药杂志》2022年37卷第9期,第4957-4962页。

下两个方面："崇阳抑阴"是二者融通的理论基点、疗效非凡是二者融通的实践优势。

一、崇阳抑阴：融通的理论基点

灸疗的治病原理是艾草辛热回阳的药性和火力温热升散的特性；而道医生命哲学思想认为，人体生命的生长壮老已是先天一炁（元阳真炁）逐渐耗损、阴气逐渐充满的过程，道教医家修道正是为了化尽阴气，逐步返回元阳真炁逐渐充满直至纯阳之体的状态。可见，崇阳抑阴是灸疗原理与道医思想相互融通的基点。灸疗尽管属于后天医学，道医属于先天医学[①]，但二者皆为医学，有着一个共同的目的——救死扶伤、延年益寿，有着一个共同的医疗指导思想——崇阳。其中，灸疗思想崇阳是为了去除体内阴寒污浊，使得人体回到阴阳平衡的状态；道医思想崇阳是在去除体内阴气使得人体后天身体阴阳平衡的基础上，进一步采用先天医学手段如内丹修炼法化尽阴气，炼精化炁、炼炁化神、炼神还虚逐步升华到元阳真炁充满的纯阳之体，永远超脱疾病乃至生死的困扰。正如《灵宝无量度人上品妙经》卷四十九所描述的那样："上圣已成真人，出离五种病疠，广大法身，纯阳光明，能隐能显。"[②]《太上洞真凝神修行经诀》描述说："三千日内凝生象，百日功分造化灵，十月炼就纯阳体，自然寒暑不相侵。功成行满神胎就，抽胎换骨返长生。"[③]也就是说，在后天阶段，灸疗治病原理和道医思想具有相似性和融通性，只不过灸疗治病停留于后天阶段，而道医则进一步探索到先天阶段。当然需要指出的是，尽管到目前为止，道医先天阶段尚未得到充分证实，但道教医学的先天属性毕竟使其在拓展常规生命空间、为人类未来寿命的大幅度延长的可能性方面进行了大胆探索和实践尝试。

二、疗效非凡：融通的实践优势

正因为灸疗原理和道医在崇阳抑阴的理论基点上具有相通性，所以不少

[①]　关于"先天医学"与"后天医学"的内涵与关系，可详见 颜文强：《生命内景与＜道藏＞精选药方研究》，北京：中国中医药出版社，2019 年，第 338-644 页。

[②]　《灵宝无量度人上品妙经》，《道藏》第 1 册，第 329 页。

[③]　《太上洞真凝神修行经诀》，《道藏》第 2 册，第 896 页。

传统中医家深受道医思想的影响，从而对灸疗法治病颇为推崇，如撰有《福寿丹书》《痰火点雪》等著作传世的明代医家龚居中就是很有代表性的一位，其十分强调灸疗治病的高效性和对各科病症的广泛适用性。龚居中指出和针法相比，灸法具有独特的优势："……盖古人立法，病之轻浅者，则以丸散饮汤调治之；病之年久沉痼者，非针灸不解，以其针有劫夺之功，第见效者少，且今之针法得妙者亦稀。若虚怯之体，倏致夭绝者有之；若灸法去病之功，难以枚举。"[1] 龚居中还进一步阐释曰："所以灸法不虐人者，以一灼谓一壮，以壮人为法也。若年深痼疾，非药力所能除，必借火力以攻拔之。谚云：火有拔山之力，岂虚语哉！若病欲除其根，则一灸胜于药力多矣……"[2] 直接指出"灸疗"相比中药药力更有医治陈年痼疾和祛除病根的功效。此外，龚居中还直言："而其寒热虚实，轻重远近，无往不宜。"[3] 无论寒病热病，还是轻症重症，抑或是新病旧疾都可以采用灸疗进行医治，"无往不宜"一词足见龚居中对灸疗的推崇。

也是因为道医思想与灸疗原理具有共同的崇阳融通性，历代很多道教医家采用灸疗手段进行治病和养生，如道教医家孙思邈采用"灸脐法"急救溺水之人："解死人衣，灸脐中。凡落水经一宿犹可活。"[4] 此处"死人"指昏迷假死之人，灸疗神阙穴即使溺水昏迷一夜者也能救活，足见灸疗的作用之大。而南宋道教医家窦材更是将灸疗列为急危重症抢救和治病保命方法的第一位："保命之法：灼艾第一，丹药第二，附子第三。"[5] 此处主张用"灼艾"——化脓灸，即直接接触皮肤灸。对于治疗疾病，道医窦材不是率先采用内服药物的方法，而是突破常规思维采用外治法中的"灸法"。他在《扁鹊心书》上卷《大病宜灸》强调大病重症一定要用灸法才能救回性命："医之治病用灸，如做饭需薪，今人不能治大病，良由不知针艾故也。世有百余种大病，不用灸艾、丹药，如何救得性命，劫得病回？如伤寒、疽疮、劳瘵、

① （明）龚居中撰，傅国治、王庆文点校：《痰火点雪》，北京：人民卫生出版社，1996年，第95页。
② （明）龚居中撰，傅国治、王庆文点校：《痰火点雪》，北京：人民卫生出版社，1996年，第95页。
③ （明）龚居中撰，傅国治、王庆文点校：《痰火点雪》，北京：人民卫生出版社，1996年，第95页。
④ 《孙真人备急千金要方》，《道藏》第26册，第499页。
⑤ （宋）窦材撰，赵宇宁、江南、郭智晓点校：《扁鹊心书》，北京：学苑出版社，2010年，第11页。

中风、肿胀、泄泻、久痢、喉痹、小儿急慢惊风、痘疹黑陷等证。若灸迟，真气已脱，虽灸亦无用矣；若能早灸，自然阳气不绝，性命坚牢。又世俗用灸，不过三五十壮，殊不知去小疾则愈，驻命根则难。故《铜人针灸图经》云：凡大病宜灸脐下五百壮。补接真气，即此法也。若去风邪四肢小疾，不过三、五、七壮而已。仲景毁灸法云：火气虽微，内攻有力，焦骨伤筋，血难复也。余观亘古迄今，何尝有灸伤筋骨而死者！彼盖不知灸法之妙故尔。孙思邈早年亦毁灸法，逮晚年方信，乃曰：火灸，大有奇功。"[1]窦材将治病用灸比喻为"薪火做饭"，颇为生动形象、易于理解，并明确指出像伤寒、疽疮、劳瘵、中风、肿胀、泄泻、久痢、喉痹、小儿急慢惊风、痘疹黑陷这类急危大病重症就一定要使用灸法。此处窦材特别强调了灸量的重要性，灸量小只能治疗小病，只有大量的灼灸才能救治大病。为了澄清世人对于重灸有害的疑虑，窦材不惜冒险以批评医圣张仲景、药王孙思邈为由进行劝说，并进一步阐释："或曰：人之皮肉最嫩，五百之壮，岂不焦枯皮肉乎？曰：否。已死之人，灸二三十壮，其肉便焦，无血荣养故也。若真气未脱之人，自然气血流行，荣卫环绕，虽灸千壮，何焦烂之有哉。故治病必先别其死生，若真气已脱，虽灸亦无用矣。"[2]灸疗特别是直接灸法力大效宏，疗效卓绝，因此道医窦材广泛用于自救和救人，皆收到令人惊赞的疗效。

---

[1] （宋）窦材：《扁鹊心书》，北京：学苑出版社，2010年，第12—13页。

[2] （宋）窦材：《扁鹊心书》，北京：学苑出版社，2010年，第14页。

第四章 道医灸疗的界定、特色与双创应用

"道医灸疗""道医灸疗学"如何具体界定？道医灸疗与中医灸疗相比有什么鲜明的特色？作为古代外治疗法之一的道医灸疗，在当前是否还能发挥其作用呢？这些问题是本章着重研究的内容。

第一节 道医灸疗与道医灸疗学的界定

为了更好地界定"道医灸疗"和"道医灸疗学"的内涵，我们有必要对道医灸疗在古代的基本情况做个梳理。我们知道，为了以医弘道、济世度人的需要，历代道教医家不仅以药物或祝由术治病，而且吸收了灸疗方法进行救死扶伤，从而对灸疗的发展和推广作出了巨大贡献，在他们的传世医学著作中有着大量对于灸疗的理论阐释和实践应用经验，不少记载还是灸疗学上的里程碑式的贡献。

间接灸法中采用温灸器施灸的方法就是最早见于东晋道医葛洪的《葛仙翁肘后备急方》卷三《治中风诸急方第十九》："若身中有掣痛不仁，不随处者。取干艾叶一斗许，丸之，内（同"纳"，下同）瓦甑下，塞余孔，唯留一目。以痛处著（通"着"，下同）甑目下，烧艾以熏之，一时间愈矣。"① "甑"即瓦甑，是最早的温灸器，现在艾灸盒、艾灸馆等温灸器就是在古代文献对于瓦甑的记载的基础上发展起来的。葛洪夫人鲍姑以灸疗医治赘疣闻名于世，与葛洪一道行医济世，使得他们成了道医灸疗伉俪名家，《葛仙翁肘后备急方》

---

① 《葛仙翁肘后备急方》，《道藏》第33册，第34页。

一书记载的诸多灸疗方应该包含了鲍姑的灸疗行医经验。

有着"药王"美誉的唐代道医孙思邈发现和命名了"阿是穴"，《孙真人备急千金要方·卷八十九》记载："有阿是之法，言人有病痛，即令捏其上，若里当其处，不问孔穴，即得便快，成痛处即云阿是。灸刺皆验，故曰阿是穴也。"①"阿是"是按到穴位时患者所发出"阿！……是！"的叫声，点按时酸痛、松手后舒爽，"快然"与"快然"是"阿是穴"的一体两面，既形象又十分有可操作性，于是"阿是穴"名称便沿用至今。可以说，此"以痛为腧"的"阿是穴"观点，既为灸疗选穴扩大了范围，也为取穴的精准性提供了判断标准和依据，大大促进了传统医学按推疗法、针刺疗法的推广和普及。

为了减轻施灸过程中患者的疼痛，宋代道医窦材亲自试验发明了千古名方——"睡圣散"："唯是膏粱之人，不能忍耐痛楚，当服睡圣散，即昏不知痛。其睡圣散余自用灸膝神效，放心服之，断不误人。"②"睡圣散"的配方和用法是："山茄花（八月收），火麻花（八月收）。收此二花时，必须端庄闭口，齐手足采之。若二人去，或笑，或言语，服后亦即笑，即言语矣。采后共为末，每服三钱，小儿只一钱，茶酒任下。一服后即昏睡，可灸五十壮，醒后再服再灸。"③"睡圣散"的发明大大减轻了患者的皮肉疼痛，为灼艾灸的实施推广作出了不可低估的贡献。其撰写的灸疗专著《扁鹊心书》记载了大量成功救治重症危症的施灸方法，堪称"道医灸疗第一书"。

元末明初道教经典《法海遗珠》记载的"雷霆欻火针法"标志着实按灸法的正式诞生。《法海遗珠·卷三十一》记载："雷霆欻火针法：将班，欻火律令大神邓天君。祕咒：天火地火雷火，三昧真火，不针神人，针天天开，针地地裂，针病则万病消除。吾奉上帝律令。一炁七遍。存欻火邓天君自南方乘火龙，手执雷火针、雷锤，从空而来，吸入符中。符 ◯ 邓伯温，胡，雷局入符：右作用书符毕，黄纸紧卷成筒，于香炉上点着，于患人疼痛处。如或在胸腹手足之间，先用甲马七个，按于衣上，却用符点着，于甲马上灸

---

① 《孙真人备急千金要方》，《道藏》第26册，第574页。
② （宋）窦材撰，赵宇宁、江南、郭智晓点校：《扁鹊心书》，北京：学苑出版社，2010年，第14页。
③ （宋）窦材撰，赵宇宁、江南、郭智晓点校：《扁鹊心书》，北京：学苑出版社，2010年，第135页。

三次，立应疼痛即止。不问痈疽发背，无名肿毒，风气流注之疾，并皆治之，俱依前法行之，无有不效。"①尽管此处将道教"雷法"科仪和灸疗并用，但"雷霆燃火针法"则为明代"雷火神针"的形成奠定了基础，为传统灸疗学发展作出了里程碑的贡献。

艾卷灸法的最早记载见于明代道医朱权的《延寿神方》卷三："灸用纸实卷艾，以纸隔之，点穴于隔纸上，用力实按之，等腹内觉热，汗出即瘥。"②由于艾卷灸法操作方便、痛苦较小、疗效较好，所以一经发明就深受欢迎。值得注意的是，朱权的道医身份鲜为人知，实际上其晚年从道与其早年的经历有关。朱权是明代开国君主朱元璋第十七子，其早年英气勃发、屡建功业，"靖难之役"后受朱棣排挤打压而转向慕仙学道、业医济世，成为名副其实的道教医家，自号丹郍真人、涵虚子、臞仙、玄州道人、南极冲虚妙道真君、遐龄老人等，著有《注解道德经》《内丹节要》《造化钳锤》《道德性命前集》《长生久视书》《救命索》《活人心法》《寿域神方》《乾坤生意》《续洞天清录》《运化玄枢》《臞仙神隐》《臞仙修身秘诀》《庚辛玉册》等道医养生和药方著作③，从这些著作可以验证朱权的道医身份。明清"雷火神针""太乙神针"的实按灸正是在艾卷灸法的基础上进一步发展起来的。

"太乙神针"灸法直接由道教医家于清初传出，由其弟子韩贻丰进一步发展、应用实践并撰写成《太乙神针心法》一书发扬光大。韩贻丰自序曰："岁戊子夏，客武林寓吴山道院，于紫霞洞天遇一道者，庞眉修髯，飘飘有神仙气。相与晤对，累日阐说，参同悟真，奥旨如数家珍，欢然晨夕，恨相见之晚也。无何道者有武彝之行，瓢笠随身，殷勤别去。临行，手出一囊，授余曰：'得此可以活万人，珍重，珍重！'余启囊视之，乃太乙神针也，状似雷火针，而功用药物迥不相同。余拜授之下，叩其证治、穴道、用针诀法，一一道之甚详，语竟，欻然径去。余因如法试之，遇病即医，往往多奇效……盖纪实也。

---

① 《法海遗珠》，《道藏》第26册，第897页。

② （明）朱权著，蒋力生、叶明花辑校：《朱权医学全书》，北京：中医古籍出版社，2016年，第184页。

③ 参见（明）朱权著，蒋力生、叶明花辑校：《朱权医学全书》，北京：中医古籍出版社，2016年，前言第1–5页。

谨将证治、穴道、用针诀法，详著于篇，以赠当世之留心治病者，用广道人一片度世之婆心云。道人不肯言姓氏，因以无名老人称之。"[①] "太乙神针"是在"雷火神针"的基础上改良而成的一种新的实按灸法，二者操作时基本一致，皆以实按（点按）于身体部位上，类似针刺故冠名"针"字；但在艾条制作的原材料上，"太乙神针"剔除了"雷火神针"中的蜈蚣、全蝎、乌头、巴豆等力道迅猛的杂霸之药，使得灸法趋向于温和，让患者更容易接受，扩大了适应证和患者人群的范围。这在当时灼艾灸法还占主导地位的情况下，对于灸疗方法的推广起到了重要的推动作用。《太乙神针心法》一书详细记载了各类病症的"太乙神针"灸法和数十个灸疗医案，极富操作性和启迪性，堪称继《扁鹊心书》之后的"道医灸疗第二书"。

由上可见，历代道教医家对灸疗贡献之大。为了便于抓住本质，笔者认为可以将"道医灸疗""道医灸疗学"尝试定义如下。

"道医灸疗"是指在以"崇阳"思想为主导的道医生命哲学指导下，发挥艾草等药物辛热回阳的药力和火力温热升散的强劲通窜之力，驱逐体内阴寒瘀堵、固护生命元阳真炁以达到疗疾益寿的一种外治疗法。

"道医灸疗学"是指探讨研究道教医家或受道教医学思想影响的医家采用火热灸疗方法进行治病养生的理论思想、实践经验等内容的学问。

需要说明的是，道医灸疗在具体实施操作过程中，有时采用纯灸疗手段，有时以灸疗为主的同时采取针刺、导引、药物、内丹、符咒、存思等方法的一种或几种手段进行配合以提高防治疾病的疗效，这在古代的道医灸疗实践应用中经常看到。

第二节　道医灸疗的特色

基于前文的分析可知，道医灸疗是在以"崇阳"思想为主导的道医生命哲学指导下进行治病养生的一种实践应用技术；中医灸疗是在以"阴阳平衡"为主导的中医生命哲学指导下进行治病养生的一种实践应用技术。二者着眼

---

① （清）韩贻丰著，张建斌、唐宜春校注：《太乙神针心法》，北京：中国中医药出版社，2016年，"《神针心法》弁言"第1–2页。

点不同。仔细考察，道医灸疗与中医灸疗相比，主要有以下几个特色。

一、崇阳多灸、固通生命

众所周知，"阴阳平衡"是中医生命哲学的主导思想，这在两千多年前的《黄帝内经》中早已奠定。无论是脏腑的阴阳还是经络的阴阳，中医都主张人体生命健康状态是阴阳平衡，而一旦偏阴或偏阳就表明是疾病状态。"阴阳者，天地之道也，万物之纲纪，变化之父母，生杀之本始，神明之府也，治病必求于本""生之本，本于阴阳""人生有形，不离阴阳""阴在内，阳之守也；阳在外，阴之使也""阳生阴长，阳杀阴藏；阳化气，阴成形""重阴必阳，重阳必阴""阴胜则阳病，阳胜则阴病""阴平阳秘，精神乃治；阴阳离决，精气乃绝"等《黄帝内经》里众多语句皆诠释了这一点，无须展开。由此，在"阴阳平衡"中医生命哲学指导下的中医灸疗也只是以灸疗为手段恢复人体的阴阳平衡状态，因此并不主张多灸，如医圣张仲景在《伤寒论·卷三·辨太阳病脉证并治中第六》中指出："微数之脉，慎不可灸，因火为邪，则为烦逆，追虚逐实，血散脉中，火气虽微，内攻有力，焦骨伤筋，血难复也。脉浮，宜以汗解，用火灸之，邪无从出，因火而盛，病从腰以下，必重而痹，名火逆也。"[①] 这是强调"热症"不可施灸，为的是防止人体阴阳更加失衡，这也是"中医灸疗"的一个基本原则。但"道医灸疗"却认为，人体生命健康常态必须在"崇阳"思想的主导下才能趋向于阴阳平衡，而且必须保持"内阳外阴"的结构，否则阴阳平衡就会停留于表面。为此，堪称"道医灸疗第一人"的道医窦材鲜明地批评了医圣张仲景："仲景毁灸法云：火气虽微，内攻有力，焦骨伤筋，血难复也。余观亘古迄今，何尝有灸伤筋骨而死者！彼盖不知灸法之妙故尔。"[②]

至此我们知道，"道医灸疗"是指在以"崇阳"思想为主导的道医生命哲学指导下，发挥艾草等药物辛热回阳的药力和火力温热升散的强劲通窜之力，驱逐体内阴寒瘀堵、固护生命元阳真炁以达到疗疾益寿的一种外治疗法。

[①] （东汉）张仲景述，（晋）王叔和撰次，钱超尘、郝万山整理：《伤寒论》，北京：人民卫生出版社，2005 年，第 50 页。

[②] （宋）窦材撰，赵宇宁、江南、郭智晓点校：《扁鹊心书》，北京：学苑出版社，2010 年，第 13 页。

其中，驱逐体内阴寒瘀堵目的是保障生命体内气血的畅通，固护生命元阳真炁是为了减少后天层面基本无法补充的先天一炁在疾病上的耗损而尽量用于延长寿命。前者可以提炼概括为"通"字，着眼于生命的健康；后者可以提炼概括为"固"字，着眼于生命的长寿。二者不可偏废，因此崇阳多灸、固通生命也就成了道医灸疗的第一个显著特点。

崇阳多灸、固通生命在道医灸疗家的理论阐述和实践应用中可以得到明显反映。窦材就明确指出："道家以消尽阴翳，炼就纯阳，方得转凡成圣，霞举飞升。故云：'阳精若壮千年寿，阴气如强必毙伤。'又云：'阴气未消终是死，阳精若在必长生。'故为医者，要知保扶阳气为本。人至晚年阳气衰，故手足不暖，下元虚惫，动作艰难。盖人有一息气在则不死，气者阳所生也，故阳气尽必死……夫人之真元乃一身之主宰，真气壮则人强，真气虚则人病，真气脱则人死。"[①] 人的生命主要靠那股元阳之气、先天一炁存活。艾灸之火虽然不能补充先天一炁，但却可以通过补充后天阳气去除体内阴浊瘀堵以减少先天真炁的消耗。阳气足生命强、阳气弱生命弱。所以窦材将灸疗功效抬高到医治大病的首位："保命之法：灼艾第一……"[②] 他在《扁鹊心书》中还专列"大病宜灸"一节不厌其烦予以强调："今人不能治大病，良由不知针艾故也。世有百余种大病，不用灸艾、丹药，如何救得性命，劫得病回？"[③] 为了治疗大病，窦材倡导要重灸、多灸、早灸："若灸迟，真气已脱，虽灸亦无用矣；若能早灸，自然阳气不绝，性命坚牢。又世俗用灸，不过三五十壮，殊不知去小疾则愈，驻命根则难。"[④] 在面对世人关于重灸会烧坏筋肉的质疑时，窦材进一步分析说："或曰：人之皮肉最嫩，五百之壮，岂不焦枯皮肉乎？曰：否。已死之人，灸二三十壮，其肉便焦，无血荣养故也。若真气未脱之人，自然气血流行，荣卫环绕，虽灸千壮，何焦烂之有哉。故治病必先别其死生，若真气已脱，虽灸亦无用矣。"[⑤] 此处窦材区分了真气（炁）

① （宋）窦材撰，赵宇宁、江南、郭智晓点校：《扁鹊心书》，北京：学苑出版社，2010年，第10–11页。
② （宋）窦材撰，赵宇宁、江南、郭智晓点校：《扁鹊心书》，北京：学苑出版社，2010年，第11页。
③ （宋）窦材撰，赵宇宁、江南、郭智晓点校：《扁鹊心书》，北京：学苑出版社，2010年，第12–13页。
④ （宋）窦材撰，赵宇宁、江南、郭智晓点校：《扁鹊心书》，北京：学苑出版社，2010年，第13页。
⑤ （宋）窦材撰，赵宇宁、江南、郭智晓点校：《扁鹊心书》，北京：学苑出版社，2010年，第14页。

存与不存的两种情况：人真气尚在，重灸只会促进气血流通，因此施灸不会烧坏皮肉，还能治疗大病；但真气耗散完毕，气血不流通，即使灸量很轻也会烧坏皮肉。

被尊称为"药王"的道医孙思邈十分强调灸法治病的重要性，他曾直接指出："预备之要，非灸不精。故经曰：汤药攻其内，针灸攻其外，则病无所逃矣。方知针灸之功，过半于汤药矣。"① "凡发狂则欲走，或自高贤，称神圣，皆须备诸火灸，乃得永瘥耳。"② "非灸不精"和灸法对于癫狂精神病具有他法无法比拟的优势，足见以崇阳多灸、固通生命为基本原则的道医灸疗的疗效之高。

二、灸疗与丹药并用

灸疗与丹药并用是道医灸疗学实践中的一个特色。我们知道，丹药是道教医学特有的一种外丹药物，由于其往往含有较多矿物质，所以即使经过谨慎炼制，也不能轻易用于内服。但在面对急症、危症、重症时，为了提高疗效，道教医家胆大心细地将同样为温热性质的丹药与灸疗一起使用，从而收到了满意的疗效。

在窦材《扁鹊心书》一书中随处可见其将灸疗与丹药一起使用的情况。如《扁鹊心书·卷中·神痴病》将灸疗与服延寿丹用以治疗神痴病重症："凡人至中年，天数自然虚衰，或加妄想忧思，或为功名失志，以致心血大耗，痴醉不治，渐至精气耗尽而死，当灸关元穴三百壮，服延寿丹一斤。此证寻常药饵皆不能治，惟灸艾及丹药可保无虞。"③ 此灸疗方中的"延寿丹"又称为"保命延寿丹"，其配方和主治功效在该书中也有记载："保命延寿丹，此丹治痈疽，虚劳，中风，水肿，臌胀，脾泄，久痢，久疟，尸厥，两胁连心痛，梦泄，遗精，女人血崩、白带，童子骨蒸劳热，一切虚羸，黄黑疸，急慢惊风百余种欲死大病，皆能治之。一粒胜金液丹十粒，久服延年益寿。硫黄、明雄黄、辰砂、赤石脂、紫石英、阳起石（火煅醋淬三次），每味各

---

① 《孙真人备急千金要方》，《道藏》第 26 册，第 560 页。

② 《孙真人备急千金要方》，《道藏》第 26 册，第 296 页。

③ （宋）窦材撰，赵宇宁、江南、郭智晓点校：《扁鹊心书》，北京：学苑出版社，2010 年，第 77 页。

二两，研作粗末，同入阳城罐，盖顶，铁丝扎定，盐泥封固厚一寸，阴干。掘地作坑，下埋一半，上露一半，烈火煅一日夜，寒炉取出。研细，醋丸梧子大。每服十粒，空心送下，童男女五粒，小儿二三粒，俱见成效。"[①] 硫黄、明雄黄、辰砂、赤石脂、紫石英、阳起石都是温热性质的矿物药，一般不敢轻用，但在面对危症时与灸疗并用却可以救人性命。又如《扁鹊心书·卷中·暴注》灸法与丹药并用治疗暴注危症："凡人腹下有水声，当即服丹药，不然变脾泄，害人最速。暴注之病，由暑月食生冷太过，损其脾气，故暴注下泄，不早治，三五日泻脱元气。方书多作寻常治之，河间又以为火，用凉药，每害人性命。治法：当服金液丹、草神丹、霹雳汤、姜附汤皆可，若危笃者，灸命关二百壮可保，若灸迟则肠开洞泄而死。"[②] 此处用到两种丹药与两种温热性质的汤药。其中"金液丹"的配方、炼制法、主治，窦材皆有介绍，并且叙述了其自身从怀疑到深信的过程："金液丹，一名保元丹，一名壮阳丹。余幼得王氏《博济方》云：'此丹治百种欲死大病'。窃尝笑之，恐无是理。此得扁鹊方，以此冠首，乃敢遵用，试之于人，屡有奇效，始信圣人立法非不神也，乃不信者自误耳。此方古今盛行，莫有疑议，及孙真人著《千金方》，乃言硫黄许多利害，后人畏之，遂不敢用。亦是后人该堕夭折，故弃大药而求诸草木，何能起大病哉。余观今人之病皆以温平药，养死而不知悔，余以此丹起数十年大病于顷刻，何有发疽之说，孙真人之过也。凡我同志请试验之，自见奇效。此丹治二十种阴疽，三十种风疾，一切虚劳，水肿，脾泄，注下，休息痢，消渴，肺胀，大小便闭，吐衄，尿血，霍乱，吐泻，目中内障，尸厥，气厥，骨蒸潮热，阴证，阴毒，心腹疼痛，心下作痞，小腹两胁急痛，胃寒，水谷不化，日久膀胱疝气膨膈，女人子宫虚寒，久无子息，赤白带下，脐腹作痛，小儿急慢惊风，一切疑难大病，治之无不效验。舶上硫黄十斤，用铜锅熬化，麻布滤净，倾入水中，再熬再倾，如此七次，研细，入阳城罐内，盖顶铁丝扎定，外以盐泥封固八分厚阴干。先慢火煅红，次加

① （宋）窦材撰，赵宇宁、江南、郭智晓点校：《扁鹊心书》，北京：学苑出版社，2010年，第110–111页。

② （宋）窦材撰，赵宇宁、江南、郭智晓点校：《扁鹊心书》，北京：学苑出版社，2010年，第56–57页。

烈火，煅一炷香，寒炉取出，埋地中三日，去火毒，再研如粉，煮蒸饼为丸，梧子大。每服五十丸或三十丸，小儿十五丸。气虚人宜常服之，益寿延年功力最大。"① 窦材以其自身对"金液丹"态度转变的经历告诉我们此丹的功效。另外，"草神丹"和霹雳汤、姜附汤虽然含矿物质较少，但也以温热性质的草木药为主，如草神丹配方为"草神丹……川附子（制，五两）、吴茱萸（泡，二两）、肉桂（二两）、琥珀（五钱，用柏子煮过另研）、辰砂（五钱，另研）、麝香（二钱，另研）"。② "霹雳汤"和"姜附汤"的君药都是大热的附子。可见，无论是灸疗还是丹药，或含有附子的汤药，道教医家在治疗重症时遵循"崇阳抑阴"的道医灸疗思想从而抢救患者于顷刻。所以窦材将灸法、丹药、附子作为急危重症救治的三大手段："保命之法：灼艾第一，丹药第二，附子第三。"③ 正因为窦材在大量实践临证中将灸疗与丹药并用，共同发挥了二者纯阳药气的作用，内治法、外治法并用，从而取得了一般医家难以企及的医治疗效。当然，由于丹药不是含有金石矿物质就是含有毒性的草木药，如何减毒增效，今天医学家尚需进一步验证和实践，不可草率为之。当然，道教医家将丹药配合灸疗使用也不一定要内服，将丹药作为隔物灸的媒介也能抢救重症，如《太清石壁记》记载了将"良曾小还丹"作为隔物灸媒介，治疗毒蛇虫咬伤等外科病症，既发挥艾火的药力，又发挥了丹药药气，使得二种药气迅速渗透产生作用，起到急救的作用。

三、灸疗与符咒祝由同用

　　道医灸疗不仅将丹药与灸法并用，而且不少灸疗方案也将道医中独特的符咒祝由术与灸法一起使用，这也是道医灸疗的一大特色。如南北朝道医陶弘景《真诰·卷十》记载了灸法与祝由术并用治疗郑子真的脚部疾病："郑子真，则康成之孙也，今在阳濯山，昔初学时，正患两脚不授积年，其晚用针灸，兼行曲折祝法，百日都除。"④ "用针灸，兼行曲折祝法"指出针刺

① （宋）窦材撰，赵宇宁、江南、郭智晓点校：《扁鹊心书》，北京：学苑出版社，2010年，第109–110页。
② （宋）窦材撰，赵宇宁、江南、郭智晓点校：《扁鹊心书》，北京：学苑出版社，2010年，第115页。
③ （宋）窦材撰，赵宇宁、江南、郭智晓点校：《扁鹊心书》，北京：学苑出版社，2010年，第11页。
④ 《真诰》，《道藏》第20册，第549页。

灸法与祝由术并用从而治愈脚疾。又如《孙真人备急千金要方·卷十一》将灸法与符咒术用于治疗幼儿客忤病症："治小儿中马客忤而吐不止者方：灸手心主、间使、大都、隐白、三阴交各三壮。可用粉丸如豉法，并用唾，唾而咒之。咒法如左（右）：咒客忤法：咒曰：摩家公，摩家母，摩家子儿苦客忤，从我始，扁鹊虽良，不如善唾良。咒讫，弃丸道中。"①《秘藏通玄变化六阴洞微遁甲真经》将道教法术奇门符咒法与灸疗一起使用抢救枉死、投河、自缢、投井卒死等非正常死亡的急症："治枉死鬼符……若有枉死、投河、自缢、投井卒死者，急书此符于左右，书当旬玉女名，告当旬玉女曰：今有某人某事卒亡，吾以此符救之。神与急去，用心救治，符到奉行，追摄魂魄，付患人身，即时取活。速以此符安入口中，顶上用艾灸之，三炷即活。"②"顶上用艾灸之"当指在头顶上的百会穴施灸，发挥艾火强劲的纯阳通窜之力以鼓动人体内元气回阳，"三炷即活"指出此种治疗方法的上佳疗效。当然，采取艾灸进行治疗时必须在枉死、投河、自缢、投井卒死等尚未真正死亡才能见效，否则徒劳。

在以上道医灸疗的三大显著特点中，崇阳多灸、固通生命侧重于思想理论层面，灸疗与丹药并用、灸疗与符咒祝由同用侧重于实践应用层面。

第三节　道医灸疗的双创应用

疾病与衰老是古今中外共同面对的问题，健康与长寿却是人类永恒的追求。身体的健康不仅关系到个人事业的发展，也关系到家庭的幸福和谐与社会的发展进步。因此，如何养生？什么才是正确的养生方式？面对当下各种眼花缭乱的养生方式和似乎越治越多的疾病，道医灸疗不仅可以给我们以思维上的启迪思考，而且可以进行创造性转化、创新性发展的应用。

一、慎用寒凉、多灸疗疾、引火归元

近现代以来，科学技术取得了巨大发展，其在带来巨大物质财富的同时，

---

① 《孙真人备急千金要方》，《道藏》第 26 册，第 109 页。
② 《秘藏通玄变化六阴洞微遁甲真经》，《道藏》第 18 册，第 603 页。

既改变了人们的生存环境，也改变了人们的价值观念、生活方式。熬夜通宵、黑白颠倒、饮食生冷等使得当下人们普遍形成了上热下寒的体质，从而出现口腔溃疡、牙龈咽喉肿痛、头面热赤长包、失眠烦躁焦虑，但却手脚冰凉、腰腹虚胖、腿脚无力等现象。于是人们就采取喝冷饮、吃水果予以"降火"，结果开始有效、不久反复，时常如此。究其原因，这所上之火更多是"虚火"而非"实火"，采用寒凉之物不仅不能"降火"反而伤害脾肾，进一步加剧上热下寒、外热内寒的体质。[①] 可以说，上热下寒、外热内寒已是当代人群体质的普遍特点，病机主要是体内元气外泄上浮、湿热与湿寒瘀堵。前文已分析，中医火神派是深受道医生命哲学思想影响的一个中医流派，其创始人、清末名医郑钦安将阳气比作"龙"，详细分析了体内越寒则上火越严重的原因："真阳二字，一名相火，一名命门火，一名龙雷火，一名无根火，一名阴火，一名虚火。发而为病，一名元气不纳，一名元阳外越，一名真火沸腾，一名肾气不纳，一名气不归源，一名孤阳上浮，一名虚火上冲。种种名目，皆指坎中之一阳也。一阳本先天乾金所化，故有龙之名。一阳落于二阴之中，化而为水，立水之极（是阳为阴根也）。水性下流，此后天坎卦定位，不易之理也。须知此际之龙，乃初生之龙（龙指坎中一阳也），不能飞腾而兴云布雨，惟潜于渊中，以水为家，以水为性，遂安其在下之位，而俯首于下也。若虚火上冲等症，明系水盛（水即阴也），水盛一分，龙亦盛一分（龙即火也）；水高一尺，龙亦高一尺，是龙之因水盛而游，非龙之不潜而反其常。故《经》云：'阴盛者，阳必衰。'即此可悟用药之必扶阳抑阴也。乃市医一见虚火上冲等症，并不察其所以然之要，开口滋阴降火，自谓得其把握，独不思本原阴盛（阴盛二字，指肾水旺）阳虚（阳虚二字，指君火弱）。今不扶其阳，而更滋其阴，实不啻雪地加霜，非医中之庸手乎？余亦每见虚火上冲等症，病人多喜饮热汤，冷物全不受者，即此更足征滋阴之误矣……滋阴降火，杀人无算，真千古流弊，医门大憾也！"[②] 寒凉属水、阳气属火，"水高一尺，龙亦高一尺"明确指出寒凉越重、阳气就越易上升，"虚火"也就越明显。

---

① 颜文强：《宋代道医窦材"崇阳"生命哲学观及其现实价值》，《中国哲学史》2022年第5期，第119页。

② （清）郑钦安：《郑钦安医学三书》，太原：山西科学技术出版社，2006年，第13—14页。

　　出现上热下寒、外热内寒的体质与我们现在的养生价值观念、起居生活方式等息息相关。无论是高热冷敷、空调温度过低，还是晚上经常熬夜，或是晚饭后激烈运动、举哑铃使得手臂肌肉过于发达都离不开一个根本原因：人体阳气的过度耗散。道医灸疗告诉我们，人体阳气是体内有限的先天一炁释放的外在表现，先天一炁是人体免疫力、抵抗力的决定因素，不宜轻易消耗尤其要避免不必要的消耗。先天一炁过度消耗除了高热冷敷、空调冷气等外界寒气侵入之外，还有一个重要习惯就是我们现在饮食过于生冷和药物偏于苦寒。低于正常人体低温的食物都属于生冷范畴，尤其是冰冻饮料等；苦寒的药物则以清热解毒、滋阴降火的药性为主要表现。早在两宋之际，道医灸疗家窦材就反对采用过多的寒凉药物来治病，他分析曰："寒苦之药，动人藏府（同"脏腑"），泄人元气也。夫巴豆、硝黄之类能直穿藏府，非大积大聚，元气壮实者，不敢轻用。今之庸医不问虚实，动辄便行转下，以泄六府各气，转生他证。重则脾胃渐衰，不进饮食，肌肉消瘦而死。又俗云：春行夏补，至秋时须服通行药数剂，以泄夏月积热，此语甚讹……今人于并无以上热证，而亦概用寒凉转下，必欲尽去其热，吾不知将以何为生气。夫人身无热则阳气尽矣。"[①]"人身无热则阳气尽"，此论可谓掷地有声、令人深思。寒凉药物不仅伤害脾胃肾阳之气，而且也会消耗伤害人体后天不可补充的先天真阳之炁，因此不可轻用。为了让世人进一步清楚寒凉药物的危害，窦材在《扁鹊心书》上卷中专列一小节《禁戒寒凉》予以剖析："夫四百八病，大约热者居多，寒者最少……盖热病属阳，阳邪易散易治，不死。冷病属阴，阴邪易伏，故令人不觉，久则变为虚寒，侵蚀藏府而死……溺于滋阴苦寒之剂，殊不知邪之中人，元气盛则能当之，乃以凉药冰脱，反泄元气，是助贼害主也。夫凉药不知害了多少人。若元气稍虚者，无不被凉药冰败而死。脾胃有伤，焉望其生。如人饮热汤及炙煿之物，从龀至耄，断无损人之理。《内经》言膏粱之变，止发痈疽，况膏粱发疽者，百无一二。故知热之养人，时刻不可缺也。若以冷水饮人，不须三日，即为腹疼泄泻，脾虚胃败矣。故燧人立法，食必用火，万代苍生得以活命。俗医大用凉剂，譬于饮人冷水，阴害黎民，

---

① 　（宋）窦材撰，赵宇宁、江南、郭智晓点校：《扁鹊心书》，北京：学苑出版社，2010年，第17–18页。

良可慨也。"[1] 人类是恒温动物，健康的身体会对外界环境温度的升高或降低进行调节，使身体保持恒温状态，而一旦超过身体的调节能力，人体就处于病态。饮食寒凉或苦寒药物正是将寒气直接送入体内，直接破坏了人体深层的脏腑调节功能。窦材的分析丝丝入扣、苦口婆心，"热之养人，时刻不可缺"此句更发人深省。以此反观今天医学界、养生界一派寒凉之风盛行，当值得深思。

当然，作为道医灸疗界代表人物，窦材并不是说不能使用任何寒凉药物，而是强调人体生命的健康与长寿是由体内的先天一炁（元阳真炁）所决定的，必须时刻固护，不能轻易耗散。前文已分析指出，化生人体器官百骸的先天炁是不可再生资源，不能消耗过快；否则，人体生命应有的百年寿命就会提前结束。老子在《道德经·第二十三章》中曰："飘风不终朝，骤雨不终日"，欲望丛生导致经常活力四射的行为是透支生命"先天炁"的一种竭泽而渔的做法；而且药物进入体内也需要消耗一部分先天炁才能被吸收。人体在药物的帮助下消除病症、身体变好，本质上都是"先天炁"的功效。药物发挥的作用只是使得"先天炁"没有作无谓的耗散而能够集中在五脏六腑正常生命活动的发挥上，随用随散的水谷营养之气也只是仅仅起到辅佐先天炁的作用。医术再高明的医家也无法长生不死，是因为身体和药物都是后天层面，都只能补充"后天气"，而不能增添"先天炁"。因此只有固护有限的先天炁，少私寡欲，使其发用"绵绵若存"，少火长燃、细水长流，人体生命才能既健康又长寿。《素问》曰："壮火食气，少火生气。"正是此理。

基于以上认识，今天人们常见的"上火"现象主要由于体内阳气往外往上耗散所致，只有用温热方法进行引火归元才是对付"虚火上炎"的正确之法，其法主要有二：一是内治法，即要温热饮食，同时尽量避开寒凉之物，如未经烹煮的生冷食物、寒性水果、奶制品以及果汁等偏凉性的饮料，同时日常饮食的饭菜汤水温度要接近口腔温度，这样进食后人体内就不需要消耗过多的阳气来消化吸收。二是外治法，在拔罐、刮痧、针刺、推拿、贴敷等众多外治法中，"灸疗"尤其是道医生命哲学指导下的"道医灸疗"法，是集热、通、

---

[1] （宋）窦材撰，赵宇宁、江南、郭智晓点校：《扁鹊心书》，北京：学苑出版社，2010年，第18-19页。

补三者于一体的最便捷有效的方法之一。因此，我们在日常的治病养生保健
中，应该多以"崇阳"为主导的"内阳外阴"道医生命哲学为指导，温热饮食、
慎用寒凉药物，尽量少采用内服药物内治法，而多采用艾灸外治疗法，依靠
艾草辛热回阳的药力和火力温热升散的强劲通窜之力，一去除体内阴寒湿邪，
二提高饮食药物的吸收能力，发挥道医灸疗引火归元治病养生、固护生命元
阳真炁的作用，以达到疗疾和延年的双重目的。

二、内灸外熏防治瘟疫

　　值得注意的是，灸疗对瘟疫传染病的防治可以发挥较大的积极作用。从
我国古代对瘟疫的防治方式上看，艾灸之法可以称得上是最便捷、有效的方式
之一。林永青、赵百孝两位老师撰写的《艾灸防治疫疾的历史与现状》① 一文，
较好地梳理了先秦至明清应用艾灸疗法防治瘟疫的基本情况。可以看出古人应
用艾灸疗法治疗瘟疫相当普遍，而其原因主要在于艾灸疗法治疗瘟疫的高效性。

　　瘟疫，俗称传染病，是指能够在人与人之间或人与动物之间通过皮肤、
口鼻等方式感染传播而广泛流行的疾病。其传播感染途径可以归纳为两大类：
接触性感染与非接触性感染。从现代医学角度看，传染病主要由细菌、病毒
等病原体进入人体导致人体功能紊乱，引起人体异常，治病原理是找出细菌
病毒将其杀死、消灭致病原。中医学将这类具有强烈致病性、传染性的外感
病邪（细菌病毒）称为"疠气"，又称为"疫毒""疫气""异气""戾气"等，
属于"邪气"（外感病邪）中强烈的一种。从本质上看，"疠气"也是"气"
中的一种。由于其内部精微物质的排序、数量和凝聚、运行特点迥异于人体
内气血，因而外邪一旦入侵就快速破坏人体气血，引起气机紊乱、升降失调，
进而严重影响脏腑正常发挥生命职能。《生命内景与＜道藏＞精选药方》一
书的《医道太极图》② 提炼指出：脏腑职能的发挥主要通过它们各自生化的
脏腑之气来实现，其中，肝气的生理特性是柔润温升，居左；心气散极而敛，
在上；肺气清凉收降，居右；肾气，藏极而启，在下；脾气温燥升清和胃气

---

① 林永青、赵百孝：《艾灸防治疫疾的历史与现状》，《辽宁中医杂志》2010 年第 37 卷（S1），
　　第 279–280 页。
② 颜文强：《生命内景与＜道藏＞精选药方研究》，北京：中国中医药出版社，2019 年，第 275–
　　276 页。

温润降浊居中斡旋。

　　"疠气"危害大、传染性强，无论是空气飞沫传播还是接触传播，均是通过"气"作为媒介影响体内气血的正常运行。2020 年初开始蔓延的新型冠状病毒感染，主要以发热、乏力、干咳为主要表现，少数患者伴有鼻塞、流涕、腹泻等症状。发热是通过皮肤感觉和体温测量出来的，病在"肤"——腠理处，其原因是腠理处"气"运行受阻，是体内"气"（"血"本质上也是"气"凝聚而成）与自然界空气交流出入受阻的表现。由于肺主皮，故病在"肺气"系统，肺气的宣发肃降职能无法正常发挥，故而发热；"乏力"症状既与经络营气不畅有关，也与脾气不能充分发挥温燥升清的运化职能有关；"干咳"是肺气不能充分发挥以清凉收降为主的职能所致；鼻塞流涕与肺气降下、胃气温润降浊的功能不能充分发挥有关。综合来看，引发新型冠状病毒感染的"疠气"主要影响肺气系统和脾气系统、胃气系统，使得体内一气周流的圆运动不圆引起身体发病。治疗原理要遵循"扶正祛邪"的基本原则，紧扣肺、脾、胃三处病机。扶正，增加人体正气，使其不能影响人体正常生命活动；祛邪，直接将邪气祛除出体外，二者相辅为用。在新型冠状病毒肆虐的几年，灸疗对我国人民群众的生命健康也作出了重要贡献。2020 年 1 月 28 日中国科学院院士、中国中医科学院首席研究员仝小林在中央电视台新闻综合频道武汉直播间接受专访时就指出，新型冠状病毒感染当属"寒湿（瘟）疫"，是感受寒湿疫毒而发病，所以应该慎用苦寒药，患者饮食要避免寒凉，食用温热饮食，多食姜蒜。除了服用中药，中医还有一些简单的治疗方法可以试用，如艾灸神阙穴、关元穴、足三里穴等，可以温阳散寒除湿，调理脾胃，提高机体的免疫功能[1]。2020 年 2 月 22 日国家卫生健康委员会和国家中医药管理局共同制定的《关于印发新型冠状病毒肺炎恢复期中医康复指导建议（试行）的通知》（肺炎机制医疗发〔2020〕108 号）也将艾灸疗法纳入，并排在"中医适宜技术"类的第一位："艾灸疗法：常用选穴——大椎、肺俞、上脘、中脘、膈俞、足三里、孔最等。"因此对于新型冠状病毒感染的预防，我们可以多灸关元、会阴、足三里、中脘等重要穴位，增强人体的后天阳气即人体免疫力，在灸

---

[1]　人民健康网 http://health.people.com.cn/n1/2020/0221/c14739–31598040.html。

疗同时艾烟弥漫房间空气，起到通畅鼻腔口腔和消灭房间空气中与人体气血迥异的"邪气"疠气的作用。

值得一提的是，对于环境空气的杀毒，常用的是液态消毒液——属于五行的"水"，但是"火"更为特殊，因为组成火的内部之精微物质能量流——"气"的排列运行更烈、更迅捷，因此基本上"火"能焚烧一切，有"用"而无"体"。正因为如此，历史上用火来焚烧"疠气"致病源的现象相当多。根据物质守恒定律，火焚烧疠气，是破坏疠气的内部物质排列结构，使其发生质的变化，转化为不会危害人体内气运行的"常气"而融合于空气中。从现代医学上看，用酒精、漂白粉消毒液等液体消毒剂杀死细菌病毒，也是破坏细菌病毒内部分子的排列结构，转变为不会危害或危害程度低的物质。但在常规状态下，"火气"比"水气"对邪气疠气（细菌病毒）的作用似乎更迅捷、更彻底。当然，二者的作用对比及其分子结构的机制原理如何，期待相关专家从生物化学的角度进行论证。此处只是提出一种推理观点，以供抛砖引玉之用。从古人应对瘟疫的实践经验来看，艾烟杀毒不仅行之有效，而且简便廉验、易于操作。

《医道太极图》总结指出古人医疗治病基本原则是"固先天元阳，顺后天升降"[①]，即在固藏先天元阳的同时，使得各脏腑与经络的后天血气该升则升、当降则降，各得其性、各归其位，则人体生命一气周流，身心和谐。基于此等认识，对于瘟疫"疠气"，艾灸之火可以固藏肾气，温升脾气、肝气，进而运转肺气、畅通经络，艾烟又可以直接进入鼻孔、口腔进入肺部破坏疫气，通畅体内气血，宣降鼓动肺气系统，在"固先天元阳"的同时，"顺后天升降"，使得圆运动卡轮处复原，一气周流顺畅；同时艾烟可以散发于空中，破坏疫气物质（细菌病毒）的分子结构，如此内灸外熏（"内灸"意思指灸火药气往体内走，"外熏"意思指艾烟飘散于环境空气中），扶正祛邪并用，从而起到较好的防治瘟疫的功效。从此点上看，以"崇阳"思想为主导的道医灸疗，对于今后公共卫生事件的应对和"健康中国"战略的实施有着较大的现实意义。

三、外用丹药隔物灸安全有效

尽管今天我们对道医灸疗中采用丹药内服配合灸疗治大病的方法还存有

---

① 颜文强：《生命内景与＜道藏＞精选药方研究》，北京：中国中医药出版社，2019年，第277页。

疑虑也不敢使用，但也有将丹药作为外用媒介进行隔物灸的方法，倒值得今天借鉴与研究。《太清石壁记》记载了道医灸疗操作过程中为了提高治疗急危重症的疗效，将"艮雪小还丹"作为媒介材料进行隔物灸的情况，包括治疗毒蛇虫咬伤、肉瘤、丁疮等三类病症："蛇、蝎、蜂、虿、蜈蚣诸毒咬螫，毒盛不可忍者，以丹及酢和调泥作饼子，如榆荚大，厚薄如三重蘘叶，置疮上，以艾灸之三五炷，立止……患肉瘤，无问处所大小，以针瘤上作孔，以丹和腊月猪脂涂上，向火温然后灸之，夜再三摩，已摩亦摩灸，无不差（瘥）。丁（疗）疮，针刺多孔，即以丹十丸，于阴地持柔合大饼，厚两钱，当肿上艾灸十壮，以疼为度，差（瘥）。"①第一类急症，蛇、蝎、蜂、虿、蜈蚣咬伤，疼痛无比，危险异常，而用"艮雪小还丹"捣成泥状放到患处隔物灸，使得丹药强大的药气借助艾火的强劲通窜之力迅速渗透患处和体内，使得疼痛"立止"。丹药作为隔物灸的急救疗效可见一斑。对于第二类病症"肉瘤""以丹和腊月猪脂涂上，向火温然后灸之"，第三类"疗疮""以丹十丸""当肿上，艾灸十壮"也是以丹药作为隔物灸的材料，结果达到"无不差（瘥）""以疼为度，差（瘥）"的效果都足以证明采用外用丹药隔物灸的安全与有效。

此处值得进一步思考的是，一直以来学术界和医药界对道教外丹丹药都十分敏感，常常不愿提及，更谈不上应用。仔细思之，最主要原因是外丹丹药中往往含有较多的矿物质甚至有毒金属物质，历史上因内服外丹丹药导致中毒身亡的事件屡见不鲜，这实在令人心存畏惧；不过要说明的是，我们也因此长期忽视了外丹丹药可以作为外用治病的疗效。为此，我们今天可以将外丹丹药的使用方式进行创造性转化与创新性发展，借鉴《太清石壁记》记载的这三个道医灸疗经验，可以将外丹丹药作为灸疗的媒介，这样优点有二：一是可以避免灼艾灸烫伤皮肤的缺点，使得患者更容易接受；二是可以发挥丹药药力强劲的优势，使得艾火与丹药强强联合，从而大大提高灸疗的疗效。可见，将丹药外用作为隔物灸媒介，具有安全有效的优势，很值得我们今天重新审视和借鉴研究。

---

① 《太清石壁记》，《道藏》第 18 册，第 773–774 页。

文献校释研究一：**理论阐述**

本卷主要是微观研究，建立在从大量历代医书、道教经典等文献中爬梳出关于道医灸疗记载的基础上进行细致解读与微观分析，着重探讨"道医灸疗"的理论阐述部分。以每部文献为单位，皆首先分析该部文献中记载的道医灸疗的理论阐述的特点、基本情况，进而对原文进行逐一点校，并注释剖析其中的疑难关键字词，最后逐段（或几个密切段落）进行解读分析。各章之间为并列关系，每章内各节之间也为并列关系，每节内则以总分关系为主。

第五章　道医专书中灸疗的理论阐述

　　经过大量繁琐而细致的搜寻、查找，笔者发现历代文献中关于道医灸疗的记载零星而分散，其中以道医专书和道教经典中的记载居多。为了便于分析，笔者将历代文献记载的道医灸疗分为理论阐述和实践应用两大部分，分别作为本书的中卷和下卷进行分析研究，每卷又分为道医专书和道教经典两大章进行解读探讨。本章专门分析解读道医专书中"道医灸疗"的理论阐述部分，主要包括《葛仙翁肘后备急方》《孙真人备急千金要方》《钟吕传道集》《扁鹊心书》《三极至命荃蹄》《痰火点雪》《傅青主女科》等书，以文献为单位，首先分析该部文献中记载的道医灸疗的理论阐述的特点，进而对原文进行逐一点校，并注释剖析其中的疑难关键字词，最后逐段（或几个密切段落）进行解读分析。

第一节　《葛仙翁肘后备急方》灸疗的理论阐述

一、《葛仙翁肘后备急方》灸疗理论阐述的特点

　　《葛仙翁肘后备急方》为东晋著名道教医家葛洪所撰写，后经南朝梁著名道医陶弘景、金代医家杨用道增补而成。葛洪，字稚川，号抱朴子，阳郡句容（今江苏句容县），著有《抱朴子》内外篇、《肘后备急方》《神仙传》等书。葛洪是一位道、医双修的思想家和实践者，《历世真仙体道通鉴》卷二十四记载了其修道、著书以及在罗浮山炼丹、晚年尸解仙逝的生平事迹："葛洪，字稚川，丹阳句容人……遂览究典籍，尤好神仙导养之法。从祖玄，吴时学道得仙，号曰葛仙公。以其炼丹秘术授弟子郑隐，洪就隐学，悉得其

法焉……欲炼丹以期遐寿。闻交趾出丹砂，乃求为句漏令……洪乃止罗浮山炼丹，在山积年，优游闲养，著述不辍……世儒徒知服膺周孔，莫信神仙之书，不但大而笑之，又将谤毁真正。故予所著子言黄白之事，名曰《内篇》。其余剥难，通释名曰《外篇》……年八十一，视其颜色如生，体亦柔软。举尸入棺，甚轻，如空衣，世以为尸解得仙云……葛洪以才学之优，弃功名之贵，夫岂无其故哉……葛洪之见，可谓出于类拔乎萃矣，是以遁世无闷，乐道全真。遗宠而辱不及，忘身而患不至，卒能终始于学，仙道克成。后之道者，宜取则焉。"①

　　《葛仙翁肘后备急方》是葛洪医学成就的代表作，也是中国第一部临床急救手册。该书正文前有《葛仙翁肘后备急方序》《华阳隐居补阙肘后百一方序》《附广肘后方序》等序②，根据诸序文记载可知，《葛仙翁肘后备急方》，原名《肘后救卒方》，为葛洪亲撰，原收药方86首；南北朝时期道医陶弘景修改合并为79首，并补充22首，共至101首药方，更名为《肘后百一方》；到金代，医家杨用道摘录宋朝《证类本草》一些附方附录于后，名为《附广肘后方》。今《道藏》本仅存药方70张③共8卷，其余药方散轶。《葛仙翁肘后备急方》治疗的病症较广，涉及皮肤科、内科、妇科、儿科以及中毒抢救等，所用的方法除了药方之外，还广泛采用敷贴、针法、灸法等外治法。其中，灸法的使用相对普遍，在该书的针灸医方109条中，灸方就多达90余条，可见灸法使用比例之高。其原因与葛洪夫人鲍姑重视灸法的关系十分密切。鲍姑也是一位著名道教医家，既是我国四大女名医（西汉义妁、晋代鲍姑、宋代张小娘子、明代谈允贤）之一，也是我国第一位女灸疗医家。《历世真仙体道通鉴后集》卷四记载鲍姑修道和以灸法行医的情况："鲍姑，南海太守鲍靓之女，晋散骑常侍葛洪之妻也。靓字太玄，陈留人也……靓及妹并先世累积阴德，福逮于靓，故皆得道，姑及小妹并登仙品……求出为南海太守，以姑适葛稚川……靓与妹亦得尸解之道，姑与稚川相次登仙。后有

①　《历世真仙体道通鉴》，《道藏》第5册，第237页。
②　《葛仙翁肘后备急方》，《道藏》第33册，第1–4页。
③　任继愈主编、钟肇鹏副主编：《道藏提要》（第三次修订），北京：中国社会科学出版社，2005年，第629–630页。

崔炜者，居南海。时中元日，番禺人多陈设珍异于神庙，炜往窥之，见一老姬足蹶覆人酒瓮，被当垆者欧击，炜趋解曰：酒值几钱？当垆者曰：值一贯。炜即脱衣为之代偿，老姬不谢而去。异日，复遇诸途，乃曰：昨蒙为吾解难，不敢忘也。吾善医赘瘤，今有越井冈艾少许，聊为君谢。若遇赘瘤，即可治之。不过一灼，无不愈者。后遇一僧人，赘垂于耳，一灼立愈。僧因引至一大富室，其人有赘，一灼亦愈。由是名显，延者甚众。一旦遂成富翁，炜不敢忘，日夕在念。一日复遇一人告曰：老姬者乃鲍靓之女，葛洪真人之妻也，行此灸于南海者，积有年矣。"[1]遗憾的是，鲍姑没有著作传世，其灸疗理论和行医经验应当是融入了葛洪的《肘后备急方》一书之中，使得该书关于灸疗的记载相当丰富。

《肘后备急方》关于灸疗的记载绝大部分是治疗具体病症采用灸疗的使用方法，而对于灸疗理论层面的阐释特点主要强调灸疗要因症而异，不能乱灸："但明案次第，莫为乱灸，须有其病，乃随病灸之，未有病莫预灸。"[2]同时强调灸法治疗重症的疗效不会比用药差："今但疏良灸之法及单行数方，用之有效，不减于贵药，已死未久者，犹可灸。"[3]这就指出，即使人已经死亡但时间不长（当然此处应该指的"假死"）依然可以救活（"已死未久者，犹可灸"），足见灸法的疗效之高。为此葛洪指出要重视灸法："灸之虽未即愈，要万不复死矣。莫以灸不即而止灸。"[4]这就明确指出尽管灸法只是一种外治法手段，但其重要性非同一般，不能轻视。

二、原文点校、注释、分析

【原文点校】

《葛仙翁肘后备急方·卷之二·治卒霍乱诸急方第十二》

但明案[1]次第，莫为乱灸，须有其病，乃随病灸之。未有病莫预灸，灸之虽未即愈，要万不复死矣，莫以灸不即而止灸……先辈所用药者难得，今

---

① 《历世真仙体道通鉴后集》，《道藏》第5册，第471–472页。
② 《葛仙翁肘后备急方》，《道藏》第33册，第16页。
③ 《葛仙翁肘后备急方》，《道藏》第33册，第16页。
④ 《葛仙翁肘后备急方》，《道藏》第33册，第16页。

但疏良灸之法及单行[2]数方,用之有效,不减于贵药,已死未久者[3],犹可灸。①

【注释】

[1] 明案：明晰病案,指知晓病情的细节、治疗顺序。

[2] 单行：单用一味药。

[3] 已死未久者：人身已死但"尚未死透",这实际上涉及如何判断人是否真正死亡的依据。目前关于判断人体死亡主要有两大标准：心死亡和脑死亡。心死亡是心跳、脉搏、呼吸停止,这是人类公认的死亡标准,也是最容易观察和确定的形式;脑死亡是脑组织或脑细胞全部死亡,包括大脑、小脑、脑干在内的全部功能完全而永久不可逆地丧失和停止。传统意义上的死亡标准主要以心跳与呼吸停止为依据,但后来发现一些心跳与呼吸停止的人过了几天还能活过来,如一些淹死、吊死或被活埋的人,可见"心死亡"的判断标准存在缺陷,因此"脑死亡"成为大多数国家判断死亡的主要依据。1968年由世界卫生组织建立的国际医学科学组织委员会规定死亡标准为：①对环境失去一切反应;②完全没有反射和肌张力;③停止自主呼吸;④动脉压陡降;⑤脑电图平直。这几条标准也成了当前大多数国家判断"脑死亡"的主要依据。可见"脑死亡"比"心死亡"的判定标准更严格,准确率也提高了很多。

【分析】

《葛仙翁肘后备急方》此段主要阐述"因病施灸"和灸法疗效不亚于用药的观点。前者强调医者要熟悉病症治疗的先后顺序,不要乱施灸,要根据病症具体情况进行施灸;尤其是要知道施灸后不能加重病情,也不要因为施灸后没有立刻见效就停止灸疗。后者强调灸法简便有效,不会比用药差,有时甚至在患者已经昏死但时间不长时还可以发挥疗效,为抢救患者保留一丝希望。古代传统社会主要以"心死亡"作为判定标准,误差较大,因此丧葬礼仪中有了"三日入殓"的民俗,就是为了尽可能避免"假死现象"。而此时"临终之人"无法内服汤药,采用灸法做最后一搏,还有救回的机会。如唐代道医孙思邈抢救溺水"假死"之人便是采用灸法："解死人衣,灸脐中。凡落水经一宿犹可活。"②值得一提的是,"脑死亡"虽然比"心死亡"的判定

① 《葛仙翁肘后备急方》,《道藏》第 33 册,第 16 页。
② 《孙真人备急千金要方》,《道藏》第 26 册,第 499 页。

标准更严格、准确率更高，但在伦理学、社会学乃至医学等方面存在一些争议，因此民间"三日入殓"的礼仪仍然有其积极意义。

第二节　《孙真人备急千金要方》灸疗的理论阐述

一、《孙真人备急千金要方》灸疗理论阐述的特点

《孙真人备急千金要方》是唐代著名道教医家孙思邈所撰，北宋高保衡、孙奇、林亿、钱象先等校。该书《本序》中言："痛夭枉之幽厄，惜堕学之昏愚，乃博采群经，删裁繁重，务在简易，以为《备急千金要方》一部，凡三十卷。虽不能究尽病源，但使留意于斯者，亦思过半矣。"① 也就是说本书原有 30 卷，《道藏》本则细分为 95 卷。另外，根据《旧唐书》《唐志》《宋史》等记载，道医孙思邈还撰有《千金翼方》30 卷，《道藏》未收录。孙思邈在道教中地位颇高，这与其以医济世、借医弘道的经历有密切关系。《历世真仙体道通鉴·卷二十九》记载了其道、医双修的生平事迹："孙思邈，京兆华原人。七岁就学，日诵千言……及长，好谈庄老百家之说。周宣帝时，以王室多事，隐于太白山学道，炼气养形，求度世之术。洞晓天文推步，精究医药，审察声色……永徽三年二月十五日，时年已百有余岁，晨沐浴，俨其衣冠，端拱以坐。谓子孙曰：我为世人所逼，隐于洞府修炼，将升无何有之乡，臣于金阙不能应召往来。俄而气绝。遗命令薄葬，不设明器牲牢之奠。月余，颜色不变。举尸入棺，如空衣焉。已尸解矣……孙思邈炼气养神，精究医药，务行阴德，常蕴仁慈，汲汲以善为务。小蛇之伤，昆虫之微尔，思邈以药封而放之，其德及昆虫，非人可及。至于龙宫之报，感灵异之若此。《道德经》曰：常善救物，故无弃物。孙思邈以之。"② 正是因为道、医双修的特点（"隐于太白山学道，炼气养形""洞晓天文推步，精究医药""尸解"），使其被尊称为"孙真人"，其著作也常被冠以"孙真人"字眼，如《孙真人备急千金要方》《孙真人备急千金翼方》《孙真人摄生论》《孙真人石壁记》《孙

---

① 《孙真人备急千金要方》，《道藏》第 26 册，第 2 页。
② 《历世真仙体道通鉴》，《道藏》第 5 册，第 268–270 页。

真人食忌》《孙真人海上方》《孙真人铭》等。

《孙真人备急千金要方》是一部道医药方专书，主要以药方为主，根据《孙真人备急千金要方·序》的记载①，该书共载方5300首，数量颇大；当然，书中也采用了不少外治法，如敷贴法、导引法、针刺法、灸疗法等。其中，灸法的使用较多。对于灸疗理论层面的阐述，则有以下三个方面的显著特点。

一是十分强调灸疗在经络穴位、时间、病症等方面的禁忌。从经络穴位禁忌上看，《孙真人备急千金要方》提出了一个比较独特的观点：不能在五脏气血旺盛时针刺和艾灸相应的经络。《孙真人备急千金要方·卷八十一》明确指出："凡五脏王（旺）时不得治及忌针灸其经络，凶。"②当然，后世医家也有认为在旺盛的脏腑经络进行针灸会取得好的疗效，如元代医家窦汉卿的《标幽赋》、明代医家高武的《针灸素难要旨》和杨继洲的《针灸大成》倡导的"子午流注法"即是典型代表。两种观点相反，笔者窃以为，《孙真人备急千金要方》的观点是比较稳妥的做法，适合大部分的医家；子午流注法则是高明医家采用的一种治病捷径。犹如本草学的"十八反十九畏"戒条，一般医家不敢违反，但一些医术高超的医家则利用"十八反十九畏"中药的相互激荡药力去治疗某些疑难怪症。因此这两种观点都有道理。此外，《孙真人备急千金要方·卷二十九》强调人身上一些特殊穴位不能灸疗和针刺："凡温病，可针刺五十九穴。又，身之穴六百五十有五，其三十六穴灸之有害，七十九穴刺之为灾。"③这就指出人患温病时，人身上有36个穴位不能艾灸、79个穴位不能针刺。从时间禁忌方面看，包括在妊娠怀孕期间的不同月份不能针刺和艾灸某条经络，小儿受惊不同时段不能乱灸以及要避开人神禁忌时日等。如《孙真人备急千金要方·卷二》指出："妊娠一月，足厥阴脉养，不可针灸其经……妊娠二月，足少阳脉养，不可针灸其经……妊娠三月，手心主脉养，不可针灸其经……妊娠四月，手少阳脉养，不可针灸其经……妊

---

① 原文是："总篇二百三十二门，合方论五千三百首。"详见：《孙真人备急千金要方》，《道藏》第26册，第1页。

② 《孙真人备急千金要方》，《道藏》第26册，第576页。

③ 《孙真人备急千金要方》，《道藏》第26册，第208页。

娠五月，足太阴脉养，不可针灸其经……妊娠六月，足阳明脉养，不可针灸其经……妊娠七月，手太阴脉养，不可针灸其经……妊娠八月，手阳明脉养，不可针灸其经……妊娠九月，足少阴脉养，不可针灸其经。"① 此处针法与灸法同论，强调怀孕期间针灸的使用要慎之又慎。《孙真人备急千金要方·卷十》则从灸法的角度强调婴儿刚出生受惊只能在百日之后："凡养小儿，皆微惊以长其血脉，但不欲大惊，大惊乃灸惊脉。若五六十日灸者，惊复更甚，生百日后灸惊脉乃善。"② 同时对于婴儿的施灸量也要轻："凡新生儿七日以上，周年以还，不过七壮，炷如雀屎大。"③ 并进一步交代了小儿防病治病的灸疗注意事项："论曰：小儿新生无疾，慎不可逆针灸之。如逆针灸，则忍痛动其五脉，因喜成痫。河洛关中土地多寒，儿喜病痉。其生儿三日，多逆灸以防之，人（当为'又'）灸颊以防噤。有噤者，舌下脉急，牙车筋急。其土地寒，皆决舌下去血，灸颊以防噤也。吴蜀地温，无此疾也。古方既传之，今人不详南北之殊，便按方而用之，是以多害于小儿也。所以田舍小儿，任其自然，皆得无有夭横也。小儿惊啼，眠中四肢掣动，变蒸未解，慎不可针灸爪之，动其百脉，仍因惊成痫也。惟阴痫噤痉，可针灸爪之。"④

此外，《孙真人备急千金要方》有大量论述针灸二法对于避开人神禁忌时日的论调，如《孙真人备急千金要方·卷八十一》指出："灸法当须避人神"。⑤ 该书第八十九卷之《太医针灸宜忌第七》详细列出了针灸法在不同年、月、日的人神禁忌所在："论曰：欲行针灸，先知行年宜忌，及人神新（应为'所'）在，不与禁忌相应即可，今具如左……金命人行年在金，则不宜灸及服白药……凡医者不知此法，下手即困；若遇年命厄会深者，下手即死……右九部行神，岁移一部，周而复始，不可针灸……右十二部人神所在，并不可针灸及损伤，慎之……戊午、甲午，此二日大忌刺出血，服药针灸皆凶。《千金翼》云不出月凶。甲辰、庚寅、乙卯、丙辰、辛巳，此日针灸凶。壬辰、

① 《孙真人备急千金要方》，《道藏》第26册，第44-48页。
② 《孙真人备急千金要方》，《道藏》第26册，第102页。
③ 《孙真人备急千金要方》，《道藏》第26册，第573页。
④ 《孙真人备急千金要方》，《道藏》第26册，第105页。
⑤ 《孙真人备急千金要方》，《道藏》第26册，第536页。

甲辰、己巳、丙午、丁未，此日男忌针灸。甲寅、乙卯、乙酉、乙巳、丁巳，此日女人忌针灸。甲子、壬子、甲午、丙辰、丁巳、辛卯、癸卯、乙亥，此日忌针灸。"①对于艾灸在一天中的适宜时间，孙思邈强调在午后才适合艾灸，上午艾灸会令人得"癫眩"之病："皆以日正午巳（通'以'）后，乃可下火灸之，时谓阴气未至，灸无不著。午前平旦谷气虚，令人癫眩，不可针灸也，慎之。"②同时强调施灸要因症适宜，该灸要及时施灸、不该灸则不能施灸："又不须灸而强与灸者，令人火邪入腹，干错五脏，重加其烦而死；须灸而不与灸之者，令人冷结重凝，久而弥固，气上冲心，无地消散，病笃而死。"③可见灸法十分讲究时间和病症的适用性。

二是注重灸法与针法并用的治病疗效。《孙真人备急千金要方·卷八十七·明堂三人图第一》直接指出："预备之要，非灸不精。故经曰：汤药攻其内，针灸攻其外，则病无所逃矣。方知针灸之功，过半于汤药矣。"④这就在强调针法的同时，突出了灸法的重要性。此外，该书第四十三卷也强调说："夫风眩之病……凡人初发，宜急与续命汤也。因急时但度灸穴，便火针针之，无不瘥者。初得针竟便灸，最良。灸法次列于后。余业之以来，三十余年，所救活者救十百人，无不瘥矣。后人能晓此方，幸勿参以余术焉。"⑤该书《孙真人备急千金要方·卷九十》进一步强调针法、灸法各有优势："其有须针者，即针刺以补泻之，不宜针者，直尔灸之。然灸之大法，但其孔穴与针无忌，即下白针若温针讫，乃灸之，此为良医……若针而不灸，灸而不针，皆非良医也。针灸而（应为'不'）药，药不针灸，尤非良医也。"⑥这就明确指出，适合针法的病症就采用针法，适合灸法的病症则要采用灸法。此外，该书也单独强调灸法的疗效："凡发狂则欲走，或自高贤，称神圣，皆须备诸火灸，乃得永瘥耳。"⑦也就说，灸法对癫狂症具有独特疗效，他法则较难取效。

① 《孙真人备急千金要方》，《道藏》第26册，第575–577页。
② 《孙真人备急千金要方》，《道藏》第26册，第574页。
③ 《孙真人备急千金要方》，《道藏》第26册，第28–29页。
④ 《孙真人备急千金要方》，《道藏》第26册，第560页。
⑤ 《孙真人备急千金要方》，《道藏》第26册，第290页。
⑥ 《孙真人备急千金要方》，《道藏》第26册，第577页。
⑦ 《孙真人备急千金要方》，《道藏》第26册，第296页。

三是阐述了灸疗具体操作中的身体姿势、灸疗部位的先后顺序以及不同病症、不同年龄、不同部位要注意灸量大小不同等细节事项。孙思邈在该书中还特别交代了灸疗操作的一些注意事项，其中在强调正确的身体姿势对于灸疗的重要性时，他指出："凡点灸法，皆须平直，四体无使倾侧，灸时孔穴不正，无益于事，徒破好肉耳。若坐点则坐灸之，卧点则卧灸之，立点则立灸之，反此亦不得其穴矣。"[①] 这就明确指出点灸、坐灸、立灸要采用不同的身体姿势。对于灸疗穴位的先后顺序，孙思邈强调要遵循"先阳后阴""先上后下"的原则："凡灸，先阳后阴，言从头向左而渐下，次后从头向右而渐下，先上后下。"[②] 对于不同病症、不同年龄段要实行不同的灸量："凡言壮数者，若丁壮遇病，病根深笃者，可倍多于方数。其人老小羸弱者，可复减半。依扁鹊灸法，有至五百壮、千壮，皆临时消息之。《明堂》《本经》多云针入六分，灸三壮，更无余论。曹氏灸法有百壮者，有五十壮者……仍须准病轻重以行之，不可胶柱守株。"[③] 对于不同部位也要控制适宜的灸量，为此孙思邈提出了"生熟灸法"的独特观点："灸之生熟法：……灸之生熟，亦宜搏而节之，法当随病迁变。大法：外气务生，内气务熟，其余随宜耳。头者，身之元首，人神之所法，气口精明……灸其穴不得乱，灸过多伤神，或使阳精玄熟，令阴魄再卒，是以灸头正得满百。脊背者，是体之横梁，五脏之所系着，太阳之会合，阴阳动发，冷热成疾，灸太过熟，大害人也……"[④] 可见作为一代道医宗师的孙思邈胆大心细，既强调灸法治病的功效，又不厌其烦地交代要根据不同部位、不同年龄、不同病症采用不同的灸量。正因为其医德的高尚、医术的高超，孙思邈一直深受历代民间百姓的爱戴，被尊称为"药王"。

二、原文点校、注释、分析

【原文点校】

《孙真人备急千金要方·序》：

---

① 《孙真人备急千金要方》，《道藏》第 26 册，第 573 页。
② 《孙真人备急千金要方》，《道藏》第 26 册，第 573-574 页。
③ 《孙真人备急千金要方》，《道藏》第 26 册，第 573 页。
④ 《孙真人备急千金要方》，《道藏》第 26 册，第 574 页。

苟知药而不知灸，未足以尽治疗之体；知灸而不知针，未足以极表里之变。如能兼是圣贤之蕴[1]者，其名医之良乎。①

【注释】

[1] 圣贤之蕴：圣贤的精神底蕴。

【分析】

此段主要强调熟练掌握用药、用针、用灸和具有圣贤的精神底蕴（高尚品德）是成为一代名医的基本要求。

【原文点校】

《孙真人备急千金要方·本序》：

春秋之际，良医和缓；六国之时，则有扁鹊；汉有仲景、仓公，魏有华佗，并皆探颐索隐，穷幽洞微，用药不过二三，灸炷[1]不逾七八，而疾无不愈者。②

【注释】

[1] 灸炷：灸疗时将艾绒做成柱状，故称"灸炷"，也称"艾炷"。炷（zhù），本义指灯芯。

【分析】

此段主要描述唐以前和缓、扁鹊、仲景、仓公、华佗等名医的两大高超医术，一用药，二用灸，且少而精就能治好病。

【原文点校】

《孙真人备急千金要方·卷一》：

又不须灸而强与灸者，令人火邪入腹，干错五脏，重加其烦而死；须灸而不与灸之者，令人冷结重凝，久而弥固，气上冲心，无地消散，病笃[1]而死。③

【注释】

[1] 病笃：病重。

---

① 《孙真人备急千金要方》，《道藏》第 26 册，第 1 页。

② 《孙真人备急千金要方》，《道藏》第 26 册，第 2 页。

③ 《孙真人备急千金要方》，《道藏》第 26 册，第 28–29 页。

【分析】

此段主要强调灸疗手段要根据具体的病症采用，当用则用、不当用则不用，否则会加重病情甚至导致死亡。

【原文点校】

《孙真人备急千金要方·卷二》：

妊娠一月，足厥阴脉养，不可针灸其经……妊娠二月，足少阳脉养，不可针灸其经……妊娠三月，手心主脉养，不可针灸其经……妊娠四月，手少阳脉养，不可针灸其经……妊娠五月，足太阴脉养，不可针灸其经……妊娠六月，足阳明脉养，不可针灸其经……妊娠七月，手太阴脉养，不可针灸其经……妊娠八月，手阳明脉养，不可针灸其经……妊娠九月，足少阴脉养，不可针灸其经。①

【分析】

此段针、灸并论，主要强调怀孕妊娠期间的针灸禁忌，尤其是逐月论述了某月不能针、灸某条经络，细致详尽。

【原文点校】

《孙真人备急千金要方·卷十》：

凡小儿之痫[1]有三种：有风痫、有惊痫、有食痫。然风痫、惊痫时时有之，十儿之中未有一二是风惊者。凡是先寒后热发者，皆是食痫也。惊痫皆按图灸之，风痫当与猪心汤，食痫当下乃愈，紫丸佳……

凡养小儿，皆微惊以长其血脉，但不欲大惊，大惊乃灸惊脉。若五六十日灸者，惊复更甚，生百日后灸惊脉乃善……

儿立夏后有病，治之慎勿妄灸，不欲吐下，但以除热汤浴之，除热散粉之。②

【注释】

[1]痫：痫证，也称癫痫，俗称羊癫风、羊角风，发病时常见患者突然倒地、口吐涎沫、四肢痉挛僵硬甚至发出类似羊叫声，现代医学属于中枢神经

---

① 《孙真人备急千金要方》，《道藏》第 26 册，第 44–48 页。
② 《孙真人备急千金要方》，《道藏》第 26 册，第 102 页。

系统的一种疾病。

【分析】

上文主要针对小儿病症采用灸法治疗的注意事项。

【原文点校】

《孙真人备急千金要方·卷二十九》：

凡温病，可针刺五十九穴。又，身之穴六百五十有五，其三十六穴灸之有害，七十九穴刺之为灾。①

【分析】

上文强调了针刺、灸疗的禁忌穴位数量，其中，有 36 个穴位是灸疗的禁忌穴位。

【原文点校】

《孙真人备急千金要方·卷四十三》：

夫风眩[1]之病，起于心气不定……凡人初发，宜急与续命汤也。因急时但度灸穴，便火针针之，无不瘥者。初得针竟便灸，最良。灸法次列于后。余业之以来，三十余年，所救活者救十百人，无不瘥矣。后人能晓此方，幸勿参以余术焉。续命汤，治风眩发……②

【注释】

[1] 风眩：指由于感受风邪导致眩晕，多由血气亏损，风邪上乘所致。

【分析】

上文主要强调采用灸疗、针刺方法配合"续命汤"救治风眩病，体现了药、灸、针三者并用治病的重要性和非凡疗效。

【原文点校】

《孙真人备急千金要方·卷四十四》：

凡发狂则欲走，或自高贤，称神圣，皆须备诸火灸，乃得永瘥[1]耳……

---

① 《孙真人备急千金要方》，《道藏》第 26 册，第 208 页。
② 《孙真人备急千金要方》，《道藏》第 26 册，第 290 页。

邪入于阳则为狂，邪入于阴则为血痹。邪入于阳，传即为癫疾；邪入于阴，传则为痛喑。①

【注释】

[1] 瘥：有两个读音，读 chài 时指痊愈的意思；读 cuó 时指疾病，引申义为缺点。本文是病愈之义。

【分析】

本文主要介绍可以采用灸法救治狂症，同时强调灸法对此病的卓越疗效——"永瘥"，即可以痊愈，不再复发。

【原文点校】

《孙真人备急千金要方·卷八十一》：

灸法当须避人神（人神禁忌法在第二十九卷中）。凡畜手力细累，春秋皆须与转泻药一度，则不中天行时气也。②

【注释】

[1] 人神禁忌：是指针灸过程根据不同的时间要避开不同的部位，以避免伤害。"人神"是具有特殊能量的微观粒子流，具有物质基础，不是封建迷信。

【分析】

此段主要强调灸法要避开人神禁忌时日，具体的"人神禁忌法"在该书第八十九章中有详细说明。"人神禁忌"理论是针灸经络学说的一大特色，包括逐年、逐季、逐月、逐日、逐时等几个方面的禁忌，是古人在长期的临证养生实践总结出来的规律，是宇宙天体运转与体内气血流通相应相感的表现，具有客观的物质基础，具体机制有待今天科学界进一步研究，尤其是量子力学的量子效应理论或可阐释其中的部分机制。

【原文点校】

《孙真人备急千金要方·卷八十七》：

夫病源所起，本于脏腑，脏腑之脉，并出手足……预备之要，非灸不精。

---

① 《孙真人备急千金要方》，《道藏》第 26 册，第 296 页。
② 《孙真人备急千金要方》，《道藏》第 26 册，第 536 页。

故经曰：汤药攻其内，针灸攻其外，则病无所逃矣。方知针灸之功，过半于汤药矣。

……灸刺大法：

春取荥[1]，夏取输[1]，季夏取经[1]，秋取合[1]，冬取井[1]。①

【注释】

[1] 井、荥、输、经、合：位于四肢远端的五输穴，《灵枢·九针十二原第一》曰："所出为井，所溜为荥，所注为输，所行为经，所入为合。"古人将气血在经脉中运行情况比喻为自然界的水流从小到大、从浅到深的现象。

【分析】

上文一是强调灸法、针法的功效不亚于汤药，其中"非灸不精"突出了灸法对于精通医术的重要性；二是介绍了五输穴选用与季节搭配的规则，体现了时间医学在提高治病疗效上的重要性。

【原文点校】

《孙真人备急千金要方·卷八十八》：

灸禁忌法：

头维禁不可灸。承光禁不可灸。脑户禁不可灸。风府禁不可灸。喑门禁不可灸。阴市禁不可灸。下关耳中有干适低无灸。耳门耳中有脓及适低无灸。人迎禁不可灸。阳关禁不可灸。丝竹空灸之不幸，使人目小及盲。承泣禁不可灸。脊中禁不可灸。乳中禁不可灸。瘈脉禁不可灸。石门女子禁不可灸。白环输禁不可灸。气冲灸之不幸，不得息。泉腋灸之不幸，生脓蚀。天府禁不可灸。经渠禁不可灸。伏兔禁不可灸。地五会禁不可灸。鸠尾禁不可灸。②

【分析】

上文详细介绍了灸疗必须避开头维穴、承光穴等数十个特殊部位的穴位，因为这些穴位所在的部位集中在头面部、脏腑和浅表大血管、皮肉较薄的部位，属于敏感地带。需要指出的是，这些灸疗禁忌的穴位是针对直接灸（化脓灸），不是悬空灸。因为古人的艾灸疗法以直接灸为主，容易烫伤甚至造

---

① 《孙真人备急千金要方》，《道藏》第 26 册，第 560、567 页。

② 《孙真人备急千金要方》，《道藏》第 26 册，第 569–570 页。

成事故，所以要避开这些敏感部位。而今天大部分人采用的是悬空灸，因此有些敏感部位的穴位也是可以实施悬空艾灸的，如脊中穴等。当然，既使用悬空灸也尽可能避开敏感部位。

【原文点校】

《孙真人备急千金要方·卷八十九》：

凡经云横三间寸者，则是三灸两间，一寸有三灸，灸有三分，三壮[1]之处即为一寸。黄帝曰：灸不三分，是谓徒冤。炷务大也，小弱炷乃小作之，以意商量。

凡点灸法，皆须平直，四体无使倾侧，灸时孔穴不正，无益于事，徒破好肉耳。若坐点则坐灸之，卧点则卧灸之，立点则立灸之，反此亦不得其穴矣。①

【注释】

[1]壮：古人采用灼艾灸的方式，制作成灸炷，燃烧一炷，称为一壮。

【分析】

上文一是强调施灸部位要准确，二是强调施灸过程身体姿势对灸疗的重要性。

【原文点校】

《孙真人备急千金要方·卷八十九》：

凡言壮数者，若丁壮遇病，病根深笃者，可倍多于方数。其人老小羸弱者，可复减半。依扁鹊灸法，有至五百壮、千壮，皆临时消息之。《明堂》《本经》多云针入六分，灸三壮，更无余论。曹氏灸法有百壮者，有五十壮者。《小品》诸方，亦皆有此。仍须准病轻重以行之，不可胶柱守株。

凡新生儿七日以上，周年以还，不过七壮，炷如雀屎大。②

【分析】

上文主要强调采用灸疗治病要根据不同年龄、不同病症采用不同的灸量，尤其是"老小羸弱者"的灸量和艾炷都要小。

---

① 《孙真人备急千金要方》，《道藏》第 26 册，第 573 页。
② 《孙真人备急千金要方》，《道藏》第 26 册，第 573 页。

【原文点校】

《孙真人备急千金要方·卷八十九》：

凡灸，先阳后阴，言从头向左而渐下，次后从头向右而渐下，先上后下，皆以日正午已（通"以"，下同）后，乃可下火灸之，时谓阴气未至，灸无不著。午前平旦谷气虚，令人癫眩不可针灸也，慎之。其大法如此，卒急者不可用此例。[①]

【分析】

上文主要强调灸疗部位的顺序和时间。其中，先后顺序要遵循"先阳后阴""先上后下"的原则——从头向左再依次往下，然后从头向右再依次往下；灸疗时间要在午后进行，当然紧急情况除外。

【原文点校】

《孙真人备急千金要方·卷八十九》：

灸之生熟法：腰已上为上部，腰已下为下部；外为阳部荣，内为阴部卫。故脏腑周流，名曰经络。是故丈夫四十已上气在腰，老妪四十已上气在乳。是以丈夫先衰于下，妇人先衰于上，灸之生熟，亦宜搏而节之，法当随病迁变。大法：外气务生，内气务熟，其余随宜耳。头者，身之元首，人神之所法，气口精明，三百六十五络，皆上归于头。头者，诸阳之会也，故头病必宜审之，灸其穴不得乱，灸过多伤神，或使阳精玄熟，令阴魄再卒，是以灸头正得满百。脊背者，是体之横梁，五脏之所系着，太阳之会合，阴阳动发，冷热成疾，灸太过熟，大害人也。臂脚手足者，人之枝干，其神系于五脏六腑，随血脉出，能远近采物，临深履薄，养于诸经。狭浅，故灸宜少，灸过多即内神不得入，精神闭塞，否滞不仁，即臂不举。故四肢之灸，不宜太熟也。然腹脏之内为性，贪于五味无厌，成疾风寒结痼，水谷不消，宜当熟之。然大杼、脊中、肾输、膀胱八窌[1]，可至二百壮。心主、手足太阴，可至六七十壮。三里、太鸡（应为"溪"）、太冲、阴阳二陵泉、上下二廉，可至百壮。腹上、下管、中管、太仓、关元，可至百壮。若病重者，皆当一报之，乃愈病耳。若治诸沉结寒冷病，莫若灸之宜熟。若治诸阴阳风者，身热脉大者，以锋针刺之，间日一

---

① 《孙真人备急千金要方》，《道藏》第 26 册，第 573–574 页。

报之。若治诸邪风鬼注，痛处少气，以毫针去之，随病轻重用之。表针内药，随时用之，消息将之，与天同心，百年永安，终无横病。此要略说之，非贤勿传，秘之。凡微数之脉，慎不可灸，伤血脉，焦筋骨。凡汗已后勿灸，此为大逆。脉浮热甚勿灸。

头、面、目、咽，灸之最欲生少；手臂四肢，灸之欲须小熟，亦不宜多；胸背腹灸之尤宜大熟；其腰脊欲须少生。大体皆须以意商量，临时迁改，应机千变万化，难以一准耳。其温病随所着而灸之，可百壮余，少至九十壮。大杼、而（当为"胃"）管可五十壮。手心主、手足太阳，可五十壮。中黑（应为"三里"）、曲池、太冲，可百壮，皆三报之，乃可愈耳。五劳沉重，九部尽病，及毒气为疾者，不过五十壮，亦宜三报之。若攻脏腑成心腹疼者，亦宜百壮。若卒暴病，鬼魅所著者，灸头面四肢宜多，腹背宜少。其多不过五十，其少不减三五七九壮。凡阴阳濡风口喝僻者，不过三十壮，三日一报，报如前。微者三报，重者九报，此风气濡微细入，故宜缓火温气，推排渐抽以除耳。若卒暴催迫，则流行细入成痼疾，不可愈也。故宜缓火。凡诸虚疾，水谷沈（应为"沉"）结流离者，当灸腹背，宜多而不过百壮。大凡人有卒暴得风，或中时气，凡百所苦，皆须急灸疗，慎勿忍之停滞也。若王相者可得无他，不尔，渐久后皆难愈。深宜知此一条。[①]

【注释】

[1] 窌：有三个读音 jiào、liáo、liù，意为收藏东西的地洞。经络穴位中读音 liáo，通"髎"。文中"八髎"指上髎、次髎、中髎、下髎，左右共八个穴位，位于第一、二、三、四骶后孔中。施灸八髎穴对于腰骶、膀胱等疾病有很好的疗效。

【分析】

上文详细阐述了道医孙思邈独特的"灸之生熟法"理论观点。其中，"生灸"指灸量少、火力小的施灸方式，"熟灸"指灸量大、火力大的施灸方式，包括"小熟灸"和"大熟灸"两类。上文介绍了要根据身体不同部位和病症种类及轻重采用生灸、熟灸哪种方法，十分详尽。一般情况下，皮薄肉少的部位适合"生灸法"，如头部、面部、咽喉部等；手臂四肢适合"小

---

① 《孙真人备急千金要方》，《道藏》第26册，第574页。

熟灸法"；而皮厚肉多的部位适合"大熟灸法"，如胸、背、腹脏部位等。从病症来看，沉结寒冷病症采用"熟灸法"，反之采用"生灸法"。这是"灸之生熟法"的一般原则，具体到不同患者、不同部位、不同病症，还需要根据当时情况斟酌加减。

【原文点校】

《孙真人备急千金要方·卷八十九》：

凡人吴蜀地[1]游宦，体上常须三两处灸之，勿令疮暂瘥，则瘴疠、温疟、毒气不能着人也。故吴蜀多行灸法。有阿是之法，言人有病痛，即令捏其上，若里当其处，不问孔穴，即得便快，成痛处即云阿是。灸刺皆验，故曰阿是穴也。①

【注释】

[1] 吴蜀地：此处指三国时期的吴国与蜀汉地区。

【分析】

此段介绍了古人预防空气中瘴疠、温疟等传染病以及毒气伤人的灸疗方法。"三两处灸之"即可以灼艾灸膝盖下两侧的足三里使其化脓成"灸疮"，并保持时刻化脓状态，可以预防疠气传染病感染，微痛而实用。此法对于今天预防甲流等传染病依然有效，因为灸火不仅可以提高身体免疫力而且可以杀灭细菌病毒的内部物质的化学结构，具体原理可以进一步探讨。

【原文点校】

《孙真人备急千金要方·卷八十九》：

太医针灸宜忌第七

论曰：欲行针灸，先知行年宜忌，及人神新（当为"所"）在，不与禁忌相应即可，今具如左。木命人行年在木，则不宜针及服青药。火命人行年在火，则不宜汗及服赤药。土命人行年在土，则不宜吐及服黄药。金命人行年在金，则不宜灸及服白药。水命人行年在水，则不宜下及服黑药。凡医者不知此法，下手即困；若遇年命厄会深者，下手即死。

---

① 《孙真人备急千金要方》，《道藏》第 26 册，第 574 页。

推天医血忌等月忌及日忌傍通法：……

……

……上（原文"右"改为"上"，下同）九部行神，岁移一部，周而复始，不可针灸。

……上十二部人神所在，并不可针灸及损伤，慎之。

……凡五脏王（旺）时不得治及忌针灸其经络，凶。

……戊午、甲午，（此二日大忌刺出血，服药针灸皆凶。《千金翼》云不出月凶）。甲辰、庚寅、乙卯、丙辰、辛巳，（此日针灸凶）。壬辰、甲辰、己巳、丙午、丁未，（此日男忌针灸）。甲寅、乙卯、乙酉、乙巳、丁巳，（此日女人忌针灸）。甲子、壬子、甲午、丙辰、丁巳、辛卯、癸卯、乙亥，（此日忌针灸）。[①]

【分析】

上文针、灸同论，详细列举了"人神禁忌"的具体查阅方法，十分详尽，篇幅较大，从略。"人神禁忌"的具体原理相当深奥，笔者窃以为从古天文学和今天物理科学的量子力学角度进行分析阐释，有待今后深入研究。

【原文点校】

《孙真人备急千金要方·卷九十》：

论曰：凡云孔穴主对者，穴名在上，病状在下，或一病有数十穴，或数病共一穴，皆临时斟酌作法用之。其有须针者，即针刺以补泻之，不宜针者，直尔灸之。然灸之大法，但其孔穴与针无忌，即下白针若温针讫，乃灸之，此为良医。其脚气一病，最宜针之。若针而不灸，灸而不针，皆非良医也。针灸而药，药不针灸，尤非良医也。但恨下里间知针者鲜耳。所以学者深须解用针，燔针、白针皆须妙解，知针知药，固是良医。[②]

【分析】

上文主要强调用针、用灸、用药三者皆通，方能成为良医名医。

———————————

① 《孙真人备急千金要方》，《道藏》第 26 册，第 574–577 页。

② 《孙真人备急千金要方》，《道藏》第 26 册，第 577 页。

【原文点校】

《孙真人备急千金要方·卷九十二》：

凡犊鼻[1]肿，可灸不可刺，若其上坚勿攻，攻之即死。①

【注释】

[1] 犊鼻：指犊鼻穴，又称为外膝眼，位于膝前区，髌骨外下方凹陷处，属足阳明胃经。

【分析】

此段强调在犊鼻穴处长的痈疽，只能采用灸疗，不能用针刺之法。"其上坚"表示较硬，还没有成脓，不能切开引脓以免造成感染导致病情加重甚至死亡。

第三节　《钟吕传道集》灸疗的理论阐述

一、《钟吕传道集》灸疗理论阐述的特点

《钟吕传道集》是一部记录唐代高道钟离权与吕洞宾对话谈论内丹术修炼的道医专著，题为"正阳真人钟离权云房述，纯阳真人吕岩洞宾集，华阳真人施肩吾希圣传"②，共分为三卷，收入《正统道藏》洞真部方法类之《修真十书》之第十四、第十五、第十六卷。由于此书是内丹炼养专书，因此涉及灸疗的记载极少，只有一条，即钟离权在回答吕洞宾关于"金丹大药如何得"问题时谈到针法与灸疗有治病之功："补其虚而取其实，保其弱而损其余，小则针灸，甚则药饵。"③此处是针法、灸法同论，强调小病用"针灸"，大病用"药饵"。也就是说，《钟吕传道集》灸疗理论阐述的特点是强调灸法针法与药饵一样有疗病之力。

二、原文点校、注释、分析

《修真十书钟吕传道集·卷十五》：

吕曰：龙虎之理既已知矣，所谓金丹大药[1]可得闻乎？钟曰：所谓

---

① 《孙真人备急千金要方》，《道藏》第 26 册，第 590 页。

② 《修真十书钟吕传道集》，《道藏》第 4 册，第 664 页。

③ 《修真十书钟吕传道集》，《道藏》第 4 册，第 666–667 页。

药者，可以疗病……补其虚而取其实，保其弱而损其余，小则针灸，甚则药饵。①

【注释】

[1] 金丹大药：道家中人通过丹道修炼重造虚无之境以求重新获得宇宙的"先天一炁"。

【分析】

此文主要从道家修炼的角度强调在维护生命身体健康长寿方面，针灸手段不如丹道修炼所得的"先天炁"（"药饵"）有优势。当然，针灸手段虽属后天，但相对可以习得；而丹道的"先天炁"属于先天，很难获得。

第四节　《扁鹊心书》灸疗的理论阐述

一、《扁鹊心书》灸疗理论阐述的特点

《扁鹊心书》是两宋之际道教医家窦材所撰写的一部灸疗专著。该书分为三卷，卷首有《序》《奏玉帝青辞》《进医书表》三篇序文，卷末附有《扁鹊心书神方》记载各种丹药、汤药的配方94张。对于该书作者身份和成书时间，可以从《扁鹊心书卷首》的第一篇序言落款看出来："宋绍兴十六年，武翼郎、前开州巡检窦材谨序"②。武翼郎、开州巡检皆是宋代的地方武官官职，表明作者窦材曾任地方武官一段时间。宋绍兴十六年即公元1146年，说明此书成书于公元1146年。关于窦材的祖籍，其另一序言《进医书表》记载为河朔真定："伏念臣河朔真定之寒士。"③"河朔真定"即今河北省石家庄市正定县。值得注意的是，该书作者窦材是道教医家的身份，其第二篇序言不仅题为《奏玉帝青辞》，而且内容充满道教色彩："武翼郎臣窦材奏启玉皇上帝玉陛下……得皇天默授……伏望皇天后土，特加慈悯，保生民于仁寿之域，俾其书万世通流，臣虽死无憾。设有一言不实，甘受天殃。若

---

① 《修真十书钟吕传道集》，《道藏》第4册，第666—667页。
② （宋）窦材撰，赵宇宁、江南、郭智晓点校：《扁鹊心书》，北京：学苑出版社，2010年，第4页。
③ （宋）窦材撰，赵宇宁、江南、郭智晓点校：《扁鹊心书》，北京：学苑出版社，2010年，第7页。

此书果益于后世，伏望神天护佑，以广其传。"①全书正文中更是以道教崇阳思想为旨归进行撰写，如《扁鹊心书·卷上·须识扶阳》明确记载："道家以消尽阴翳，炼就纯阳，方得转凡成圣，霞举飞升。故云：'阳精若壮千年寿，阴气如强必毙伤。'又云：'阴气未消终是死，阳精若在必长生。'"②正因为如此，全书大力倡导艾灸疗法的功效，堪称"道医灸疗第一书"。正因为该书是道医灸疗专书的属性，所以书中除了少部分讲丹药外，绝大部分的篇幅都是对灸疗的理论层面和实践应用的记载。其中，对于灸疗理论层面的阐述，呈现出以下几个显著特点。

一是将灸疗功效抬高到治大病所有方法中的首位。道医窦材鲜明指出："保命之法：灼艾第一，丹药第二，附子第三。"③"灼艾"即直接灸法。窦材以自己行医治病几十年的亲身经历，认为灼艾灸法才是治疗急危重症大病的第一手段。为此，窦材在《扁鹊心书》中专列"大病宜灸"一节不厌其烦予以强调："今人不能治大病，良由不知针艾故也。世有百余种大病，不用灸艾、丹药，如何救得性命，劫得病回？"④如此苦口婆心地强调艾灸治大病的语句在书中随处可见，如"须加灸艾，方保无虞"⑤"凡一切大病小疾，只此此法，触类引申，效如影响"⑥，甚至还写诗歌劝导世人多艾灸："一年辛苦唯三百，灸取关元功力多，健体轻身无病患，彭篯寿算更如何。"⑦基于艾灸疗效的准确认识和大量实践经验，窦材十分自信地自称为"第三扁鹊"："第三扁鹊，大宋窦材是也，余学《素问》《灵枢》，得黄帝心法，革古今医人大弊，保天下苍生性命，常以扁鹊自任，非敢妄拟古人，盖亦有所征焉。"⑧可见，窦材并不是狂傲自大，而是为了弘扬灸疗治病的使命和担当。为此，窦材不惜遭他人非议地批评了张仲景、王叔和、

---

① （宋）窦材撰，赵宇宁、江南、郭智晓点校：《扁鹊心书》，北京：学苑出版社，2010年，第4–6页。

② （宋）窦材撰，赵宇宁、江南、郭智晓点校：《扁鹊心书》，北京：学苑出版社，2010年，第10页。

③ （宋）窦材撰，赵宇宁、江南、郭智晓点校：《扁鹊心书》，北京：学苑出版社，2010年，第11页。

④ （宋）窦材撰，赵宇宁、江南、郭智晓点校：《扁鹊心书》，北京：学苑出版社，2010年，第12–13页。

⑤ （宋）窦材撰，赵宇宁、江南、郭智晓点校：《扁鹊心书》，北京：学苑出版社，2010年，第5页。

⑥ （宋）窦材撰，赵宇宁、江南、郭智晓点校：《扁鹊心书》，北京：学苑出版社，2010年，第6页。

⑦ （宋）窦材撰，赵宇宁、江南、郭智晓点校：《扁鹊心书》，北京：学苑出版社，2010年，第12页。

⑧ （宋）窦材撰，赵宇宁、江南、郭智晓点校：《扁鹊心书》，北京：学苑出版社，2010年，第14页。

孙思邈等著名医家，认为他们只能治小病不能治大病："《灵》《素》为医家正传，后世张仲景、王叔和、孙思邈、孙兆、初虞世、朱肱，皆不师《内经》，惟采本草诸书，各以己见自成一家之技，治小疾则可，治大病不效矣……余初学医，尽博六子之书，以为医之理尽矣。然调治小疾，百发百中，临大病百无二三，每怅己术之不精也。后遇关中老医，叩余所学……余即从而师之，三年，师以法授我，反复参详，遂与《内经》合旨，由兹问世，百发百中，再观六子书，真儿戏耳。"①此处尽管窦材批评张仲景等医家有点过头，但确是其"由兹问世，百发百中"大量的成功灸疗经验才促使他这样说的，目的是为了唤醒医家对灸疗的重视。也就是说，窦材批评历史名家并不是为了自己出名，而是为了正医道，激浊扬清。为此，他在卷首《奏玉帝青辞》《进医书表》中十分诚恳地表达自己撰写此书的初心和弘扬灸法医道的历史担当："后得上天裨我此书，更参《内经》，百发百中，始信医有回天之功也。所谓大病者，一伤寒，二阴疽内蚀……十四痘疹黑斑缩陷。至于胎前产后百十种必死大证，世人莫能救疗，束手待毙，良可哀哉。臣于此处消息五十余年，乃见正道，自古扁鹊、俞跗、仓公、华佗，皆此书也，惜不广传于后世。臣今尽传此法于人，以救苍生夭横，伏乞陛下，大展圣裁，悯诸末世，将此书颁行天下，试之有验，臣死无憾。若试之不效，即置臣于法，以彰诳君之罪。"②其言辞之恳切、悲天悯人之情怀实在令人动容。

二是详细阐释了灸法治病的原理，倡导崇阳，反对寒凉。窦材从道教内敛元阳避免发散才是健康与长寿根本的基点出发，认为灸疗治病机制正是以艾火之力通内补阳气，从而达到祛除疾病、延年益寿的目的。他说："道家以消尽阴翳，炼就纯阳，方得转凡成圣，霞举飞升。故云：'阳精若壮千年寿，阴气如强必毙伤。'又云：'阴气未消终是死，阳精若在必长生。'故为医者，要知保扶阳气为本。人至晚年阳气衰，故手足不暖，下元虚惫，动作艰难。盖人有一息气在则不死，气者阳所生也，故阳气尽必死。"③可见，人的生命是靠那股元阳之气、先天一炁存活的。艾灸之火则是补充后天阳气

---

① （宋）窦材撰，赵宇宁、江南、郭智晓点校：《扁鹊心书》，北京：学苑出版社，2010年，第2—3页。

② （宋）窦材撰，赵宇宁、江南、郭智晓点校：《扁鹊心书》，北京：学苑出版社，2010年，第7—8页。

③ （宋）窦材撰，赵宇宁、江南、郭智晓点校：《扁鹊心书》，北京：学苑出版社，2010年，第10页。

以减少先天真炁的消耗的。窦材进一步指出："夫人之真元乃一身之主宰，真气壮则人强，真气虚则人病，真气脱则人死。"① 也就是说，阳气在生命存，阳气足生命强；反之，阳气尽生命亡，阳气弱生命弱。为了世人容易理解，他还将艾灸治病形象地比喻为日常生活的烧火做饭："医之治病用灸，如做饭需薪。"② 基于此等认识，道教医家窦材十分反对寒凉药物："寒苦之药，动人藏府（脏腑），泄人元气也。夫巴豆、硝黄之类能直穿藏府，非大积大聚，元气壮实者，不敢轻用。今之庸医不问虚实，动辄便行转下，以泄六府各气，转生他证。重则脾胃渐衰，不进饮食，肌肉消瘦而死。又俗云：春行夏补，至秋时须服通行药数剂，以泄夏月积热，此语甚讹……今人于并无以上热证，而亦概用寒凉转下，必欲尽去其热，吾不知将以何为生气。夫人身无热则阳气尽矣。此河间、丹溪遗讹后世，业医者不可以不察此弊也。"③ 此论可谓言之有据、掷地有声，直指当时医界盛行寒凉滋阴派的弊端。确实如此，寒凉药物苦寒不仅伤害脾胃肾阳之炁，而且也会消耗、伤害人体后天不可补充的先天真元之炁，因此不可轻用。为了让世人进一步清楚寒凉药物的伤害，窦材在《扁鹊心书》上卷中专列一小节《禁戒寒凉》予以剖析："夫四百八病，大约热者居多，寒者最少。无怪乎河间论火，丹溪之补阴也。但泥二子之书而不考究《内经》，堕于偏颇，害人特甚。盖热病属阳，阳邪易散易治，不死。冷病属阴，阴邪易伏，故令人不觉，久则变为虚寒，侵蚀藏府而死……溺于滋阴苦寒之剂，殊不知邪之中人，元气盛则能当之，乃以凉药冰脱，反泄元气，是助贼害主也。夫凉药不知害了多少人。若元气稍虚者，无不被凉药冰败而死。脾胃有伤，焉望其生。如人饮热汤及灸煿之物，从龆至耄，断无损人之理。《内经》言膏粱之变，止发痈疽，况膏粱发疽者，百无一二。故知热之养人，时刻不可缺。若以冷水饮人，不须三日，即为腹疼泄泻，脾虚胃败矣。故燧人立法，食必用火，万代苍生得以活命。俗医大用凉剂，譬于饮人冷水，阴害黎民，良可慨也。不见当今医家，祸及子孙甚至灭门绝后，皆学术不精

---

① （宋）窦材撰，赵宇宁、江南、郭智晓点校：《扁鹊心书》，北京：学苑出版社，2010年，第11页。

② （宋）窦材撰，赵宇宁、江南、郭智晓点校：《扁鹊心书》，北京：学苑出版社，2010年，第12页。

③ （宋）窦材撰，赵宇宁、江南、郭智晓点校：《扁鹊心书》，北京：学苑出版社，2010年，第17-18页。

之报也。"①窦材所论丝丝入扣，令人信服。反观今天医学养生一派寒凉，当值得深思。

三是倡导重灸、多灸、早灸。为了治疗大病，窦材倡导要重灸、多灸、早灸，否则真气丧失，则回天乏术。他在《扁鹊心书·卷上·大病宜灸》中强调云："若灸迟，真气已脱，虽灸亦无用矣；若能早灸，自然阳气不绝，性命坚牢。又世俗用灸，不过三五十壮，殊不知去小疾则愈，驻命根则难。故《铜人针灸图经》云：凡大病宜灸脐下五百壮。补接真气，即此法也。"②只有治疗小病才能少灸："若去风邪四肢小疾，不过三、五、七壮而已。"③在面对世人关于重灸会烧坏筋肉的质疑时，窦材进一步分析说："或曰：人之皮肉最嫩，五百之壮，岂不焦枯皮肉乎？曰：否。已死之人，灸二三十壮，其肉便焦，无血荣养故也。若真气未脱之人，自然气血流行，荣卫环绕，虽灸千壮，何焦烂之有哉。故治病必先别其死生，若真气已脱，虽灸亦无用矣。"④这就告诉我们，人真气尚在，重灸只会促进气血流通，因此施灸治病不仅不会烧坏皮肉，而且能治病；但真气耗散完毕，气血不流通，灸量虽轻也会烧坏皮肉。窦材的分析甚为在理，既消除了世人的疑虑，更大大增强了我们用艾灸治病的信心。

二、原文点校、注释、分析

【原文点校】

《扁鹊心书·卷首·序》：

《灵》《素》为医家正传，后世张仲景、王叔和、孙思邈、孙兆、初虞世、朱肱，皆不师《内经》，惟采本草诸书，各以己见自成一家之技，治小疾则可，治大病不效矣……余业医四世，皆得此法之力，而人世未深信，故难梓行。余初学医，尽博六子之书，以为医之理尽矣。然调治小疾，百发百中，临大病百无二三，每怅己术之不精也。后遇关中老医，叩余所学，笑曰：

① （宋）窦材撰，赵宇宁、江南、郭智晓点校：《扁鹊心书》，北京：学苑出版社，2010年，第18-19页。
② （宋）窦材撰，赵宇宁、江南、郭智晓点校：《扁鹊心书》，北京：学苑出版社，2010年，第13页。
③ （宋）窦材撰，赵宇宁、江南、郭智晓点校：《扁鹊心书》，北京：学苑出版社，2010年，第13页。
④ （宋）窦材撰，赵宇宁、江南、郭智晓点校：《扁鹊心书》，北京：学苑出版社，2010年，第14页。

汝学非是岐黄正派，特小技尔。只能调小疴[1]，俟[2]其自愈，岂能起大病哉！余即从而师之，三年，师以法授我，反复参详，遂与《内经》合旨，由兹问世，百发百中，再观六子书，真儿戏耳。但师授固简而当，意欲梓行，恐有未尽。遂将追随先师所历之法，与己四十余稔之所治验，集成医流正道，以救万世夭枉。后人得此，苟能日夜勤求，自能洞贯其理，以见余言非谬。至若贤良忠正，孝子仁人，再为广布，俾[3]天下后世，上可以救君亲，下可以济斯民。余因恐遭天谴，不敢自私，刊刻流传，愿仁者勿拘成见而屑视之，斯幸矣。

宋绍兴十六年武翼郎前开州巡检窦材谨序。①

【注释】

[1] 小疴：小病。

[2] 俟：音 sì，意思为等待。

[3] 俾：音 bǐ，本义为门人、门役，引申义为"使"。

【分析】

上文是道医窦材介绍其学医经历、医术提高的原因及其撰写《扁鹊心书》一书的初衷。从文中可以知道，尽管窦材家学"业医四世"，但其医术的飞跃却在"遇关中老医"从师三年后，才从"治小疾"提高到"治大病"层次，成为一位富有霹雳手段的苍生大医。而成书于南宋绍兴十六年（1146）的《扁鹊心书》，是其古稀之年总结师授经验，并结合自己四十多年临床实践撰写而成的。

【原文点校】

《扁鹊心书·卷首·奏玉帝青辞》：

维大宋绍兴十六年丙寅月，武翼郎臣窦材奏启玉皇上帝玉陛下。

臣闻上天好生而恶死，下民畏死而贪生……且举伤寒之证，真邪相传，真气盛则病愈，邪气盛则病死；阳证无死人之理，阴证害人甚速，须加灸艾，方保无虞……臣因母病，用仲景之法不效，遂成不救，痛心疾首，精究《内经》，又得皇天默授，经历十年方得灵验。凡一切大病小疾，只以此法，触类引申，效如影响。臣苦志五十余年，悟得救人秘法已十余年矣。向因薄宦，奔走四

---

① （宋）窦材撰，赵宇宁、江南、郭智晓点校：《扁鹊心书》，北京：学苑出版社，2010年，第2-4页。

方，今年过不逾，常虑身填沟壑，其书失传，遂欲考订发梓，伏望皇天后土，特加慈悯，保生民于仁寿之域，俾其书万世通流，臣虽死无憾。设有一言不实，甘受天殃。若此书果益于后世，伏望神天护佑，以广其传。①

【分析】

上文表明了一代大医窦材的道医身份，字里行间透露出窦材悲天悯人、医者仁心的高尚品德。

【原文点校】

《扁鹊心书·卷首·进医书表》：

臣闻医家正道，《内经》为真，《内经》言病最详，而无治病之法，故黄帝又与岐伯撰出《灵枢》，实为医门所最急者也……废去针灸及丹附大药[1]，尽用草木小药，盛行汤剂，以之理小疾则生，治大病则百无一活，至千百世，误死天下苍生……伏念臣河朔真定之寒士，焉敢善善揭前辈之过。但臣世祖隶传于医学，内舍相传，亦以《千金》、仲景等方，小试果效，用临大证，心窃有疑。后得上天禅我此书，更参《内经》，百发百中，始信医有回天之功也。②

【注释】

[1] 丹附大药：指含有矿物质的道教外丹、附子等有大疗效的药物。

【分析】

上文可以看作道医窦材的内心独白，虽然窦材凭借卓绝的灸疗医术有些高傲，但并不是故意轻视只会使用"草木小药"的前辈医家，而是大量临床实践告诉他，只有重视"针灸及丹附大药"才能"临大证"，"有回天之功"。因此在《扁鹊心书》一书正文前就集中了《序》《奏玉帝青辞》《进医书表》三篇内心独白，反复表达窦材为何重视灸疗及撰写《扁鹊心书》的原因。

【原文点校】

《扁鹊心书·卷上·须识扶阳》：

---

① （宋）窦材撰，赵宇宁、江南、郭智晓点校：《扁鹊心书》，北京：学苑出版社，2010年，第4-6页。

② （宋）窦材撰，赵宇宁、江南、郭智晓点校：《扁鹊心书》，北京：学苑出版社，2010年，第6-7页。

道家以消尽阴翳[1]，炼就纯阳，方得转凡成圣，霞举飞升。故云："阳精若壮千年寿，阴气如强必毙伤。"又云："阴气未消终是死，阳精若在必长生。"故为医者，要知保扶阳气为本。人至晚年阳气衰，故手足不暖，下元虚惫，动作艰难。盖人有一息气在则不死，气者阳所生也，故阳气尽必死……（今人只是爱趋死路，动云：我有火病，难服热药。所延之医，悉皆趋承附和，不言上焦有火，即云中、下积热，及至委顿，亦不知变迁。或遇明眼之医，略启扶阳之论，不觉彼此摇头，左右顾盼，不待书方，而已有不服之意矣。生今之世，思欲展抱负，施姜附尚且难入，而丹药、灼艾之说，断乎其不可行也。）①

【注释】

[1] 阴翳：阴邪之气。

【分析】

上文集中阐释了窦材重视灸法的"崇阳"哲学思想源泉——道家（广义"道家"包括先秦道家和汉末以来的道教）。"道家以消尽阴翳，炼就纯阳，方得转凡成圣，霞举飞升""阴气未消终是死，阳精若在必长生"，道教以化尽阴气、求得纯阳仙体为修炼目标，这与灸疗艾火去除阴气、补火助阳的思想具有相似性。只不过，前者侧重先天、后者侧重后天的区别而已。"今人只是爱趋死路，动云：我有火病，难服热药……"等括号里的语句是清初古月老人胡念庵进一步拓展窦材"崇阳尚灸"思想的参论。

【原文点校】

《扁鹊心书·卷上·住世之法》：

绍兴间刘武军中步卒王超者，本太原人，后入重湖为盗，曾遇异人，授以黄白住世之法[1]，年至九十，精彩腴润。辛卯年间，岳阳民家，多受其害，能日淫十女不衰。后被擒，临刑，监官问曰：汝有异术，信乎？曰：无也，唯火力耳。每夏秋之交，即灼关元千炷，久久不畏寒暑，累日不饥。至今脐下一块，如火之暖。岂不闻土成砖，木成炭，千年不朽，皆火之力也。死后，

---

① （宋）窦材撰，赵宇宁、江南、郭智晓点校：《扁鹊心书》，北京：学苑出版社，2010 年，第 10—11 页。

刑官令剖其腹之暖处，得一块非肉非骨，凝然如石，即艾火之效耳。故《素问》云：年四十，阳气衰，而起居乏；五十体重，耳目不聪明矣；六十阳气大衰，阴痿，九窍不利，上实下虚，涕泣皆出矣。夫人之真元[2]乃一身之主宰，真气壮则人强，真气虚则人病，真气脱则人死。保命之法：灼艾[3]第一，丹药第二，附子第三……乃为歌曰：一年辛苦唯三百，灸取关元功力多，健体轻身无病患，彭篯寿算更如何。（先生三法实为保命之要诀，然上策人多畏惧而不肯行；中策古今痛扫，视为险途；若下策用之早而得其当，亦可十救其五。予遵行历年，不无有效、有否。效则人云偶中，否则谗谤蜂起，此非姜附之过，乃予热肠之所招也。吾徒不可以此而退缩不前，视人之将死可救而莫之救也。）①

【注释】

[1] 黄白住世之法：道教外丹术，也称为炼丹术，指用丹砂、铅、硫黄等矿物质原料烧炼而成的药物。

[2] 真元：有两种内涵，后天层面指体内阳气，先天层面指道家的"先天炁"。

[3] 灼艾：指点燃艾炷直接接触皮肤施灸，也称为化脓灸、瘢痕灸。

【分析】

上文是窦材记载的"江洋大盗灸疗得长寿"的故事，尽管带有一定的传奇色彩，但却透露出一个长寿养生方法——灸疗，具体施灸时间在每年夏秋之交，施灸部位为关元，施灸量达到千炷，获得的功效是"久久不畏寒暑，累日不饥"，具体原理是"土成砖，木成炭，千年不朽，皆火之力也"。"关元穴"是道医窦材灸疗养生长寿的"第一穴位"，属于任脉上的穴位，位于肚脐下三寸，在此施灸，可补充先天阳气的不足，对腰酸、阳痿、早泄、前列腺炎、尿道炎等疾病有很好的疗效。直至今日，在关元穴进行温和灸或热敷依然是养生保健的重要方式。歌诀"一年辛苦唯三百，灸取关元功力多，健体轻身无病患，彭篯寿算更如何"反映了道医窦材施灸养生长寿的喜惬心情。在大量临证经验基础上，窦材将"灼艾灸法"列为三大"保命之法"的第一位："灼艾第一，丹药第二，附子第三。"可见在窦材心目中，灸疗尤

---

① （宋）窦材撰，赵宇宁、江南、郭智晓点校：《扁鹊心书》，北京：学苑出版社，2010年，第11-12页。

其是直接灸法比热性的丹药、附子还重要。

【原文点校】

《扁鹊心书·卷上·大病宜灸》：

医之治病用灸，如做饭需薪，今人不能治大病，良由不知针艾故也。世有百余种大病，不用灸艾、丹药，如何救得性命，劫得病回？如伤寒、疽疮[1]、劳瘵、中风、肿胀、泄泻、久痢、喉痹、小儿急慢惊风、痘疹黑陷等证。若灸迟，真气[2]已脱，虽灸亦无用矣；若能早灸，自然阳气不绝，性命坚牢。又世俗用灸，不过三五十壮，殊不知去小疾则愈，驻命根则难。故《铜人针灸图经》云：凡大病宜灸脐下[2]五百壮。补接真气，即此法也。若去风邪四肢小疾，不过三、五、七壮而已。仲景毁灸法云：火气虽微，内攻有力，焦骨伤筋，血难复也。余观亘古迄今，何尝有灸伤筋骨而死者！彼盖不知灸法之妙故尔。（《灵枢》论虚而至陷下，温补无功，借冰台以起陷下之阳耳。若仲景所言微数之脉，慎不可灸。脉而至于微矣，似有似无，则真阳已离，又至于数矣，则真阴已竭，阴阳离竭，灸亦无益。但有炎焰而无温存，宁不焦骨伤筋而血难复？非毁灸也。）①

【注释】

[1] 疽疮：即毒疮，大都由寒气内侵所致，与"痈"合称为"痈疽"。"痈"属阳易治，"疽"病属阴。

[2] 真气：此处指体内有限的"先天真炁"。

[3] 脐下：此处肚脐下关元穴附近。

【分析】

此段集中体现了窦材"大病宜灸"的生命哲学思想。窦材强调伤寒、疽疮、劳瘵、中风、肿胀、泄泻、久痢、喉痹、小儿急慢惊风、痘疹黑陷这类大病重症，一定要早灸、重灸，才能"补接真气"力挽狂澜救回性命；如果灸量小，则不能治小病，不能治大病。

---

① （宋）窦材撰，赵宇宁、江南、郭智晓点校：《扁鹊心书》，北京：学苑出版社，2010年，第12–13页。

【原文点校】

孙思邈早年亦毁灸法，逮晚年方信，乃曰：火灸，大有奇功。昔曹操患头风，华佗针之，应手而愈，后佗死复发。若于针处灸五十壮，永不再发。或曰：人之皮肉最嫩，五百之壮，岂不焦枯皮肉乎？曰：否。已死之人，灸二三十壮，其肉便焦，无血荣养故也。若真气未脱之人，自然气血流行，荣卫环绕，虽灸千壮，何焦烂之有哉。故治病必先别其死生，若真气已脱，虽灸亦无用矣……（以救己之心，推以救人。所谓见身说法，其言诚真，其心诚切，其论诚千古不磨之论，无如天下之不信何。）[①]

【分析】

此段是窦材为世人担心灸量太大会"焦枯皮肉"所作的解释。真气尚在，灸量再大也不会"焦枯皮肉"，以其体内气血尚流通之故也；若真气已失，即使灸量小也会烧焦皮肉。窦材还借华佗给曹操治头风和药王孙思邈晚年信灸疗的典故，强调灸疗对于大病重症的特殊功效，反映了道医窦材苦口婆心劝导世人大胆使用灸疗的医者父母心。

【原文点校】

《扁鹊心书·卷上·三世扁鹊》：

医门得岐黄血脉者，扁鹊一人而已。扁鹊黄帝时人，授黄帝《太乙神明论》，著《五色脉诊》《三世病源》，后淳于意、华佗所受者是也。第二扁鹊，战国时人。姓秦名越人，齐内都人，采《内经》之书，撰《八十一难》，慨正法得传者少，每以扁鹊自比，谓医之正派，我独得传，乃扁鹊再出也，故自号扁鹊。第三扁鹊，大宋窦材是也，余学《素问》《灵枢》，得黄帝心法，革古今医人大弊，保天下苍生性命，常以扁鹊自任，非敢妄拟古人，盖亦有所征焉。[②]

【分析】

此段介绍了三世扁鹊的由来，是窦材将其著作冠名为"扁鹊"的原因所在，反映了道医窦材依靠灸法取得卓越疗效，从而才敢以"扁鹊"自居自勉的心

①　（宋）窦材撰，赵宇宁、江南、郭智晓点校：《扁鹊心书》，北京：学苑出版社，2010年，第13-14页。

②　（宋）窦材撰，赵宇宁、江南、郭智晓点校：《扁鹊心书》，北京：学苑出版社，2010年，第14页。

声和其济世救人的使命。

【原文点校】

《扁鹊心书·卷上·五等虚实》：

凡看病要审元气虚实，实者不药自愈，虚者即当服药，灸关元穴以固性命。若以温平药，亦难取效，淹延时日，渐成大病……

虚病多般，大略分为五种：有平气、微虚、甚虚、将脱、已脱之别……将脱者，元气将脱也，尚有丝毫元气未尽，唯六脉尚有些小胃气，命若悬丝，生死立待，此际非寻常药饵所能救，须灸气海、丹田[1]、关元各三百壮，固其脾肾。夫脾为五脏之母，肾为一身之根。故伤寒必诊太溪、冲阳二脉者，即脾肾根本之脉也。此脉若存则人不死，故尚可灸，内服保元丹、大丹、保命延寿丹，或可保其性命。（单顾脾肾，乃先生学力大有根柢之论，盖肾为先天之原，脾为后天之本，资生资始，莫不由兹，故病虽甚而二脉中有一脉未散，扶之尚可延生。）若已脱则真气已离，脉无胃气，虽灸千壮，亦无用矣。（此五种证当于平时细心探讨，自然随机应变不致差讹。近世之医多尚寒凉，专行克伐，致使平气变虚，虚证变脱，及至三焦失运，神气改常，出入道乖，升降机息，而犹执邪气未尽，火热未除之说，朝凉暮削，不死不休，良可悲痛！）[1]

【注释】

[1] 丹田：道家指通过内炼能够助益健康长寿的人身上的某个具体部位，有上丹田、中丹田、下丹田三种说法，分别位于头部两眉间、心窝内、肚脐内。通常"丹田"指下丹田。

【分析】

上文主要阐述道医窦材以"崇阳"生命哲学为指导、以灸疗为霹雳手段治疗虚证大病的思想，要点总结有二：一是从脾、肾二脏入手，在气海、丹田、关元等相应穴位进行灸疗；二是强调灸法与丹药并用，可以抢救尚有一丝真炁的濒危之人。

---

① （宋）窦材撰，赵宇宁、江南、郭智晓点校：《扁鹊心书》，北京：学苑出版社，2010年，第21-22页。

第五节 《三极至命筌蹄》灸疗的理论阐述

一、《三极至命筌蹄》灸疗理论阐述的特点

　　《三极至命筌蹄》是由南宋末内丹修炼家王庆升所撰写的一部道医专书，收入《正统道藏》洞真部众术类。该书只有一卷，全书主要论述内丹养生修炼的性命之理、炼养步骤、注意事项等。该书篇幅很短，涉及灸疗只有一句："诮存息者，指注想脐下者耳，以脐为糟粕沟渎之场，止可灼艾攻病，非栖心退藏之所也。"①这是《三极至命筌蹄》在阐述"牛车大乘"所指出的"脐下"部位是"灼艾攻病"的地方，不是内丹"栖心退藏之所"。此处"灼艾攻病"是指用直接灸的方法烧灼"肚脐下"即气海穴、关元穴附近，其疗效非常，可以治疗很多重症危症，所以该书用"攻病"二字。从此段论述的字里行间透露的信息可以看出，《三极至命筌蹄》对于灸疗理论层面阐述的特点可以归纳为两点：一是强调用"灼艾"之法——直接灸的方法进行灸疗；二是强调灸疗的部位——"脐下"有治大病的功效。

二、原文点校、注释、分析

【原文点校】

《三极至命筌蹄·牛车大乘》：

　　牛车大乘者，屏炁回风之道也……诮[1]吹嘘者，指行六字炁[2]者耳，以六字为泻三焦五藏之道也。诮存息者，指注想脐下者耳，以脐为糟粕沟渎之场，止可灼艾攻病，非栖心退藏之所也。痴人面上不得说梦，将以救人，反以悟人，岂圣师之心哉。遂明述大乘之道，以祛天下之惑。②

【注释】

[1] 诮：音 qiào，责备、嘲讽之意。

[2] 六字炁：道家所传"六字炼炁诀"，即采用"咽、呵、呼、嘘、吹、嘻"六个字发声治病的方法。

【分析】

　　《三极至命筌蹄》在论述内丹养生修炼时认为，"六字炼炁诀"、存思

①　《三极至命筌蹄》，《道藏》第 4 册，第 938 页。

②　《三极至命筌蹄》，《道藏》第 4 册，第 937–938 页。

方法不能达到"大乘"的先天境界，只能达到像"灼艾攻病"那样的后天境界。不过其也从中透露出，采用灼艾灸疗可以治大病的信息。我们知道，古人常将小病、轻病称为"疾"，将大病、重病称为"病"，而一个"攻"字更是十分传神地表达了"灼艾灸疗"肚脐下治疗大病重症的卓越疗效。

第六节　《痰火点雪》灸疗的理论阐述

一、《痰火点雪》灸疗理论阐述的特点

　　《痰火点雪》又名《红炉点雪》，系明末著名医家龚居中所撰。龚居中，字应圆，别号如虚子，江西金溪人，一生著述颇丰，撰有《痰火点雪》《福寿丹书》《外科百效全书》《幼科百效全书》《小儿痘疹医镜》等著作[①]，其中以《痰火点雪》《福寿丹书》这两部著作流传最广、名气最大。值得注意的是，龚居中还是一位道医，有着浓厚的道教思想内涵，这在其代表作《福寿丹书》的内容可以看出来。《福寿丹书》不仅收录了大量道教导引气功、服食辟谷、内丹术、房中术等修炼养生的内容，如《葛仙周天火候诀法》《葛仙金液还丹诀》《张三丰祖师玄要篇摘锦》《吕祖御敌既济真经》《吕祖采补延年秘箓》《碧霞采补长生秘要》等，而且全书内容以道教清静寡欲、长生久视为旨归，《福寿丹书·序四》指出"惟上古至人，淡于一切声色，游娱不妄作劳，以故不谙黄白抽添之旨，年法亦逾期颐……又焉望其如熊之伸、鸟之导，以自引其寿考哉！无他，龙虎、汞铅、卦爻、斤两之术不明，虽欲诱进其奚从焉。家应圆业儒攻医，于《参同》《悟真》诸奥义，妙有契授，桂骧云方伯尝折节之……此夫黄白抽添也，熊伸鸟导也，龙虎汞铅卦爻斤两也，茫不省为何物，毋论弗能言……况于以宜身益命之大道吐纳于己，而有不令人长生久视耶！"[②]此外，从龚居中以道人自居、亲友多以道人视之、在行医过程中结交多位道友[③]等情况可以看出龚居中的道医身份。

---

①　江静波，江华鸣：《龚居中及其著作》，《江西中医药》1984 年第 1 期，第 13 页。

②　（明）龚居中著，何振中校注：《福寿丹书》，北京：中国医药科技出版社，2012 年，序四。

③　李丛、罗侨、齐国闯：《盱江名医龚居中的道医风范》，《环球中医药》2018 年第 8 期，第 127 页。

《痰火点雪》主要围绕虚损痨瘵的病因、病机以及医治等进行论述。全书共分为四卷，其中第四卷论述了灸疗治疗痰火证以及导引养生、饮食起居的一些注意事项。对于灸疗的论述包括灸疗的理论阐述和实践应用。其中对于灸疗的理论阐述主要有以下几个特点。

一是强调灸疗治病的功效和普适性。龚居中指出和针法相比，灸法具有独特的优势："盖古人立法，病之轻浅者，则以丸散饮汤调治之。病之年久沉痼者，非针灸不解，以其针有劫夺之功，第见效者少，且今之针法得妙者亦稀。若虚怯之体，倏[1]致夭绝者有之；若灸法去病之功，难以枚举。"①龚居中还进一步阐释曰："所以灸火不虐人者，以一灼谓一壮，以壮人为法也。若年深痼疾，非药力所能除，必借火力以攻拔之。谚云：火有拔山之力，岂虚语哉？若病欲除其根，则一灸胜于药力多矣……"②这就直接指出"灸疗"相比中药药力更有医治陈年痼疾和祛除病根的功效。不仅如此，灸疗具有较广的普适性，他直言道："而其寒热虚实，轻重远近，无往不宜。"③无论寒病热病，还是轻症重症，亦或新病旧疾都可以采用灸疗进行医治（"无往不宜"），足见龚居中对灸疗十分推崇。

二是分析了灸疗治病的原理。龚居中在推崇灸疗的普适性的基础上，进一步分析了灸法对寒热虚实以及痰病适用的原理："盖寒病得火而散者，犹烈日消冰，有寒随温解之义也；热病得火而解者，犹暑极反凉，有火郁发之之义也；虚病得火而壮者，犹火迫水而气升，有温补热益之义也；实病得火而解者，犹火能消物，以实则泻之之义也；痰病得火而解者，以热则气行，津液流通故也。"④龚居中所论与同为明代医家的李梴在《医学入门》中所言颇为相似："虚者灸之，使火气以助元阳也；实者灸之，使实邪随火气而发散也；寒者灸之，使其气之复温也；热者灸之，引郁热之气外发，火就燥之义也。"⑤二人之所以倡导灸疗的普适性，显然是以他们长期的临床实践

① （明）龚居中撰，傅国治、王庆文点校：《痰火点雪》，北京：人民卫生出版社，1996年，第95页。
② （明）龚居中撰，傅国治、王庆文点校：《痰火点雪》，北京：人民卫生出版社，1996年，第95页。
③ （明）龚居中撰，傅国治、王庆文点校：《痰火点雪》，北京：人民卫生出版社，1996年，第95页。
④ （明）龚居中撰，傅国治、王庆文点校：《痰火点雪》，北京：人民卫生出版社，1996年，第95页。
⑤ （明）李梴著，金嫣莉等校注：《医学入门》，北京：中国中医药出版社，1995年，第119页。

经验为依据的。

三是交代了灸疗在灸时、灸后调理以及时日与饮食禁忌、起居保养等方面的注意事项。在《痰火点雪·卷四》中龚居中不仅强调了灸疗治病的功效，分析了灸疗治病的原理，而且对灸疗过程的一些注意事项进行了充分的交代。如他强调实施灸疗必须熟悉经络穴位、要在元气（炁）尚存时施灸，同时要注意灸后调理："但医必择其素熟经络道穴者乃可。不尔，则差之毫厘，谬之千里，非徒无益，而反害之，岂以人命若草菅耶？然火之功用，固有挽回枯槁之妙，必其人肌肉尚未尽脱，元气尚未尽虚，饮食能进者，乃能任此痛楚。灸后调理月余，则病自除，而体自充。"① 此外，他还交代了要注意艾炷大小、艾炷壮数的多少要因人、因病、因部位而异："是谓徒炷务大也，小弱也，乃小作之……《千金》云，凡言壮数者，若丁壮，病根深笃，可倍于方数，老少怯弱可减半……《明堂经》多云：针入六分，灸三壮，更无余论。故后人不准，惟因病之轻重而增损之。凡灸头顶，止于七壮，积至七七壮止。如人若治风，则灸上星、前顶、百会，皆至一百壮，腹皆宜灸五百壮……"② 对于施灸的时日禁忌，龚居中指出要辨证看待："《千金》云：欲行针灸，必先知本人行年宜忌，尻神及人神所在，不与禁忌相干则可，故男忌除，女忌破；男忌戌，女忌巳，又所谓血支血忌之类。凡医者，不能知此避忌，若逢病人危，会男女气怯，下手至困。达人智士拘于此，若夫急难之际，卒暴之疾，命在须臾，宜速治之。况泥于禁忌，已沦于鬼神，岂不误哉！"③ 这就指出在危急时刻，要以抢救患者为第一要务，时日禁忌暂不考虑。当然，为了提高灸疗效果，龚居中也论述选择吉日、吉月的方法："针灸吉日：丁卯、庚午、甲戌（当为'戍'，下同）、丙子、丁丑、壬午、甲申、丙戌、丁亥、辛卯、壬辰、丙申、戊戌、己亥、庚子、辛丑、甲辰、乙巳、丙午、戊申、壬子、癸丑、乙卯、丙辰、己未、壬戌，成开执日，忌辛未，扁鹊死日。"④ 龚居中还交代了灸疗前后要遵守饮食起居的宜忌："经曰：

---

① （明）龚居中撰，傅国治、王庆文点校：《痰火点雪》，北京：人民卫生出版社，1996年，第95页。

② （明）龚居中撰，傅国治、王庆文点校：《痰火点雪》，北京：人民卫生出版社，1996年，第99–100页。

③ （明）龚居中撰，傅国治、王庆文点校：《痰火点雪》，北京：人民卫生出版社，1996年，第100页。

④ （明）龚居中撰，傅国治、王庆文点校：《痰火点雪》，北京：人民卫生出版社，1996年，第101页。

灸之后，古人忌猪、鱼、热面、生酒，动风冷物，鸡肉最毒。而今灸疮不发，用小鸡、鲢鱼食之而发者，所谓以毒攻毒，其理亦通，亦宜少用为佳……凡灸后切宜避风冷，节饮酒，戒房劳，喜怒忧思悲恐七情之事，须要除之。可择幽静之居，养之为善，但君子志人不必喻也。"①为了倡导灸法和提高灸疗的功效，龚居中对灸疗的论述可谓细致入微、不厌其烦，足见其济世之心。

二、原文点校、注释、分析

【原文点校】

《痰火点雪·卷四·痰火灸法》：

盖古人立法，病之轻浅者，则以丸散饮汤调治之；病之年久沉痼者，非针灸不解，以其针有劫夺之功，第见效者少，且今之针法得妙者亦稀。若虚怯之体，倏[1]致夭绝者有之；若灸法去病之功，难以枚举。而其寒热虚实，轻重远近，无往不宜。盖寒病得火而散者，犹烈日消冰，有寒随温解之义也；热病得火而解者，犹暑极反凉，有火郁发之之义也；虚病得火而壮者，犹火迫水而气升，有温补热益之义也；实病得火而解者，犹火能消物，以实则泻之之义也；痰病得火而解者，以热则气行，津液流通故也。所以灸火不虐人者，以一灼谓一壮，以壮人为法也。若年深痼疾，非药力所能除，必借火力以攻拔之。谚云：火有拔山之力，岂虚语哉！若病欲除其根，则一灸胜于药力多矣，但医必择其素熟经络道穴者乃可。不尔，则差之毫厘，谬之千里，非徒无益，而反害之，岂以人命若草菅耶？然火之功用，固有挽回枯槁之妙，必其人肌肉尚未尽脱，元气尚未尽虚，饮食能进者，乃能任此痛楚。灸后调理月余，则病自除，而体自充。况假此一灸，使病者有所禁戒警惕，自是如法调理，是以一举有两得之妙。若肌体羸虚，元气耗极，饮食不能进，则亦不能禁此燔[2]灼，病必日剧。倘灸后病不得起，不惟无益，而反招病家之怨也，至嘱至告。②

【注释】

[1] 倏：音 shū，快速、忽然之意。

[2] 燔：音 fán，燃烧之意。燔灼，指瘢痕灸的直接灸法。

---

① （明）龚居中撰，傅国治、王庆文点校：《痰火点雪》，北京：人民卫生出版社，1996年，第101页。

② （明）龚居中撰，傅国治、王庆文点校：《痰火点雪》，北京：人民卫生出版社，1996年，第95页。

【分析】

此段集中阐释了道医龚居中的灸疗思想，要点有三：一是论述了灸疗救治顽疾有奇效，和用药相比疗效更好、和用针相比更容易掌握，从"灸法去病之功，难以枚举""年深痼疾，非药力所能除，必借火力以攻拔之""若病欲除其根，则一灸胜于药力多矣"等语句可以看出龚居中对灸疗十分推崇。二是详细分析了灸疗对于各类病症具有广泛的适用性的原因，"寒热虚实，轻重远近，无往不宜"说明无论是寒病、热病、虚证、实证，还是轻病、重病、老病、新病都可以采用灸疗施治，龚居中还解释了称施灸一炷为"一壮"乃是蕴含强壮人身体的意思，因此得出"灸火不虐人者，以一灼谓一壮，以壮人为法也"的结论。三是交代了灸疗在注意穴位准确性、灸后调理等细节。这些都值得我们学习。

【原文点校】

《痰火点雪·卷四·论艾炷大小》：

黄帝曰：灸不分三，是谓徒炷务大也，小弱也，乃小作之。凡小儿七日以上，周年以还 [1]，不过壮炷 [2] 如雀粪 [3] 大。经曰：凡灸，欲艾炷根下广三分，使正气不能远达，病未能愈，则是炷欲大；惟头与四肢欲小耳，但去风邪而已。①

【注释】

[1] 周年以还：一周岁以下。"以还"有以下、以来两种含义，此文当是以下之意。

[2] 壮炷：即艾炷。

[3] 雀粪：文鸟科动物麻雀的粪便。

【分析】

此段主要介绍施灸的艾炷大小要和不同的年龄、病症轻重和施灸部位相匹配。总体原则是"小弱小作"，即年龄小、病症轻、部位浅可以做成小艾炷施灸，反之则做成大艾炷。如七日以上、一岁以内的婴儿使用的艾炷要像麻雀粪那样小；要使灸火深入，艾炷就要大；在头部、四肢则应使用小艾炷。

---

① 　（明）龚居中撰，傅国治、王庆文点校：《痰火点雪》，北京：人民卫生出版社，1996年，第99页。

【原文点校】

《痰火点雪·卷四·论壮数多少》：

《千金》云：凡言壮数者，若丁壮，病根深笃，可倍于方数，老少怯弱可减半。扁鹊灸法，有至百壮千壮。曹氏从治，有百壮大，十壮小，品方亦然。惟《明堂经》多云：针入六分，灸三壮，更无余论。故后人不准，惟因病之轻重而增损之。凡灸头顶，止于七壮，积至七七壮止。如人若治风，则灸上星、前顶、百会，皆至一百壮，腹皆宜灸五百壮。若鸠尾、巨阙亦不宜灸多，多则四肢细而无力。又足三里穴，乃云多至三二百壮，心俞不灸。若中急，灸至百壮，皆视其病轻重而用之，不可泥一说，而又不知其有一说也。《内经》只云：若是禁灸穴，明堂亦许灸一壮至三壮，恐未尽也。所谓五百壮千壮，岂可一日而尽，必三五七日，以至三年五年，以尽其数，乃可得也。①

【分析】

此段详细介绍了灸量大小要与患者的年龄大小、体质强弱、病症轻重、施灸部位相适应。

【原文点校】

《痰火点雪·卷四·论忌避》：

《千金》云：欲行针灸，必先知本人行年宜忌，尻神及人神所在，不与禁忌相干则可，故男忌除，女忌破；男忌戌，女忌巳，又所谓血支血忌之类。凡医者，不能知此避忌，若逢病人危，会男女气怯，下手至困。达人智士拘于此，若夫急难之际，卒暴之疾，命在须臾，宜速治之。况泥于禁忌，已沦于鬼神，岂不误哉！但一日止忌一时，如子午八法 [1]，不拘禁忌。若忌未形之病，虽择良日，服药针灸当也。亦宜架天时日，恶午以后不可灸，谓阴气未至，灸无不差；午前及早，恐人气虚，有眩晕之咎，急卒亦不可拘。若值大风、大雨、雷电，宜暂停之，且待晴明灸之可也。②

---

① （明）龚居中撰，傅国治、王庆文点校：《痰火点雪》，北京：人民卫生出版社，1996年，第99–100页。

② （明）龚居中撰，傅国治、王庆文点校：《痰火点雪》，北京：人民卫生出版社，1996年，第100页。

【注释】

[1] 子午八法：子午流注和灵龟八法，属于经络时间医学，即以古天文学的"天人相应"原理，根据不同时间进行推算选取相应的经络穴位进行针刺、灸疗。

【分析】

上文反映了道医龚居中对于施灸禁忌的辨证观，即常规下选择良辰吉日施灸，遵守人神禁忌、避开风雨雷电恶劣天气等，但在紧急情况下，则可以不考虑禁忌情况，一切以抢救患者为第一要务，以免错过最佳治疗时机。

【原文点校】

《痰火点雪·卷四·论忌食》：

经曰：灸之后，古人忌猪、鱼、热面、生酒，动风冷物，鸡肉最毒。而今灸疮不发，用小鸡、鲢鱼食之而发者，所谓以毒攻毒，其理亦通，亦宜少用为佳。[①]

【分析】

此段主要论述艾灸之后的饮食禁忌，主要是生冷之物和发物。其中，道医龚居中提到一个特殊观点，即对于不发灸疮的，也可以采用"以毒攻毒"的方式，食用少量小鸡、鲢鱼等发物以助之。

【原文点校】

《痰火点雪·卷四·论保养》：

凡灸后切宜避风冷，节饮酒，戒房劳，喜怒忧思悲恐七情之事，须要除之。可择幽静之居，养之为善，但君子志人不必喻也。[②]

【分析】

此段主要论述艾灸之后在饮食、起居、情绪、环境等方面的注意事项。

【原文点校】

《痰火点雪·卷四·择吉日》：

针灸吉日：丁卯、庚午、甲戌、丙子、丁丑、壬午、甲申、丙戌、丁亥、

---

① （明）龚居中撰，傅国治、王庆文点校：《痰火点雪》，北京：人民卫生出版社，1996年，第101页。
② （明）龚居中撰，傅国治、王庆文点校：《痰火点雪》，北京：人民卫生出版社，1996年，第101页。

辛卯、壬辰、丙申、戊戌、己亥、庚子、辛丑、甲辰、乙巳、丙午、戊申、壬子、癸丑、乙卯、丙辰、己未、壬戌，成开执日，忌辛未，扁鹊死日。吉日、月，（竖看）正、二、三、四、五、六、七、八、九、十、十一、十二……天医……白虎黑道……①

【分析】

此段主要介绍灸疗在时间上的择吉方法，包括选择吉日良辰和避开不好的日子。

第七节　《傅青主女科》灸疗的理论阐述

一、《傅青主女科》灸疗理论阐述的特点

《傅青主女科》系明末清初著名道教医家傅山所著。傅山，初字青竹，后改为青主，别号石道人，清代著名史学家全祖望称其为"朱衣道人"②。傅山为山西太原人，祖籍山西忻州，是一位富有民族气节的道教思想家、诗人、书画家、医学家。清《忻州志》列有《傅山传》对其生平事迹尤其是对其医学与书画领域的成就的高度评价。清同治二年（1863）十二月康衢王道平评价曰："先生字不如诗，诗不如画，画不如医。"③傅山一生著述颇丰，但散轶较多，唯汇编性质的《霜红龛集》流传至今。而多年来学界尽管关于《傅青主女科》是否为傅山亲自所著一直存在争议，但却基本可以肯定《傅青主女科》一定程度上体现了傅山的医学思想。"《傅青主女科》始刻于道光七年丁亥(1827)……截止到1991年底，中医古籍出版社《全国中医图书联合目录》共刊行67次。"④足见该书名气之大、流行之广。

① （明）龚居中撰，傅国治、王庆文点校：《痰火点雪》，北京：人民卫生出版社，1996年，第101-102页。
② （清）傅山著，卫云英点校：《傅青主男女科》，北京：学苑出版社，2009年，序之《阳曲傅先生事略》第1页。
③ （清）傅山著，卫云英点校：《傅青主男女科》，北京：学苑出版社，2009年，第3页。
④ 卫云英：《<傅青主女科>与<辨证录>内容及语言考察》，《江西中医学院学报》2010年第3期，第25页。

《傅青主女科》是一部妇科著作，共分为上、下两卷，刊于清道光七年（1827）。该书主要论述妇女生理、病理特点及带下、调经，以及怀孕、妊娠、产后等病症的医治，治法上以培补气血、调理脾胃为主。该书以药方为主，涉及灸疗的只有一条，即强调产妇生子后晕厥要用针法不用灸法进行抢救。《傅青主女科·下卷·正产血晕不语》记载曰："产妇有子方下地，即昏晕不语……当斯之时，急用银针刺其眉心，得血出则语矣……世人但知灸眉心之法，不知刺更胜于灸，盖灸法缓而刺法急，缓则难于救绝，急则易于回生。"[1]也就是说，该书对于灸疗理论阐释的特点是认为灸疗在抢救急症方面不如针刺手段快。这的确有一定道理，毕竟在急救时艾灸疗法的操作要更费时一些，而针刺之法只需简单消毒（如快速在火上飘过）之后即可施救，而灸疗需要点燃艾炷且要艾炷随时在身边。

二、原文点校、注释、分析

【原文点校】

《傅青主女科·下卷·正产血晕不语》：

产妇有子方下地，即昏晕不语，此气血两脱也。本在不救，然救之得法，亦有能生者。山得岐天师秘诀，何敢隐而不宣乎？当斯之时，急用银针刺其眉心，得血出则语矣。然后以人参一两煎汤灌之……虽单用参、芪、当归亦有能生者，然终不若先刺眉心之为更妙。世人但知灸眉心[1]之法，不知刺更胜于灸，盖灸法缓而刺法急，缓则难于救绝，急则易于回生，所谓"急则治其标，缓则治其本"者，此也。[2]

【注释】

[1] 眉心：即印堂穴，位于前额两眉毛连线的中点处，属于督脉，刺激该穴位具有醒脑镇惊、活络通窍、回阳固脱等功效。

【分析】

上文主要介绍产妇分娩后昏厥的三种救治方法：一是采用汤药灌服法，用药为人参、黄芪、当归等；二是采用灸疗法，将艾炷放在眉心——印堂

---

① （清）傅山著，卫云英点校：《傅青主男女科》，北京：学苑出版社，2009年，第187–188页。
② （清）傅山著，卫云英点校：《傅青主男女科》，北京：学苑出版社，2009年，第187–188页。

穴上进行灼艾灸抢救；三是采用针刺法，也是在印堂穴位上进行。对于这三种方法，道医傅青主认为针法比用药和灸法更快。在当时那种情况下，相对而言，针刺之法比灸法快，而用灸、用药更费力费时，且外治的部位——眉心属于敏感部位，离眼睛又近，倘若采用灸疗方法容易因掉落艾灰而导致烫伤。不过，笔者窃以为，灸疗方法在抢救急症方面也相当有作为，因为灸疗依靠的火力和艾草药力所发挥的作用不像针刺之法会过多消耗体内的元炁，特别是气血虚脱等体弱之人，而且艾灸火力通窜之力也较快。可以说，针法与灸法在急救方面各有千秋，各有适宜的病症，不能偏颇一方。

第六章 道教经典中灸疗的理论阐述

本章专门解读道教经典中"道医灸疗"的理论阐述部分，主要包括《太平经》《灵宝净明新修九老神印伏魔秘法》《无上玄元三天玉堂大法》《三洞群仙录》《太上济度章赦》《灵宝玉鉴》《净明忠孝全书》《历世真仙体道通鉴》《道德真经集义》等书，以文献为单位，首先分析该部文献中记载的道医灸疗的理论阐述的基本情况，进而对原文逐一点校，并注释剖析其中的疑难关键字词，最后逐段（或几个密切段落）进行解读分析。

第一节 《太平经》灸疗的理论阐述

一、《太平经》灸疗理论阐述的基本情况

《太平经》又名《太平清领书》，是道教早期的重要经典，相传由神人授予方士于吉的东汉道教太平道典籍，约成书于东汉中晚期，原载170卷，流传至今的仅有57卷。当代著名道教学者王明先生根据《太平经钞》和其他数十种引书进行比对考订、互补残缺编成《太平经合校》，基本恢复原170卷面貌。《太平经》共分为甲、乙、丙、丁、戊、己、庚、辛、壬、癸十部，每部17卷。该书内容十分广博庞杂，大凡阴阳五行、政治伦理、医学养生、神仙方术、承负劝善皆有涉及。其中对于灸疗理论层面的论述，主要有以下两点。

一是论述了灸疗有调和百脉的功效。《太平经·卷五十·灸刺诀》指出："灸刺者，所以调安三百六十脉，通阴阳之气，而除害者也。"[1] 这里将灸

---

[1] 王明编：《太平经合校》，北京：中华书局，1960年，第179页。

疗与针刺法同论，认为二者有"调安三百六十脉"和除阴阳偏胜之气。值得注意的是，历代中医典籍大多先针后灸，而道教经典《太平经》则先灸后针，称为"灸刺"，这很为少见。

二是用天象观和社会人事作为比喻分析了灸法与针法的不同。"灸者，太阳之精，公正之明也，所以察奸除恶害也。针者，少阴之精也，太白之光，所以用义斩伐也。"[①] 灸疗依靠火力发挥作用，其意象光明升发；针刺依靠针力调气发挥作用，其意象金冷内敛。所以《太平经》从阴阳角度认为，"灸法"为阳，应天象上的"太阳之精"，有"公正之明"，人事上可"察奸除害恶"；"针刺"为阴，应天象上的"少阴之精"，有"太白之光"，人事上可"用义斩伐"。二者医理不同、意象有别。此处《太平经》再次将"灸法"放在"针法"之前，这与道教追求化尽阴气、炼就纯阳仙体的主旨有关。从中也可以看出灸法在道教中具有特殊的地位。

二、原文点校、注释、分析

【原文点校】

《太平经·卷五十·灸刺诀》：

灸刺者，所以调安[1]三百六十脉，通阴阳之气，而除害者也。三百六十脉者，应一岁三百六十日……灸者，太阳之精，公正之明也，所以察奸除恶害也。针者，少阴之精也，太白之光，所以用义斩伐也。[②]

【注释】

[1] 调安：调理安顺。

【分析】

上文主要阐述了灸疗的功效，分析了灸法、针法的不同，尤其是第二点，将灸法比喻为"太阳"、针法比喻为"少阴""太白"，前者为阳、后者为阴，基于道教崇阳求真的修道宗旨，故将"灸"排在"针"前，称为"灸刺"，这与传统中医家称"针灸"不同，这也是道医的一个特色。

---

① 王明编：《太平经合校》，北京：中华书局，1960年，第179页。

② 王明编：《太平经合校》，北京：中华书局，1960年，第179页。

第二节　《灵宝净明新修九老神印伏魔秘法》灸疗的理论阐述

一、《灵宝净明新修九老神印伏魔秘法》灸疗理论阐述的基本情况

《灵宝净明新修九老神印伏魔秘法》题为"翼真坛副演教师何守证撰"，[①]正文前有何守澄自序的落款时间"绍兴辛亥岁重阳日"。[②]"绍兴辛亥岁"即南宋绍兴元年（1131）。该书收入《正统道藏》洞玄部方法类。《灵宝净明新修九老神印伏魔秘法》是道教灵宝派重要经典之一，篇幅不长，只有一卷，主要论述教义、用印口诀和服气念咒之法。其中记载与灸疗相关的只有一句："上士以印为道，道托印以行之尔。印者，如燧珠之艾炷耳。"[③] 这就指出，"道""印"是体用关系。"道"为体，依"印"发挥作用（"道托印以行之"），"印"之于"道"的关系犹如"燧珠之艾炷"，这是将"道"比作"燧珠"，将"印"比作"艾炷"，表示二者不可分离，一体一用、一隐一显。

二、原文点校、注释、分析

【原文点校】

《灵宝净明新修九老神印伏魔秘法·九老帝君神印总论》：

丹阳子曰：道本炁[1]也。合炁以为体，散炁以为用……道弥满太虚，贯该总属，得道之意。而知所谓情，则神印者，可易晓也。上士以印为道，道托印以行之尔。印者，如燧珠之艾炷耳。[④]

【注释】

[1] 炁：即"先天炁"，道家术语，也称为元阳、真阳、真炁、元炁、祖炁、先天一炁等，指蕴藏巨大能量和自然万物生命信息的精微物质能量流。[⑤]

【分析】

上文主要论述道教中"道""印"关系犹如灸疗取火用的"燧珠"与"艾

---

① 《灵宝净明新修九老神印伏魔秘法》，《道藏》第 10 册，第 547 页。
② 《灵宝净明新修九老神印伏魔秘法》，《道藏》第 10 册，第 547 页。
③ 《灵宝净明新修九老神印伏魔秘法》，《道藏》第 10 册，第 548 页。
④ 《灵宝净明新修九老神印伏魔秘法》，《道藏》第 10 册，第 547–548 页。
⑤ 颜文强：《生命内景与＜道藏＞精选药方研究》，北京：中国中医药出版社，2019 年，第 34 页。

炷",是体与用的关系。我们知道,灸疗发挥作用依靠的是火力和艾草药力,其中火的最佳来源是用阳燧与火珠("燧珠")聚集阳光引燃艾炷,产生艾火,发挥火力与艾草药力的治病作用;如果没有艾炷,则阳燧火珠就无法发挥作用。可见,对于灸疗来讲,阳燧火珠与艾炷缺一不可。《灵宝净明新修九老神印伏魔秘法》将"印"比喻为艾炷,正是强调"印"对于"道"发挥作用的重要性。

第三节 《无上玄元三天玉堂大法》灸疗的理论阐述

一、《无上玄元三天玉堂大法》灸疗理论阐述的基本情况

《无上玄元三天玉堂大法》系南宋道教思想家路时中所撰,该书卷末有落款为"上清大洞三景法师路时中记"。[①]该书共三十卷,收入《正统道藏》洞真部方法类,内容甚广,包括戒律、符咒、神像、镇邪禳灾、斋醮科仪以及治病医疗等,其主旨以内修成道为本,强调内气外气、外神内神相合。该书涉及记载灸疗理论层面只有一段:"三尸九虫之为害,治之者,不可不知其详……六虫大约一旬之中,遍行四穴,周而复始。病经遇于气生,立春后方起食,三日食,五日一退,方其作。若一日,体有虫之食也,退则还穴,醉睡,一醉五日,其病乍静也。俟其退醉之际,方可投符用药,不然,虫拒于符药之力,其后不能治也……若投药灸,可以审此。"[②]此处"药灸"当是指用药和灸疗,不是指用药物进行隔物灸(隔药灸)。《无上玄元三天玉堂大法》此段教导我们要根据"三尸九虫"的生活规律,选择合适的时间进行用药或灸疗,才能去除"三尸九虫"。

二、原文点校、注释、分析

【原文点校】

《无上玄元三天玉堂大法宗旨·卷二十四·治尸劳法》:

师曰:传尸劳瘵,皆心受病,炁结血凝故也。而为虫者,盖由酒色、饮食、忧愁、怒喜、真丧、真乱渐至于此……三尸九虫[1]之为害,治之者,不

① 《无上玄元三天玉堂大法宗旨》,《道藏》第4册,第3页。
② 《无上玄元三天玉堂大法宗旨》,《道藏》第4册,第91页。

可不知其详。九虫之中，而六虫传于六代，三虫不传，胃回寸白也……六虫大约一旬之中，遍行四穴（应为"穴"，下同），周而复始。病经遇于气生，立春后方起食，三日食，五日一退，方其作。若一日，体有虫之食也，退则还穴，醉睡，一醉五日，其病乍静也。俟其退醉之际，方可投符用药，不然，虫拒于符药之力，其后不能治也。一虫在身，占十二穴，六虫共七十二穴。一月之中，上十日，从心至头，游四穴；中十日，从心至脐，游四穴；下十日，从脐至足，游四穴。若投药灸，可以审此。①

【注释】

[1] 三尸九虫：道教主要指人体内带有一定鬼神色彩的极微细寄生虫。

【分析】

此段主要分析体内"三尸九虫"产生、危害、生活习性的时间规律以及用药物、灸疗去除的方法。"三尸九虫"包括"三尸"和"九虫"。"三尸"，又名"三尸虫"，是人格意义的鬼神概念和人体寄生虫概念的合二而一，包括了早期形而下的寄生虫疾病和后期道教形而上人格意义的"鬼神"概念。"九虫"之义较为具体，主要指九种虫，也泛指人体内外的寄生虫，有时也与人格意义的"鬼神"概念有着联系。②在道教医学看来，"三尸九虫"，是由酒色、欲望、情绪等负面能量产生的，对生命健康危害极大，常规医疗手段很难去除，只有选择合适的时间进行用药和灸疗才能达到事半功倍的效果。也就是说，此文强调灸疗要选择合适的时间，这与传统中医家根据"子午流注开穴法"选择合适的时间、穴位经络进行针刺或灸疗有异曲同工之理。

第四节　《三洞群仙录》灸疗的理论阐述

一、《三洞群仙录》灸疗理论阐述的基本情况

《三洞群仙录》是南宋江阴静应庵正一道士陈葆光所汇编的上古至北宋时期神仙故事集。该书共二十卷，收入《正统道藏》正一部。此书是一部神仙

---

① 《无上玄元三天玉堂大法宗旨》，《道藏》第4册，第91页。

② 唐禄俊、张其成、熊益亮：《"三尸九虫"文献概述》，《中华中医药杂志》2020年第35卷第11期，第5512页。

传记专书，涉及灸疗理论阐述的只有一句。《三洞群仙录·卷十四》引《广记》载："《广记》：崔炜于正元间遇一老妪，自称鲍姑，授艾少许，云每遇疣赘[1]，不过一炷。"① "鲍姑"与葛洪是东晋时期一对道医伉俪。鲍姑是中国第一位女灸疗家，以艾灸之法治疗疣赘闻名于世。此处记载传达出了两条灸疗信息：一是艾灸之法可以治疗外科皮肤病。二是灸疗治病功效非凡。文中记载鲍姑以灸疗"疣赘"之症"不过一炷"，时间快且疗效高，足见其艾灸之法疗效颇佳。

二、原文点校、注释、分析

【原文点校】

《三洞群仙录·卷十四》：

《广记》：崔炜于正元间遇一老妪，自称鲍姑，授艾少许，云每遇疣赘[1]，不过一炷。②

【注释】

[1]疣赘：皮肤上长出来的黄褐色的痈疽小疙瘩，俗称"瘊子"。

【分析】

上文主要阐述了晋代道医鲍姑用灸疗方法治疗疣赘的奇效。疣赘虽然不怎么痛痒，但甚碍美观，而艾灸之法却有很好的疗效，这对于今天外科皮肤病的治疗有很好的启迪与借鉴意义。其实，不止疣赘，很多皮肤病如湿疹、白癜风、瘙痒、黄褐斑、青春痘（痤疮）等，通过辨证采用灸疗方法在相应的穴位或患处进行治疗可以得到很好的疗效。

第五节　《太上济度章赦》灸疗的理论阐述

一、《太上济度章赦》灸疗理论阐述的基本情况

《太上济度章赦》是一部斋醮科仪的道经，收入《正统道藏》洞真部表奏类，撰著人不详，"从内容文字看，当出于唐代"③。此书共三卷，绝

---

①　《三洞群仙录》，《道藏》第 32 册，第 326 页。

②　《三洞群仙录》，《道藏》第 32 册，第 326 页。

③　胡孚琛主编：《中华道教大辞典》，北京：中国社会科学出版社，1995 年，第 285 页。

大多数是祈福禳灾的表章启文，涉及禳除病灾的有《遣疫疠保病章》《保病解厄章（资福斋用）》《沐浴医治章》等。其中记载灸疗理论阐述的只有《保病解厄章（资福斋用）》中的一段："和合官君，治疗病患木官，持药金官，持针水官，主汤火官，主灸土官，和德各奏奇勋。东青生炁君，南赤生炁君，西白生炁君，北黑生炁君、中黄生炁君，各领吏兵除邪收病。"[1]这里从五行角度，提出了富有道教特色的主导五种不同医疗手段的神君，分别是：治疗病患木官，对应东青生炁君；持药金官，对应西白生炁君；持针水官，对应北黑生炁君；主汤火官，对应南赤生炁君；主灸土官，对应中黄生炁君。

二、原文点校、注释、分析

【原文点校】

《太上济度章赦·卷上·保病解厄章（资福斋用）》：

和合官君，治疗病患木官，持药金官，持针水官，主汤[1]火官，主灸土官，和德各奏奇勋。东青生炁君，南赤生炁君，西白生炁君，北黑生炁君、中黄生炁君，各领吏兵除邪收病。[2]

【注释】

[1] 汤：一是指治病的汤药，二是指养生的食疗煲汤。本文应指后者。

【分析】

此段从道教医学角度论述了五行对应的五种医疗手段，富有特色。其中，有几个困惑："持药金官"——用药对应西方金行、"持针水官"——用针对应北方水行、"主汤火官"——用汤对应南方火行、"主灸土官"——用灸对应中间土行。尤其是以下两点：一是，针刺疗法采用的银针、金针器具是金属，应该对应西方金，文中却对应北方水；二是，灸疗治病依靠的是火力和艾草药力，五行上当属于火官，本文却对应土官，且与下文《灵宝玉鉴》将灸疗归属火官的记载不一致。不知是记载有误还是其他原因，笔者尚未考究到有力的证据，敬请专家指教。

---

① 《太上济度章赦》，《道藏》第 5 册，第 821 页。
② 《太上济度章赦》，《道藏》第 5 册，第 821 页。

第六节　《灵宝玉鉴》灸疗的理论阐述

一、《灵宝玉鉴》灸疗理论阐述的基本情况

《灵宝玉鉴》为灵宝派斋醮科仪、符咒法事的道经，收入《正统道藏》洞玄部方法类。此书共四十三卷，不著撰人，"书约成于南宋"①。此书对灵宝斋法做了系统整理和论述，涉及灸疗理论阐述主要有两个基本情况：一是从五行角度提出了"五官主医"的道教医学观："谨请天医列职官君，尚药治病仙吏……木官散药，火官主灸，金官持针，水官主汤，土官和剂，五官医吏，协力同心，全形复性。"②此处规整地提出了"五官主医"的道医观，"五官"仙吏执掌"天医院"，不同部门"协力同心"则可"拯疗生前一切疾病"③。二是将灼艾灸疗融入符咒存神运炁法诀："咒曰：衡霍火官，三炁元君。南方丙丁，赤龙君停。阴神避位，阳官下迎。思之必至，用之必灵。急急如上帝敕。右存南方赤炁三道入口，运心炁相交，呵出，弹诀：火官灼艾，拯疗众魂。"④艾火乃纯阳之火，与道教化尽阴气炼就纯阳仙体有共同理论基点，因此道教医学将对应南方火官的灸疗融入斋醮符咒存思运炁法诀中强化了禳除病灾的效果。从《灵宝玉鉴》对灸疗理论阐述的这两个基本情况可以看出道医灸疗颇具特色。

二、原文点校、注释、分析

【原文点校】

《灵宝玉鉴·卷三十四·建天医院》：

谨请天医 [1] 列职官君，尚药治病仙吏。于凤凰宫中取太清五色神药，散布亡魂，拯疗生前一切疾病，分头拯治。木官散药，火官主灸，金官持针，水官主汤，土官和剂，五官医吏，协力同心，全形复性。如有拳挛 [2] 跛躄 [3] 病者，请针灸神将治之。或有疮疖脓血病者，请外科使者治之。或喑哑末疾

---

① 任继愈主编、钟肇鹏副主编：《道藏提要》（第三次修订），北京：中国社会科学出版社，2005年，第240页。

② 《灵宝玉鉴》，《道藏》第10册，第373页。

③ 《灵宝玉鉴》，《道藏》第10册，第373页。

④ 《灵宝玉鉴》，《道藏》第10册，第374页。

死者，请活人天医治之。

……

咒曰：衡霍火官，三炁元君。南方丙丁，赤龙君停。阴神避位，阳官下迎。思之必至，用之必灵。急急如上帝敕。

上存南方赤炁三道入口，运心炁相交，呵出，弹诀：火官灼艾，拯疗众魂。①

【注释】

[1] 天医：指掌管疾病之事的星神，引申为具有极高医术、洞察万物生命规律的医家。

[2] 拳挛：郁结不舒或屈曲不伸。

[3] 跛躄：音 bǒ bì，两足不能行。躄同"躃"。

【分析】

上文一是阐述了"五官主医"的五行观——木官散药、火官主灸、金官持针、水官主汤、土官和剂，与上文《太上济度章赦》记载不同，笔者窃以为《灵宝玉鉴》更符合关于五行性质的常规认识；二是灼艾灸疗融入符咒存神运炁法诀，具有鲜明的道教医学特色。

第七节　《净明忠孝全书》灸疗的理论阐述

一、《净明忠孝全书》灸疗理论阐述的基本情况

《净明忠孝全书》是道教净明道的重要经典，收入《正统道藏》太平部。全书共六卷，卷一至卷五题为"净明传教法师黄元吉编集，嗣法弟子徐慧校正"②，完成于元至治三年（1323）；卷六题为"净明法子玉隆陈天和编集，庐陵徐慧校正"③。该书内容主要关于净明道传人生平事迹、教义教理、语录等，涉及记载灸疗理论阐述的只有一处："人身之影，亦有神道……古者有相人影浓淡，知贵贱寿夭，有艾灸人影疗病者。又如蛊蚊之类，皆射人影

---

① 《灵宝玉鉴》，《道藏》第 10 册，第 373–374 页。

② 《净明忠孝全书》，《道藏》第 24 册，第 623 页。

③ 《净明忠孝全书》，《道藏》第 24 册，第 648 页。

而肆毒者，乌得无神。"①"艾灸人影疗病"是指古代道教中人艾灸人的身影治疗疾病，属于道教法术中的一种，与巫蛊射人影下蛊有点类似。

二、原文点校、注释、分析

【原文点校】

《净明忠孝全书·卷四》：

但是人身之影，亦有神道[1]。书言：人影益炬，可数至九。数九影之神，亦各有名。古者有相人影浓淡，知贵贱寿夭，有艾灸人影[2]疗病者。又如蛊蜮之类，皆射人影而肆毒者，乌得无神。②

【注释】

[1] 神道：神奇的生命信息与能量。

[2] 人影：人身的影子。

【分析】

此文提到的"艾灸人影疗病"是道教中人将艾灸疗法与存思守神法运炁相配合进行治病的一种特殊手段。在道教看来，人体内有神，人的身影也有神，此"神"当是先天炁的一种分化，蕴含生命信息与能量，身影之神与人体内之神相通，因此艾灸人的身影也会治好人身之病。从今天的眼光来看，这种方法难以令人信服，但作为古代道教医学中的一种现象仍然有必要保存下来待考。此处记载也反映出了道医灸疗的手段之独特性质。

第八节　《历世真仙体道通鉴》灸疗的理论阐述

一、《历世真仙体道通鉴》灸疗理论阐述的基本情况

《历世真仙体道通鉴》是一部古代神仙传记集，收入《正统道藏》洞真部记传类，为元代浮云山圣寿万年宫道士赵道一所修撰。赵道一，号全阳，宋末元初隆兴府奉新县浮云山万年宫道士。此书涉及灸疗理论层面的只有一

---

① 《净明忠孝全书》，《道藏》第24册，第644页。

② 《净明忠孝全书》，《道藏》第24册，第644页。

处，即记载华佗医术之高超："华佗……不假称量，针灸不过数处。"[①] 此处针法与灸法同论，"针灸不过数处"指针刺与灸疗的穴位只用到几处即可治好病，足见华佗针灸术之高。也就是说，《历世真仙体道通鉴》涉及灸疗的理论层面是记载了灸疗的治病功效简易而迅捷（"不过数处"）。

二、原文点校、注释、分析

【原文点校】

《历世真仙体道通鉴·卷二十》：

华佗，字元化，汉时沛国谯人。通数经，晓养性之术，年且百岁，而犹有壮容，时人以为仙……精于方药，处剂不过数种，心识分铢[1]，不假称量，针灸不过数处。[②]

【注释】

[1] 铢：古代重量单位，古时一两为二十四铢。

【分析】

此段主要论述华佗医术的高超，用药、用针、用灸三者皆十分精通，而在针刺与灸疗的技法上，往往只需要操作几个部位就能治好病。当然，不同医家的疗效高低与速度快慢因人而异，但灸疗容易操作的特点是公认的。

第九节 《道德真经集义》灸疗的理论阐述

一、《道德真经集义》灸疗理论阐述的基本情况

《道德真经集义》系明代危大有汇集河上公、吕知常、何心山、李道纯、刘师立、倪思、林希逸、苏辙、董思静（靖）、晁迥、柴元皋、吴澄等人注释《道德经》的类编道书。全书共十卷，收入《正统道藏》洞神部玉诀类。该书涉及灸疗的只有一处，即何心山在注解《道德经·第四十四章》的"名与身孰亲？身与货孰多？得与亡孰病"[③]此句时所提到："当其无得无失之初，如水

---

① 《历世真仙体道通鉴》，《道藏》第5册，第217页。
② 《历世真仙体道通鉴》，《道藏》第5册，第217页。
③ 《道德真经集义》，《道藏》第13册，第590页。

未波；及亡于既失之后，无病自灸，孰若本无之无事乎？孰能自遣于既失之余乎？"① "无病自灸"虽然痛楚，但收到的防病养生的效果也是值得的。何心山引用《庄子·盗跖》典故的"无病自灸"主要是表达修道不能有"得失"之心。

二、原文点校、注释、分析

【原文点校】

《道德真经集义·卷六》：

何氏曰：庄子伯夷死名于首阳之下……当其无得无失之初，如水未波，及亡于既失之后，无病自灸[1]，孰若本无之无事乎？孰能自遣于既失之余乎？②

【注释】

[1] 自灸：自己给自己灼艾灸。

【分析】

上文主要从侧面反映艾灸在防病保健上具有积极作用。考察古代典籍，"无病自灸"出自《庄子·盗跖》："柳下季曰：'跖得无逆汝意若前乎？'孔子曰：'然，丘所谓无病而自灸也。'"（《庄子·盗跖篇》）孔子将自己主动劝服盗跖反受其辱的窘境形容为"无病自灸"，比喻自讨苦吃。此处"无病自灸"有两种内涵：一是反映了春秋战国时期已有采用灸疗方法进行防病养生的现象；二是人身体还没有生病时可以用灸疗方法进行防范，即使要忍受灼艾灸产生的疼痛。高道何心山文中表达"无病自灸"主要以此做比喻以倡导无"得失"之心。当然，字里行间也透露出"无病"可以"自灸"，即表明艾灸有防病养生的功效。

---

① 《道德真经集义》，《道藏》第 13 册，第 590 页。
② 《道德真经集义》，《道藏》第 13 册，第 590 页。

文献校释研究二：**实践应用**

本卷主要是微观研究，建立在从大量历代医书、道教经典等文献中爬梳出关于道医灸疗记载的基础上进行细致解读与微观分析，着重探讨"道医灸疗"的实践应用部分。以每部文献为单位，皆首先分析该部文献中记载的道医灸疗的实践应用的特点、基本情况，进而对原文进行逐一点校，并注释剖析其中的疑难关键字词，最后逐段（或几个密切段落）进行解读分析。各章之间为并列关系，每章内各节之间也为并列关系，每节内则以总分关系为主。

第七章　道医专书中灸疗的实践应用

中卷对历代文献中关于道医灸疗记载的分析研究主要侧重于理论阐述层面，下卷则侧重于实践应用层面。内容分类上沿用中卷的体例，即将道医灸疗文献分为道医专书和道教经典两大类，作为两大章进行分析。本章专门分析解读道医专书中"道医灸疗"的实践应用部分，主要包括《葛仙翁肘后备急方》《刘涓子鬼遗方》《太清石壁记》《太清金液神气经》《孙真人备急千金要方》《图经衍义本草》《急救仙方》《扁鹊心书》《三元延寿参赞书》《仙传外科秘方》《延寿神方》《痰火点雪》《仿寓意草》《太乙神针心法》等书，以文献为单位，首先分析该部文献中记载的道医灸疗的实践应用的特点，进而对原文进行逐一点校，并注释剖析其中的疑难关键字词，最后逐段（或几个密切段落）进行解读分析。

第一节　《葛仙翁肘后备急方》灸疗的实践应用

一、《葛仙翁肘后备急方》灸疗实践应用的特点

东晋道教医家葛洪的《葛仙翁肘后备急方》是一部以实践应用为主的临床手册性质的道医专书。书中除了大量的药方外，还有较多的灸疗、针刺、敷贴等医治手段。前文已经分析了该书记载的道医灸疗理论阐述的特点，此处则分析其实践应用的特点。从全书来看，该书记载的道医灸疗实践应用呈现出以下几个显著特点。

一是以灸疗手段抢救大量急症、危症、疑难杂症。该书中有较大篇幅记载了以灸疗手段抢救急症、危症、疑难杂症的实践临床经验。从急危重症来

看，《葛仙翁肘后备急方·卷一》就有抢救"猝死""尸蹶"等急症、危症的灸疗方法："救卒（同'猝'下同）死，或先病痛，或常居寝卧，奄忽而绝，皆是中死……灸其唇下宛宛中承浆穴，十壮，大效矣……尸蹶之病，卒死而脉犹动……救之方：……灸鼻人中，七壮，又灸阴囊下去下部一寸，百壮。若妇人，灸两乳中间……又方，以绳围其臂腕，男左女右，绳从大椎上度下行脊上，灸绳头，五十壮，活。"①"猝死""尸蹶"病都是急危重症，危险异常，稍有不慎便立刻身亡；而该书以灸法抢救成功，足见灸疗的急救功效非凡。从疑难杂症来看，该书以灸疗手段进行抢救的情况也颇多，如书中记载采用灸疗治疗"鬼击之病""癫狂病"等怪病。《葛仙翁肘后备急方·卷一·治卒得鬼击方第四》曰："鬼击之病，得之无渐，卒著如人力刺状，胸胁腹内绞急切痛，不可抑按，或即吐血，或鼻中出血，或下血。一名鬼排。治之方：灸鼻下人中一壮，立愈。不差，可加数壮。"②"鬼击之病"当是指一种极厉害的邪气或戾气厉气，因此一旦被伤到，则"胸胁腹内绞急切痛"，还可能口鼻或下身出血，不仅凶险异常，而且症状怪异，可谓九死一生。而此书竟用灸"人中穴"就可达到"立愈"的效果，其疗效令人惊叹。此外，《葛仙翁肘后备急方·卷一·治卒发癫狂病方第十七》记载了灸法治疗癫狂乱语的疑难怪病："治卒狂言鬼语方……以甑带急合缚两手，火灸左右胁，握肘头文俱起七壮，须臾，鬼语自道姓名，乞去，徐徐诘问，乃解手耳。"③"狂言鬼语"与"狂奔乱走"是癫狂症的主要表现，属于精神疾病的一种。中医认为一般由情绪失调、饮食不当等导致痰气郁结、心窍闭塞、神机逆乱所引起的病症。癫狂在现代医学也很难医治，属于疑难杂症。而《葛仙翁肘后备急方》仅以灼艾"左右胁"就起效。该书以灸法抢救其他急危、疑难杂症的灸疗方还有很多，如以"灸心下三寸六十壮"急救"五尸"症，以"灸足内踝下白肉三壮"救治"身面肿满"等重症。该书的"急救手册"性质可谓名副其实。

二是灸疗所治病症广博。《葛仙翁肘后备急方》采用灸法进行救治的病

---

① 《葛仙翁肘后备急方》，《道藏》第33册，第6–7页。
② 《葛仙翁肘后备急方》，《道藏》第33册，第9页。
③ 《葛仙翁肘后备急方》，《道藏》第33册，第32页。

症相当广泛，大凡内科、外科、五官科乃至儿科、男科、伤科等疾病病种皆有囊括在内。内科方面涉及对心、胃、肺等内脏病的灸疗方法。如《葛仙翁肘后备急方·治卒心痛方第八》记载："治卒心痛……灸手中央长指端，三壮……又方，横度病人口折之，以度心厌下，灸度头，三壮……治心疝发作有时，激痛难忍方……又方，灸心鸠尾下一寸，名巨阙，及左右一寸，并百壮。又与物度颈及度脊如之，令正相对也，凡灸六处。"① 这是治疗心脏病的几个灸疗操作方案。对于胃病的灸疗，《葛仙翁肘后备急方·卷四·治卒胃反呕啘方第三十》记载了灸间使穴治疗干呕不止的方法："葛氏治卒干呕不息方：……又方，灸两腕后两筋中一穴，名间使，各七壮，灸心主尺泽亦佳。"② 对于肺病的灸疗，《葛仙翁肘后备急方·卷四·治卒上气咳嗽方第二十三》记载了灸疗治疗气喘不匀和咳嗽的具体步骤："治卒乏气，气不复，报肩息方：……度手拇指折度心下，灸三壮，差……治卒得咳嗽方：……又方，从大椎下第五节下、六节上空间，灸一处，随年。并治上气。又方，灸两乳下黑白肉际，各百壮，即愈。亦治上气。灸胸前对乳一处，须随年壮也。"③ 对于采用灸法治疗外科，则包括对皮肤病和外伤病，《葛仙翁肘后备急方·卷五·治痈疽妒乳诸毒肿方第三十六》记载采用隔物灸的方法治疗皮肤肿毒："一切毒肿，疼痛不可忍者。搜面团肿头如钱大，满中安椒，以面饼子盖头上，灸令彻痛，即立止。"④《葛仙翁肘后备急方·卷七》的《治卒为猘犬凡所咬毒方第五十四》《治卒毒及狐溺棘所毒方第五十五》则记载了用灸疗方法治疗狗、马、蛇等动物咬伤的急救灸法："疗猘犬咬人方。先啮却恶血，灸疮中十壮，明日以去，日灸一壮，满百乃止。姚云：忌酒……马嚼人作疮，有毒，种（通'肿'，下同）热疼痛方：……灸疮及肿上，差（通'瘥'，下同）……蛇，绿色，喜缘树及竹上，大者不过四五尺，皆呼为青条蛇，人中立死……嚼盐唾上讫，灸三壮，复嚼盐，唾之疮上……一切蛇毒，急灸疮

---

① 　《葛仙翁肘后备急方》，《道藏》第33册，第12-13页。
② 　《葛仙翁肘后备急方》，《道藏》第33册，第54页。
③ 　《葛仙翁肘后备急方》，《道藏》第33册，第42-43页。
④ 　《葛仙翁肘后备急方》，《道藏》第33册，第68页。

三五壮，则众毒不能行。"①对于五官科的灸疗，该书引用了已经失传的《斗门方》治疗火眼的艾灸方。《葛仙翁肘后备急方·卷六》曰："治火眼，用艾，烧令烟起，以碗盖之，候烟上碗成煤，取下，用温水调化，洗火眼，即差。更入黄连，甚妙。"②尽管此处并不是采用灸法直接灸眼睛，但也是依靠艾火化烟的药力起效——艾烟化温水洗眼，所以这也属于灸疗的一种特殊应用。对于儿科和男科病的灸疗方，该书记载相对较少，如该书的《治卒阴肿痛颓卵方第四十二》记载用同样的灸疗方治疗男子和小儿的阴囊肿痛："葛氏男子阴卒肿痛方：灸足大指第二节下横文理正中央，五壮佳。姚云：足大指本，三壮……小儿阴疝，发时肿痛。依仙翁前灸法，随左右灸，差。"③

三是灸方多而施灸部位少。该书对于采用灸法治疗同一个病症大部分记载了两个及两个以上的灸疗方案，如急救"客忤死"的灸疗方案就有四个：《葛仙翁肘后备急方·卷一·救卒客忤死方第三》曰："客忤者，中恶之类也，多于道门门外得之，令人心腹绞痛胀满，气冲心胸。不即治，亦杀人。救之方：灸鼻人中三十壮，令切鼻柱下也……又方，以绳横度其人口，以度其脐去四面各一处，灸各三壮，令四火俱起，差。又方，横度口中折之，令上头着心下，灸下头五壮……华佗，卒中恶短气欲死，灸足两母指上甲后聚毛中，各十四壮，即愈。未差，又灸十四壮。"④此处即提供了灸人中等四个灸疗的操作方案以供选择。又如，对于抢救"猝死"病症也提供了五个在承浆穴、肚脐等部位施灸的灸疗方案："救卒死……灸其唇下宛宛中承浆穴，十壮，大效矣……又方，以绳围其死人肘腕，男左女右，毕，伸绳从背上大槌度以下，又从此灸，横行各半绳，此法三灸各三，即起。又方，令爪（通'抓'，下同）其病人人中，取醒。不者，卷其手灸下文（通'纹'，下同）头，随年。又方，灸鼻人中，三壮也。又方，灸两足大指爪甲聚毛中，七壮。此华他（应为'佗'，下同）法。一云三七壮。又方，灸脐中，百壮也。"⑤其他灸疗也往往有两个及两个以

---

① 《葛仙翁肘后备急方》，《道藏》第33册，第91–93页。

② 《葛仙翁肘后备急方》，《道藏》第33册，第81页。

③ 《葛仙翁肘后备急方》，《道藏》第33册，第77页。

④ 《葛仙翁肘后备急方》，《道藏》第33册，第8页。

⑤ 《葛仙翁肘后备急方》，《道藏》第33册，第6页。

上的灸疗方可供选择；而且可以看出其施灸的部位也都是一两个部位、穴位，少数涉及三个，涉及五个以上的基本没有。如《葛仙翁肘后备急方·治卒患腰胁痛诸方第三十二》记载治疗腰痛的施灸部位只有一处："葛氏治卒腰痛诸方，不得俯仰方，正立倚小竹，度其人足下至脐，断竹，及以度后当脊中，灸竹上头处，随年壮。毕，藏竹勿令人得矣。"①治疗中风急症的施灸部位只有一处："治卒中急风，闷乱欲死方，灸两足大指下横文中，随年壮……"②正因为该书记载的施灸部位少而精，且提供了多个灸疗方案，使得其成了一部深受医家和大众欢迎的随查随用、易于操作的临床手册而流传至今。

二、原文点校、校释、分析

【原文点校】

《葛仙翁肘后备急方·卷一·救卒中恶死[1]方第一》：

救卒死，或先病痛，或常居寝卧，奄忽而绝，皆是中死……灸其唇下宛宛中承浆穴，十壮，大效矣。

……

又方，以绳围其死人肘腕，男左女右，毕，伸绳从背上大槌[2]度[3]以下，又从此灸横行[4]各半绳，此法三灸各三，即起。

又方，令爪其病人人中，取醒。不者，卷其手灸下文头[5]，随年[6]。

又方，灸鼻人中，三壮也。

又方，灸两足大指爪甲聚毛中，七壮。此华他法。一云三七壮。

又方，灸脐中[7]，百壮也。

……

救卒死而张目及舌[8]者，灸手足两爪后[9]十四壮了，饮以五毒诸膏散有巴豆者。

救卒死而四支不收，矢便[10]者……灸心下一寸，脐上三寸，脐下四寸，各一百壮，差[11]。③

① 《葛仙翁肘后备急方》，《道藏》第33册，第58页。
② 《葛仙翁肘后备急方》，《道藏》第33册，第33页。
③ 《葛仙翁肘后备急方》，《道藏》第33册，第6-7页。

【注释】

[1] 卒中恶死：由于某种原因导致突然出现濒死症状，类似于现代医学的脑卒中、心脏卒中现象，此时患者的血压往往测不到、脉搏摸不到，属于急危病症。卒，读 zú 时，为完毕、死亡等意思；读 cù 时，同"猝"，为突然之意。

[2] 大槌：大椎穴别名。

[3] 度：测量。

[4] 横行：此处指向两旁横向测量。

[5] 卷其手灸下文头：笔者窃以为，手纹头准确位置当在手腕纹理处，即大陵穴。

[6] 随年：是指灼艾灸的艾炷量与年龄数相同（古人指虚岁），如 20 岁就施灸 20 壮（炷）。

[7] 脐中：肚脐中间，即神阙穴。

[8] 张目及舌：眼睛睁开、舌头吐出。

[9] 手足两爪后：具体位置应在手指甲、脚趾甲的根部。

[10] 矢便：指大小便失禁。

[11] 差：通"瘥"，读 chài 时指痊愈，读 cuó 时指疾病。本文是痊愈之义。

【分析】

上文介绍了道医葛洪抢救各种猝死的灸疗方法。人猝死时往往出现呼吸若有若无、心跳似停、二便失禁、肢体抽搐、昏迷假死、神志不清等一种或几种症状，危在旦夕，如果抢救不及时就会无力回天。上文记载的通过艾灸承浆穴、人中、手足两爪、心下一寸、脐上三寸、脐下四寸等部位穴位可以收到奇效，主要是依靠灼艾疗艾火的强大通窜力道起效，这些宝贵的临床经验对于今天的脑卒中（包括出血性脑卒中、缺血性脑卒中，即脑出血、脑梗死等）、心脏卒中（心肌梗死等）的急救依然具有重要的现实指导与借鉴意义。

【原文点校】

《葛仙翁肘后备急方·卷一·救卒死尸蹶[1]方第二》：

尸蹶之病，卒死而脉犹动，听其耳中循循如啸声，而股间[2]暖是也。耳中虽然啸声而脉动者，故当以尸蹶。救之方，……又方，灸鼻人中，七壮，又灸阴囊下去下部一寸，百壮。若妇人，灸两乳中间。又云：爪刺人中[3] 良久，又针人中至齿，立起。此亦全是魏大夫传中扁鹊法，即赵太子之患。又张仲景云，尸一蹶，脉动而无气，气闭不通，故静然而死也。

……

又方，以绳围其臂腕[4]，男左女右，绳从大椎上度下行脊上[5]，灸绳头[6]，五十壮，活。此是扁鹊秘法。

……

又方，灸膻中穴二十八壮。①

【注释】

[1] 尸蹶：指突然昏倒不省人事的"假死"现象，此时患者呼吸微弱、脉象极细，为急危病症。

[2] 股间：大腿内侧。

[3] 爪刺人中：压捏人中穴。

[4] 臂腕：手腕。

[5] 从大椎上度下行脊上：从大椎穴上沿着脊柱往下测量。

[6] 灸绳头：在绳子尽头处施灸。

【分析】

上文主要介绍道医葛洪急救昏迷假死的各种灸疗经验，如在人中穴、两乳中间、阴囊下方、膻中穴等部位进行灼艾灸疗，皆有"起死回生"的奇效。其中，值得注意的是文中提到的"绳子寻灸法"，即先用绳子量手腕周长，然后以此绳长在脊柱上寻找施灸处，这种方法颇具特色，关于其原理值得进一步挖掘研究。

【原文点校】

《葛仙翁肘后备急方·卷一·救卒客忤死[1] 方第三》：

客忤者，中恶之类也，多于道门门外得之，令人心腹绞痛胀满，气冲心胸。不即治，亦杀人。救之方：

---

① 《葛仙翁肘后备急方》，《道藏》第 33 册，第 7 页。

灸鼻人中三十壮，令切[2]鼻柱下也。以水渍粳米，取汁一二升，饮之。口已禁者，以物强发之。

……

又方，以绳横度其人口，以度其脐去四面各一处，灸各三壮，令四火俱起[3]，差。

又方，横度口中折之，令上头着心下，灸下头五壮[4]。

……

华佗，卒中恶短气欲死，灸足两拇指上甲后聚毛中[5]，各十四壮，即愈。未差[6]，又灸十四壮。前救卒死方，三七壮，已有其法。①

【注释】

[1] 客忤：指外来邪气侵犯。忤音 wǔ，为抵触、不顺从之意。"卒客忤死"指突如其来的外在邪气导致昏死、假死。此外，古代民间习俗以婴儿见生客而患病也称为"客忤"。

[2] 切：紧贴之意，挨得很近。

[3] 四火俱起：四个灸点同时点火施灸。

[4] 横度口中折之，令上头着心下，灸下头五壮：将绳子横着测量患者嘴巴，对折减半作为绳子长度，将绳子一端（上头）放在心口处，在绳子的另一端（下头）处施灸五十炷。

[5] 足两拇指上甲后聚毛中：两个大脚趾头（大踇趾）的指甲下面长毛的地方。

[6] 差：通"瘥"，指病愈。

【分析】

上文主要介绍急救外来邪气导致突然昏死的各种灸疗手段，如在人中穴、肚脐周围四个灸点、心口下方、脚大踇趾根部等部位施灸。这些方法描述细致，简便有效，值得我们今天学习。

【原文点校】

《葛仙翁肘后备急方·卷一·治卒得鬼击方第四》：

---

① 《葛仙翁肘后备急方》，《道藏》第 33 册，第 8 页。

鬼击之病[1]，得之无渐，卒著如人力刺状，胸胁腹内绞急切痛，不可抑按，或即吐血，或鼻中出血，或下血。一名鬼排。治之方：

灸鼻下人中一壮，立愈。不差，可加数壮。

……

又方，灸脐下一寸[2]二壮。

又方，灸脐上一寸[3]七壮，及两踵白肉际[4]，取差。①

【注释】

[1] 鬼击之病：由于外邪入侵导致胸腹部突然绞痛或伴随口鼻出血、便血等症状的凶险疾病。"鬼击"指一种极厉害的邪气或戾气、厉气，也称为"鬼排"。

[2] 脐下一寸：即阴交穴，属于任脉，为足少阴肾经，任脉、冲脉的交会处，有调经固带、温中散寒等功效，主治腹痛、疝气、水肿、小便不利等病症。

[3] 脐上一寸：即水分穴，属于任脉，有健脾化湿、利水消肿等功效，主治腹痛、水肿、小便不利等病症。

[4] 两踵白肉际：两个脚后跟的白肉处。

【分析】

上文主要介绍急救"鬼击病"的灸疗方法。这是由于遭受一种极厉害的外来邪气（戾气、厉气）引起的急性病，通过在人中穴、脐下一寸（阴交穴）、脐上一寸（水分穴）等穴位进行灸疗的方法，可以依靠艾草辛热回阳的药力和火力温热升散的强劲通窜之力快速破坏外来邪气的内部物质结构，从而收到显著疗效。

【原文点校】

《葛仙翁肘后备急方·卷一·治卒魇[1]寐[2]不寤[3]方第五》：

卒魇不觉，灸足下大指聚毛中，二十一壮。

人喜魇及恶梦者，取火死灰[3]，著履中，合枕……又方，灸两足大指上聚毛中，灸二十壮。②

---

① 《葛仙翁肘后备急方》，《道藏》第 33 册，第 9 页。
② 《葛仙翁肘后备急方》，《道藏》第 33 册，第 10 页。

【注释】

[1] 魇：音 yǎn，指梦中惊叫或觉得有什么东西压住不能动弹等意。

[2] 寐：音 mèi，指睡着。

[3] 寤：音 wù，指睡醒。

[4] 火死灰：燃尽的草木灰。

【分析】

上文主要介绍治疗梦中惊叫、昏睡不醒、做噩梦等病症的灸疗方法，主要施灸部位是两个脚大踇趾上的聚毛处，施灸部位只有两处，穴简而效宏。

【原文点校】

《葛仙翁肘后备急方·卷一·治卒中五尸方第六》：

五尸[1] 者（飞尸、遁尸、风尸、沉尸、尸注也，今所载方兼治之），其状腹痛胀急，不得气息，上冲心胸，旁攻两胁，或磥块[2] 涌起，或牵引腰脊。兼治之方：灸乳后三寸[3]，十四壮，男左女右，不止，更加壮数，差。

又方，灸心下三寸，六十壮。

又方，灸乳下一寸，随病左右，多其壮数，即差。

又方，以四指尖其痛处，下灸指下际数壮[4]，令人痛，上爪其鼻人中，又爪其心下一寸，多其壮，取差。①

【注释】

[1] 五尸：五种疾病，包括飞尸、遁尸、风尸、沉尸、尸注等，由厉害的邪气所导致。

[2] 磥块：起疹子。磥读音为 lěi 时古同"垒"，堆砌之意；读音为 léi 时，为突起之意。

[3] 乳后三寸：与乳头平齐，从乳头向外侧各旁开三寸，左右各一处。

[4] 以四指尖其痛处，下灸指下际数壮：用四个手指的指尖触摸患者的疼痛处，在手指下边施灸几炷。

【分析】

上文主要介绍道医葛洪治疗飞尸、遁尸、风尸、沉尸、尸注（尸疰）等

---

① 《葛仙翁肘后备急方》，《道藏》第 33 册，第 10 页。

五尸病的灸疗方法。关于五尸病的不同表现，清代医家尤怡在《金匮翼·卷四·尸疰》详细分析说："五尸：恶气所发，一病而五名也。其症令人寒热淋沥，沉沉默默，无处不恶。或腹痛胀急，不得气息，上冲心胸，及攻两胁；或垒块踊起，或挛引腰脊是也。其得之疾，速如飞走状者，名曰飞尸；停遁不消，去来无时者，名曰遁尸；沉痼在人脏腑者，名曰沉尸；冲风则发者，名风尸；隐伏积年不除者，名伏尸。然虽有五者之名，其为鬼恶邪气则一也。亦可通以一法治之。"① 名称虽稍有不同，但本质相同。也就是说，"五尸"是厉害的邪气所导致的五种不同症状表现，常表现为忽冷忽热、浑身难受、腹痛腹胀、呼吸困难、胸闷气短、起皮疹、腰背痉挛等一种或几种症状。通过在乳头外侧三寸处、心下三寸、乳下一寸等部位进行艾灸可以起效。

【原文点校】

《葛仙翁肘后备急方·卷一·治卒心痛方第八》：

治卒心痛 [1]……又方，灸手中央长指端 [2]，三壮。

……

又方，横度病人口折之，以度心厌下，灸度头 [3]，三壮。

……

治心疝 [4] 发作，有时激痛难忍方……又方，灸心鸠尾下一寸，名巨阙，及左右一寸，并百壮。又与物度颈及度脊如之，令正相对也，凡灸六处。②

【注释】

[1] 卒心痛：突然心胸剧痛的急危病症。

[2] 手中央长指端：手中指的指尖。

[3] 横度病人口折之，以度心厌下，灸度头：（用绳子）衡量患者嘴巴长度，折算一半长度，从鸠尾穴往下量此长度，在绳子尽头施灸。"心厌"即鸠尾穴别名，位于人体心窝正下方、最底下肋骨稍下处。

[4] 心疝：心口处疼痛，常见症状如心痛如锥刺、小腹鼓起、四肢逆冷、

---

① （清）尤怡著，张印生、韩学杰、张兰芹校注：《金匮翼》，北京：中医古籍出版社，2003 年，第 88 页。

② 《葛仙翁肘后备急方》，《道藏》第 33 册，第 12-13 页。

呼吸短促等，关于其原因《诸病源候论·卷二十·疝病诸候》指出："诸疝者，阴气积于内，复为寒气所加，使荣卫不调，血气虚弱，故风冷入其腹内而成疝也。疝者，痛也。或少腹痛，不得大小便；或手足厥冷，绕脐痛，白汗出；或冷气逆上抢心腹，令心痛；或里急而腹痛。"[1] 可见心疝大多因遭受寒气所致。

【分析】

上文主要介绍急救心胸腹突然剧痛等的灸疗方法。心胸腹突然剧痛十分凶险，往往因体内虚寒遭受外来寒邪诱发所致，通过在手中指的指尖、巨阙穴等部位进行艾灸，依靠艾火温热回阳的强劲火力快速荡涤阴霾寒气而收效。

【原文点校】

《葛仙翁肘后备急方·卷一·治卒心腹烦满方第十一》

治卒吐逆方，灸乳下一寸，七壮即愈。

又方，灸两手大拇指内边爪后第一文头[1]各一壮。又，灸两手中央长指爪下一壮，愈。[2]

【注释】

[1] 大拇指内边爪后第一文头：大拇指内侧指甲后的第一横纹处。

【分析】

上文主要介绍治疗突然呕吐的灸疗方法，施灸部位有乳下一寸、两手大拇指内侧指甲后的第一横纹处、两手的中指的指甲根部等。

【原文点校】

《葛仙翁肘后备急方·卷二·治卒霍乱诸急方第十二》：

凡所以得霍乱者，多起饮食，或饮食生冷杂物，以肥腻酒鲙，而当风履湿，薄衣露坐，或夜卧失覆之所致。

初得之便务令暖，以炭火布其所卧下，大热减之，又并蒸被絮，若衣

---

① （隋）巢元方著，宋白杨校注：《诸病源候论》，北京：中国医药科技出版社，2011年，第115页。

② 《葛仙翁肘后备急方》，《道藏》第33册，第16页。

絮自苞，冷易热者，亦可烧地令热，水沃，敷薄布席，卧其上，厚覆之，亦可作灼灼尔，热汤著瓮中，渍足令至膝，并铜器贮汤，以著腹上，衣藉之，冷复易。亦可以熨斗贮火著腹上。如此而不净者，便急灸之……霍乱艾丸，若不大，壮数亦不多。本方言七壮为可，四五十无不便，火下得活。

……

卒得霍乱，先腹痛者，灸脐上十四壮，名太仓[1]，在心厌下四寸，更度之。

先洞下[2]者，灸脐边一寸，男左女右，十四壮，甚者至三十四十壮，名大肠募，洞者宜泻。

先吐者，灸心下二寸，十四壮。又，并治下痢不止。上气，灸五十壮。名巨阙，正心厌尖头下一寸是也。

先手足逆冷者，灸两足内踝上一尖骨是也，两足各七壮，不愈加数。名三阴交，在内踝尖上三寸是也。

转筋者，灸蹶心[3]，当拇指大聚筋上，六七壮，名涌泉。又，灸足大指下约中，一壮，神验。又方，灸大指上爪甲际，七壮。

转筋入腹痛者，令四人捉手足，灸脐左二寸，十四。灸股中大筋上去阴一寸。

若捥[4]者，灸手腕第一约理中，七壮。名心主，当中指。

下利不止者，灸足大指本节内侧，寸白肉际，左右各七壮。名大都。

干呕者，灸手腕后三寸，两筋间是，左右各七壮。名间使。若正厥呕绝，灸之便通。

《小品方》起死：

吐且下利者，灸两乳连黑外近腹白肉际，各七壮，亦可至二七壮。

若吐止而利不止者，灸脐一夫[5]纳中七壮，又云脐下一寸，二七壮。

若烦闷凑满者，灸心厌下三寸，七壮，名胃管。又方，以盐内脐中，上灸二七壮。

若达（当为"绕"，下同）脐痛急者，灸脐下三寸，三七壮。名关元。良。

治霍乱神秘起死灸法，以物横度病人人中，屈之从心鸠尾飞度以下灸，先灸中央毕，更横灸左右也，又灸脊上以物围，令正当心厌，又夹脊左右一寸，各七壮，是腹背各灸三处也。

华他治霍乱已死，上屋唤魂，又以诸治皆至，而犹不差者：

捧病人腹卧[6]之，伸臂对以绳度两头，肘尖头依绳下夹背脊大骨肉（穴）

中，去脊各一寸，灸之百壮。不治者，可灸肘椎。已试数百人，皆灸毕即起坐。他以此术传子孙，代代皆秘之。

右此前并是灸法。①

【注释】

[1] 太仓：即中脘穴。

[2] 洞下：泄泻。

[3] 蹶心：指足心。

[4] 哯：读音 yuē 时，古同"哕 yuě"，干呕无物之意；读音为 wā 时，为语气词，相当于"啊"。

[5] 一夫：也称为手夫，针灸学同身寸计量单位——三寸，具体做法：以患者中指中节横纹为标准，将食指、中指、无名指、小指并拢的四指宽度，称为一夫法、手夫法。《孙真人备急千金要方·卷二十二》指出一夫的两种方法："凡量一夫之法，覆手并舒四指，对度四指上中节上横过为一夫。夫有两种，有三指为一夫者，此脚弱灸以四指为一夫也。"②"一夫法"主要适用于下肢、下腹的直寸、背部的横寸。"脐一夫"即脐下三寸，为关元穴。

[6] 腹卧：即肚子向下，即俯卧姿势。

【分析】

上文既分析了得霍乱的原因，更着重介绍了治疗霍乱的各种灸疗方法。此处需要注意的是，传统医学（中医、道医等）中的"霍乱"主要是由于饮食生冷或寒气入侵导致的肠胃疾病，与现代医学的"霍乱"概念不同；现代医学的"霍乱"是由霍乱弧菌所引起的具有强烈传染性的肠道传染病。二者虽然都以大吐大泄为主要症状，却有本质上的差别。或者可以说，传统医学中的"霍乱"大致相当于现代医学的急性胃肠炎等，灸疗依靠艾火阳温热特性可以快速去除体内湿寒、回阳固脱而见效。

【原文点校】

《葛仙翁肘后备急方·卷二·治伤寒时气瘟病方第十三》：

---

① 《葛仙翁肘后备急方》，《道藏》第 33 册，第 16–17 页。
② 《孙真人备急千金要方》，《道藏》第 26 册，第 167 页。

毒病，下部生疮者，烧盐以深导之，不过三……又方，大丸艾灸[1]下部，此谓穷无药。

……

若病人齿无色，舌上白，或喜睡眠，愦愦[2]不知痛痒处，或下痢，急治下部。不晓此者，但攻其上，不以下为意，下部生虫，虫食其肛，肛烂见五脏便死。治之方：……又方，烧艾于管中薰之，令烟入下部，中少雄黄杂妙，此方是溪温[3]，故尔兼取彼治法。①

【注释】

[1] 大丸艾灸：用做成圆形的大颗艾炷进行灸疗。

[2] 愦愦：音 kuì kuì，烦乱、昏乱之意。

[3] 溪温：溪温病，水毒病，也称为中溪、中洒、水中病等。《诸病源候论·卷二十五·蛊毒病诸候》阐释曰："自三吴已东及南，诸山郡山县，有山谷溪源处，有水毒病，春秋辄得。一名中水，一名中溪，一名中洒（苏骇反），一名水中病，亦名溪温。令（今）人中溪，以其病与射工诊候相似，通呼溪病。其实有异，有疮是射工，无疮是溪病。"②可见，这是由山溪河流水中的一种邪毒引起的病症。

【分析】

上文主要介绍治疗阴部生毒疮等皮肤病的艾灸疗法。其中，文中提到的"烧艾于管中薰之"是指间接灸法，类似现在采用温灸器具进行悬空灸，在古代相比最常用的灼艾灸法少见很多，或许是基于皮肤生疮不便于灼艾灸的考虑；同时"中少雄黄杂妙"，这是利用雄黄杀虫止痒的功效，集用药与用灸两种外治法于一体的疗法，对于今天的皮肤病治疗有借鉴价值。

【原文点校】

《葛仙翁肘后备急方·卷二·治时气病起诸复劳方第十四》：

卒阴易病，男女温病，差后虽数十日，血脉未和，尚有热毒，与之交接者，即得病曰阴易，杀人甚于时行，宜急治之。令人身体重，小腹急热，

---

① 《葛仙翁肘后备急方》，《道藏》第 33 册，第 24 页。

② （隋）巢元方著，宋白杨校注：《诸病源候论》，北京：中国医药科技出版社，2011 年，第 143 页。

上肿胸，头重不能举，眼中生瞙[1]，膝胫拘急，欲死方：……又方，男初觉，便灸阴三七壮[2]，若已尽，甚至百壮，即愈。眼无妨，阴道疮复常。①

【注释】

[1] 眼中生瞙：眼中长东西，类似白内障。瞙，音 miè。

[2] 三七壮：即 21 壮（炷）。

【分析】

上文主要分析得"阴易病"的原因、症状表现，重点介绍治疗"阴易病"的灸疗方法。"阴易病"是男女得温病后未痊愈而行房所致，常伴有身体困重、小腹热赤、眼中长东西、腿膝痉挛僵硬等将死的急危症状，十分凶险，通过在阴部施灸可以转危为安，可见其疗效颇佳。值得注意的是，此时的灸法，记载的依然是采用灼艾灸法的直接灸法，力大效宏；同时笔者认为，如果症状不甚严重，可以采用悬空灸或隔药灸法的间接灸法，因为阴部皮肤较薄且是敏感脆弱部位，采用间接灸法比较安全。

【原文点校】

《葛仙翁肘后备急方·卷二·治瘴气疫疠温毒诸方第十五》：

断温病[1]令不相染著，断发仍使长七寸，盗著病人卧席下……又方，密[2]以艾灸病人床四角各一壮，不得令知之，佳也。②

【注释】

[1] 温病：也写作瘟病，指感受天地疠气疫气导致的一种急性传染病，由于常伴有发热等症状，故冠名"温病"。

[2] 密：秘密地、悄悄地。

【分析】

上文介绍了古人预防瘟疫传染的艾灸方法。文中指出，悄悄在床四角点燃艾条熏，这是利用艾火辛热化浊的强劲通窜之力快速破坏空气中有毒气体的内部排列结构，从而起到防止感染的作用。其中，悄悄进行熏艾操作，可能是基于心理学的角度考虑。值得进一步分析的是，温病虽然伴有发热症状，

---

① 《葛仙翁肘后备急方》，《道藏》第 33 册，第 27 页。

② 《葛仙翁肘后备急方》，《道藏》第 33 册，第 29 页。

但这只是表象，有可能是"里寒外热"，不能一味清热解毒，而要根据五运六气理论分析天地疠气的阴阳属性，并结合患者的寒热体质具体辨证分析用药。当然，灸疗作为一种外治疗法，前文已分析无论寒热虚实皆可用，对于空气的杀菌消毒更具有全方位、深入的立体效果。

【原文点校】

《葛仙翁肘后备急方·卷三·治寒热诸疟方第十六》：

治疟病[1]方……又方，大开口，度上下唇，以绳度心头，灸此度下头百壮，又灸脊中央[2]五十壮，过发时[3]灸二十壮。①

【注释】

[1]疟病：疟疾，是由于身体受到疟邪疫气所造成的一种传染性疾病，主要以寒战、发热、出汗、头痛等为症状表现，常发于夏秋之际。

[2]脊中央：具体位置应是脊中穴，属督脉，位于脊柱正中线上、第十一胸椎棘突下凹陷中，艾灸此处有健脾利湿、回阳固脱等功效。

[3]过发时：发作之后。

【分析】

上文主要介绍治疗疟疾的艾灸方法。具体操作分为两种情况：发作时，让患者尽量张开嘴巴，用绳子测量嘴巴上下唇的最大宽度，以此作为测量长度，从心口处往下量，在绳子末端处施灸100炷，然后在脊中穴施灸50炷；发作后，再在脊中穴处施灸20炷，以巩固疗效。

【原文点校】

《葛仙翁肘后备急方·卷三·治卒发癫狂病方第十七》：

治卒癫疾[1]方，灸阴茎上宛宛中[2]三壮，得小便通则愈。又方，灸阴茎上三壮，囊下缝[3]二七壮。

又方，灸两乳头三壮，又灸足大指本丛毛中七壮，灸足小指本节七壮。

……

治卒狂言鬼语方……以甑带[4]急合缚两手，火灸左右胁，握肘头文[5]俱

---

① 《葛仙翁肘后备急方》，《道藏》第33册，第29–30页。

起七壮，须臾，鬼语自道姓名，乞去，徐徐诘问，乃解手耳。凡狂发则欲走，或自高贵称神圣，皆应备诸火灸，乃得永差耳。

……

附方

《斗门方》：治癫痫，用艾于阴囊下、谷道[5]正门当中间，随年遒（当为"数"）灸之。①

【注释】

[1] 卒癫疾：急性癫痫，常表现为精神错乱、言语行为失常等症状。

[2] 阴茎上宛宛中：阴茎上尿道口附近。

[3] 囊下缝：阴囊下合缝处，即阴囊根部。

[4] 甑：音 zèng，古代的一种蒸饭炊具，底部有许多透蒸汽的小孔。

[5] 肘头文：肘尖处。

[6] 谷道：肛门。

【分析】

上文主要介绍急救癫痫和癫狂的灸疗方法。癫痫与癫狂都属于精神疾病，二者稍有区别："癫痫"有时直接称为"癫疾"，"癫"字从"颠"表头颅颠顶，指病入头脑，人的语言、思想、行为颠倒错乱。《灵枢·癫狂病》描述了"癫"的症状："癫疾始生，先不乐，头重痛，视，举目赤，甚作极，已而烦心。"②癫痫主要"先不乐"后"烦心"；"狂"字从犬从王，常表现为丧失理性、喜怒无常、唯我独尊、登高乱跑，似有称王称霸之意。《灵枢·癫狂病》指出："狂始生，先自悲也，喜忘、苦怒、善恐者，得之忧饥……狂始发，少卧不饥，自高贤也，自辩智也，自尊贵也，善骂詈，日夜不休……狂言，惊，善笑，好歌乐，妄行不休者，得之大恐。"③可见，"癫狂"最大的表现是行为外显，言谈举止乖张。治疗上，癫痫主要通过在阴部找施灸点，道医葛洪治疗癫狂的灸疗绝招也是其鲜明特色。阴部生殖器是任脉、冲脉、督脉、足厥阴肝经、足

① 《葛仙翁肘后备急方》，《道藏》第 33 册，第 31–32 页。

② 南京中医药大学编著：《黄帝内经灵枢译释》（第三版），上海：上海科学技术出版社，2011 年，第 214 页。

③ 南京中医药大学编著：《黄帝内经灵枢译释》（第三版），上海：上海科学技术出版社，2011 年，第 217 页。

少阴肾经等经脉循行之所，以艾火强大的通窜之力荡涤体内逆乱气血而起效。癫狂的治疗，主要在左右手肘尖处对应的两胁处施灸，以艾灸的纯阳之火扫除体内瘀堵，使得逆乱的气血恢复升降有序而得愈，灸疗力专效宏可见一斑。

【原文点校】

《葛仙翁肘后备急方·卷三·治卒得惊邪恍惚方第十八》：

治卒中邪鬼[1]，恍惚振噤[2]方，灸鼻下人中，及两手足大指爪甲本，令艾丸在穴上，各七壮；不止，至十日（当为"四"）壮愈……①

【注释】

[1] 邪鬼：厉害的阴邪之气。

[2] 噤：音 jìn，闭口不作声。

【分析】

上文主要介绍治疗中阴邪导致精神恍惚、神志不清病症的灸疗方法。通过在人中穴和两手大拇指的、两足大踇趾部的指甲根部施灸，先施灸七炷，无效则翻倍至十四炷可痊愈。

【原文点校】

《葛仙翁肘后备急方·卷三·治中风诸急方第十九》：

治卒中急风，闷乱欲死方。灸两足大指下横文中，随年壮，又别有续命汤。

若毒急不得行者，内筋急者。灸内踝，外筋急者，灸外踝上，二十壮……

若眼上睛垂者，灸目两眦[1]后，三壮。

若不识人者，灸季胁头[2]，各七壮，此胁小肋屈头也。

不能语者，灸第二槌（通"椎"，下同），或第五槌上，五十壮。又别有不得语方，在后篇中矣。

……

若眼反口噤，腹中切痛者，灸阴囊下第一横理，十四壮。又别有服膏之方。

若狂走欲斫刺人，或欲自杀，骂詈[3]不息，称鬼语者。灸两口吻头赤肉际[4]各一壮，又灸两肘屈中五壮，又灸背胛中间三壮，三日报灸三，仓公秘法，

又应灸阴囊下缝三十壮。又别有狂邪方。

……

若身中有掣痛^[5]，不仁不随处者。取干艾叶一斗许，丸之，内瓦甑下，塞余孔，唯留一目，以痛处著甑目下，烧艾以熏之，一时间愈矣。

……

若口㖞僻^[6]者，衔奏灸口吻口横文间^[7]，觉火热便去艾，即愈，勿尽艾，尽艾则太过。若口左僻灸右吻，右僻灸左吻。又灸手中指节上一丸，㖞右灸左也。又有灸口㖞法，在此后也。①

【注释】

[1] 眦：音 zì，眼角。

[2] 季胁：又名季肋，胁下小肋骨。

[3] 詈：音 lì，责骂之意。

[4] 两口吻头赤肉际：两嘴角红白肉交界处。

[5] 掣痛：牵引性疼痛。掣，音 chè，引、拉、拽之意。

[6] 㖞僻：口眼㖞斜。㖞音 wāi，口角向一侧歪斜。

[7] 衔奏灸口吻口横文间：让患者口衔一物，在两嘴角口的横纹间施灸。

【分析】

上文主要介绍治疗中风的各种灸疗方法。值得辨析的是，传统医学与现代医学关于"中风"的概念不尽相同，一般而言，现代医学的"中风"主要指脑中风，也叫脑卒中，即脑梗死、脑出血等。传统医学的"中风"，分为"内中风"和"外中风"两类："内中风"相当于现代医学的脑中风，"外中风"则指遭受外来强大风邪导致的疾病。根据不同症状表现，通过在两足大指横纹处、内踝、外踝、阴囊下、肩胛骨中间、嘴角口等部位施灸，可以起到较好的疗效。

【原文点校】

《葛仙翁肘后备急方·卷三·治卒上气咳嗽方第二十三》：

---

① 《葛仙翁肘后备急方》，《道藏》第 33 册，第 33–34 页。

治卒乏气，气不复，报肩息[1]方：……度手拇指折度心下[2]，灸三壮，差。……

治卒得咳嗽方：……又方，从大椎下第五节下、六节上空间，灸一处，随年。并治上气。又方，灸两乳下黑白肉际[3]，各百壮，即愈。亦治上气，灸胸前对乳一处[4]，须随年壮也。①

【注释】

[1] 报肩息：指由于呼吸困难，需要抬肩以助呼吸。

[2] 度手拇指折度心下：按照手大拇指弯折的长度，从心口处往下测量找灸点。

[3] 乳下黑白肉际：指乳晕边缘处。

[4] 胸前对乳一处：胸前双乳之间的正中处，即膻中穴。

【分析】

上文主要介绍治疗呼吸困难与咳嗽的灸疗方法。具体施灸部位有从心口往下测量拇指折弯长度处，大椎穴下第五节下、六节上处，乳晕边缘处、膻中穴等。具体根据不同症状表现，选择相应的施灸部位，可收到良好效果。

【原文点校】

《葛仙翁肘后备急方·卷三·治卒身面肿满方第二十四》：

治卒肿满，身面皆洪大[1]方：……灸足内课（应为"踝"）下白肉[2]，三壮，差。②

【注释】

[1] 身面皆洪大：身体和面部都浮肿。

[2] 足内踝下白肉：脚部内踝下面的白肉边缘。

【分析】

此段主要介绍全身浮肿的灸疗方法。具体操作是在脚部内踝下面的白肉边缘进行灼艾灸三炷，即可取效。

---

① 《葛仙翁肘后备急方》，《道藏》第 33 册，第 42–43 页。

② 《葛仙翁肘后备急方》，《道藏》第 33 册，第 46 页。

【原文点校】

《葛仙翁肘后备急方·卷四·治卒胃反呕哕方第三十》：

葛氏治卒干呕不息方：……灸两腕后两筋中一穴，名间使，各七壮，灸心主[1]、尺泽亦佳。①

【注释】

[1] 心主：心主即心包络，也指手厥阴心包经。此处主要指心包络，体表穴位为膻中穴。

【分析】

此段主要介绍突然干呕反胃的灸疗方法。具体操作是在两只手的间使穴上各施灸七壮，或者在膻中穴、尺泽穴上施灸也有良好的疗效。

【原文点校】

《葛仙翁肘后备急方·卷四·治卒患腰胁痛诸方第三十二》：

葛氏治卒腰痛诸方，不得俯仰方：正立倚小竹，度其人足下至脐，断竹，及以度后当脊中，灸竹上头处，随年壮。毕，藏竹勿令人得矣。

……

胁痛如打方：……去[1]穷骨[2]上一寸，灸七壮，其左右一寸，又灸七壮。

……

治反腰[3]有血痛[4]方：捣杜仲三升许，以苦酒和，涂痛上，干复涂；并灸足肿（应为"踵"）白肉际[5]，三壮。

治臀腰痛[6]……灸腰眼[7]中，七壮。臀腰者，犹如反腰，忽转而倪之。

……

治胁卒痛如打方：以绳横度两乳中间，屈绳从乳横度，以趁[8]痛胁下[9]，灸绳下屈处，三十壮便愈。此本在杂治中。②

【注释】

[1] 去：距离。

[2] 穷骨：尾骨，也称为尻骨、橛骨等。

---

① 《葛仙翁肘后备急方》，《道藏》第 33 册，第 54 页。
② 《葛仙翁肘后备急方》，《道藏》第 33 册，第 58–59 页。

[3] 反腰：反向弯腰，如扭伤所致。

[4] 血痛：扭伤导致体内瘀血从而出现疼痛症状。

[5] 踵白肉际：脚后跟白肉边缘。

[6] 臀腰痛：闪挫腰痛。

[7] 腰眼：腰后胯骨上面脊椎骨两侧的部位，为肾所在的位置。也指腰眼穴，属于经外奇穴，位于腰部第四腰椎棘突左右 3~4 寸的凹陷处。

[8] 趋：音 qū，古同"趋"，本义是快走，此处是快速移动之意。

[9] 以绳横度两乳中间，屈绳从乳横度：用绳子横量两乳之间的宽度，以此宽度让绳子弯曲，然后快速移动到胁下疼痛处。

【分析】

上文主要介绍腰痛、胁痛的各种灸疗方法。具体根据不同症状表现，寻找相应的施灸点进行施灸。

【原文点校】

《葛仙翁肘后备急方·卷四·治脾胃虚弱不能饮食方第三十四》：

治卒得食病[1]，似伤寒，其人但欲卧，七八日不治煞人[2]方。按其脊两边有陷处，正灸陷处两头，各七壮，即愈。①

【注释】

[1] 食病：饮食不当导致生病。

[2] 煞人：杀人，指疾病导致人死亡。

【分析】

此段主要介绍急救急性严重脾胃病的灸疗方法。具体操作是在脊背两边的凹陷处施灸可以取效。由于脊背两边的凹陷处较多，文中没有指明具体位置，笔者窃以为可以选择脊柱两侧的脾俞穴或胃俞穴，这两个穴位属于足太阳膀胱经，在这两个穴位上施灸有健脾和胃、理中化湿等功效。

【原文点校】

《葛仙翁肘后备急方·卷五·治痈疽、妒乳[1]诸毒肿方第三十六》：

---

① 《葛仙翁肘后备急方》，《道藏》第 33 册，第 62 页。

葛氏疗奶发、诸痈疽发背及乳方：比灸其上[2]百壮。

……

姚方：若发肿至坚而有根者，名曰石痈。当上灸百壮，石子当碎出；不出者，可益壮。痈疽、瘤、石痈、结筋、瘰疬[3]，皆不可就针角。针角者，少有不及祸者也。

……

姚方云：㿔疽者，肉中忽生一黶子，如豆粟，剧者如梅李大，或赤或黑，或白或青，其黶有核，核有深根，应心小久，四面悉肿，疱黯黮紫黑色，能烂坏筋骨，毒入脏腑，煞人。南方人名为擒[4]著毒。著厚肉处皆割之，亦烧铁令赤，烙赤三上，令焦如炭，亦灸黯炮上，百壮为佳，早春酸摹叶薄其四面，防其长也，饮葵根汁、犀角汁、升麻汁，折其热内，外疗依丹毒法也。

……

刘涓子疗痈消脓，木占斯散方：木占斯[5]、桂心、人参、细辛、败酱、干姜、厚朴（炙）、甘草（炙）、防风、桔梗各一两，十物为散，服方寸匕，入咽觉流入疮中。若痈疽灸，不发坏者，可服之[6]，疮末坏去败酱，此药或时有痈令成水者。

……

灸肿令消法：取独颗蒜横截厚一分，安肿头上，炷如梧桐子大，灸蒜上百壮，不觉消，数数灸[7]，唯多为善，勿令大热，但觉痛即擎起蒜，蒜燋更换用新者，不用灸损皮肉，如有体干，不须灸。余尝小腹下患大肿，灸即差。每用之，则可大效也。

……

一切毒肿，疼痛不可忍者：搜面团肿头如钱大，满中安椒，以面饼子盖头上，灸令彻痛，即立止[8]。

……

附方

……

《千金方》：治发背痈肿已溃未溃方[9]。香豉三升，少与水和，熟，捣成泥。可肿处作饼子，厚三分，已上有孔，勿覆，孔上布豉饼，以艾烈其上，灸之使温，温而热，勿令破肉。如热痛，即急易之，患当减，快得分稳，一日二度。

灸之如先有疮孔中汁出，即差。①

【注释】

[1] 妒乳：也称为乳妒，乳汁郁积使得乳房胀硬疼痛或乳头生疮的病症。妒，意思是乳痈。

[2] 比灸其上：即直接在患处施灸。

[3] 瘰疬：指在人体的颈项、胸部或腋窝上长有个状或块状疙瘩的一种疾病。小的为"瘰"，大的为"疬"，统称"瘰疬"，俗称疬子颈，相当于现代医学的淋巴结核。这种病症结节硬块，按压有疼痛感；早期没有明显不适，后期严重时则溃破流脓，伴有食欲缺乏、消瘦等症状。中医认为，"瘰疬"多因湿寒束缚气血流通或风火邪毒侵扰，痰火结于颈项，又或者情绪抑郁、虚火内灼、炼液为痰等引起，有"湿瘰""痰瘰"等类型。

[4] 撷：音 xié，拉着之意。

[5] 木占斯：又名占斯，为古代重要的疮科用药，最早见于《名医别录》，宋代以后失考，经本草专家考证，主要有两种：一种指桑寄生的一个品种，如安徽中医药大学万毅老师指出："根据文献对其使用年代、生态、剂型、入药部位作了考察，并认为是桑寄生的一个品种。"②一种认为是骨碎补，西安市药品检验所谢志民老师等指出："初步考证结果认为，古代之占斯就是唐代以后的骨碎补。"③

[6] 若痈疽灸，不发坏者，可服之：如果痈疽在经过灸疗后不发不破，可以服用本方。

[7] 数数灸：数着艾炷数目继续施灸。

[8] 搜面团肿头如钱大，满中安椒，以面饼子盖头上，灸令彻痛，即立止：搅动面团，沿着肿包的头部周围，做成像古代铜钱那么大，中间孔填满花椒，再用面饼盖在肿包上面，进行灼艾灸，施灸到内外都有热痛感，就可以痊愈。

[9] 治发背痈肿已溃未溃方：治疗长在背部的痈疽，已经溃脓或还没溃烂化脓都可以用的方法（含方子、方案等）。

---

①　《葛仙翁肘后备急方》，《道藏》第 33 册，第 64–69 页。

②　万毅：《占斯的本草考证》，《基层中药杂志》1996 年第 10 卷第 3 期，第 3–4 页。

③　谢志民，曹林林：《中药占斯的本草考证》，《陕西中医》1994 年第 15 卷第 7 期，第 324–325 页。

【分析】

上文主要介绍痈疽、乳痈、疮疡等各种皮肤肿痛的灸疗方法，其中既有直接灸法的灼艾灸，也有间接灸法的隔物灸法，如采用隔大蒜灸法"灸肿令消法"，采用隔面和花椒的灸法治疗"一切毒肿，疼痛不可忍"等。相对灼艾灸法，隔物灸法发挥了艾火和所隔物的双重功效，如果具体辨证拓展所隔物的种类，则隔物灸的治疗病种可以增加很多；相对悬空灸法，隔物灸既保留了直接灸的大部分疗效，又避免了灼艾灸的巨大疼痛。因此，笔者窃以为，在21世纪，针对当下人们的普遍体质和疾病谱，应该大力提倡隔物灸法。

【原文点校】

《葛仙翁肘后备急方·卷五·治卒得虫鼠诸瘘[1]方第四十一》：

刘涓子鼠瘘[2]方：以龟壳、甘草（炙）、桂心、雄黄、干姜、狸骨（炙），六物分等，捣，下蜜和，内疮中，无不差。先灸作疮，后与药，良。①

【注释】

[1] 瘘：音lòu，指颈部生疮，久而不愈，常出脓水。

[2] 鼠瘘：也称为瘰疬，大致相当于现代医学的淋巴结核。

【分析】

此段主要介绍鼠瘘（瘰疬）的灸疗方法，主要将灸疗与外敷药相结合。具体操作首先在患处施灸，直到化脓成灸疮；然后将龟壳、炙甘草、桂心、雄黄、干姜、炙狸骨六味药等分、捣碎，下蜂蜜调和；最后将药敷到患处，效果很好。

【原文点校】

《葛仙翁肘后备急方·卷五·治卒阴肿痛、颓卵[1]方第四十二》：

葛氏，男子阴卒肿痛方。灸足大指第二节下横文理正中央，五壮佳。姚云：足大指本[2]，三壮。

……

小儿阴疝[3]，发时肿痛。依仙翁前灸法，随左右灸[4]，差。

……

---

① 《葛仙翁肘后备急方》，《道藏》第33册，第76页。

灸䪼：但灸其上 [5]，又灸茎上，又灸白小腹脉 [6] 上，及灸脚大指三中，灸一壮。又，灸小指头，随䪼左右著灸。①

【注释】

[1] 䪼卵：一种阴部肿痛的病症，也指"隐睾症"，有先天和后天两种情况：先天情况是指男婴出生后，一侧或双侧睾丸没有按照正常的发育过程下降到阴囊内的一种病理状态，也称为睾丸下降不全；后天状态是指阴部感受风寒、湿气等引起隐睾症。

[2] 足大指本：脚大踇趾根部。

[3] 阴疝：阴部疝气。"疝气"是指由于先天或后天因素导致人体器官的一部分离开原来位置，沿着组织间隙或薄弱缺损处进入另一部位。最常见的疝气是腹壁疝、小肠串气，即腹股沟部位的疝气，小肠通过腹股沟区的腹壁薄弱处坠入阴囊内使得腹股沟凸起或阴囊肿大的病症。

[4] 随左右灸：即阴部左侧疝气灸左边，右侧疝气灸右边。

[5] 灸其上：在隐睾的一侧施灸。

[5] 白小腹脉：可能是指小腹与大腿两侧交接的腹股沟。

【分析】

上文主要介绍阴部肿痛、疝气、隐睾症等生殖器疾病的灸疗方法。主要施灸部位可以归纳为两类：阴部与脚趾头。生殖器疾病往往是体内虚弱或遭受外界湿寒邪气所致，艾灸疗法依靠艾火强大的辛热回阳之力荡涤阴霾、去除阴邪堵塞，使得器官复位，堪称奇效，值得今天进一步实践和研究。

【原文点校】

《葛仙翁肘后备急方·卷六·治目赤痛、暗昧刺诸病方第四十三》：

《斗门方》：治火眼 [1]。用艾，烧令烟起，以碗盖之，候烟上碗成煤，取下，用温水调化，洗火眼，即差。更入黄连，甚妙。②

【注释】

[1] 火眼：俗称"红眼病"，相当于现代医学的急性结膜炎，常伴随眼睛

---

① 《葛仙翁肘后备急方》，《道藏》第 33 册，第 77–78 页。

② 《葛仙翁肘后备急方》，《道藏》第 33 册，第 81 页。

红肿、赤痛、烧灼感、畏光、流泪、分泌物增多等症状。

【分析】

此段主要介绍急性结膜炎（红眼病）的治疗方法。具体操作方法是：燃烧艾炷，用碗盖在上面，使得艾烟在碗盖上面聚集起来成艾烟，然后用温开水化开，慢慢洗眼睛，可以痊愈。如果再加入黄连一起洗，效果更好。值得注意的是，眼睛怕烟，不能直接熏，此处是取艾烟的精华——用碗盖收集艾烟，而不是艾炷燃尽后的艾灰。艾烟是百草霜，烧过具温性，有清扬之性，五行中属木，对应肝气系统，肝开窍于目；艾烟质地轻细成小颗粒状，具土气之性，五行中属土，对应脾气系统，主肌肉；艾烟凝聚于碗盖上，色又黑，五行中属水，对应肾气系统，有"藏极而启"的特性[1]。可见艾烟虽小却兼具木、土、水三行属性，温升为主、敛降为辅，温升以化浊祛瘀、敛降以除赤热邪气，从而共奏良效。

【原文点校】

《葛仙翁肘后备急方·卷七·治卒为猘犬凡所咬毒方第五十四》：

疗猘犬[1]咬人方：先嗍却[2]恶血，灸疮中十壮，明日以去[2]，日灸一壮，满百乃止。姚云：忌酒。[2]

【注释】

[1] 猘犬：疯狗、狂犬。猘 zhì，疯狗。

[2] 嗍：音 suō，吮吸之意。嗍却恶血：吸去疯狗咬伤的毒血。

[3] 明日以去：第二天即见好转。

【分析】

此段主要介绍急救疯狗咬伤的灸疗方法。具体操作是：首先除去伤口的毒血，文中讲到用嘴巴吸走，笔者认为此举不太安全，可以用实验室常用的橡胶洗耳球（有吸气、吹气功能）代替；毒血去除后，直接在伤口上放上艾炷进行灼艾灸，第一天灸上 10 炷，第二天就会好转，每日灸 1 炷，灸到

---

① 关于肝气、脾气、肾气等五脏气的生理本性特点出自颜文强设计的《医道太极图》，详见 颜文强：《生命内景与＜道藏＞精选药方研究》，北京：中国中医药出版社，2019 年，第 272–282 页。

② 《葛仙翁肘后备急方》，《道藏》第 33 册，第 91 页。

100 天满就可以痊愈。这期间不能喝酒。道医葛洪的这种治疗疯狗咬伤的灸疗外治方法，是依靠艾火非凡的回阳祛瘀功能，力专效宏，值得今天进一步研究和临床实践。

【原文点校】

《葛仙翁肘后备急方·卷七·治卒毒及狐溺棘所毒方第五十五》：

马嚼人作疮[1]，有毒，肿（通"肿"）热疼痛方：……灸疮及肿上，差。①

【注释】

[1] 马嚼人作疮：马咬人成疮。

【分析】

此段主要介绍马咬伤的灸疗方法。具体操作直接在伤口患处上进行灼艾灸即可。

【原文点校】

《葛仙翁肘后备急方·卷七·治卒青蛙、蝮虺[1]、众蛇所螫方第五十六》：

蛇，绿色，喜缘树及竹上，大者不过四五尺，皆呼为青条蛇，人中立死……嚼盐唾上，讫[2]，灸三壮，复嚼盐，唾之疮上。

……

一切蛇毒，急灸疮三五壮，则众毒不能行[3]。②

【注释】

[1] 蝮虺：蝮蛇类毒蛇。虺，有两个读音：读 huǐ，本义指蝮蛇一类的毒蛇，引申为小蛇，进而又引申为蜥蜴类的动物；读 huī，指疲劳有病的样子。

[2] 讫：音 qì，绝止、完毕。

[3] 众毒不能行：毒气不会进入体内运行。

【分析】

上文主要介绍道医葛洪急救被毒蛇咬伤的灸疗方法。具体操作方法是：

---

① 《葛仙翁肘后备急方》，《道藏》第 33 册，第 92 页。
② 《葛仙翁肘后备急方》，《道藏》第 33 册，第 93 页。

无论哪种蛇，一旦被咬伤，立刻在伤口进行灼艾灸，可以防止毒气进入体内；如果是青蛇咬伤，则先将食盐嚼碎吐在伤口上，然后将艾炷放在伤口上灼艾灸三炷，施灸后再嚼盐敷上。这是充分利用食盐和口水具有软坚散结、消炎杀毒的作用。

【原文点校】

《葛仙翁肘后备急方·卷七·治蛇疮[1]败、蛇骨刺人、入口、绕身诸方第五十七》：

蛇入人口中不出方：艾灸蛇尾即出。若无火以刀周匝割蛇尾，截令皮断，乃将皮倒脱，即出。《小品》同之。①

【注释】

[1] 蛇疮：文中指蛇咬伤的伤口。

【分析】

此段主要介绍急救蛇入人口的灸疗方案。具体操作是将点燃的艾条直接接触蛇尾施灸，使其疼痛而出。

【原文点校】

《葛仙翁肘后备急方·卷七·治卒中射工水弩毒方第六十五》：

江南有射工毒虫[1]，一名短狐，一名蜮，常在山间水中，人行及水浴，此虫口中横骨角弩，唧以射人形影则病，其诊法：初得或如伤寒，或似中恶，或口不能语，或恶寒热，四肢拘急，且可暮剧，困者三日，齿间血出，不疗即死。其中人有四种，初觉则遍身体视之，其一种正黑如墨子而绕四边，口口口，犯之如刺状。其一种作疮，疮久即穿陷。一种突起如石，口口口其一种如火灼人，肉熛起作疮，此种最急，并皆煞人。居口口口地，天大雨或逐人行潦流，入人家而射人，又当养鹅鸭，口口食，人行将纯白鹅以辟之[2]，白鸭亦善，带好生犀角，佳也。

若见身中有此四种疮处，便急疗之。急周绕遍，去此疮边一寸，辄[3]

---

① 《葛仙翁肘后备急方》，《道藏》第33册，第94页。

灸一处百壮，疮亦百壮，则（此处有缺，应有"差"或"瘥"）……又方，葫蒜[4]，令傅（通"敷"，下同）以拓[5]疮上，灸蒜上千壮，差。①

【注释】

[1] 射工毒虫：古代传说的一种生长于水中的小毒虫。

[2] 人行将纯白鹅以辟之：人外出时，可以用纯白色的白鹅以避免射工毒虫的攻击。文中记载，白鹅、白鸭会吃这种射工毒虫。

[3] 辄：音 zhé，此处是立即之意。

[4] 葫蒜：也写作胡蒜，即大蒜，原产于欧洲南部和中亚，西汉时从西域传入我国栽种。

[5] 拓：指均匀放置。

【分析】

上文主要介绍射工毒虫咬伤引起的疮疡皮肤病的灸疗方法。具体操作有两种方法：一种绕疮疡一圈，在距离疮疡一寸的地方先灼艾灸 100 炷，然后直接在疮疡上再施灸 100 炷即可痊愈；一种是将大蒜捣碎，均匀敷在疮疡上，再将艾炷放到大蒜上施灸 1000 炷，也可痊愈。

【原文点校】

《葛仙翁肘后备急方·卷七·治卒中沙虱毒方第六十六》：

又，疗沙虱[1]毒方：以大蒜十片，著热灰中，温之令热，断蒜[2]及热拄[3]疮上，尽十片，复以艾灸疮上，七壮则良。

……

已深者，针桃（当为"挑"）取虫子，正如疥虫[4]，着爪上映光方见行动也，若挑得，便就上灸三四壮，则虫死病除。②

【注释】

[1] 沙虱：一种细小而极毒的虱子，又名石蚕。沙虱病，现代医学称为恙虫病，是指由恙虫病立克次体引起的急性皮肤传染病，临床症状有发病快、

---

① 《葛仙翁肘后备急方》，《道藏》第 33 册，第 99 页。
② 《葛仙翁肘后备急方》，《道藏》第 33 册，第 100 页。

发热、皮疹、焦痂、淋巴结肿大等。

[2] 断蒜：切断大蒜。

[3] 拄：音 zhǔ，用手扶着杖或棍支持身体的平衡。文中是将大蒜断面敷到伤口上。

[4] 疥虫：即疥螨，一种寄生于人和哺乳动物皮肤表皮层的微生物，会产生具有传染性的皮肤病——疥疮。

【分析】

上文主要介绍具有传染性的沙虱病（恙虫病）的灸疗方法。具体操作分为两种情况：如果刚患病不久，先用十片（瓣）大蒜放到热的草木灰中加热，然后切断大蒜，趁热将蒜的断面敷到疮疡患处，十片（瓣）大蒜敷完后，直接在伤口上进行灼艾灸七炷，效果很好；如果患病较久，用针将沙虱虫挑出，然后直接在患处施灸三四炷，则可痊愈。

第二节　《刘涓子鬼遗方》灸疗的实践应用

一、《刘涓子鬼遗方》灸疗实践应用的特点

《刘涓子鬼遗方》又名《刘涓子神仙遗论》，晋末刘涓子撰，南齐龚庆宣重编，"定稿于南齐永元元年"[①]。根据该书序言所论，此书是刘涓子在丹阳郊外巧遇"黄父鬼"时所遗留的一部外科专著，故称为《神仙遗论》，原书十卷已散佚，今存宋刻本五卷。此外，刘涓子又撰写有《刘涓子治痈疽神仙遗论》一卷，亦为外科专著。《刘涓子鬼遗方》一书以论述痈疽治疗方法为主，部分涉及金疮、瘀血、外伤等病症治疗。

全书内容以药方为主，共载药方一百四十多张，多为治疗痈疽之方，其中涉及灸疗实践应用的只有几处，呈现出的特点主要有三：一是提出了判断痈疽是否可灸的鉴别标准和操作方案。《刘涓子鬼遗方·卷四》单列了一段"相痈疽知是非可灸法"进行阐述："痈疽之甚，未发之兆，饥渴

---

① （南北朝）刘涓子著，柳长华主编，宋白杨、刘宇、孙冬莉点校：《刘涓子鬼遗方》，北京：北京科学技术出版社，2016 年，第 1 页。

为始,始发之始,或发日疽臭;似若小疖,或复大痛,皆是微候,宜善察之。欲知是非,重按其处,是便隐痛。复按四边比方得失。审定之后即灸……"① 这就教导我们,"痈疽"是否可灸要"按四边比方得失。审定之后",其可灸的标准是"欲知是非,重按其处,是便隐痛";判断可以施灸后,《刘涓子鬼遗方》接着给出了具体施灸方案:"第一便灸其上二三百壮,又灸四边一二百炷。小者灸四边,中者灸六处,大者灸八处,壮数、处所不患多也。亦应即贴即薄,令得所即消。内服补暖汤、散。不已,服冷药,外即冷薄。不已,用热贴。贴之法,开其口,泄热气。"② 这就指出要灸疗与内服、外敷中药相配合使用,以提高疗效。二是指出灸法可以治疗发于踝骨的痈疽:"(痈疽)发于踝,名曰走缓。其状痈也,急不变,灸而止其寒热,不死。"③ 可见,灸疗可以"止其寒热,不死",疗效颇佳。三是给出了治疗灸疮的膏药配方。《刘涓子鬼遗方·卷五》记载:"治灸疮,甘草膏方:甘草(一两)、当归(一两)、胡粉(半两)、羊脂(一两半)、猪脂(三两),上五味,㕮咀,以猪羊脂并诸药,微火煎,成膏,绞去滓,候凝,敷之。"④ 该方以甘草作为君药制作成膏药外敷治疗灸疮。

二、原文点校、注释、分析

【原文点校】

《刘涓子鬼遗方·卷四》:

黄父曰:愿闻于痈疽之形与其期日。

岐伯曰:略说痈疽极者一十八种。痈发于嗌[1],名曰猛疽。猛疽不治则化为脓,脓塞其咽,半日死。

① (南北朝)刘涓子著,柳长华主编,宋白杨、刘宇、孙冬莉点校:《刘涓子鬼遗方》,北京:北京科学技术出版社,2016年,第28–29页。

② (南北朝)刘涓子著,柳长华主编,宋白杨、刘宇、孙冬莉点校:《刘涓子鬼遗方》,北京:北京科学技术出版社,2016年,第29页。

③ (南北朝)刘涓子著,柳长华主编,宋白杨、刘宇、孙冬莉点校:《刘涓子鬼遗方》,北京:北京科学技术出版社,2016年,第27页。

④ (南北朝)刘涓子著,柳长华主编,宋白杨、刘宇、孙冬莉点校:《刘涓子鬼遗方》,北京:北京科学技术出版社,2016年,第51页。

……

发于踝，名曰走湲[2]。其状痈也，急不变[3]，灸而止其寒热，不死。

……

相痈疽知是非可灸法：

痈疽之甚，未发之兆，饥渴为始，始发之始，或发日疽臭；似若小疖[4]，或复大痛，皆是微候[5]，宜善察之。欲知是非，重按其处，是便隐痛[6]。复按四边比方得失。审定之后即灸，第一便灸其上二三百壮，又灸四边一二百炷。小者灸四边，中者灸六处，大者灸八处，壮数、处所不患多也。亦应即贴即薄，令得所即消。内服补暖汤、散。不已，服冷药，外即冷薄。不已，用热贴。贴之法，开其口，泄热气。①

【注释】

[1] 嗌：此字有两个读音，音为 yì 时指咽喉，音为 ài 时指笑声。文中意思指咽喉。

[2] 走湲：在《灵枢·痈疽第八十一》记载为"走缓"，意思为毒气停留于此不行。

[3] 急不变：在《灵枢·痈疽第八十一》记载为"色不变"，即痈疽表面颜色没有变化。

[4] 疖：音 jiē，一种皮肤病，俗称"疖子"，常见红肿、硬块、疼痛乃至化脓等症状。

[5] 微候：微小证候。

[6] 隐复：慢慢恢复弹起。

【分析】

上文主要内容有二：一是介绍治疗踝骨痈疽的灸疗方法。值得注意的是，在《灵枢·痈疽第八十一》则记载采用砭石方法："发于内踝，名曰走缓。其状痈也，色不变。数石其输，而止其寒热，不死。"此处"数石其输"意思是指用砭石数次刮其腧穴肿痛处。砭石原理主要在通，而灸法通补兼具，故笔者窃以为从《灵枢》的"砭石"方法到《刘涓子鬼遗方》的"灸

① （南北朝）刘涓子著，柳长华主编，宋白杨、刘宇、孙冬莉点校：《刘涓子鬼遗方》，北京：北京科学技术出版社，2016年，第26–29页。

法"是一种进步。二是介绍了判断痈疽采用灸法的鉴别标准和施灸方案，鉴别标准是"重按其处，是便隐复"，即用力重按痈疽患处后如果能慢慢恢复弹起则可以施灸，当然指的是直接灸法；施灸方案是"第一便灸其上二三百壮，又灸四边一二百炷"，即第一时间在痈疽头（中间）施灸二三百炷，然后在四周再施灸一二百炷。周围四周施灸量可以看痈疽大小来判断，如果痈疽小就灸痈疽周围四处，稍大点就灸六处，痈疽很大时就施灸八处，不用担心施灸炷数太多（"壮数、处所不患多也"）。另外，临床也可以与内服汤药和敷贴药物同时进行，以取得更好的疗效。

【原文点校】

《刘涓子鬼遗方·卷五》：

治灸疮，甘草膏方：甘草（一两）、当归（一两）、胡粉[1]（半两）、羊脂[2]（一两半）、猪脂[3]（三两）。上五味，咬咀[4]，以猪羊脂并诸药，微火煎，成膏，绞去滓，候凝，敷之。①

【注释】

[1] 胡粉：也称粉锡、铅白或铅华，为矿物铅加工而成的碱或碳酸铅，古代主要用于化妆、绘画和药用等。

[2] 羊脂：即羊油，羊的脂肪油，具有补虚润燥、祛风解毒等功效，对于肌肤皲裂、疥癣疮疡、烧烫伤、冻伤等皮肤疾病有奇效。

[3] 猪脂：即我们平常吃的猪油，也称为猪膏，是猪的脂肪组织经煎制而成的固体或液体脂肪。李时珍曰："凡凝者为肪为脂，释者为膏为油。"②

[4] 咬咀：即切细、切碎之意。

【分析】

上文主要介绍治疗灸疮的"甘草膏"的制作方法。方中以具有缓急止痛之力的甘草作为君药，配以当归、胡粉、羊油、猪油制成膏药。整体上看，此方法制作简易而高效。关于"胡粉"，根据现代科学分析，其主要成分是白色碱性碳酸铅，其化学性质与丹砂相同，因此在古代道教中也可作为炼丹

① （南北朝）刘涓子著，柳长华主编，宋白杨、刘宇、孙冬莉点校：《刘涓子鬼遗方》，北京：北京科学技术出版社，2016年，第51页。

② （明）李时珍著，柳长华主编：《李时珍医学全书》，北京：中国中医药出版社，1999年，第1492页。

之用。明代科学家宋应星在《天工开物·卷中·五金》中描述了胡粉的制作工艺："凡造胡粉，每铅百斤，熔化，削成薄片，卷作筒，安木甑内。甑下、甑中各安醋一瓶，外以盐泥固济，纸糊甑缝。安火四两，养之七日。期足启开，铅片皆生霜粉，扫入水缸内。未生霜者入甑依旧再养七日，再扫，以质尽为度，其不尽者留作黄丹料。"① 关于文中"㕮咀"主要针对甘草、当归这两味草木药而言，道医孙思邈曰："凡汤酒膏药，旧方皆云㕮咀者，谓秤毕，捣之如大豆，又使吹去细沫，此于事殊不允当。药有易碎、难碎，多末、少末，秤两则不复均平。今皆细切之，较略令如㕮咀者，乃得无末而片粒调和也。"② 学者何茂活先生考证说："'父且'是'㕮咀'之古字，指用刀斧及砧板将药物砸、切细碎，以便煎制。"③ "（㕮咀）是用器物捣砸而非用口齿咬啮。"④ 可见，药材经过"㕮咀"后方成饮片。在今天看来，对于采用麦粒灸等治疗大病的化脓灸法虽然疗效卓著，但留下灸疮时常痒痛，且容易感染，可以亲手制作此"甘草膏"对灸疮进行外敷治疗。

第三节　《太清石壁记》灸疗的实践应用

一、《太清石壁记》灸疗实践应用的特点

《太清石壁记》系隋代罗浮山道士青霞子苏玄朗所撰、唐代楚泽先生改编的一部道医外丹专书。该书收入《正统道藏》洞神部众术类，此外《新唐书·艺文志》也有著录。该书共有三卷，主要记载了道医外丹药方五十余种和造丹炉、服丹等具体操作注意事项等。由于该书以药方为主，涉及灸疗实践应用较少。从其记载的灸疗实践应用来看，主要的特点有二。

一是灸疗与丹药配合使用进行隔物灸。《太清石壁记》记载了将"艮雪小还丹"作为材料进行隔物灸治疗毒蛇虫咬伤等病症的灸疗方法。《太清石壁记·卷下·服艮雪小还丹等法》记载曰："蛇、蝎、蜂、虿、蜈蚣诸毒咬螫，

① （明）宋应星著，潘吉星译注：《天工开物译注》，上海：上海古籍出版社，2008年，第155页。
② 《孙真人备急千金要方》，《道藏》第26册，第35页。
③ 何茂活：《＜武威汉代医简"父且"考辨》，《中医文献杂志》2004年第4期，第21页。
④ 何茂活：《＜武威汉代医简"父且"考辨》，《中医文献杂志》2004年第4期，第22页。

毒盛不可忍者，以丹及酢和调泥作饼子，如榆荚大，厚薄如三重蘸叶，置疮上，以艾灸之三五炷，立止。"① 对于蛇、蝎、蜂、蜈蚣等咬伤，疼痛无比、危险异常，而用"艮雪小还丹"捣成泥状放置咬伤处进行隔物灸，既发挥了艾火的药力，又发挥了丹药药气，使得两种药气迅速渗透产生作用，从而达到"立止"的功效，足见灸疗与丹药配合使用具有急救的效果。

二是灸疗的壮数少而疗效佳。无论是治疗蛇、蝎、蜈蚣等咬伤的急救，还是"肉瘤"和"疔疮"的治疗，皆是以丹药作为隔物灸的媒介，所施灸的壮数分别是"艾灸之三五壮""已摩亦摩灸""艾灸十壮"可见灸量轻，但分别达到的效果却是"立止""无不差""差"，足见这种灸疗方法的疗效之佳。

二、原文点校、注释、分析

【原文点校】

《太清石壁记·卷下·服艮雪小还丹等法》：

蛇、蝎、蜂、虿[1]、蜈蚣诸毒咬螫，毒盛不可忍者，以丹及酢[2]和调泥作饼子，如榆荚大，厚薄如三重蘸叶，置疮上，以艾灸之三五炷，立止……患肉瘤[3]，无问处所大小，以针瘤上作孔，以丹和腊月猪脂涂上，向火温然后灸之，夜再三摩[4]，已摩亦摩灸，无不差。丁（通"疔"，下同）疮，针刺多孔，即以丹十丸，于阴地[5]持柔合大饼，厚两钱，当肿上艾灸十壮，以疼为度，差。②

【注释】

[1] 虿：音 chài，蛇蝎等毒虫的古称。

[2] 酢：有两个读音，读作 zuò 时表示客人用酒回敬主人，读作 cù 时表示酸味或酸味液体，通"醋"，有时也作动词使用表示变酸。文中是指酸味液体，即"醋"。

[3] 肉瘤：指皮肤上长隆起的赘肉。瘤，音 lóng，有两种含义：一指小便不通畅的症状，二指弯腰驼背、老态龙钟的样子。

[4] 夜再三摩：隔一夜后，用手轻轻按摩患处三遍。

---

① 《太清石壁记》，《道藏》第18册，第773页。
② 《太清石壁记》，《道藏》第18册，第773–774页。

[5] 阴地：指阴凉之地，即阳光照不到的地方。

【分析】

上文主要介绍三类灸法治疗外科疾病的方法：第一类是急救被毒蛇、蝎、蜜蜂、蜈蚣等毒虫咬伤的灸疗方法，将"艮雪小还丹"磨粉，和醋调和成泥状作为隔物灸的灸饼，厚度像重叠三张蓖叶那么厚，灸饼放到咬伤处，然后施灸 3~5 炷，即可痊愈。第二类病症是"肉癥"的施灸方法，首先用银针在肉癥上插孔，将"艮雪小还丹"墨粉和十二月的猪油调和涂在伤口上，靠近火温热后施灸；隔一夜后，用手轻轻按摩患处三遍，每按摩一遍就施灸一次（一壮），就会痊愈。第三类病症"疔疮"的治疗也是采用隔物灸，即用针在疔疮上刺几个孔，用十颗"艮雪小还丹"做成灸饼，厚度像两个铜钱厚，然后在灸饼上施灸十炷，灸到不痛为止。关于"艮雪小还丹"的配方与制作方法，《太清石壁记·卷上》有详细记载："艮雪丹方，一名水银霜丹，二名流珠白雪丹……锡十二两、鸿霜一斤、特生礜石一斤、绛矾石一斤、朴硝五两、太阴玄精六两、盐一斤。右以锡置铛中，下猛火烧令镕成水，以铁匙撩去上滓末（通'沫'，下同），别以铛子中炒令稍热，倾着锡水中，以铁匙搅之令匀，便急倾着净地，少时凝冷如白银，即取矾霜，轻手捣之，以马尾罗筛，朴硝、玄精各别捣筛。即以盐末和水银、锡合捣，以马尾筛之，以诸药总相和。调和相得，更以白盐作下藉三分许，以物按之令实，即下诸药。又以朴硝覆之。即下文火四日夜，其火炭不过一斤已（通'以'，下同）上。但候上盖常如人体暖，即渐加三五茎。过此已后两日，即下武火，常使上釜灼人手，不得久住。武火经七日，寒一宿，然后开之，若调火缓急得所，其精并飞出上釜，如霜雪状，或作伏炉盘在上釜，其色妙甚霜雪，光辉焕然，惊骇耳目，好士见之无不嗟叹……"① 此制作过程十分繁杂，尤其讲究火候。

值得注意的是，对于这三类病症的治疗，《太清石壁记》的施灸方案都是采用隔药灸（隔物灸），这对于丹药在今天进行创造性转化与创新性发展提供了很好的范例。因为一直以来学术界和医药界对道教外丹丹药都十分敏感，以其含有较多矿物质，历史上因内服外丹导致中毒身亡的事件

---

① 《太清石壁记》，《道藏》第 18 册，第 764 页。

屡见不鲜，但也因此而长期忽视了外丹丹药可以作为外用治病的疗效。《太清石壁记》记载的这三个灸疗经验恰好为我们提供了新的临床思路：将外丹丹药作为灸疗的媒介，这样既避免了灼艾灸烫伤皮肤的缺点，又发挥了丹药药力强劲的优势。

第四节 《太清金液神气经》灸疗的实践应用

一、《太清金液神气经》灸疗实践应用的特点

《太清金液神气经》撰人不详，似出于隋唐，系摘录《三皇经》《真诰》等道书改编而成，收入《正统道藏》洞神部众术类。该书共三卷，是一部阐述各种外丹方诀和服丹效验的道医专书，因此该书涉及灸疗实践应用的仅有一段，呈现出的特点主要有二：一是灸疗与导引按摩配合使用。《太清金液神气经·卷下》曰："昔邓云山亭当得道，顿两手不收，吾使人语之，令灸风徊、曲津两处耳，六七日间，便得作五禽、按摩也。"[1] 此处"五禽"指五禽戏，即模仿虎、鹿、熊、猿、鸟五种动物的肢体动作进行养生的一种导引术，"按摩"古代称为"按跷"。我们知道，砭、针、灸、药、按跷、导引是我国六大古医术。此处用了三个，强调在施灸的同时配合导引、按跷以提高治病的疗效。当然，因为此处治疗的是"两手不收"肢体失灵的病症，所以也强调导引、按摩配合灸疗的重要性。二是强调心神与行道可以提高灸疗的疗效："若针力讫，当语所灸处，又存心行道，亦与身行之无异也。"[2] "语所灸处"应是指用语言心神专注于施灸的部位，使得身心合一，并在平常"存心行道"，则可以提高灸疗治病的疗效。

二、原文点校、注释、分析

【原文点校】

《太清金液神气经·卷下》：

---

① 《太清金液神气经》，《道藏》第18册，第787页。
② 《太清金液神气经》，《道藏》第18册，第787页。

昔邓云山亭当[1]得道[2]，顿[3]两手不收，吾使人语之，令灸风徊、曲津[4]两处耳，六七日间，便得作五禽、按摩也。若针力讫，当语所灸处，又存心行道，亦与身行之无异也。①

【注释】

[1] 亭当：妥当、合宜，文中应是恰巧之意。

[2] 得道：原本指道教中人通过修行达到证悟的境界。此处应指在修道的过程中。

[3] 顿：忽然之意。

[4] 风徊、曲津：应该不是风门、曲池穴的别名，有可能是经外奇穴，待考。

【分析】

此段实际是一则灸疗医案，主要内容一是倡导灸疗与导引、按摩一起使用可以提供疗效，二是强调施灸时全神贯注、身心合一的重要性。这两点对于今天采用灸疗治病或养生依然具有重要的现实价值。

第五节　《孙真人备急千金要方》灸疗的实践应用

一、《孙真人备急千金要方》灸疗实践应用的特点

唐代著名道医孙思邈的《孙真人备急千金要方》作为大部头的道医著作，在灸疗方面既有较多对于灸疗理论层面的阐述，也有大量对于灸疗实践应用方面的记载。从全书来看，《孙真人备急千金要方》中灸疗的实践应用呈现出以下几个显著特点。

第一个特点是采用灸疗方法治疗的病症相当庞杂广博。这是该书灸疗实践应用的最大特点。无论是五脏六腑等内科病，还是外科、儿科、妇科、男科，乃至美容科等，几乎无所不包，显示了灸法的广泛适用性。

从内科来看，《孙真人备急千金要方》卷三十六和卷三十八记载了肝胆病的灸疗方案。其中卷三十六记载道："肝病其色青，手足拘急，胁下苦满，或时眩冒，其脉弦长，此为可治，宜服防风竹沥汤、秦艽散……又当灸

---

① 《太清金液神气经》，《道藏》第18册，第787页。

期门百壮，背第九椎五十壮……治肝虚目不明方：灸肝输（通'俞'，下同）二百壮。"① "期门穴"是足厥阴肝经的募穴，因此在期门穴上施灸对于肝病具有很好疗效。"肝俞穴"是肝脏的背俞穴，而肝开窍于目，因此在肝俞穴上施灸可以治疗因肝虚导致眼睛视物模糊不清的症状。卷三十八记载了胆病的治疗："胆病者，善太息，口苦，呕宿汁，心澹澹恐如人将捕之，咽中介介然，数唾，候在足少阳之本末，亦见其脉之陷下者，灸之……治胸中胆病方：灸浊浴随年壮，穴在侠胆输傍行相去五寸……治胆虚方：灸三阴交各二十壮，穴在内踝上一夫。"② 浊浴穴属于经外穴，位于背部，第十胸椎棘突下，旁开2.5寸处，灸浊浴穴有利于胆气下降。对于心脏病的灸疗，《孙真人备急千金要方·卷四十》记载曰："心病其色赤，心痛短气，手掌烦热，或啼笑骂詈，悲思愁虑，面赤身热，其脉实火（通'大'）两（通'而'）数，此为可治……又当灸巨阙五十壮，背第五椎百壮。"③ 而《孙真人备急千金要方·卷四十一》的灸疗方案辨证更细、灸疗方案更多样："心懊憹，微痛烦逆，灸心输百壮。心痛如锥刀刺，气结，灸膈输七壮。心痛冷气上，灸龙颔百壮，在鸠尾头上行一寸半，不可刺之。心痛恶气上，胁急痛，灸通谷五十壮，在乳下二寸。心痛暴绞急绝欲死，灸神府百壮，在鸠尾正心，有忌。心痛暴恶风，灸巨阙百壮。心痛坚烦气结，灸太仓百壮。心痛，灸臂腕横文三七壮，又灸两虎口白肉际七壮。"④ 对于后天之本的脾胃的相关病症的治疗，该书有多卷涉及，而且基本施灸的穴位都十分精简，如《孙真人备急千金要方·卷四十六》记载："脾病其色黄，饮食不消，腹苦胀满，体重节痛，大便不利，其脉微缓而长，此为可治，宜服平胃丸、泻脾丸、茱萸丸、附子汤……又当灸章门五十壮，背第十一椎百壮。"⑤《孙真人备急千金要方·卷五十二》记载："胃中热病：灸三里三十壮，穴在膝下三寸……治胃反，食即吐出，上气方：……灸两乳下各一寸，以瘥为度。又，灸脐上一寸，二十壮。

① 《孙真人备急千金要方》，《道藏》第26册，第241-246页。
② 《孙真人备急千金要方》，《道藏》第26册，第254-255页。
③ 《孙真人备急千金要方》，《道藏》第26册，第269页。
④ 《孙真人备急千金要方》，《道藏》第26册，第278-279页。
⑤ 《孙真人备急千金要方》，《道藏》第26册，第306页。

又，灸内踝下三指稍邪向前有穴，三壮。（《外台秘要》三指作一指也）……
治干呕方：……灸心主尺泽亦佳。又，灸乳下一寸三十壮。又方，干呕不止，
粥食、汤药皆吐不停，灸手间使三十壮。若四厥，脉沉绝不至者，灸之便通，
此起死人法。"①《孙真人备急千金要方·卷五十三》的灸疗方案更加细化：
"腹中气胀，引脊痛，食饮多，身羸瘦，名曰食晦，先取脾输，后取季胁。
脏腑积聚，胀满，羸瘦，不能饮食，灸三焦输，随年壮。胀满，雷鸣，灸大
肠输百壮，三报。胀满，气聚寒冷，灸胃管百壮，三报。穴在鸠尾下三寸。
腹胀满，绕脐结痛，坚不能食，灸中守百壮，穴在脐上一寸，一名水分。胀
满痕聚，滞下疼冷，灸气海十壮，穴在脐下一寸。忌不可针。"② 对于肺病
的治疗，该书卷二十六、卷五十四皆有涉及，其中以《孙真人备急千金要方·卷
五十四》的记载最为详细："肺病其色白，身体但寒无热，时时咳，其脉微
迟，为可治，宜服五味子大补肺汤、泻肺散……又当灸膻中百壮，背第三椎
二十五壮……肺胀，气抢胁下热痛，灸阴都随年壮。穴在侠胃管两边相去一
寸。胃管在心下三寸。肺胀胁满，呕吐上气等病，灸大椎并两乳上第三肋间，
各止七壮……治肺风气痿绝，四肢满胀，喘逆胸满方：灸肺输各二壮。肺输
对乳引绳度之，在第三椎下两傍相去各一寸五分。"③《孙真人备急千金要
方·卷二十六》则记载了肾寒病症的灸疗方法："治肾寒方：灸肾输百壮。"④
由于五脏精气灌注于背部，因此背俞穴治疗五脏及其相关病症具有立竿见影
的效果。肾寒病症采取艾灸肾俞穴百壮即是此理。

对于外科皮肤病的治疗，灸疗方法亦是效果颇佳。《孙真人备急千金要
方·卷六十八》记载道："凡骨疽百疗不瘥者，可疮上以次灸之，三日三夜便瘥。
如疮不瘥，瘥而复发，骨从孔中出者，名为骨疽……治疽卒着五指，筋急不
得屈伸者方：右灸踝骨中央数十壮，或至百壮……治附骨疽方：……又方：
灸间使后一寸，随年壮，立瘥……治一切瘑疮：（凡脚腨及曲䐐中痒，搔则
黄汁出，是名风疽。）右灸足大趾奇间二七壮，又灸大趾头亦佳……治恶露

① 《孙真人备急千金要方》，《道藏》第 26 册，第 331–335 页。
② 《孙真人备急千金要方》，《道藏》第 26 册，第 338 页。
③ 《孙真人备急千金要方》，《道藏》第 26 册，第 344–349 页。
④ 《孙真人备急千金要方》，《道藏》第 26 册，第 194 页。

疮方：以捣蓠菜傅疮口，以大艾炷灸药上，令热入内即瘥……治恶疮方：……面一升作饼，大小以覆疮，灸上令热，汁出尽瘥。"① 可见，无论是骨疽、风疽，还是病疮、恶疮，采用灸疗法都能取得满意的疗效。《孙真人备急千金要方·卷七十四》则单列一小节记载治疗的瘿病的施灸方法："灸法：瘿恶气，灸天府五十壮。（《千金翼》云：又灸胸堂百壮。）瘿上气短气，灸肺输百壮。瘿上气胸满，灸云门五十壮。瘿劳气，灸冲阳随年壮。瘿气面肿，灸通天五十壮。瘿，灸天瞿三百壮，横三间寸灸之。又，灸中封随年壮，在两足跌上曲尺宛宛中。诸瘿，灸肩髃左右相当宛宛处，男左十八壮，右十七壮；女右十八壮，左十七壮，或再三，取瘥止。又，灸风池百壮，侠项两边。又，灸两耳后发际一百壮。"② "瘿病"是一种发生于颈前区结喉两侧结块的囊肿病，用艾灸疗法依靠火力的穿透性和艾草药力活血化瘀从而起到较好的疗效。

对于五官科和喉科病症的治疗，灸法也有好的效果。《孙真人备急千金要方·卷十五》十分详细地记载了多种眼病的灸疗方案："眼痛，下廉主之。目中白翳，前谷主之。目痛泣出，甚者如脱，前谷主之。白膜覆珠子，无所见，解溪主之。灸法余穴见前。臑目䀮䀮，少气，灸五里，右取左，左取右。眼暗，灸大椎下，数节第十当脊中，安灸二百壮，惟多为佳，至验。肝劳邪气眼赤，灸当容百壮，两边各尔……眼急痛，不可远视，灸当瞳子上入发际一寸，随年壮，穴名当阳。风翳患右目，灸右手中指本节头骨上五壮如小麦大。左手亦如之。风痒赤痛，灸人中近鼻柱二壮，仰卧灸之。目卒生翳，灸大指节横文三壮，在左灸右，在右灸左，良。"③ 肝开窍于目，所以眼病往往与肝脏有密切关系。因此无论是眼睛痛还是酸、涩、痒，或长胬肉结膜等可以通过灸疗肝经及与其相关的穴位来取效。对于鼻腔病症，《孙真人备急千金要方·卷十六》记载了相应的灸疗方案："治涕出不止方：灸鼻两孔与柱齐七壮……治鼻中息肉方：灸上星二百壮；穴在直鼻入发际一寸……治鼻中出血不止方：……灸方：张弓令弦向上，病儿仰卧枕弦，放四体如常卧法。衄时痒痒，便灸足大指节横理三毛中十壮，剧者百壮。衄不止，灸之，并治

---

① 《孙真人备急千金要方》，《道藏》第 26 册，第 459–462 页。

② 《孙真人备急千金要方》，《道藏》第 26 册，第 495 页。

③ 《孙真人备急千金要方》，《道藏》第 26 册，第 136–137 页。

阴卵肿。又，灸风府一穴四壮，不止又灸。又，灸涌泉二穴各百壮。"① 鼻腔出血不止，往往会有一定的危险，通过艾灸见效快。对于口腔疾病的灸疗，《孙真人备急千金要方·卷十九》记载了牙齿疼痛的灸疗方案："治风齿疼痛方：灸外踝上高骨前交脉，三壮。又，以线量手中指至掌后横文，折为四分，量横文后当臂中，灸二壮愈。灸之当随左右。"② 耳朵也是"五官"之一，《孙真人备急千金要方·卷二十》记载了严重的耳朵病——耳聋的灸疗方："治耳聋方：……又方，捣豉作饼，填耳内，以地黄长五六分，削一头令尖，内耳中，与豉饼底齐，饼上着楸叶盖之，剜一孔如箸头，透饼于上，灸三壮。"③这是采用隔物灸的治疗方法，既避免耳朵肉薄容易烫伤，又发挥了艾火力道强劲的优点，从而取效。值得注意的是，由于喉咙不属于五官，但分类上常常将其归为耳鼻喉科，因此将喉咙病症归到此处一起探讨。对于喉科病症的灸疗，该书主要涉及喉咙肿痛和喉痹。如《孙真人备急千金要方·卷二十》记载喉咙肿痛的灸疗："治喉肿，胸胁支满方：灸尺泽百吐（通'壮'）。"④《孙真人备急千金要方·卷五十四》："治喉痹，气逆咳嗽，口中涎唾方：灸肺输七壮。亦可随年壮至百壮。"⑤ 喉是呼吸的门户和发音器官，足太阴肺经经过喉咙，所以喉咙病症与肺关系密切。此处通过艾灸手太阴肺经上的尺泽穴治疗喉咙肿痛和艾灸肺脏的背俞穴肺俞穴即是此理。

对于儿科病的灸疗方法，该书的记载也十分完备，《孙真人备急千金要方·卷十》详细记载了对于小儿暴痫这一危症重症各种症状表现的不同施灸方案："小儿暴痫，灸两乳头，女儿灸乳下二分。治小儿暴痫者，身躯正直如死人，及腹中雷鸣，灸太仓及脐中上下两傍各一寸，凡六处，又灸当腹度取背，以绳绕颈下至脐中竭，转绳向背，顺脊下行，尽绳头，灸两傍各一寸五壮。若面白，啼声色不变，灸足阳明、太阴。若目反上视，眸子动，当灸囟中。取之法：横度口尽两吻际，又横度鼻下亦尽两边，折去鼻度半，都合

---

① 《孙真人备急千金要方》，《道藏》第 26 册，第 137–140 页。
② 《孙真人备急千金要方》，《道藏》第 26 册，第 149 页。
③ 《孙真人备急千金要方》，《道藏》第 26 册，第 153–154 页。
④ 《孙真人备急千金要方》，《道藏》第 26 册，第 150 页。
⑤ 《孙真人备急千金要方》，《道藏》第 26 册，第 349 页。

口为度，从额上发际上行度之，灸度头一处，正在囟上未合骨中，随手动者是，此最要处也。次灸当额上入发二分许，直望鼻为正。次灸其两边，当目瞳子直上入发际二分许。次灸顶上回毛中。次灸客主人穴，在眉后际动脉是。次灸两耳门，当耳开口则骨解开动张陷是也。次灸两耳上，卷耳取之，当卷耳上头是也。一法大人当耳上横三指，小儿各自取其指也。次灸两耳后完骨上青脉，亦可以针刺令血出。次灸玉枕，项后高骨是也。次灸两风池，在项后两辕动筋外发际陷中是也。次灸风府，当项中央发际，亦可与风池三处高下相等。次灸头两角，两角当回毛两边起骨是也。右头部凡十九处。儿生十日可灸三壮，三十日可灸五壮，五十日可灸七壮，病重者具灸之，轻者惟灸囟中、风池、玉枕也。"① 该书详细列出了头部十九处可以施灸的部位，并进一步交代艾灸的注意事项："艾使熟，炷令平正着肉，火势乃至病所也。艾若生，炷不平正，不着肉，徒灸多炷，故无益也。"② 可见儿科病，灸量要小而适度，避免烫伤和施灸时间过长小孩不配合等缺点。对于暴痫并带有惊吓症状的灸疗方案为："若手足掣疭，惊者，灸尺泽，次灸阳明，次灸少商，次灸劳宫，次灸心主，次灸合谷，次灸三间，次灸少阳。右手部十六处。其要者，阳明、少商、心主、尺泽、合谷、少阳也，壮数如上。又灸伏兔，次灸三里，次灸腓肠，次灸鹿溪，次灸阳明，次灸少阳，次灸然谷。右足部十四处。皆要，可灸，壮数如上。手足阳明，谓人四指，凡小儿惊痫皆灸之。若风病大动，手足掣疭者，尽灸手足十指端，又灸本节后。"③ 此外，也记载了对小儿脱肛、血尿、尿床的施灸方法："小儿脱肛方：灸顶上旋毛中三壮，即入。又，灸尾翠骨三壮。又，灸脐中随年壮……治小儿尿血方：……尿血，灸第七椎两傍各五寸，随年壮。治小儿遗尿方：……灸脐下一寸半，随年壮。又，灸大敦三壮。亦治尿血。"④ 可见对于儿科病症的灸疗，该书记载十分细致。

对于妇科病的灸疗方法，该书有较多篇幅记载，涉及了平常的例假月事和产后月子病等多种病症。该书的卷九十三特别单列了一节《妇人病》，按

① 《孙真人备急千金要方》，《道藏》第 26 册，第 106–107 页。
② 《孙真人备急千金要方》，《道藏》第 26 册，第 107 页。
③ 《孙真人备急千金要方》，《道藏》第 26 册，第 107 页。
④ 《孙真人备急千金要方》，《道藏》第 26 册，第 127–128 页。

照妇科病症的不同症状表现给出了相应的灸疗方案："妇人病第八：小腹坚痛，月水不通，刺带脉入六分，灸五壮，在手肘（应为'季胁'）端一寸八分（端，一作下）。漏下，若血闭不通，逆气胀，刺血海入五分，灸五壮。在膝膑上内廉白肉际二寸中。漏血，小腹胀满如阻，体寒热，腹偏肿，刺阴谷入四分，灸三壮。在膝内辅骨后大筋之下、小筋之上，屋（应为'屈'）膝乃得之……女子疝瘕，按之如以汤沃两股中，小腹肿，阴挺出痛，经水来下，阴中肿或痒，漉青汁如葵羹，血闭无子，不嗜食，刺曲泉。在膝内辅骨下大筋上、小筋下陷中，屈膝乃得之，刺入六分，灸三壮。疝瘕，按之如以汤沃股内至膝，飧泄，阴中痛，小腹痛坚，急重下湿，不嗜食，刺阴陵泉入二分，灸三壮。在膝下内侧辅骨下陷中，伸足乃得之。经逆，四肢淫泺，阴暴跳，疝，小腹偏痛，刺阴跷入三分，灸三壮。在内踝下容爪甲（即照海穴也）。小腹大，字难，嗌干嗜饮，侠脐疝，刺中封入四分，灸三壮。在踝前一寸半，伸足取之。女子不字，阴暴出，经漏，刺然谷入三分，灸三壮。在足内踝前起大骨下陷中。字难，若胞衣不出，泄风从头至足，刺昆仑入五分，灸三壮。在足外踝后跟骨上。月事不利，见赤白而有身反败，阴寒，刺行间入六分，灸三壮。在足大趾间动应手。月闭溺赤，脊强，互引反折，汗不出，刺腰输入二寸，留七呼，灸三壮。在第二十一椎节下间。绝子，疟寒热，阴挺出不禁，白沥，痓，脊反折，刺上窌入三寸，留七呼，灸三壮。在第一空，腰髁下一寸侠脊。赤白沥，心下积胀，腰痛不可俯仰，刺次窌入三寸，留七呼，灸三壮。在第二空，侠脊陷中……绝子，衃血在内不在（应为'下'），胞转不得尿，小腹满，石水痛，刺关元入二寸，灸七壮。在脐下三寸。又主引肋下胀，头痛，身背热，贲（通'奔'）豚，寒，小便数，泄不止。子门不端，小腹苦寒，阴痒及痛，贲豚抢心，饥不能食，腹胀，经闭不通，小便不利，乳余疾，绝子，内不足，刺中极入二寸，留十呼，灸三壮。在脐下四寸。赤白沃，阴中干痛，恶合阴阳，小腹膜坚，小便闭，刺屈骨入一寸半，灸三壮，在中极下一寸。月水不通，奔泄气，上下引腰脊痛，刺气穴入一寸，灸五壮。在四满下一寸。胞中痛，恶血，月水不以时休止，腹胀肠鸣，气上冲胸，刺天枢入五分，灸三壮，去肓输一寸半……乳痈惊痹，胫重，足跗不收，跟痛，刺下廉入三分，灸三壮。在上廉下三寸。月水不利，见血而有身则败，乳肿，刺临泣入二分，灸三壮。

在足小趾次趾间，去侠溪一寸半。女子疝及小腹肿……"①此处记载篇幅较大，省略了不少，其灸疗方案可谓分门别类、十分精细。又如《孙真人备急千金要方·卷二》记载道："灸法：妇人绝子，灸然谷五十壮，在内踝前直下一寸。妇人绝嗣不生，胞门闭塞，灸关元三十壮，报之。妇人妊子不成，若堕落，腹痛，漏见赤，灸胞门五十壮，在关元左边二寸是也，右边二寸名子户。妇人绝嗣不生，灸气门穴，在关元傍三寸，各百壮。妇人子脏闭塞，不受精，疼，灸胞门五十壮。妇人绝嗣不生，漏赤白，灸泉门十壮，三报。"②《孙真人备急千金要方·卷七》记载了对妇人白带量过多的"白崩"病症灸疗方法："治白崩方：灸小腹横文当脐孔直下百壮。又，灸内踝上三寸，左右各百壮。"③《孙真人备急千金要方·卷七十》则记载了产后病的灸疗方："产后宜勤济乳，不宜令汁蓄积，蓄积不去，便结不复出，恶汁于内，引热温壮，结坚牵掣痛，大渴引饮，乳急痛，手不得近，成妒乳，非痈也。急灸两手鱼际各二十七壮，断痛脉也，不复恶手近乳，汁亦自出，便可手助捋之，则乳汁大出，皆如脓状。内服连翘汤，外以小豆薄涂之，便瘥。"④

对于男科病症的灸疗，在《孙真人备急千金要方》第五十九卷和第七十四卷中有记载。其中，第五十九卷记载了男子尿精、遗精、尿血、阴囊肿痛、腰酸等病的灸疗方："虚劳尿精，灸第七椎两傍各三十壮。又，灸第十椎两傍各三十壮。又，灸第十九椎两傍各二十壮。又，灸阳陵泉、阴陵泉各随年壮。梦泄精，灸三阴交二七壮，梦断神良（内踝上大脉并四指是）。丈夫梦失精，及男子小便浊难，灸肾输百壮。男子阴中疼痛，溺血，精出，灸裂（通'列'）缺三十壮。失精，五脏虚竭，灸屈骨端五十壮。阴上横骨中央宛曲如却月中央是也，此名横骨。男子虚劳失精，阴上缩，茎中痛，灸大赫三十壮。穴在屈骨端三寸。男子虚劳失精，阴缩，灸中封五十壮。男子腰脊冷疼，溺多白浊，灸脾募百壮。男子失精，膝胫疼痛冷，灸曲泉百壮。穴在膝内屈文头。"⑤第七十四卷则主要记载的是男子阴囊肿痛的灸疗方："大凡男癞，当骑碓轴，

---

① 《孙真人备急千金要方》，《道藏》第 26 册，第 597–598 页。
② 《孙真人备急千金要方》，《道藏》第 26 册，第 42 页。
③ 《孙真人备急千金要方》，《道藏》第 26 册，第 92 页。
④ 《孙真人备急千金要方》，《道藏》第 26 册，第 470 页。
⑤ 《孙真人备急千金要方》，《道藏》第 26 册，第 392 页。

以茎伸置轴上，齐阴茎头前，灸轴木上，随年壮。[①]

　　灸疗手段是美容的常用方法之一，该书在美容方面的记载稍少，主要是对皮癣病、白癜风、疣目的美容灸疗方。《孙真人备急千金要方·卷七十一》记载云："灸癣法：日中时，灸病处影上，三姓灸之，咒曰：癣中虫，毛戌戌，若欲治，待日中。八月八日日出时，令病人正当东向户长跪，平举两手持尸（应为'户'）两边，取肩头小垂际骨解宛宛中灸之，两火俱下，各三壮若七壮，十日愈……治白癜方：……又方，灸左右手中指节去延外宛中三壮，未瘥报之……去疣目：……又方，着艾炷疣目上，灸之三壮，即除。"[②]皮癣病、白癜风、疣目在病症上不算严重，但十分有碍美观，而且颇为缠绵，治愈不容易。而采用灸疗方法却可以收到意想不到的效果。晋代著名道医鲍姑即是采用灸疗方法治疗疣目等有碍容貌的皮肤病症而名扬历史。

　　第二个特点是用于抢救急症的灸疗方多。该书作为大部头的道医专著，能够流传千古，不仅在于其收载较多治疗慢性病的各种药方、针刺方、灸疗方，而且在于其记载的各种急救方案简便廉验，其中以灸疗手段抢救各种急症的方法也不少。如《孙真人备急千金要方·卷二十八》就记载了中风时表现出不同症状的各种急救灸疗方法："卒中风，口噤不得开，灸机关（《千金翼》名颊车）二穴，穴在耳下八分小近前，灸五壮即得语。又灸随年壮，僻者逐僻，左右灸之。中风失暗，不能言语，缓纵不随，先灸天窗五十壮，息火仍移灸百会五十壮，毕，还灸天窗五十壮者，始发先灸百会，则风气不得泄，内攻五脏，喜闭伏，仍失音也，所以先灸天窗，次百会佳，一灸五十壮，悉泄火势，复灸之，视病轻重，重者一处三百壮，大效。凡中风，服药益剧者，但是风穴悉皆灸之三壮，无不愈也，神良。决定勿疑惑也，不至心者，勿浪尽灸。"[③]《孙真人备急千金要方·卷三十五》则记载了疟疾急救的灸法："凡灸疟者，必先问其病之所发者，先灸之。从头项发者，于未发前预灸大椎尖头，渐灸，过时止；从腰脊发者，灸肾输百壮；从手臂发者，灸三间。疟，灸上星及大椎，至发时令满百壮，灸艾炷如黍米粒，俗人不解取穴，务大炷也。觉小异，即

---

① 《孙真人备急千金要方》，《道藏》第26册，第496页。
② 《孙真人备急千金要方》，《道藏》第26册，第477–479页。
③ 《孙真人备急千金要方》，《道藏》第26册，第202页。

灸百会七壮。若后更发，又七壮。极难愈者，不过三灸。以足踏地，以线围足一匝，中折，从大椎向百会，灸线头三七壮，炷如小豆状。又，灸风池二穴，三壮。"①《孙真人备急千金要方·卷七十五》记载了采用灸法治疗猝死、上吊自杀、溺水等急症的灸疗抢救方法："灸法：治卒忤死，灸手十指爪下各三壮。余治同上方。（《备急方》云：治卒死而张目反折者。）又，灸人中三壮；又，灸肩井百壮；又，灸间使七壮；又，灸巨阙百壮……治鬼击病方：（鬼击之病，得之无渐，卒着人如刀刺状，胸胁腹内绞急切痛，不可抑按，或即吐血，或鼻口血出，或下血，一名鬼排。）……灸法：灸人中一壮，立愈。不瘥更灸。又，灸脐上一寸七壮，及两踵白肉际取瘥。又，灸脐下一寸三壮……治自缢死方：凡救自缢死者，极须按定其心，勿截绳，手抱起徐徐解之。心下尚温者，以甗甂覆口鼻，两人吹其两耳……又方，灸四肢大节陷大指本文，名曰地袖，各七壮……治落水死方：……又方，解死人衣，灸脐中。凡落水经一宿犹可活。"②该书第七十六卷还记载了采用灸疗抢救被狂犬咬伤的方法："论曰：凡春末夏初，犬多发狂，必诫小弱持杖以预防之。防而不免者，莫出于灸，百日之中一日不阙者，方得免难。若初见疮瘥痛定，即言平复者，此最可畏，大祸即至，死在旦夕。凡狂犬咬人着讫，即令人狂，精神已别，何以得知？但看灸时，一度火下，即觉心中醒然，惺惺了了，方知咬已即狂。是以深须知此。此病至重，世皆轻之，不以为意，坐是死者，常年有之。"③"莫出于灸"，这就把灸疗方法治疗狂犬咬伤的疗效抬至崇高地位，显然是基于长期大量的临床经验得出的。道医孙思邈还苦口婆心地交代狗咬伤要及时给予施救的重要性："吾初学医，未以为业，有人遭此，将以见问，吾了不知报答。以是经吾手而死者不一。自此锐意学之，一解已来，治者皆愈，方知世无良医，枉死者半，此言非虚。故将来学者非止此法，余一方皆须沉思，留心作意，殷勤学之，乃得通晓，莫以初解一两种法，即谓知讫，极自误也。聊因方末申此一二，言不尽意耳。"④医者仁心可见一斑。

第三个特点是灸疗与符咒同用。作为一部道医专著，该书也记载了不少

---

① 《孙真人备急千金要方》，《道藏》第 26 册，第 238 页。

② 《孙真人备急千金要方》，《道藏》第 26 册，第 497–499 页。

③ 《孙真人备急千金要方》，《道藏》第 26 册，第 505 页。

④ 《孙真人备急千金要方》，《道藏》第 26 册，第 505 页。

灸疗与道教符咒一同使用的治病方案，这是道教医学中最富有特色的医疗方法。如《孙真人备急千金要方·卷十一》记载用于治疗幼儿客忤的病症："治小儿中马客忤而吐不止者方：灸手心主、间使、大都、隐白、三阴交各三壮。可用粉丸如豉法，并用唾，唾而咒之。咒法如左：咒客忤法，咒曰，摩家公，摩家母，摩家子儿苦客忤，从我始，扁鹊虽良，不如善唾良。咒讫，弃丸道中。"①《孙真人备急千金要方·卷四十六》也记载了治疗丹毒的灸疗、符咒、敷贴三者并用法："扁鹊曰：灸肝脾二输，主治丹毒，四时随病，当依源补泻。虚实之疴，皮肉随热，则须镰破，薄贴方咒促治，疾无逃矣。"②《孙真人备急千金要方·卷七十一》则记载了采用符咒与艾灸并用治疗皮肤病的方案："灸癣法：日中时，灸病处影上，三姓灸之，咒曰，癣中虫，毛戎戎，若欲治，待日中。"③之所以要符咒与灸法并用，显然是为了提高治病疗效。为此，一代道医宗师孙思邈将这些临证经验记载下来以传后世。

第四个特点是同一种病症的灸疗方法细化精详。这也是该书记载的道医灸疗的一个突出特点。在所有道医专书中，对于同一种病症不同症状表现的灸疗方案细化分类最为详细完备的当属《孙真人备急千金要方》。如该书第十卷记载了针对小儿癫痫的不同症状列出了相应的灸疗方："凡灸痫，当先下儿使虚，乃承虚灸之。未下有实而灸者，气逼前后不通，杀人。痫发平旦者，在足少阳；晨朝发者，在足厥阴；日中发者，在足太阳；黄昏发者，在足太阴；人定发者，在足阳明；夜半发者，在足少阴。右痫发时病所在，视其发早晚，灸其所也。夫痫有五脏之痫、六畜之痫，或在四肢，或在腹内，当审其候，随病所在灸之，虽少必瘥。若失其要，则为害也。肝痫之为病，面青，目反视，手足摇。灸足少阳、厥阴，各三壮。心痫之为病，面赤，心下有热，短气，息微数。灸心下第二肋端宛宛中，此为巨阙也。又灸手心主及少阴，各三壮。脾痫之为病，面黄，腹大，喜痢。灸胃管三壮，侠胃管傍灸二壮，足阳明、太阴各二壮。肺痫之为病，面目白，口沫出。灸肺输三壮，又灸手阳明、太阴各二壮。肾痫之为病，面黑，正直视不摇如尸状。灸心下二寸二

———————

①　《孙真人备急千金要方》，《道藏》第 26 册，第 109 页。

②　《孙真人备急千金要方》，《道藏》第 26 册，第 308 页。

③　《孙真人备急千金要方》，《道藏》第 26 册，第 477 页。

分三壮，又灸肘中动脉各二壮。又灸足太阳、少阴各二壮。膈痛之为病，目反，四肢不举。灸风府，又灸顶上、鼻人中、下唇承浆，皆随年壮。肠痛之为病，不动摇。灸两承山，又灸足心、两手劳宫，又灸两耳后完骨，各随年壮。又灸脐中五十壮。"①此处针对小儿的各种"痫病"的不同症状表现给出了十分详尽的灸疗方案。此外第二十五卷针对中风的不同表现给出了相应的灸疗方案："灸法：扁鹊云：治卒中恶风，心闷烦毒欲死，急灸足大趾下横文，随年壮，立愈。若筋急不能行者，内踝筋急，灸内踝上四十壮；外踝筋急，灸外踝上三十壮，立愈。若眼戴精（应为'睛'）上插，灸目两眦后二十壮。若不能语，灸第三椎上百壮。若不识人，灸季肋头七壮。若眼反口噤，腹中切痛，灸阴囊下第一横理十四壮。灸卒死亦良。"②分别针对心闷烦毒欲死、内踝筋急、眼戴睛上插、不识人、眼反口噤的不同中风表现列出了相应的灸疗方，可谓难能可贵。《孙真人备急千金要方·卷三十八》针对吐血出血为主症、伴有其他症状的不同表现列出了相应的灸疗法："灸法：治虚劳吐血，灸胃管三百壮。亦主劳，呕逆吐血，少食多饱，多唾百病（多唾，一作多睡）。吐血、唾血，灸胸堂百壮，不可针。吐血酸削，灸肝输百壮。吐血，腹痛雷鸣，灸天枢百壮。吐血、唾血，上气咳逆，灸肺输，随年壮。吐血呕逆，灸手心主五十壮。［《千金翼》云：太（通'大'）陵是。］……凡口鼻出血不止，名脑衄，灸上星五十壮，入发际一寸是。大便下血，灸第二十椎，随年壮。"③该书卷四十五针对癫狂病的不同症状的灸疗方案也十分精细："狂痫不识人，癫病眩乱，灸百会九壮。狂走掣疭，灸玉枕上三寸，一法顶后一寸，灸百壮。狂走癫疾，灸顶后二寸十二壮。狂邪鬼语，灸天窗九壮。狂走癫疾，灸大幽百壮。狂言恍惚，灸天枢百壮。狂走癫痫，灸季肋端三十壮。狂痫哭泣，灸手逆注三十壮，穴在左右手腕后六寸。狂走惊痫，灸河口五十壮，穴在腕后陷中动脉是（此与阳明同也）。狂癫风痫吐舌，灸胃管百壮，不针。狂邪发无常，被发大唤欲杀人，不避水火，及狂言妄语，灸间使三十壮，穴在腕后五寸，臂上两骨间（亦灸惊恐歌哭）。狂走喜怒悲泣，灸臣觉（一作

---

① 《孙真人备急千金要方》，《道藏》第 26 册，第 105–106 页。

② 《孙真人备急千金要方》，《道藏》第 26 册，第 191 页。

③ 《孙真人备急千金要方》，《道藏》第 26 册，第 262–263 页。

巨搅）。随年壮，穴在背上甲内侧，反手所不及者，骨芒穴上，捻之痛者是也。"① 该书卷五十七则以咳嗽为主症的不同表现列出了相应的灸疗法："上气咳嗽，短气，气满，食不下，灸肺募五十壮。上气咳逆短气，风劳百病，灸肩井二百壮。上气短气，咳逆，胸背痛，灸风门热府百壮。上气咳逆，胸满短气，牵背痛，灸巨阙、期门各五十壮。上气咳逆短气，胸满多唾，唾恶冷痰，灸肺输五十壮。上气胸满短气，咳逆，灸云门五十壮。上气咳逆，胸痹背痛，灸胸堂百壮，不针。上气咳逆，灸亶（通'膻'）中五十壮。上气气闭，咳逆咽冷，声破喉猜猜，灸天瞿五十壮。"② 如此精细入微的划分方法十分难得，让普通社会大众也可以按图索骥，快速找到施灸的具体操作方案。

第五个特点是灸药同用。该书所记载的灸疗实践经验中有不少是灸药同用的。如《孙真人备急千金要方·卷六》记载了采用灸疗与黄芩牡丹汤一起使用治疗女子的月经病症："黄芩牡丹汤，治女人从小至大月经未尝来，颜色萎黄，气力衰少，饮食无味方：黄芩、牡丹、桃仁、瞿麦、芎劳（各二两），芍药、枳实、射干、海藻、大黄（各三两），虻虫（七十枚），水蛭（五十枚），蛴螬（十枚）。右十三味，㕮咀，以水一斗，煮取三升，分三服。服两剂后，灸乳下一寸黑员际各五十壮。"③《孙真人备急千金要方·卷二十五》记载服用"续命汤"配合施灸治疗中风不同症状表现的方案："岐伯曰，中风大法有四：一曰偏枯，二曰风痱，三曰风懿，四曰风痹。夫诸急卒病多是风，初得轻微，人所不悟，宜速与续命汤，依输穴灸之。夫风者，百病之长。岐伯所言四者，说其最重也……凡风多从背五脏输入，诸脏受病，肺病最急，肺主气息，又冒诸脏故也。肺中风者，其人偃卧而胸满，短气冒闷汗出者，肺风之证也。视目下鼻上两边下行至口色白者，尚可治，急灸肺俞百壮，服续命汤，小儿减之；若色黄者，此为肺已伤，化为血矣，不可复治，其人当妄言，掇空指地，或自拈衣寻缝，如此数日死。若为急风邪所中，便迷漠恍惚，狂言妄语，或少气惙惙，不能复言，若不求师即治，宿昔而死，即觉便灸肺输及膈输、肝输数十壮，急服续命汤，可救也。若涎唾出不收者，既灸当并与汤也。诸阳受风，亦恍惚妄

---

① 《孙真人备急千金要方》，《道藏》第 26 册，第 299 页。
② 《孙真人备急千金要方》，《道藏》第 26 册，第 374–375 页。
③ 《孙真人备急千金要方》，《道藏》第 26 册，第 82–83 页。

语，与肺病相似，然着缓可经久而死。肝中风者，其人但踞坐，不得低头，绕两目连额上，色微有青者，肝风之证也。若唇色青、面黄，尚可治，急灸肝输百壮，服续命汤；若大青黑，面一黄一白者，此为肝已伤，不可复治，数日而死。心中风者，其人但得偃卧，不得倾侧，闷乱冒绝汗出者，心风之证也。若唇正赤尚可治，急灸心输百壮，服续命汤；若唇或青或白或黄或黑者，此为心已坏为水，面目亭亭，时悚动者，不可复治，五六日死（一云旬日死）。脾中风者，其人但踞坐而腹满，身通黄，吐咸汁出者，尚可治，急灸脾输百壮，服续命汤；若目下青，手足青者，不可复治。肾中风者，其人踞坐而腰痛，视胁左右未有黄色如饼粢大者，尚可治，急灸肾输百壮，服续命汤；若齿黄赤鬓发直，面土色者，不可复治。大肠中风者，卧而肠鸣不止，灸大肠输百壮，可服续命汤。"①当然，药灸同用也不局限于内服汤药，用中药做成药粉、药饼的隔药灸也是一种医治手段，《孙真人备急千金要方·卷六十九》就记载采用隔药灸治疗瘰疬病的施灸方案："灸瘰疬法：一切瘰疬在项上，及触处但有肉结凝，似作瘘及痈疖者：以独头蒜截两头留心，大作艾炷，称蒜大小贴病子上灸之，勿令上破肉，但取热而已，七壮一易蒜，日日灸之，取消止。"②蒜既是一种食材，也是一种常用的中药。其强劲的辛散通窜之力，借助艾火而快速进入瘰疬痈疽部位内扫浊祛瘀，从而达到治病的目的。

二、原文点校、注释、分析

【原文点校】

《孙真人备急千金要方·卷二》：

灸法：

妇人绝子，灸然谷五十壮，在内踝前直下一寸。

妇人绝嗣不生，胞门[1]闭塞，灸关元三十壮，报之[2]。

妇人妊子不成，若堕落，腹痛，漏见赤，灸胞门[3]五十壮，在关元左边二寸是也，右边二寸名子户。

妇人绝嗣不生，灸气门穴，在关元傍[4]三寸，各百壮。

---

① 《孙真人备急千金要方》，《道藏》第26册，第182–183页。

② 《孙真人备急千金要方》，《道藏》第26册，第469页。

妇人子脏 [5] 闭塞，不受精，疼，灸胞门五十壮。

妇人绝嗣不生，漏赤白，灸泉门十壮，三报 [6]，穴在横骨 [7] 当阴上际 [8]。①

【注释】

[1] 胞门：子宫口，也称子门。

[2] 报之：重复一次，报是重复之意。

[3] 灸胞门：在胞门穴施灸，胞门穴也称为"气穴"，与"子户穴"分别位于关元穴的左右二寸两侧，关元穴的左右三寸则称为"气门穴"。

[4] 傍：读音 bàng，指靠近；读音 páng，则通"旁"，为旁边之意。文中是通"旁"。

[5] 子脏：即子宫、胞宫。

[6] 三报：重复三次。

[7] 横骨：指人站立左右横位的骨头，主要有二：锁骨、耻骨。

[8] 当阴上际：在阴部上部边缘，与耻骨的交接处，称为"泉门穴"，为经外奇穴。

【分析】

上文主要介绍女子不孕不育的灸疗方法，病症包括绝子不生、下坠保胎和子宫口堵塞等症状，施灸穴位然谷穴、关元穴、胞门、气门穴、泉门穴等。

【原文点校】

《孙真人备急千金要方·卷三》：

治妊娠数堕胎方：……妊娠三月，灸膝下一寸 [1] 七壮。

……

治妇人遗尿，不知出时方：……灸横骨当阴门 [2] 七壮。

……

治妇人水泄痢 [3] 方：灸气海百壮，三报。②

【注释】

[1] 膝下一寸：即阳陵泉穴位，位于膝盖下面一寸的胫骨外侧凹陷处。

① 《孙真人备急千金要方》，《道藏》第 26 册，第 42 页。
② 《孙真人备急千金要方》，《道藏》第 26 册，第 50-54 页。

[2] 横骨当阴门：耻骨与尿道口的交接处，即"泉门穴"。

[3] 泄痢：腹泻。

【分析】

上文主要介绍妇女保不住胎、漏尿和腹泻等病症的施灸方案，施灸部位有阳陵泉穴、泉门穴、气海穴等。

【原文点校】

《孙真人备急千金要方·卷五》：

灸法：

月水不利，贲豚上下，并无子，灸四满[1]三十壮，穴在丹田两边相去各汤升（应为"一寸"）半，丹田在脐下二寸是也。

妇人胞落颓[2]，灸脐中三百壮。又，灸身交[3]五十壮，三报，在脐下横文中。又，灸背脊当脐[4]五十壮。又，灸玉泉[5]五十壮，三报。又，灸龙门[6]二十壮，三报，在玉泉下，女入阴内外之际。此穴卑，今废，不针灸。

妇人胞下垂，注阴下脱，灸侠玉泉[7]三寸，随年壮，三报。

妇人阴冷肿痛，灸归来三十壮，三报，侠玉泉五寸是其穴。

又，人欲断产[8]，灸右踝上一寸，二壮，即断。①

【注释】

[1] 四满：四满穴位于下腹部，脐中下2寸，前正中线旁开0.5寸，属于属足少阴肾经，对于月经不调、崩漏、带下、不孕、遗尿、小腹痛等有疗效。

[2] 胞落颓：子宫下垂。

[3] 身交：身交穴，属于经外奇穴名，位于腹中部正中线，脐下0.3寸处。

[4] 背脊当脐：位于脊背上与肚脐相对的穴位，即命门穴。

[5] 玉泉：即中极穴，位于男子阴茎根上正中央、耻骨联合下缘处。

[6] 龙门：位于女性外阴部、阴唇前联合部，属于经外奇穴。

[7] 侠玉泉：也称为子宫穴、肖必穴，位于下腹部，当脐中下4寸，中极穴旁开3寸。

---

① 《孙真人备急千金要方》，《道藏》第26册，第77页。

[8] 断产：指绝育。

【分析】

上文主要介绍妇女月经不调、子宫下垂、阴部肿痛等疾病的灸疗方案。施灸穴位包括四满穴、身交、玉泉穴、命门穴等。

【原文点校】

《孙真人备急千金要方·卷六》：

黄芩牡丹汤：治女人从小至大月经未尝来，颜色萎黄，气力衰少，饮食无味方：黄芩、牡丹、桃仁、瞿麦、芎𫖯各二两，芍药、枳实、射干、海藻、大黄各三两，虻虫七十枚，水蛭五十枚，蛴螬[1]十枚。右十三味，㕮咀，以水一斗，煮取三升，分三服。服两剂后，灸乳下一寸黑员际[2]各五十壮。①

【注释】

[1] 蛴螬：金龟子的幼虫，有破瘀散结的功效。

[2] 乳下一寸黑员际：乳下穴乳晕边缘处。

【分析】

上文主要介绍妇女原发性闭经疾病的方法。一般来讲，原发性闭经比继发性闭经要严重，因此采用灸药并用的方法。施灸部位是两侧的乳下穴乳晕边缘处，所服的汤药是黄芩牡丹汤，内外兼治、双管齐下以提高疗效。

【原文点校】

《孙真人备急千金要方·卷七》：

治白崩[1]方：

灸小腹横文当脐孔直下百壮。又，灸内踝上三寸，左右各百壮。

……

灸法：

女人胞漏下血不可禁止，灸关元两傍相去三寸。

女人阴中痛引心下，及小腹绞痛，腹中五寒，灸关仪百壮，穴在膝外边

---

① 《孙真人备急千金要方》，《道藏》第 26 册，第 82—83 页。

上一寸宛宛中是。

女人漏下赤白及血，灸足太阴五十壮，穴在内踝上三寸，足太阴经内踝上三寸名三阴交。

女人漏下赤白，月经不调，灸交仪三十壮，穴在内踝上五寸。

女人漏下赤白，灸营池四穴三十壮，穴在内踝前后两边池中脉上，一名阴阳是。

女人漏下赤白，四肢酸削，灸漏阴三十壮，穴在内踝下五分微动脚脉上。

女人漏下赤白，泄注，灸阴阳，随年壮，三报，穴在足踇趾下屈里表头白肉际是。

……

治月经不断方：……灸内踝下白肉际青脉上，随年壮。①

【注释】

[1] 白崩：指女子阴道突然流出大量白色液体。传统医学称阴道突然流出大量的五种不同颜色分泌物为"五崩"，分别为白崩、赤崩、黄崩、青崩、黑崩。

【分析】

上文主要介绍妇女崩漏、月经不断等妇科病的灸疗方案。由于其采用的施灸穴位大多为经外奇穴，因此上文也同时介绍了施灸穴位的具体位置，十分细致到位，便于施灸。

【原文点校】

《孙真人备急千金要方·卷八》：

儿变蒸或早或晚，不如法者多。又初变之时，或热甚者，违日数不歇，审计变蒸之日，当其时有热微惊，慎不可治及灸刺，但和视之。若良久热不可已，少与紫丸微下，热歇便止。若于变蒸之中，加以时行温病，或非变蒸时而得时行者，其诊皆相似，惟耳及尻[1]通热，口上无白泡耳。当先服黑散以发其汗，汗出，温粉粉之，热当歇，便就瘥。若犹不都除，乃与紫丸下之。儿变蒸时，若有寒加之，即寒热交争，腹腰夭纠[2]，啼不止者，熨[3]之则愈也。

---

① 《孙真人备急千金要方》，《道藏》第 26 册，第 92–96 页。

（熨法出下篇，灸粉[4] 絮熨者是）。变蒸与温壮伤寒相似，若非变蒸，身热耳热，尻亦热，此乃为他病，可作余治，审是变蒸，不得为余治也。①

【注释】

[1] 尻：读音为 kāo，指屁股、脊骨的末端。

[2] 纠：读作 jiū，古作"糺""紏"等。文中"腹腰夭纠"指寒热相争导致腰腹间弯曲纠缠不利。"夭"为弯曲之意。

[3] 熨：有两个读音，读作 yùn 时，指用金属器具加热，按压衣服使之平整；读作 yù 时，常组词为"熨帖"，指恰当妥帖之意。文中是根据第一个意思引申为热敷。

[4] 灸粉：指将艾绒与其他药物一起磨成供作艾炷用的药粉。

【分析】

上文主要介绍判断小儿变蒸的方法和相应处理方案。若判断为变蒸不能轻易施灸或针刺；如果变蒸过程中寒气侵入，则可用灸粉热敷。

【原文点校】

《孙真人备急千金要方·卷九》：

凡裹脐法，椎治白练[1] 令柔软，方四寸，新绵厚半寸，与帛等合之，调其缓急，急则令儿吐晛[2]。儿生二十日，乃解视脐……若过一月，脐有汁不愈，烧虾蟆灰粉之，日三四度。若脐中水及中冷，则令儿腹绞痛，夭纠啼呼，面目青黑。此是中水之过，当灸粉絮以熨之，不时治护。脐至肿者，当随轻重，重者便灸之，乃可至八九十壮；轻者脐不大肿，但出汁，时时啼呼者，捣当归末，和胡粉傅之，灸絮日熨之，至百日愈，以啼呼止为候。若儿粪青[3] 者，冷也，与脐中水同。②

【注释】

[1] 白练：白色熟绢。

[2] 晛：读音 xiàn，意思是日光、明亮之意。文中指用白色熟绢、新绵与布帛裹脐，松紧适宜，不能太紧，不然会让婴儿呕吐。

---

① 《孙真人备急千金要方》，《道藏》第 26 册，第 97 页。
② 《孙真人备急千金要方》，《道藏》第 26 册，第 99 页。

[3] 粪青：拉绿色粪便。

【分析】

上文主要介绍给初生婴儿裹脐的方法，尤其是防止婴儿肚脐入水或受寒的处理方案。其中，轻者用灸粉外敷即可，严重者如肚脐肿起则需要施灸。今人在照看初生婴儿，往往忽视肚脐的保暖干燥，一旦受寒进水则会给婴儿健康带来深远影响甚至留下隐疾。道医孙思邈的"裹脐法"、外敷灸粉、施灸的处理方案，值得今天学习。

【原文点校】

《孙真人备急千金要方·卷十》：

候痫法：

夫痫，小儿之恶病也，或有不及求医而致困者也。然气发于内，必先有候，常宜审察其精神，而采其候也……已上诸候二十余条，皆痫之初也。见其候，便爪其阳脉[1]所应灸，爪之皆重手，令儿骤啼。及足绝脉，亦依方与汤。直视瞳子动，腹满转鸣，下血身热，口噤不得乳，反张脊强，汗出发热，为卧不悟，手足掣疭喜惊，凡八条，痫之极者也。如有此，非复汤爪所能救，便当时灸之。①

【注释】

[1] 阳脉：指手足三阳经、督阳维、阳跷等阳经脉。

【分析】

上文主要介绍小儿癫痫的灸法，即主要在阳经脉上施灸，同时配合汤药。

【原文点校】

《孙真人备急千金要方·卷十》：

灸法：

论曰：小儿新生无疾，慎不可逆针灸之。如逆针灸，则忍痛动其五脉，因喜成痫。河洛关中土地多寒，儿喜病痉。其生儿三日，多逆灸以防之，人（当为"又"）灸颊以防噤。有噤者，舌下脉急，牙车筋急。其土地寒，皆决舌下去血，灸颊以防噤也。吴蜀地温，无此疾也。古方既传之，今人不详南北

---

① 《孙真人备急千金要方》，《道藏》第 26 册，第 103 页。

之殊，便按方而用之，是以多害于小儿也。所以田舍小儿，任其自然，皆得无有夭横也。

小儿惊啼，眠中四肢掣动，变蒸未解，慎不可针灸爪之，动其百脉，仍因惊成痫也。惟阴痫噤痉，可针灸爪之。

凡灸痫，当先下儿使虚，乃承虚灸之。未下有实而灸者，气逼前后不通，杀人。

痫发平旦者，在足少阳；晨朝发者，在足厥阴；日中发者，在足太阳；黄昏发者，在足太阴；人定发者，在足阳明；夜半发者，在足少阴。

右痫发时病所在，视其发早晚，灸其所也。[①]

【分析】

上文一是强调小儿无病和变蒸时均不能乱针灸，二是介绍了小儿癫痫病在不同时间发作所相应的施灸经脉。

【原文点校】

《孙真人备急千金要方·卷十》：

夫痫有五脏之痫、六畜之痫，或在四肢，或在腹内，当审其候，随病所在灸之，虽少必瘥。若失其要，则为害也。

肝痫之为病，面青，目反视，手足摇。灸足少阳、厥阴，各三壮。

心痫之为病，面赤，心下有热，短气，息微数。灸心下第二肋端宛宛中，此为巨阙也。又灸手心主及少阴，各三壮。

脾痫之为病，面黄，腹大，喜痫。灸胃管三壮，侠胃管傍灸二壮，足阳明、太阴各二壮。

肺痫之为病，面目白，口沫出。灸肺输三壮，又灸手阳明、太阴各二壮。

肾痫之为病，面黑，正直视不摇如尸状。灸心下二寸二分三壮，又灸肘中动脉各二壮。又灸足太阳、少阴各二壮。

膈痫之为病，目反，四肢不举。灸风府，又灸顶上、鼻人中、下唇承浆，皆随年壮。

肠痫之为病，不动摇。灸两承山，又灸足心、两手劳宫，又灸两耳后完骨，

---

① 《孙真人备急千金要方》，《道藏》第 26 册，第 105–106 页。

各随年壮。又灸脐中五十壮。

右五脏痫证候。^①

【分析】

上文主要介绍癫痫在肝、心、脾、肺、肾五脏以及膈、肠等部位发生病变的判断方法和相应的施灸方案，十分详细，基本可以按图索骥。

【原文点校】

《孙真人备急千金要方·卷十》：

马痫之为病，张口摇头，马鸣，欲反折。灸项风府、脐中三壮。病在腹中，烧马蹄末服之，良。

牛痫之为病，目正直视，腹胀。灸鸠尾骨及大椎各三壮，烧牛蹄末服之，良。

羊痫之为病，喜扬目吐舌。灸大椎上三壮。

猪痫之为病，喜吐沫。灸骨骨（此处指"完骨"）两傍各一寸七壮。

犬痫之为病，手屈拳挛。灸两手心一壮，灸足太阳一壮，灸肋户一壮。

鸡痫之为病，摇头反折，喜惊自摇。灸足诸阳^[1]各三壮。

右六畜痫证候。^②

【注释】

[1] 足诸阳：足三阳经，即足阳明胃经、足太阳膀胱经、足少阳胆经。主要分布在腿的外侧和后侧。至于具体在足三阳经的哪个穴位部位施灸，文中没有交代，笔者认为应该是只要在相应的经脉上施灸就会取效。

【分析】

上文主要介绍马痫、牛痫、羊痫、猪痫、犬痫、鸡痫等六种称为"六畜痫"的不同症状表现和相应的施灸方案。

【原文点校】

《孙真人备急千金要方·卷十》：

---

① 《孙真人备急千金要方》，《道藏》第26册，第106页。
② 《孙真人备急千金要方》，《道藏》第26册，第106页。

小儿暴痫，灸两乳头，女儿灸乳下二分。

治小儿暴痫者，身躯正直如死人，及腹中雷鸣，灸太仓及脐中上下两傍各一寸，凡六处，又灸当腹度取背，以绳绕颈下至脐中竭，转绳向背，顺脊下行，尽绳头，灸两傍各一寸五壮。

若面白，啼声色不变，灸足阳明、太阴。

若目反上视，眸子动，当灸囟中。取之法：横度口尽两吻际，又横度鼻下亦尽两边，折去鼻度半，都合口为度，从额上发际上行度之，灸度头一处，正在囟上未合骨中，随手动者是，此最要处也。次灸当额上入发二分许，直望鼻为正。次灸其两边，当目瞳子直上入发际二分许。次灸顶上回毛中[1]。次灸客主人穴，在眉后际动脉是。次灸两耳门，当耳开口则骨解开动张陷是也。次灸两耳上，卷耳取之，当卷耳上头是也。一法大人当耳上横三指，小儿各自取其指也。次灸两耳后完骨上青脉，亦可以针刺令血出。次灸玉枕，项后高骨是也。次灸两风池，在项后两辕动筋外发际陷中是也。次灸风府，当项中央发际，亦可与风池三处高下相等。次灸头两角，两角当回毛两边起骨是也。右头部凡十九处。儿生十日可灸三壮，三十日可灸五壮，五十日可灸七壮，病重者具灸之，轻者惟灸囟中、风池、玉枕也。艾使熟，炷令平正着肉，火势乃至病所也。艾若生，炷不平正，不着肉，徒灸多炷，故无益也。

若腹满短气转鸣，灸肺募，在两乳上第二肋间宛宛中，悬绳取之，当瞳子是。次灸膻中；次灸胸堂；次灸脐中；次灸薜息，薜息在两乳下第一肋间宛宛中是也。次灸巨阙，大人去鸠尾下一寸，小儿去脐作六分分之，去鸠尾下一寸是也，并灸两边。次灸胃管。次灸金门，金门在谷道前，囊之后，当中央是也，从阴囊下度之大孔前，中分之。右腹部十二处。胸堂、巨阙、胃管，十日儿可灸三壮；一月已上可五壮。阴下缝中可三壮，或云随年壮。

强反张，灸大椎，并灸诸脏俞，及督脊上当中，从大椎（缺词，应为"度至"）穷骨，中屈，更从大椎度之，灸度下头，是督脊也。

右背部十二处。十日儿可灸三壮，一月已上可灸五壮。

若手足掣疭[2]，惊者，灸尺泽，次灸阳明，次灸少商，次灸劳宫，次灸心主，次灸合谷，次灸三关（应为"间"），次灸少阳。

右手部十六处。其要者，阳明、少商、心主、尺泽、合谷、少阳也，壮数如上。

又灸伏兔，次灸三里，次灸腓肠，次灸鹿溪，次灸阳明，次灸少阳，次灸然谷。

右足部十四处。皆要，可灸，壮数如上。

手足阳明，谓人四指，凡小儿惊痫皆灸之。若风病大动，手足掣疭者，尽灸手足十指端，又灸本节后。①

【注释】

[1] 回毛中：头顶头发旋涡中间。

[2] 疭：常组词"瘈疭"，表示惊风、痫病导致的手足痉挛症状。

【分析】

上文主要介绍根据小儿癫痫发作时的不同症状表现，选择相应的部位穴位进行施灸的方案。这些方案十分详尽细致。

【原文点校】

《孙真人备急千金要方·卷十一》：

治小儿中马客忤而吐不止者方：

灸手心主[1]间使、大都、隐白、三阴交各三壮。可用粉丸如豉法，并用唾，唾而咒之。咒法如左（右）：咒客忤法：咒曰：摩家公，摩家母，摩家子儿苦客忤，从我始，扁鹊虽良，不如善唾良。咒讫，弃丸道中。②

……

恒山汤，治小儿温疟[1]方，……又方，灸两乳下一指三壮。③

【注释】

[1] 手心主：即手厥阴心包经。

[2] 温疟：夏天疟疾，传统医学认为温疟是体内有伏邪未及时排出，至夏季感受暑热而发作的一种疟疾，常表现为先发热后发冷等症状。

【分析】

上文主要介绍小儿"客忤病"和"温疟病"的施灸方案。前者治疗"客忤病"

---

① 《孙真人备急千金要方》，《道藏》第26册，第106-107页。

② 《孙真人备急千金要方》，《道藏》第26册，第109页。

③ 《孙真人备急千金要方》，《道藏》第26册，第113页。

采用灸疗与道教符咒一同使用的治病方案，这是道教医学中最富有特色的医疗方法。后者治疗"温疟病"则单纯采用灸疗方法即可取效。

【原文点校】

《孙真人备急千金要方·卷十二》：

治小儿癖[1]：

灸两乳下一寸各三壮。①

【注释】

[1] 癖：癖病，传统医学称为"癖气"，是指生于两胁的痞块，常表现为时痛时止、若隐若痛，多由饮食不当、寒气或痰浊凝聚等所致。"癖"读作 pǐ。

【分析】

上文主要介绍小儿癖病的灸疗方法。具体操作在两边乳下一寸的部位各施灸三炷即可取效。

【原文点校】

《孙真人备急千金要方·卷十三》：

治小儿卒腹皮青黑[1]方：……灸脐上下左右去脐半寸，并鸠尾骨[2]下一寸，凡五处，各三壮。②

【注释】

[1] 腹皮青黑：即腹部皮肤突然出现青黑颜色。

[2] 鸠尾骨：即胸骨剑突，又名蔽心骨、心坎骨、护心软骨等。鸠尾骨下一寸，应该是鸠尾穴的位置。

【分析】

上文主要介绍婴幼儿腹部皮肤突然出现青黑色的灸疗方法。这种症状是遭受严重风寒邪气入侵所致，有生命危险。清代医家吴宁澜在《保婴易知录·卷之下》分析曰："小儿百晬内，忽然肚皮青黑，乃气血失养，风

---

① 《孙真人备急千金要方》，《道藏》第 26 册，第 117 页。
② 《孙真人备急千金要方》，《道藏》第 26 册，第 120 页。

寒乘之，危恶之候也。"①"百晬"读作 bǎi zuì，指小儿诞生满百日。可见，这是一种急危病症，需要紧急抢救。文中采用单纯的灸疗方法，通过在神阙穴周围的四个穴位和鸠尾穴共五个部位施灸，即转危为安，足见灼艾灸的力专效宏。

【原文点校】

《孙真人备急千金要方·卷十四》：

治重舌[1]方：

灸行间随年壮，穴在足大趾岐（应为"歧"）中。又，灸两足外踝上三壮。②

……

小儿囟[2]陷方：灸脐上下各半寸，及鸠尾骨端，又足太阴各一壮。③

……

治气癞[3]方：

灸足厥阴大敦，左灸右，右灸左，各一壮。

治小儿阴疮方：

以人屎灰傅之，又狗屎灰傅之，又狗骨灰傅之，又马骨末傅之。

治小儿歧股间连阴囊生疮，汁出，先痒后痛，十日五日自瘥，或一月或半月复发，连年不瘥者方：灸疮，搔去痂，帛拭令干，以蜜傅，更溲面[4]作烧饼，熟即以饧涂饼上熨之，冷即止，再度瘥。

治小儿阴肿方：……又方：灸大敦七壮。④

……

小儿脱肛方：灸顶上旋毛中三壮，即入。又，灸尾翠骨三壮。又，灸脐中随年壮。

治小儿痦湿疮方：……又方，灸第十五椎挟脊两傍七壮，未瘥，加七壮。⑤

① （东汉）佚名著、（清）吴宁澜著，王宏利校注：《颅囟经、保婴易知录》，北京：中国医药科技出版社，2020年，第97页。

② 《孙真人备急千金要方》，《道藏》第26册，第124页。

③ 《孙真人备急千金要方》，《道藏》第26册，第126页。

④ 《孙真人备急千金要方》，《道藏》第26册，第126页。

⑤ 《孙真人备急千金要方》，《道藏》第26册，第127页。

......

治小儿尿血方：……又方，尿血，灸第七椎两傍各五寸，随年壮。

治小儿遗尿方：……又方，灸脐下一寸半，随年壮。又，灸大敦三壮。亦治尿血。①

......

治小儿四五岁不语方：……又方，灸足两踝各三壮。②

【注释】

[1] 重舌：舌头下血脉肿胀，就像舌下又生小舌，故名重舌，也称子舌。主要由于脾胃湿热、复感风邪，循经上结于舌而成。

[2] 囟：即囟门、囟脑门儿，指婴儿头顶骨未合缝的地方。

[3] 㿗：音 tuí，阴部连着小腹隐痛。

[4] 面：本义指麦子磨的面粉，后引申为指各种面食。文中指面粉。

【分析】

上文主要介绍婴幼儿重舌、囟门下陷、气㿗、阴疮、阴肿、脱肛、痔湿疮、尿血、遗尿、四五岁不语等各种病症的灸疗方法。

【原文点校】

《孙真人备急千金要方·卷十五》：

眼痛，下廉主之。目中白翳[1]，前谷主之。目痛泣出，甚者如脱，前谷主之。白膜覆珠子，无所见，解溪主之。灸法余穴见前。

膶[2] 目眮眮[3]，少气，灸五里，右取左，左取右。

眼暗，灸大椎下，数节第十当脊中，安灸二百壮，惟多为佳，至验。

肝劳邪气眼赤，灸当容百壮，两边各尔。穴在眼小眦近后，当耳前三阳三阴之会处，以两手按之，有上下横脉则是，与耳门相对是也。

眼急痛，不可远视，灸当瞳子上入发际一寸，随年壮，穴名当阳。

风翳患右目，灸右手中指本节头骨上五壮如小麦大。左手亦如之。

风痒赤痛，灸人中近鼻柱二壮，仰卧灸之。

---

① 《孙真人备急千金要方》，《道藏》第 26 册，第 128 页。

② 《孙真人备急千金要方》，《道藏》第 26 册，第 129 页。

目卒生翳，灸大指节横文三壮，在左灸右，在右灸左，良。①

【注释】

[1] 白翳：指视网膜出现白色斑点或瘢痕。翳，音 yì，指眼球混浊，乃至溃破后愈合结成的瘢痕。

[2] 膶：音 wéi 或 wèi，有肥厚肿大之意。

[3] 晄：音 máng，指眼睛模糊、视物不清。

【分析】

上文主要介绍眼睛各种病变的灸疗方法，取穴精简、疗效颇佳。其中要说明的是，"白翳"与"白内障"有所不同，白内障是指眼球晶状体出现浑浊的病症。要言之，白翳病在视网膜，白内障病在晶状体。

【原文点校】

《孙真人备急千金要方·卷十六》：

治涕出不止方：灸鼻两孔与柱齐[1]七壮。②

……

治鼻中息肉方：灸上星二百壮；穴在直鼻入发际一寸。③

……

治鼻中出血不止方：……灸方：张弓令弦向上，病儿仰卧枕弦，放四体如常卧法。衄时痒痒，便灸足大指节横理三毛中十壮，剧者百壮。衄[2]不止，灸之，并治阴卵肿。又，灸风府一穴四壮，不止又灸。又，灸涌泉二穴各百壮。④

【注释】

[1] 鼻两孔与柱齐：即鼻孔与鼻柱齐平的地方，应该是鼻柱穴，属经外奇穴名，位于鼻子边缘、人中穴的上方。

[2] 衄：音 nǜ，通常指鼻子出血，也称为鼻衄。

---

① 《孙真人备急千金要方》，《道藏》第 26 册，第 136–137 页。
② 《孙真人备急千金要方》，《道藏》第 26 册，第 137 页。
③ 《孙真人备急千金要方》，《道藏》第 26 册，第 139 页。
④ 《孙真人备急千金要方》，《道藏》第 26 册，第 140 页。

【分析】

上文主要介绍鼻涕不止、鼻中长息肉、鼻子流血等各种鼻子病症的灸疗方法。

【原文点校】

《孙真人备急千金要方·卷十七》：

治失欠颊车蹉[1]方：……又方，灸背第五椎，一日二七壮。满三日未瘥，灸气冲二百壮，胸前喉下甲骨中是，亦名气堂。

又方，又灸足内踝上三寸宛宛中，或三寸五分，百壮，三报，此三阴交穴也。①

【注释】

[1] 颊车蹉：下颌关节脱臼，也称为下颏脱落、颊车骨脱臼等，俗称下巴脱落。

【分析】

上文主要介绍下颌关节脱臼的施灸方案。

【原文点校】

《孙真人备急千金要方·卷十八》：

治紧唇[1]方：……灸虎口，男左女右。又方，灸承浆三壮。②

【注释】

[1] 紧唇：指口唇紧缩、不能开合的病症，也称为茧唇。

【分析】

上文主要介绍口唇紧缩、不能开合的灸疗方法。施灸部位是虎口或承浆穴，操作方便。

【原文点校】

《孙真人备急千金要方·卷十九》：

---

① 《孙真人备急千金要方》，《道藏》第 26 册，第 141–142 页。
② 《孙真人备急千金要方》，《道藏》第 26 册，第 146–147 页。

治风齿疼痛方：灸外踝上高骨前交脉，三壮。又，以线量手中指至掌后横文，折为四分[1]，量横文后当臂中，灸二壮愈。灸之当随左右。①

【注释】

[1] 折为四分：对折后再对折一次，即四分之一。

【分析】

上文主要介绍风齿疼痛的灸疗方法。

【原文点校】

《孙真人备急千金要方·卷二十》：

治喉肿、胸胁支满方：灸尺泽百吐。②

……

治耳聋方：……又方，捣豉作饼，填耳内，以地黄长五六分，削一头令尖，内耳中，与豉饼底齐，饼上着楸叶盖之，剜一孔如箸头，透饼于上，灸三壮。

又方，作泥饼子，厚薄如馄饨皮，覆耳上四边，勿令泄气，当耳孔上以草刺泥饼，穿作一小孔，于上以艾灸之百壮，候耳中痛不可忍即止，侧耳泻却黄水，出尽即瘥。当灸时，若泥干数易之。③

……

又方，截箭箪[1]二寸，内耳中，以面拥四畔，勿令泄气，灸筒上七壮。④

【注释】

[1] 箭箪：即箭竿、箭干，指箭身。

【分析】

上文主要介绍喉咙肿痛、耳聋的灸疗方法。

【原文点校】

《孙真人备急千金要方·卷二十五》：

论杂风状第一

① 《孙真人备急千金要方》，《道藏》第26册，第149页。
② 《孙真人备急千金要方》，《道藏》第26册，第150页。
③ 《孙真人备急千金要方》，《道藏》第26册，第153–154页。
④ 《孙真人备急千金要方》，《道藏》第26册，第154页。

岐伯曰：中风大法有四，一曰偏枯，二曰风痱，三曰风懿，四曰风痹。夫诸急卒病多是风，初得轻微，人所不悟，宜速与续命汤，依输穴灸之。夫风者，百病之长。岐伯所言四者，说其最重也。①

【分析】

此段主要介绍内服"续命汤"与艾灸并用的方法治疗中风重症。

【原文点校】

《孙真人备急千金要方·卷二十五》：

凡风多从背五脏输入，诸脏受病，肺病最急，肺主气息，又冒诸脏故也。肺中风者，其人偃卧而胸满，短气冒闷汗出者，肺风之证也。视目下鼻上两边下行至口色白者，尚可治，急灸肺输百壮，服续命汤，小儿减之；若色黄者，此为肺已伤，化为血矣，不可复治，其人当妄言，掇空指地，或自拈衣寻缝，如此数日死。若为急风邪所中，便迷漠恍惚，狂言妄语，或少气馁馁，不能复言，若不求师即治，宿昔而死，即觉便灸肺输及膈输、肝输数十壮，急服续命汤，可救也。若涎唾出不收者，既灸当并与汤也。诸阳受风，亦恍惚妄语，与肺病相似，然着缓可经久而死。

肝中风者，其人但踞坐，不得低头，绕两目连额上，色微有青者，肝风之证也。若唇色青、面黄，尚可治，急灸肝输百壮，服续命汤；若大青黑，面一黄一白者，此为肝已伤，不可复治，数日而死。

心中风者，其人但得偃卧，不得倾侧，闷乱冒绝汗出者，心风之证也。若唇正赤尚可治，急灸心输百壮，服续命汤；若唇或青或白或黄或黑者，此为心已坏为水，面目亭亭，时悚动者，不可复治，五六日死。（一云旬日死。）

脾中风者，其人但踞坐而腹满，身通黄，吐咸汁出者，尚可治，急灸脾输百壮，服续命汤；若目下青，手足青者，不可复治。

肾中风者，其人踞坐而腰痛，视胁左右未有黄色如饼䅮大者，尚可治，急灸肾输百壮，服续命汤；若齿黄赤鬓发直，面土色者，不可复治。

大肠中风者，卧而肠鸣不止，灸大肠输百壮，可服续命汤。②

---

① 《孙真人备急千金要方》，《道藏》第26册，第183页。
② 《孙真人备急千金要方》，《道藏》第26册，第183页。

【分析】

上文主要介绍肝、心、脾、肺、肾五脏和大肠中风的各种症状表现，以及相应的施灸方法。其最大的特点是采用内服"续命汤"与艾灸一起使用。现代医学的"中风"主要指叫脑中风，也叫脑卒中，即脑梗死、脑出血等。当然，这里的"中风"之所以是危重病症，是因为由于"外中风"——遭受外来强大风邪引起"内中风"发作。"内中风"相当于现代医学的脑中风。故而抢救手段需要内治法、外治法并用，尤其是强大功效的"续命汤"[①] 与力专效宏的灼艾灸法，强强联合，方能转危为安。

【原文点校】

《孙真人备急千金要方·卷二十五》：

风邪客于肌肤，虚痒成风疹瘙疮。风邪入深，寒热相搏则肉枯。邪客半身入深，真气去则偏枯。邪客关机中即挛，筋中亦然。邪淫于脏，梦脏大形小；淫于腑，梦脏小形大。邪随日（应为"目"）系入脑，则目转眩。邪中睛，则散视见两物。风邪入脏，寒气客于中，不能发则喑哑喉痹舌缓，不时服药针灸，风逐脉流入脏，使人卒喑，缓纵噤痓致死。风入阳经则狂，入阴经则癫。阳邪入阴，病则静；阴邪入阳，病则怒。若因热食汗浴，通腠理得开，其风自出，则觉肉中如针刺，步行运力欲汗，亦如此也。凡觉肌肉中如刺，皆由腠理闭，邪气闭在肌中，因欲出也，宜解肌汤则善。夫目瞤[1]动，口唇动偏㖞，皆风入脉，故须急服小续命汤，将八风散，摩神明白膏、丹参膏，依经针灸之。[②]

【注释】

[1]瞤：有两个读音，音为 rún 时，意为眼皮跳动或肌肉抽缩跳动；音为 shùn 时，同"瞬"，为眨眼之意。

【分析】

上文主要分析风邪侵入皮肤、眼睛等各部位的症状表现、转归预后及其

---

① "续命汤"主要由大续命汤、大续命散、小续命汤、续命煮散、西州续命汤五张方子组成。其中，"小续命汤"使用最广，其原理可以参看 颜文强：《＜千金要方＞"小续命汤"治疗中风机理》，《中国道教》2016 年第 2 期，第 60–65 页。
② 《孙真人备急千金要方》，《道藏》第 26 册，第 184 页。

相应的治疗方案，其中强调小续命汤等药物与灸法并用的重要性。

【原文点校】

《孙真人备急千金要方·卷二十五》：

诸风第二

……

治大风经脏，奄忽不能言，四肢垂曳，皮肉痛痒不自知：独活、麻黄（各三两），芎䓖、防风、当归、葛根、生姜、桂心、茯苓、附子、细辛、甘草（各一两），右十二味，㕮咀，以水一斗二升，煮取四升……初得风未须加减，便且作三剂，停四五日已后，更候视病虚实平论之，行汤行针，依穴灸之。①

【分析】

上文主要介绍由外风邪侵入内脏导致"内中风"的症状及救治方案。"奄忽不能言，四肢垂曳，皮肉痛痒不自知"即不能说话、四肢偏瘫麻木、皮肤痛痒，这是典型的中风症状，病情严重。文中采用汤药与针刺、灼艾灸法，三管齐下可取效。

【原文点校】

《孙真人备急千金要方·卷二十五》：

灸法：

扁鹊云：治卒中恶风，心闷烦毒欲死，急灸足大趾下横文，随年壮，立愈。

若筋急不能行者，内踝筋急，灸内踝上四十壮；外踝筋急，灸外踝上三十壮，立愈。

若眼戴精上插[1]，灸目两眦后二十壮。

若不能语，灸第三椎上百壮。

若不识人，灸季肋头七壮。

若眼反口噤，腹中切痛，灸阴囊下第一横理十四壮。灸卒死亦良。

治久风、卒风、缓急诸风，卒发动不自觉知，或心腹胀满，或半身不随，或口噤不言，涎唾自出，目闭耳聋，或身冷直，或烦闷恍惚，喜怒无常，或唇

---

① 《孙真人备急千金要方》，《道藏》第 26 册，第 185 页。

青口白戴眼，角弓反张，始觉发动，即灸神庭一处七壮，穴在当鼻直上发际是。

次灸曲差二处各七壮，穴在神庭两傍各一寸半是。

次灸上关二处各七壮，一名客主人，穴在耳前起骨上廉陷者中是。

次灸下关二处各七壮，穴在耳前下廉动脉陷者中是。

次灸颊车二穴各七壮，穴在曲颊陷者中是。

次灸廉泉一处七壮，穴在当颐[2]直下骨后陷者中是。

次灸囟会一处七壮，穴在神庭上二寸是。

次灸百会一处七壮，穴在当顶上正中央是。

次灸本神二处各七壮，穴在耳正直上入发际二分是（又作四分）。

次灸天柱二处各七壮，穴在项后两大筋外入发际陷者中是。

次灸陶道一处七壮，穴在大椎节下间是。

次灸风门二处各七壮，穴在第二椎下两傍各一寸半是。

次灸心输二处各七壮，穴在第五椎下两傍各一寸半是。

次灸肝输二处各七壮，穴在第九椎下两傍各一寸半是。

次灸肾输二处各七壮，穴在第十四椎下两傍各一寸半是。

次灸膀胱输二处各七壮，穴在第十九椎下两傍各一寸半是。

次灸曲池二处各七壮，穴在两肘外曲头陷者中，屈肘取之是。

次灸肩髃二处各七壮，穴在两肩头正中两骨间陷者中是。

次灸支沟二处各七壮，穴在手腕后臂外三寸两骨间是。

次灸合谷二处各七壮，穴在手大指虎口两骨间陷者中是。

次灸间使二处各七壮，穴在掌后三寸两筋间是。

次灸阳陵泉二处各七壮，穴在膝下外尖骨前陷者中是。

次灸阳辅二处各七壮，穴在外踝上绝骨端陷者中是。

次灸昆仑二处各七壮，穴在外踝后跟骨上陷者中是。

治风，灸上星及百会各二百壮，前顶二百四十壮，脑户及风府各三百壮。（一云：治大风，灸百会七百壮。）治百种风，灸脑后项大椎平处两厢，量二寸三分，须取病人指寸量，两厢各灸百壮，得瘥。

治风，耳鸣，从耳后量八分半裹许有孔，灸一切风，得瘥。狂者亦瘥。两耳门前后各灸一百壮。

治卒病恶风，欲死不能语，及肉痹不知人，灸第五椎，名曰脏输，百五十壮，多至三百壮便愈。

心输穴在第五节，一云第七节，对心横三间寸。主心风，腹胀满，食不消化，吐血酸削，四肢赢露，不欲饮食，鼻衄，目眴眴不明，肩头胁下痛，小腹急，灸二三百壮。

大肠输在十六椎两边相去一寸半，主风，腹中雷鸣，肠澼泄利，食不消化，小腹绞痛，腰脊疼彊（通"强"），或大小便难，不能饮食，灸百壮，三日一报。

掖门在掖下攒毛中一寸，名太阳阴，一名掖间，灸五十壮，主风。绝骨在外踝上三寸，灸百壮，治风、身重心烦、足胫疼。①

【注释】

[1] 眼戴精上插：精，应为"睛"，指瞪眼仰视，眼珠子往上瞪却不能转动，也称"戴眼"，是经气衰竭、急危证候的表现。

[2] 颐：音 yí，面颊、腮之意。

【分析】

上文主要介绍中风后出现心烦欲死、手脚麻木、眼睛上瞪、不能言语、涎唾自出、目闭耳聋、身冷僵硬、神情恍惚、小腹绞痛等各种症状表现及相应的施灸方案，十分详尽细致。其中，不少是急危重症，方法则单纯采用灸法，可谓力专效宏，值得进一步研究实践。

【原文点校】

《孙真人备急千金要方·卷二十六》：

贼风[1]第三

……

肝风占候，其口不能言，当灸鼻下人中，次灸大椎，次灸肝输，第九椎下是，五十壮，余处随年壮。眼暗，灸之得明，二三百壮良。②

……

治心风寒方：灸心输各五十壮，第五节两边各一寸半是。③

---

① 《孙真人备急千金要方》，《道藏》第 26 册，第 191–192 页。

② 《孙真人备急千金要方》，《道藏》第 26 册，第 192 页。

③ 《孙真人备急千金要方》，《道藏》第 26 册，第 193 页。

......

脾风占候，声不出，或上下手：当灸手十指头，次灸人中，次灸大椎，次灸两耳门前脉，去耳门上下行一寸是，次灸两大指节上下各七壮。

治脾风方：（脾风者总乎为八风。）灸脾输，挟脊两边各五十壮。凡人脾输无定，所随四季月应病，即灸脏输是脾穴，此法甚妙。[①]

......

治肺寒方：灸肺输百壮。[②]

......

治肾寒方：灸肾输百壮。[③]

......

论曰：夫历节风著人久不治者，令人骨节蹉跌，变成癫病，不可不知。古今以来，无问贵贱，往往苦之，此是风之毒害者也。治之虽有汤药，而并不及松膏、松节酒，若羁旅家贫不可急办者，宜服诸汤，犹胜不治，但于痛处灸三七壮佳。[④]

【注释】

[1] 贼风：一指从孔隙透入的不易察觉的风邪，二指四时不正之风邪。文中两种意思皆有。

【分析】

上文主要介绍外来风邪或四时不正之风邪侵入体内导致肝风、心风寒、脾风、肺寒、肾寒等病症的施灸方案。值得注意的是，这几个灸疗方案的主要穴位是五脏精气灌注于背部足太阳膀胱经上的五脏俞穴（背俞穴）——肺俞、心俞、肝俞、脾俞、肾俞。这五个背俞穴全部分布于足太阳经第一侧线上，即位于督脉旁开 1.5 寸处，且与相应脏腑位置的高低基本一致，因此在这五个背俞穴施灸对于治疗五脏及相应腑、经疾病，十分便捷、直接、有效。

---

① 《孙真人备急千金要方》，《道藏》第 26 册，第 193–194 页。
② 《孙真人备急千金要方》，《道藏》第 26 册，第 194 页。
③ 《孙真人备急千金要方》，《道藏》第 26 册，第 194 页。
④ 《孙真人备急千金要方》，《道藏》第 26 册，第 195 页。

【原文点校】

《孙真人备急千金要方·卷二十七》：

偏风[1]第四

……

治猥退风[2]，半身不遂，失音不语者方：……又方，灸百会，次灸本神，次灸承浆，次灸风府，次灸肩髃，次灸心输，次灸手五册（应为"里"），次灸手髓孔，次灸手少阳，次灸足五册，次灸足髓孔[3]，次灸足阳明，各五百壮。①

……

风痱[4]第五论

治风痱不能语，手足不遂方：度病者手小指内岐（通"歧"）间至指端为度，以置脐上直望心下，以丹注度上端毕，又作两度，续所注上，合其下，开其上，取其本，度横置其开上令三合，其状如倒作厶字形，男度左手，女度右手，嫌不分了，故上丹注，三处同时起火，灸之各一百壮愈。②

【注释】

[1] 偏风：也称为"偏枯"，即半身不遂、身体半侧麻木疼痛，甚则废而不用。

[2] 猥退风：也写作"腲腿风"，症见肢体偏瘫、言语失音等。

[3] 足髓孔：即昆仑穴，属足太阳膀胱经穴。与手髓孔（腕骨穴或阳谷穴）相对应，合称"手足髓孔"，对于治疗半身不遂、四肢麻木有奇效。

[4] 风痱：即中风后遗症，指经过紧急抢救，生命体征比较稳定后，留下肢体偏瘫、麻木、言语不利乃至思维障碍等症状。

【分析】

上文主要介绍肢体偏瘫、半身不遂、不能言语等中风时病症或中风后遗症的灸疗方法。施灸部位和灸量都讲得十分详细。

【原文点校】

《孙真人备急千金要方·卷二十八》：

---

① 《孙真人备急千金要方》，《道藏》第 26 册，第 197–198 页。

② 《孙真人备急千金要方》，《道藏》第 26 册，第 201 页。

卒中风，口噤不得开，灸机关（《千金翼》名颊车）二穴，穴在耳下八分小近前，灸五壮即得语。又灸随年壮，僻者逐僻，左右灸之。

中风失喑，不能言语，缓纵不随，先灸天窗五十壮，息火仍移灸百会五十壮，毕，还灸天窗五十壮者，始发先灸百会，则风气不得泄，内攻五脏，喜闭伏，仍失音也，所以先灸天窗，次百会佳，一灸五十壮，悉泄火势，复灸之，视病轻重，重者一处三百壮，大效。凡中风，服药益剧者，但是风穴悉皆灸之三壮，无不愈也，神良。决定勿疑惑也，不至心者，勿浪尽灸。①

……

论曰：夫眼瞤动，口唇偏㖞，皆风入脉，急与人续命汤、附子散、摩神明膏、丹参膏，依穴灸之，喉痹舌缓亦然。风入脏使人喑哑卒死，口眼相引，牙车急，舌不转，㖞僻者，与伏龙肝散和鸡冠血及鳖血涂，干复涂之，并灸吻边横文赤白际，逐左右，随年壮报之，至三报。三日不瘥，更报之。②

……

治卒中风，口㖞不正方：

……

又方，以苇筒[1]长五寸，以一头刺耳孔中，四畔以面密塞之，勿令泄气，一头内大豆一颗，并艾烧令然（通"燃"），灸七壮即瘥，患右灸左，患左灸右。千金不传。耳病亦可灸之。

又方，灸手交脉三壮，左灸右，右灸左，其炷如鼠屎形，横安之，两头下火。③

【注释】

[1] 苇筒：即用芦苇的茎——苇秆做成的艾灸筒。

【分析】

上文主要介绍中风导致口眼㖞斜、不能言语等头面部病变的施灸方案。其中值得注意的是，道教医家孙思邈所发明的艾灸器具——"苇筒"对后世温灸器的发展具有重要的启迪和先导作用；其所创的"苇筒灸法"作为间接灸法的一种，能够成功治愈中风口㖞这疑难杂症，堪称十分宝贵的临床经验，

---

① 《孙真人备急千金要方》，《道藏》第26册，第202页。

② 《孙真人备急千金要方》，《道藏》第26册，第202页。

③ 《孙真人备急千金要方》，《道藏》第26册，第203页。

不可等闲视之，孙思邈称之"千金不传"。至于能否将"苇筒"用其他材质的温灸器代替，笔者觉得应该在临床实践中进一步比较和论证。但无论如何，这简便廉验的古法——"苇筒灸法"已经过古人实践可靠有效，值得今天大力挖掘研究与实践。

【原文点校】

《孙真人备急千金要方·卷三十一》：

伤寒方

……

灸法：

初得病或先头痛，身寒热，或涩涩欲守火，或腰背强直，面目如饮酒状，此伤寒初得一二日，但烈火灸心下三处：第一处，去心下一寸，名巨阙；第二处，去心下二寸，名上管；第三处，去心下三寸，名胃管。各灸五十壮。然或人形大小不同，恐寸数有异，可绳度，随其长短寸数最佳。取绳从心头骨名鸠尾头度，取脐孔，中屈绳取半，当绳头名胃管，又中屈半绳，更分为二分，从胃管向上度一分即是上管，又上度取一分即是巨阙。大人可灸五十壮，小儿可三壮，亦随其年。灸之大小，以意斟量也。若病者三四日以上，宜先灸胸上二十壮。以绳度鼻正上尽发际，中屈绳，断去半，便从发际入发中，灸绳头名曰天聪，又灸两颞颥[1]，又灸两风池，又灸肝俞百壮，余处各二十壮，又灸太冲三十壮，神验。①

【注释】

[1] 颞颥：读音为 niè rú，指哺乳动物头两侧的区域，在眼和前额之后、颧弓之上、耳朵之前。此处指颞颥穴，左右共两穴，属于经外奇穴，位于面部眉毛外端与眼外眦角连线的中点，足少阳胆经上的瞳子髎穴与手少阳三焦经上的丝竹空穴之间。

【分析】

上文主要介绍得伤寒后导致头痛、身寒热、腰背僵硬等症状的施灸方案。

---

① 《孙真人备急千金要方》，《道藏》第 26 册，第 221 页。

文中对于施灸部位和灸量都描述十分详细。

【原文点校】

《孙真人备急千金要方·卷三十二》：

治人及六畜时气热病，豌豆疮[1]方：……灸两手腕砚子骨尖[1]上三壮，男左女右。①

【注释】

[1] 豌豆疮：即天花，属于一种急性传染病，本病现已消失。发病时全身起红疹，然后慢慢化脓结痂，最后脸上留下瘢痕，俗称"麻子"，故而得名天花。

[2] 砚子骨尖：即手腕部尺侧边缘，尺骨茎突最高点处，应是养老穴的位置。

【分析】

上文主要介绍天花传染病的灸疗方案。施灸穴位是在养老穴处灼艾灸三炷，男灸左手、女灸右手。在古代文献中，经常用"时气""疫病""温病""热病"等词来表示传染病、流行病。天花就是其中的一种，感染性强、传播快、病情重，也是古代人类最古老、致死率最高的传染病之一，古人往往"谈天花色变"。在种痘术发明以前，天花很难被治愈，但道医孙思邈在《备急千金要方》却明确记载用灼艾灸法来治疗，堪称神奇。不仅如此，取效穴位只有一处——腕砚子骨尖即养老穴。我们知道"养老穴"是手太阳小肠经的穴位，主要用来治疗双眼视物不清、眼睛发花模糊等，而此处却用来治疗天花传染病，其机制是否可以用今天的热力学、生物电、生物免疫学等科学知识来进一步解读研究？如果进一步发散思维，我们是否可以这样设想：在养老穴进行灼艾灸是否可以用来防治天花以外的传染病？这是一个探讨古法能否今用或如何进行创造性转化、创新性发展的重大课题。

【原文点校】

《孙真人备急千金要方·卷三十四》：

---

① 《孙真人备急千金要方》，《道藏》第 26 册，第 223 页。

巨阙穴：在心下一寸，灸七壮，治马黄、黄疸、急疫等病。

上管穴：在心下二寸，灸七壮，治马黄、黄疸等病。

男阴缝穴：拔阴反向上，灸，治马黄、黄疸等病。若女人，玉门是穴，男女针灸无在。①

……

肺输穴：从大椎数，第三椎两傍相去各一寸五分，灸，主黄疸，通治百毒病。②

……

手太阳穴：手小指端，灸，随年壮，治黄疸。

臂石子头穴：还取病人手自捉臂，从腕中太泽（"泽"当作"渊"）文向上一夫接白肉际，灸七壮，治马黄、黄疸等病。

钱孔穴：度乳至脐中，屈肋头骨是，灸百壮，治黄疸。③

【分析】

上文主要介绍黄疸病的灸疗方案。黄疸病，主要症状表现为眼睛、身体或小便发黄，伴随胃肠系统疾病。文中详细介绍了施灸穴位、取穴方法和施灸量。

【原文点校】

《孙真人备急千金要方·卷三十五》：

凡灸疟者，必先问其病之所发者，先灸之。从头项发者，于未发前预灸大椎尖头，渐灸，过时止；从腰脊发者，灸肾输百壮；从手臂发者，灸三间。

疟，灸上星及大椎，至发时令满百壮，灸艾炷如黍米粒，俗人不解取穴，务大炷也。觉小异，即灸百会七壮。若后更发，又七壮。极难愈者，不过三灸。以足踏地，以线围足一匝，中折，从大椎向百会，灸线头三七壮，炷如小豆状。又，灸风池二穴，三壮。

---

① 《孙真人备急千金要方》，《道藏》第 26 册，第 233 页。
② 《孙真人备急千金要方》，《道藏》第 26 册，第 234 页。
③ 《孙真人备急千金要方》，《道藏》第 26 册，第 234 页。

凡一切疟，无问远近，正仰卧，以线量两乳间，中屈，从乳向下，灸度头，随年壮，男左女右。

五脏一切诸疟，灸尺泽七壮，穴在肘中约上动脉是也。

诸疟血脉不见者，刺十指间出血，血去必已，先视身之赤如小豆者，尽取之。

疟，刺足少阴，血出愈。瘴疟，上星主之，穴在鼻中央直发际一寸陷容豆是也，灸七壮。先取谚语[1]，后取天牖、风池。

疟日西而发者，临泣主之，穴在目眦上入发际五分陷者，灸七壮。

疟实则腰背痛，虚则鼽衄，飞扬主之，穴在外踝上七寸，灸七壮。

疟多汗，腰痛不能俛[2]仰，目如脱、项如拔，昆仑主之，穴在足外踝后跟骨上陷中，灸三壮。①

【注释】

[1]谚语：即谚语穴，位于人体背部足太阳膀胱经上，当第六胸椎棘突下，旁开三寸。谚语是一个痛叹词，按压时会发出"谚语"，此穴位可以宣肺理气、通络止痛，对于治疗肩背疼痛有奇效。

[2]俛：有两个读音，读音为 fǔ 时通"俯"，为屈身、低头之意；读音为 miǎn 时，通"勉"，为努力、勤勉之意。

【分析】

上文主要介绍疟疾引发的不同症状及相应的灸疗方案，包括艾灸的穴位、取穴方法、施灸先后次序、施灸量均描述细致到位。值得一提的是，疟疾是一种发冷发热的急性传染病，发病快、恶化快，一旦治疗延迟或治疗不当，就有生命危险。而艾灸疗法经古人实践不仅疗效较好，而且易于操作，普通大众也容易掌握，与内服汤药内治法各有千秋，所以采用灸法治疗疟疾值得我们今天认真实践和进一步研究。

【原文点校】

《孙真人备急千金要方·卷三十六》：

① 《孙真人备急千金要方》，《道藏》第 26 册，第 238–239 页。

肝病其色青，手足拘急，胁下苦满，或时眩冒，其脉弦长，此为可治，宜服防风竹沥汤、秦艽散。春当刺大敦，夏刺行间，冬刺曲泉，皆补之；季夏刺太冲，秋刺中郄，皆泻之。又当灸其（通"期"）门百壮，背第九椎五十壮。[1]

......

灸法：

扁鹊曰：灸肝肺二输，主治丹毒[1]牵病，当依源处，治调其阳，理其阴，脏腑之疾不生矣。[2]

......

治肝虚、目不明方：灸肝输二百壮。小儿斟酌，可灸一二七壮。[3]

【注释】

[1] 丹毒：一种急性皮肤疾病，常表现为皮肤突然灼热肿胀、迅速蔓延成片等症状，由于颜色鲜红如涂丹，故名。一般不会传染。

【分析】

上文主要介绍肝病、手足拘急、眼睛模糊和丹毒等病症的灸疗方案。其中，关于丹毒皮肤病，以发于不同部位作为依据可以细分为内发丹毒——发于胸腹腰胯部、抱头火丹——发于头面部、流火丹——发于小腿足部以及发于新生儿臀部的赤游丹。丹毒是一种累及真皮常引起化脓的感染性皮肤病，但不具有传染性，类似于现代医学的急性网状淋巴管炎。对于丹毒皮肤病，文中主要采用在肺俞穴、肝俞穴两个穴位上进行灼艾灸的纯灸疗方法，通过以内治外的原理起效，值得今天借鉴应用。

【原文点校】

《孙真人备急千金要方·卷三十七》：

肝脏方：

......

---

① 《孙真人备急千金要方》，《道藏》第 26 册，第 241 页。

② 《孙真人备急千金要方》，《道藏》第 26 册，第 244 页。

③ 《孙真人备急千金要方》，《道藏》第 26 册，第 246 页。

灸法治：劳冷气逆，腰髋冷痹，脚屈伸难，灸阳跷一百壮，在外踝下容爪。腰背不便，转筋，急痹筋挛，灸第二十一椎，随年壮。

转筋，十指筋挛急，不得屈伸，灸脚外踝骨上七壮。

失精筋挛，阴缩入腹，相引痛，灸中封五十壮，在内踝前筋里宛宛中。

又云：灸下满各五十壮，老人加之，小儿随年壮法。

又云：此二穴，喉肿厥逆，五脏所苦，鼓胀，悉以主之。

转筋，胫骨痛不可忍，灸屈膝下廉横筋上三壮。

腹胀转筋，灸脐上一寸二七壮。^①

……

治小腹坚，大如盘，胸中满胀，食不消化，妇人瘦瘠方：以暖水^[1]服发灰一方寸匕^[2]，日再^[3]，并灸肋端。

又方，饮服上好曲末^[4]方寸匕，日三。又灸三焦输随年壮，瘥。^②

……

灸法：

癥瘕，灸内踝后宛宛中，随年壮。又，灸气海百壮。

久冷，及妇人癥瘕，肠鸣泄利，绕脐绞痛，灸天枢百壮，三报。穴在侠脐两边各二寸。勿针。

积聚坚满，灸脾募百壮，穴在章门季肋端。

心下坚，积聚冷胀，灸上管百壮，三报，穴在巨阙下一寸。

积聚坚大如盘，冷胀，灸胃管二百壮，三报，穴在巨阙下二寸。^③

【注释】

[1] 暖水：温开水。

[2] 一方寸匕：匕，应为"匕"。方寸匕是古代量取药末的小型量具，是一种非规范性的计量单位。另外还有刀圭、一钱匕、一字、杯、盏、枚、片、把、束、撮等。"方寸匕"形状如刀匕，大小为一寸正方的药量，一方寸匕约为十粒梧桐子大，一般认为金石药末约为 2 克，草木药末约为 1 克。文中"发

---

① 《孙真人备急千金要方》，《道藏》第 26 册，第 248 页。

② 《孙真人备急千金要方》，《道藏》第 26 册，第 252 页。

③ 《孙真人备急千金要方》，《道藏》第 26 册，第 252–254 页。

灰"即头发烧成的灰，应是 1 克左右量。

[3] 日再：一天两次。

[4] 曲末：即曲粉。

【分析】

上文主要介绍由肝气主导的筋屈伸不利和腹胀肚坚、癥瘕积聚等病症的施灸方法。

【原文点校】

《孙真人备急千金要方·卷三十八》：

胆腑方：

……

胆病者，善太息 [1]，口苦，呕宿汁，心澹澹恐如人将捕之，咽中介介然，数唾，候在足少阳之本末，亦见其脉之陷下者，灸之。其寒热，刺阳陵泉。若善呕有苦，长太息，心中澹澹，善悲，恐如人将捕之，邪在胆，逆在胃，胆液则口苦，胃气逆则呕苦汁，故曰呕胆，刺三里以下；胃气逆，刺足少阳血络以闭胆，却调其虚实，以去其邪也。①

……

治胸中胆病方：灸浊浴随年壮，穴在侠胆输傍行相去五寸。②

……

治胆虚方：灸三阴交各二十壮，穴在内踝上一夫。③

……

灸法：

治虚劳吐血，灸胃管 [2] 三百壮。亦主劳，呕逆吐血，少食多饱，多唾百病（多唾一作多睡）。

吐血、唾血，灸胸堂 [3] 百壮，不可针。

吐血酸削 [4]，灸肝输百壮。

---

① 《孙真人备急千金要方》，《道藏》第 26 册，第 254 页。

② 《孙真人备急千金要方》，《道藏》第 26 册，第 255 页。

③ 《孙真人备急千金要方》，《道藏》第 26 册，第 255 页。

吐血，腹痛雷鸣，灸天枢百壮。

吐血、唾血，上气咳逆，灸肺输，随年壮。

吐血呕逆，灸手心主五十壮。（《千金翼》云：大陵是。）

凡口鼻出血不止，名脑衄，灸上星五十壮，入发际一寸是。

大便下血，灸第二十椎，随年壮。①

【注释】

[1] 太息：叹息、叹气。

[2] 胃管：即胃脘，是中脘穴的别名，也有说是上脘穴，但这两穴对于胃痛、胃胀、反胃皆有奇效。

[3] 胸堂：即膻中穴。

[4] 酸削：酸痛之极。

【分析】

上文主要介绍与胆气系统有关的口苦、叹气、吐血、呕逆、口鼻出血、便血等病症的灸疗方法。其中，对于吐血、唾血、口鼻出血不止等重症的治疗，也是单纯采用灸法，而没有采用内服汤药方法，足见灸法的强大功效。施灸穴位包括膻中穴、中脘穴、上星穴等，这些宝贵的灸疗方法值得今天实践应用。

【原文点校】

《孙真人备急千金要方·卷四十》：

心脏方：

……

心病其色赤，心痛短气，手掌烦热，或啼笑骂詈，悲思愁虑，面赤身热，其脉实火（应为"大"）两（应为"而"）数，此为可治……又当灸巨阙五十壮，背第五椎百壮。②

……

（是）动则病手心热，肘臂挛急，腋肿，甚则胸胁支满，心中澹澹大动，

---

① 《孙真人备急千金要方》，《道藏》第 26 册，第 262–263 页。

② 《孙真人备急千金要方》，《道藏》第 26 册，第 269 页。

面赤目黄，善笑不休。是主脉所生病者，烦心心痛，掌中热。为此诸病，盛则泻之，虚则补之，热则疾之，寒则留之，陷下则灸之，不盛不虚，以经取之。盛者则寸口大一倍于人迎，虚者则寸口反小于人迎。①

……

扁鹊云：灸肾肝心三输，主治丹（一作痹）毒病，当依源为治，表治阴阳，调和脏腑，疾不生矣。②

……

治不能食，胸中满，膈上逆气，闷热方：灸心输二七壮。小儿减之。③

【分析】

上文主要介绍与心气系统有关的心痛短气、手掌烦热、面赤身热、膈上逆气、情绪失常以及丹毒等病症的灸疗方法。

【原文点校】

《孙真人备急千金要方·卷四十一》：

心脏方：

……

灸法：

胸中痛，引腰背心下呕逆，面无滋润，灸上门随年壮，穴在侠巨阙两边相去各半寸（一云一寸）。

颜色焦枯，劳气失精，肩臂痛，不得上头，灸肩髃百壮，穴在肩外头近后，以手按之有解宛宛中。④

……

心懊恼[1]，微痛烦逆，灸心输百壮。

心痛如锥刀刺，气结，灸膈输七壮。

心痛冷气上，灸龙颔[2]百壮，在鸠尾头上行一寸半，不可刺之。

---

① 《孙真人备急千金要方》，《道藏》第 26 册，第 271 页。
② 《孙真人备急千金要方》，《道藏》第 26 册，第 272 页。
③ 《孙真人备急千金要方》，《道藏》第 26 册，第 273 页。
④ 《孙真人备急千金要方》，《道藏》第 26 册，第 275 页。

心痛恶气上，胁急痛，灸通谷五十壮，在乳下二寸。

心痛暴绞急绝、欲死，灸神府 [3] 百壮，在鸠尾、正心 [4]，有忌。

心痛暴恶风，灸巨阙百壮。

心痛坚烦气结，灸太仓百壮。

心痛，灸臂腕横文三七壮，又灸两虎口白肉际七壮。①

……

灸法：

胸痹引背时寒，间使主之。

胸痹心痛，天井主之。

胸痹心痛不得息，痛无常处，临泣主之。

胸痹心痛，灸亶中百壮，穴在鸠尾上一寸。忌针。

胸胁满，心痛，灸期门随年壮。穴在第二肋端乳直下一寸半。②

【注释】

[1] 懊恼：音 ào náo，为懊恼、烦闷之意。

[2] 龙额：经外奇穴名，位于鸠尾穴上一寸半，只能灸，不能针刺。

[3] 神府：神府穴，属于经外奇穴，位于脐上七寸、剑突下半寸。

[4] 正心：心窝处，即正心穴，也称为巨阙穴。

【分析】

上文主要介绍由心脏主导的心胸疼痛、颜色焦枯、劳气失精，肩膀手臂疼痛以及心情烦恼等病症的施灸方案。其中"心痛暴绞急绝、欲死"类似今天的心绞痛、心肌梗死，属于急危重症，一旦抢救不及时会有生命危险而文中采用在神府穴上灼艾灸 100 个艾炷，堪称神效。道医孙思邈的这个急救经验对于今天抢救心绞痛、心肌梗死等心脏病发作具有重要的现实意义。

【原文点校】

《孙真人备急千金要方·卷四十三》：

小肠腑方：

① 《孙真人备急千金要方》，《道藏》第 26 册，第 278–279 页。

② 《孙真人备急千金要方》，《道藏》第 26 册，第 280 页。

......

灸法：

小肠热满，灸阴都随年壮，穴侠中管两边相去一寸是也。

小肠泄痢脓血，灸魂舍[1]一百壮，小儿减之。穴在侠脐两边相去各一寸（《翼》云相去一寸）。又，灸小肠输七壮。①

......

人参圆（同"丸"，因避讳而用"圆"），治心中时恍惚不定方：……灸法：其法以绳横度口至两边，既得口度之寸数，便以其绳一头更度鼻，尽其两边两孔间，得鼻度之寸数中屈之，取半，合于口之全度中屈之，先觅头上回发，当回发灸之，以度度四边左右前后，当绳端而灸，前以面为正，并依年壮多少，一年凡三灸，皆须疮瘥又灸，壮数如前。若连灸，火气引上，其数处回发者，则灸其近当鼻也。若回发近额者，亦宜灸。若指面为瘢则阙其面处，然病重者亦不得计此也。②

【注释】

[1]魂舍：魂舍穴，属于经外奇穴，在神阙穴两侧各平开一寸处取之，左右共两穴。

【分析】

上文主要介绍小肠热满、泄痢脓血以及心中恍惚不定等病症的灸疗方案。取穴精简，易于操作，效果上佳。

【原文点校】

《孙真人备急千金要方·卷四十四》：

治癫疾者，常与之居，察其所当取之处，病至视之有过者即写之，置其血于瓠壶之中，至其发时，血独动矣，不动灸穷骨二十壮。穷骨者，尾骶也。③

......

---

① 《孙真人备急千金要方》，《道藏》第 26 册，第 289 页。
② 《孙真人备急千金要方》，《道藏》第 26 册，第 291 页。
③ 《孙真人备急千金要方》，《道藏》第 26 册，第 292 页。

脉癫疾者，暴仆，四肢之脉皆胀而从，满脉尽刺之出血；不满侠项灸太阳，又灸带脉，于腰相去三寸诸分肉本输；呕多涎沫，气下泄，不疗。[①]

……

灸法：

大人癫，小儿惊痫，灸背第二椎及下穷骨两处，以绳度，中折绳端一处，是脊骨上也。凡三处毕，复断绳作三折，令各等而参合如厶字，以一角注中央灸，下二角侠脊两边，便灸之，凡五处也，故画图注以丹注所灸五处，各百壮。削竹皮为度，胜绳也。

卒癫，灸阴茎上宛宛中三壮，得小便通，即瘥。（《千金翼》云：当尿孔上是穴。）又，灸阴茎头三壮。又，灸足大趾上聚毛中七壮。又，灸囊下缝二七壮。又，灸两乳头三壮。又，灸督脉三十壮，三报，穴在直鼻中上入发际。又，灸天窗百会，各渐灸三百壮，炷惟小作。又，灸耳上发际各五十壮。[②]

【分析】

上文主要介绍癫痫病发作的各种灸疗方案，包括大人和小孩，尤其提供了多种灸疗方案供选择，十分周全。

【原文点校】

《孙真人备急千金要方·卷四十四》：

治诸横邪、癫狂针灸图诀：

论曰：凡诸百邪之病，源起多途，其有种种形相，示表癫邪之端，而见其病，或有默默而不声，或复多言而谩说，或歌或哭，或吟或笑，或眠坐沟渠，啖食粪秽，或裸形露体，或昼夜游走，或嗔骂无度，或是蛊蛊精灵，手乱目急。如斯种类癫狂之人，今针灸与方药并主治之。凡占风之家，亦以风为鬼断。

扁鹊曰：百邪所病者，针有十三穴也，凡针之体，先从鬼宫起，次针鬼信，便至鬼垒，又至鬼心，未必须并针，止五六穴即可知矣。若是邪蛊之精，便自言说，论其由来，往验有实，立得精灵，未必须尽其命，求去与之。男从左起针，女从右起针，若数处不言，便遍穴针也，依诀而行，针灸等处并备主之，

---

① 《孙真人备急千金要方》，《道藏》第 26 册，第 292 页。

② 《孙真人备急千金要方》，《道藏》第 26 册，第 295–296 页。

仍须依掌诀捻目治之，万不失一。黄帝掌诀，别是术家秘要，缚鬼禁劫，五岳四渎，山精鬼魅，并悉禁之，有目在人两手中十指节间……第十一针阴下缝，灸三壮，女人即玉门头，名鬼藏。第十二针尺泽横文外头接白肉际，名鬼臣，火针七锃，锃三下。（此即曲池穴也。）第十三针舌头一寸，当舌中下缝，刺贯出舌上，名鬼封，仍以一板横口吻，安针头，令舌不得动。已前若是手足皆相对针两穴，若是孤穴，即单针之。

邪鬼妄语，灸悬命十四壮，穴在口唇里中央弦弦者是也。（一名鬼禄。）又用刚刀决断弦弦者乃佳。

邪病卧瞑瞑不自知，风府主之。一名鬼穴。

邪病大唤骂詈走，灸十指端，去爪一分。（一名鬼城。）

邪病大唤骂走远，三里主之。（一名鬼邪。）

邪病鬼癫，四肢重，囟上主之。（一名鬼门。）

邪病四肢重痛诸杂候，尺泽主之。（尺中动脉，一名鬼受。）

邪病语不止及诸杂候，人中主之。（一名鬼客厅。）凡人中恶，先押鼻下是也。

仓公法：

狂痫不识人，癫病眩乱，灸百会九壮。

狂走瘈疭，灸玉枕上三寸，一法顶后一寸，灸百壮。

狂走癫疾，灸顶后二寸十二壮。

狂邪鬼语，灸天窗九壮。

狂走癫疾，灸大幽百壮。

狂言恍惚，灸天枢百壮。

狂走癫痫，灸季肋端三十壮。

狂痫哭泣，灸手逆注三十壮，穴在左右手腕后六寸。

狂走惊痫，灸河口五十壮，穴在腕后陷中动脉是。（此与阳明同也。）

狂癫风痫吐舌，灸胃管百壮，不针。

狂邪发无常，被发大唤欲杀人，不避水火，及狂言妄语，灸间使三十壮，穴在腕后五寸，臂上两骨间。（亦灸惊恐歌哭。）

狂走喜怒悲泣，灸臣觉（一作巨搅）随年壮，穴在背上甲内侧，反手所不及者，骨芒穴上，捻之痛者是也。

狂邪鬼语，灸伏兔百壮。（前作天窗九壮。）

悲泣鬼语，灸天府五十壮。

悲泣邪语，鬼忙歌哭，灸慈门五十壮。

狂邪惊痫病，灸承命三十壮，穴在内踝后上行三寸动脉上。（亦灸惊狂走也。）

狂癫风惊厥逆心烦，灸巨阳五十壮。

狂癫鬼语，灸足太阳四十壮。

狂走惊恍惚，灸足阳明三十壮。

狂癫痫易疾，灸足少阳随年壮。

狂走癫厥如死人，灸足大趾三毛中九壮。（《翼》云：灸大敦。）

狂走易骂，灸八会随年壮，穴在阳明下五分。

狂癫惊走风，恍惚嗔喜，骂笑歌哭鬼语，悉灸脑户、风池、手阳明、太阳、太阴、足阳明、阳蹻、少阳、太阴、阴蹻、足跟，皆随年壮。

惊怖心忪，少力，灸大横五十壮。

狂疯骂詈拆斫人，名为热阳风，灸口两吻边燕口处赤白际各一壮。又灸阴囊缝三十壮，令人立以笔正注当下，已卧核卵上灸之，勿令近前中卵核，恐害阳气也。

狂走刺人或欲自死，骂詈不息，称神鬼语，灸口吻头赤白际一壮，又灸两肘内屈中五壮。又灸背胛中间三壮，报灸之。仓公法，神效。

鬼魅，灸入发一寸百壮，又灸间使、手心各五十壮。

狐魅，合手大指缚指，灸合间三七壮，当狐鸣即瘥。

卒狂言鬼语，以甑带急合缚两手大指，便灸左右胁下，对屈肋头两处火俱起，各七壮，须臾鬼自道姓名，乞去，徐徐问之，乃解其手。

卒中邪魅恍惚振噤，灸鼻下人中及两手足大指爪甲本，令艾丸半在爪上半在肉上，各七壮，不止，十四壮，炷如雀屎大。

风邪，灸间使随年壮，又灸承浆七壮，又灸心输七壮，又灸三里七壮。[①]

【分析】

上文主要介绍横邪、癫狂导致精神失常、行为乖张的灸疗方法。横邪、

① 《孙真人备急千金要方》，《道藏》第 26 册，第 298-299 页。

癫狂均属于精神疾病，"横邪"侧重于精神恍惚失常，"癫狂"重在行为乖张外现，二者均与心气系统紊乱有密切关系，有时也相互影响。这两类精神病，在今天看来也很难治疗，而文中细化了横邪癫狂精神病表现的数十种症状，并逐一列出相应的灸疗方案，无论是施灸部位还是施灸量都详细说明，十分细致详尽，目的是让后人按图索骥进行操作。这些都是经过道医孙思邈临床验证或总结其他医家的珍贵经验，疗效确切，可信度高，足见灼艾灸法对于精神类疾病的强大功效。在抑郁症等精神类病症高发以及精神亚健康较为普遍的今天，这些宝贵的灸疗经验值得我们好好研究，尤其是如何举一反三、灵活变通地进行灸疗实践，或许可以专门以课题项目的形式进行，如"古老灸法（灼艾灸法）在精神类疾病中的临床应用与疗效评估"。

【原文点校】

《孙真人备急千金要方·卷四十六》：

脾脏方：

……

脾病其色黄，饮食不消，腹苦胀满，体重节痛，大便不利，其脉微缓而长，此为可治，宜服平胃丸、泻脾丸、茱萸丸、附子汤。春当刺隐白，冬刺阴陵泉，皆泻之；夏刺大都，季夏刺公孙，秋刺商丘，皆补之。又当灸章门五十壮，背第十一椎百壮。[1]

……

扁鹊曰：灸肝脾二输，主治丹毒，四时随病，当依源补泻。虚实之疴，皮肉随热，则须镰破[1]，薄贴方咒促治，疾无逃矣。[2]

【注释】

[1] 镰破：也称为"破镰"，据说是在商朝时期就已经出现的一种形似镰刀的石制医疗工具，主要利用其锋利一面的刀口来切割肿瘤或放血。

【分析】

上文主要介绍脾脏病和丹毒皮肤病等病症的灸疗方案。其中，对于皮肉

---

① 《孙真人备急千金要方》，《道藏》第 26 册，第 306 页。
② 《孙真人备急千金要方》，《道藏》第 26 册，第 308 页。

疮疡肿瘤等皮肤病的治疗，采用外科手术、膏药敷贴法和符咒疗法一起使用，提高了疗效，富有鲜明的道医特色。

【原文点校】

《孙真人备急千金要方·卷四十七》：

四肢寒热，腰疼不得俯仰，身黄，腹满，食呕，舌根直，灸第十一椎上 [1] 及左右各一寸五分 [1]，三处，各七壮。①

【注释】

[1] 第十一椎上：应该是脊中穴，位于后背正中线第十一胸椎棘突下凹陷处，主治腰脊强痛、黄疸、腹泻等。

[2] 左右各一寸五分：脊中穴的左右各一寸五分，即是脾俞穴。

【分析】

上文主要介绍四肢寒热、身黄腹胀、呕吐和腰痛的灸疗方法。由于脾主四肢，在脊中穴和两侧的脾俞穴进行灼艾灸可以取得良好效果。

【原文点校】

《孙真人备急千金要方·卷四十八》：

灸法：

大便难，灸第七椎两傍各一寸，七壮。又，灸承筋二穴各三壮，在腨 [1] 中央陷内。

大便不通，灸侠玉泉相去各二寸，名曰肠遗，随年壮。（一云二寸半。）又，灸大敦四壮，在足大指聚毛中。

大便闭塞，气结，心坚满，灸石门百壮。

后闭不通，灸足大都随年壮。

治老人小儿大便失禁，灸两脚大指去甲一寸，三壮。又，灸大指奇（应是"歧"）间各三壮。②

……

---

① 《孙真人备急千金要方》，《道藏》第 26 册，第 309 页。

② 《孙真人备急千金要方》，《道藏》第 26 册，第 315–316 页。

灸法：

大小便不利，欲作腹痛，灸荣卫四穴 [2] 百壮，穴在背脊四面各一寸。

腹热闭，时大小便难，腰痛连胸，灸团冈百壮，穴在小肠输下二寸，横三间寸，灸之。

大小便不通，灸脐下一寸三壮。又，灸横文百壮。

大小便不利，灸八窌（通"髎"），音"辽"，百壮，穴在腰目下三寸，侠脊相去四寸，两边各四穴，计八穴，故名八窌。

小儿大小便不通，灸口两吻各一壮。

小便不利，大便数注，灸屈骨端五十壮。

小便不利，大便注泄，灸天枢百壮，穴在侠脐相去三寸。魂魄之舍不可针，大法在脐傍一寸，合脐相去可三寸也。 ①

【注释】

[1] 腨：音 shuàn，意思是小腿肚。

[2] 荣卫四穴：约在一、二、三、四骶后孔外侧各两寸处。

【分析】

上文主要介绍大小便不通或腹泻、大便失禁的灸疗方法。取穴简易、操作方便、疗效颇佳。

【原文点校】

《孙真人备急千金要方·卷四十九》：

灸法：

泄痢 [1] 食不消，不作肌肤，灸脾输随年壮。

泄注五痢，便脓血，重下腹痛，灸小肠输百壮。

泄痢久下，失气劳冷，灸下腰百壮，三报。穴在八魁正中央脊骨上，灸数多尤佳。三宗骨 [2] 是，忌针。

泄痢不禁，小腹绞痛，灸丹田百壮，三报。穴在脐下二寸，针入五分。

泄痢不嗜食 [3]，虽食不消，灸长谷五十壮，三报。穴在侠脐相去五寸，一名循际。

---

① 《孙真人备急千金要方》，《道藏》第 26 册，第 315–316 页。

泄痢赤白漏，灸足太阴五十壮，三报。

久泄痢，百治不瘥，灸足阳明下一寸高骨上陷中，去大指歧三寸，随年壮。

又，屈竹量正当两胯脊上点讫，下量一寸，点两傍各一寸，复下量一寸，当脊上合三处，一灸三十壮，灸百壮以上，下切痢皆断，亦治湿蜃冷。脊上当胯点处不灸。

又，灸脐中，稍稍二三百壮。

又，灸关元三百壮，十日灸。并治冷痢腹痛。在脐下三寸。

赤白下[4]，灸穷骨，以灸数多为佳。①

【注释】

[1] 泄痢：腹泻之意。

[2] 三宗骨：即下腰穴，属于经外奇穴名，也称为三宋骨、三宗穴、八髎心，位于骶部，于第二、三骶椎棘突中间后正中线上。此穴对于调理肠腑疾病有良效。

[3] 不嗜食：自觉饥饿，但不想吃东西。

[4] 赤白下：指大便中有黏冻、脓血的症状。

【分析】

上文主要介绍饮食不消化、腹泻、厌食、腹痛、便血等大小肠疾病的灸疗方法。

【原文点校】

《孙真人备急千金要方·卷五十二》：

胃中热病：灸三里三十壮，穴在膝下三寸。②

……

治胃反，食即吐出，上气方：……又方，灸两乳下各一寸，以瘥为度。又，灸脐上一寸，二十壮。又，灸内踝下三指稍邪向前有穴，三壮。（《外台秘要》

---

① 《孙真人备急千金要方》，《道藏》第26册，第321页。
② 《孙真人备急千金要方》，《道藏》第26册，第331页。

三指作一指也。）①

……

治干呕方：……又方，灸心主、尺泽亦佳。又，灸乳下一寸三十壮。又方，干呕不止，粥食、汤药皆吐不停，灸手间使三十壮。若四厥，脉沉绝不至者，灸之便通，此起死人法。

治哕[1]方：……又方，灸承浆七壮，炷如麦大。又，灸脐下四指七壮。

治食饮辄吐方：……灸法：（余散见前。）

吐逆呕不得食，灸心输百壮。

吐呕逆不得下食，今日食，明日吐者，灸膈输百壮。

吐变不得下食，灸胸堂百壮。

吐逆不得食，灸巨阙五十壮。

吐逆食不住，灸胃管百壮，三报。

吐逆，饮食却出，灸脾募百壮，三报。（章门穴也。）

吐呕宿汁，吞酸，灸神光（一名胆募）百壮，三报。（《甲乙经》云：日月，胆募也，在期门下五分。）

吐逆，霍乱吐血，灸手心主五十壮。

噫哕，膈中气闭塞，灸腋下聚毛下附胁宛宛中五十壮。

哕噫呕逆，灸石关百壮。②

【注释】

[1]哕：有两个读音，读作 yuě 时指呕吐、气逆；读作 huì 时常作叠音字如"哕哕"，指有节奏的铃声（鸾声哕哕）或光明的样子（哕哕其冥）。文中是第一个意思。

【分析】

上文主要介绍胃中灼热、呕吐酸水、吐血、干呕等胃病的灸疗方法。文中详细列出了十几种不同胃病的具体症状和相应的灸疗方案，便于按图索骥操作施灸。

---

① 《孙真人备急千金要方》，《道藏》第 26 册，第 332–333 页。
② 《孙真人备急千金要方》，《道藏》第 26 册，第 334–335 页。

【原文点校】

《孙真人备急千金要方·卷五十三》：

胃腑方：

……

灸法：

胪胀[1]，胁腹满，灸膈输百壮，三报。

胸满，心腹积聚，痞痛[2]，灸肝输百壮，三报。

胀满，水肿，灸脾输，随年壮，三报。

腹中气胀，引脊痛，食饮多，身羸瘦，名曰食晦，先取脾输，后取季胁。

脏腑积聚，胀满，羸瘦，不能饮食，灸三焦输，随年壮。

胀满，雷鸣，灸大肠输百壮，三报。

胀满，气聚寒冷，灸胃管百壮，三报。穴在鸠尾下三寸。

腹胀满，绕脐结痛，坚不能食，灸中守百壮，穴在脐上一寸，一名水分。

胀满瘕聚[3]，滞下疼冷，灸气海十壮，穴在脐下一寸。忌不可针。

胀满气如水肿状，小腹坚如石，灸膀胱募百壮，穴在中极，脐下四寸。

胀满肾冷，瘕聚泄利，灸天枢百壮，穴在脐傍相对，横去脐两傍各二寸。①

……

治五脏热及身体热，脉弦急者方：灸第十四椎，与脐相当，五十壮。老小增损之。若虚寒，至百壮，横三间寸灸之。②

【注释】

[1] 胪胀：即腹胀。胪音 lú，作动词时有陈述、陈列之意；作名词时一指古代官名（鸿胪），二指腹前的肉。文中"胪胀"指腹前的肉胀满，即腹胀。

[2] 痞痛：即感觉心下有痞块堵塞胀闷疼痛，常发生于心下胃脘处。

[3] 瘕聚：癥瘕积聚，即体内有堵塞之感甚至肿瘤积块之物。"瘕"音 jiǎ。

【分析】

上文主要介绍腹胀、肠鸣、水肿、腹痛以及癥瘕积聚等病症的灸疗方法。

① 《孙真人备急千金要方》，《道藏》第 26 册，第 338 页。

② 《孙真人备急千金要方》，《道藏》第 26 册，第 342 页。

其中，文中关于癥瘕积聚的灸疗方法对于今天治疗肿瘤颇有现实意义。坚硬不移、痛有定处为"癥"，聚散无常、痛无定处为"瘕"，类似今天的肿瘤。而艾灸方法，依靠强大的艾火之力破坚散结、扫除瘀堵，故能取得良好效果。

【原文点校】

《孙真人备急千金要方·卷五十四》：

肺脏方：

……

肺病其色白，身体但寒无热，时时咳，其脉微迟，为可治，宜服五味子大补肺汤、泻肺散……又当灸膻中百壮，背第三椎二十五壮。①

……

扁鹊云：灸心肺二输，主治丹毒白狸病[1]。当依源为疗，调其阳，理其阴，则脏腑之病不生矣。②

……

灸法：

肺胀[2]，气抢胁下热痛，灸阴都随年壮。穴在侠胃管两边相去一寸。胃管在心下三寸。肺胀胁满，呕吐上气等病，灸大椎并两乳上第三肋间，各止七壮。③

……

治肺风气痿绝[3]，四肢满胀，喘逆胸满方：

灸肺输各二壮。肺输对乳引绳度之，在第三椎下两傍相去各一寸五分。④

……

治喉痹[4]，气逆咳嗽，口中涎唾方：灸肺输七壮。亦可随年壮至百壮。⑤

【注释】

[1] 丹毒白狸病：是指丹毒治好后，皮肤患处出现白色印记的症状。

[2] 肺胀：指肺气胀满、气喘咳嗽等病症，类似于现代医学的慢性支气管

①　《孙真人备急千金要方》，《道藏》第 26 册，第 344 页。

②　《孙真人备急千金要方》，《道藏》第 26 册，第 346 页。

③　《孙真人备急千金要方》，《道藏》第 26 册，第 347 页。

④　《孙真人备急千金要方》，《道藏》第 26 册，第 349 页。

⑤　《孙真人备急千金要方》，《道藏》第 26 册，第 344–349 页。

炎、肺气肿、慢性阻塞性肺疾病等。

[3] 肺风气痿绝：指肺部呼吸无力、不顺畅的症状。

[4] 喉痹：指以咽喉处干痒、红肿、异物感甚至吞咽不利、饮食不下的病症。

【分析】

上文主要介绍咳嗽、气喘、肺胀胸闷、呼吸无力、咽喉异物感以及丹毒白㾬病等由肺气系统主导的病症表现及相应的灸疗方法。

【原文点校】

《孙真人备急不金要方·卷五十五》：

灸法：

呕吐上气，灸尺泽，不三则七壮。尺泽者，在腕后肘中横文。

腹中雷鸣相逐，食不化，逆气，灸上管下一寸名太仓七壮。[①]

……

灸法：

凡上气冷发，腹中雷鸣转叫，呕逆不食，灸太冲，不限壮数，从痛至不痛，从不痛至痛止。

上气厥逆，灸胸堂百壮，穴在两乳间。

胸膈中气，灸阙输，随年壮。（扁鹊云：第四椎下两傍各一寸半，名阙输。）

心腹诸病，坚满烦痛，忧思结气，寒冷霍乱，心痛吐下，食不消，肠鸣泄利，灸太仓百壮。（太仓穴，一名胃募，在心下四寸，乃胃管下一寸。）

结气囊裹，针药所不及，灸肓募随年壮。肓募二穴，从乳头即度至脐，中屈去半，从乳下行，度头是穴。

下气[1]，灸肺输百壮，又灸太冲五十壮。

凡脐下绞痛，流入阴中，发作无时，此冷气，灸关元百壮。穴在脐下三寸。

短气不得语，灸天井百壮，穴在肘后两筋间。又，灸大椎随年壮。又，灸肺输百壮。又，灸肝输百壮。又，灸尺泽百壮。又，灸小指、第四指间交脉上七壮。又，灸手十指头，合十壮。

---

① 《孙真人备急千金要方》，《道藏》第 26 册，第 351 页。

少年房多，短气，灸鸠尾头五十壮。又，盐灸脐孔中二七壮。

乏气，灸第五椎下随年壮。

论曰：凡卒厥逆上气，气攻两胁，心下痛满，奄奄欲绝，此为奔豚气，即急作汤以浸两手足，数数易之。

奔豚[2]，灸气海百壮。穴在脐下一寸半。又，灸关元百壮。穴在脐下三寸。

奔豚，灸期门百壮。穴直两乳下第二肋端傍一寸五分。

奔豚，腹肿，灸章门百壮。章门，一名长平，二穴在大横外，直脐季胁端。

奔豚抢心不得息，灸中极五十壮。中极，一名玉泉，在脐下四寸。

奔豚上下，腹中与腰相引痛，灸中府百壮。穴在乳上三肋间。

奔豚上下，灸四满二七壮。穴侠丹田两傍相去三寸，即心下八寸，脐下横文是也。①

【注释】

[1] 下气：指肠胃郁结、频繁往下排泄气体，即矢气，俗称放屁。

[2] 奔豚：即奔豚气，指感觉有气从小腹直接上冲到心胸乃至咽喉处的一种病证。豚，读音 tún，指小猪。由于气冲如小猪之乱突状，故名奔豚气。

【分析】

上文主要介绍呕吐、肠鸣、腹泻、心烦腹满、小腹绞痛以及奔豚气等病症的灸疗方法。其中，关于奔豚气的各种症状表现描述较多。我们知道，奔豚气发作时很难受甚至感觉好像要死一样，其病因多与惊恐、忧思等精神因素有关，尤其是情绪波动过于激烈导致气流紊乱跳窜。文中提供了多种灸疗方案供选择，且效果较佳，极具临床价值。

【原文点校】

《孙真人备急千金要方·卷五十六》：

灸法：

凡五尸者，飞尸、遁尸、风尸、沉尸、尸疰也，今皆取一方兼治之。其状腹痛胀急不得气息，上冲心胸，傍攻两胁，或垒块踊起，或挛引腰背。治

---

① 　《孙真人备急千金要方》，《道藏》第 26 册，第 356–357 页。

之之法，灸乳后三寸，男左女右，可二七壮。不止者，多其壮数，取愈止。又，灸两手大拇指头各七壮。又，灸心下三寸十壮。又，灸乳下一寸，随病左右多其壮数。又，以细绳量患人两乳头内，即裁断，中屈之，又从乳头向外量，使当肋罅于绳头，灸三壮或七壮，男左女右。

卒痊忤[1]攻心胸，灸第七椎随年壮。又，灸心下一寸三壮。又，灸手肘文随年壮。

一切病食痊，灸手小指头，随年壮，男左女右。

五毒痊，不能饮食，百病，灸心下三寸胃管十壮。

水痊（口中涌水），经云肺来乘肾，食后吐水，灸肺输，又灸三阴交，又灸期门。穴在乳下二肋间，泻肺补肾也，各随年壮。

一切痊[2]，无新久，先仰卧，灸两乳边邪下三寸，第三肋间，随年壮，可至三百壮。又治诸气，神良，一名痊市。①

【注释】

[1] 痊忤：暴病的意思，犹如中恶、卒忤，指感受秽毒、不正之气，突然错言妄语或头旋晕倒、不省人事，俗称"中邪"。

[2] 痊：音 zhù，为灌注、久住之意，多指具有传染性和病程长的慢性疾病。

【分析】

上文主要介绍五尸症、五毒痊等急危重症的灸疗方案。五尸症、五毒痊都是突然遭受厉害的邪气所导致的急危病症，常表现为忽然浑身难受、饮食不下、腹痛腹胀、呼吸困难、胸闷气短、昏厥欲死等一种或几种症状，类似民间所说的"中邪"，属于疑难杂症，较为凶险。文中采用灼艾灸疗法，依靠艾火强劲的纯阳力道荡涤阴霾、扫除邪气，恢复体内正气，故而见效较快。

【原文点校】

《孙真人备急千金要方·卷五十七》：

大肠腑方：

……

治肠中胪胀不消方：

---

① 《孙真人备急千金要方》，《道藏》第 26 册，第 364 页。

灸大肠输四十九壮。

大肠有热，肠鸣腹满，侠脐痛，食不化，喘，不能久立，巨虚上廉主之。[①]

……

治肠中雷鸣相逐，痢下方：灸承满五十壮。穴在侠巨阙相去五寸。巨阙在心下一寸，灸之者，侠巨阙两边各二寸半。

治肠中常鸣，时上冲心方：灸脐中。[②]

……

治嗽熏法：以熟艾薄薄布纸上，纸广四寸，后以硫黄末薄布艾上，务令调均，以荻一枚如纸长，卷之，作十枚，先以火烧缠下去荻，烟从孔出，口吸烟咽之，取吐止，明旦复熏之如前。日一二止，自然可瘥。得食白粥，余皆忌。恐是熏黄如硫黄，见火必焰矣。[③]

……

又方，烂青布广四寸，布上布艾，艾上布青矾末，矾上布少熏黄末，又布少盐，又布少豉末，急卷之，烧令着，内燥罐中，以纸蒙头，更作一小孔，口吸取烟，细细咽之，以吐为度。若心胸闷时，略歇，烟尽止，日一二度，用三卷不尽，瘥。三七日慎油腻。

论曰：凡上气，多有服吐药得瘥，亦有针灸得除者，宜深体悟之。

灸法：

嗽，灸两乳下黑白际各百壮，即瘥。又，以蒲当乳头周匝围身，令前后正平，当脊骨解中，灸十壮。又，以绳横量口中，折绳从脊，灸绳两头边各八十壮，三报，三日毕。两边者，是口合度。

灸从大椎数下行第五节下第六节上，穴在中间（此即神道穴），随年壮。并主上气。

灸手屈臂中有横文外骨捻头得痛处十四壮，良。

上气咳嗽，短气，气满，食不下，灸肺募五十壮。

上气咳逆短气，风劳百病，灸肩井二百壮。

① 《孙真人备急千金要方》，《道藏》第 26 册，第 366 页。
② 《孙真人备急千金要方》，《道藏》第 26 册，第 366 页。
③ 《孙真人备急千金要方》，《道藏》第 26 册，第 374 页。

上气短气，咳逆，胸背痛，灸风门热府百壮。

上气咳逆，胸满短气，牵背痛，灸巨阙、期门各五十壮。

上气咳逆短气，胸满多唾，唾恶冷痰，灸肺输五十壮。

上气胸满短气，咳逆，灸云门五十壮。

上气咳逆，胸痹背痛，灸胸堂百壮，不针。

上气咳逆，灸亶中五十壮。

上气气闭，咳逆咽冷，声破喉猜猜[1]，灸天瞿五十壮。（一名天突。）

逆气，虚劳，寒损，忧恚，筋骨挛痛，心中咳逆，泄，痓，腹满，喉痹，颈项强，肠痔，逆气，痔血，阴急，鼻衄，骨痛，大小便涩，鼻中干，烦满，狂走，易气，凡二十二病，皆灸绝骨[2]五十壮，穴在内（应为"外"）踝上三寸宛宛中。①

【注释】

[1] 声破喉猜猜：指声音沙哑、不清楚的样子。

[2] 绝骨：即悬钟穴，属于足少阳胆经的穴位，位于外踝直上三寸许的腓骨凹陷处。文中定位于"内踝"，推断是误写所致。此穴为八会穴之髓会，对于半身不遂、腰腿疼痛以及胸腹胀满有奇效。

【分析】

上文主要介绍肠鸣胀痛、咳嗽短气、胸痹背痛、声音沙哑等病症的灸疗方法，尤其对于"上气"的多种具体症状列出了相应的灸疗方法，颇为详细。

【原文点校】

《孙真人备急千金要方·卷五十八》：

大肠腑方：

……

治结积留饮澼囊[1]，胸满，饮食不消方：灸通谷五十壮。②

……

论曰：凡得伤寒及天行热病[2]，腹中有热，又人食少，肠胃空虚，三

---

① 《孙真人备急千金要方》，《道藏》第 26 册，第 374–375 页。

② 《孙真人备急千金要方》，《道藏》第 26 册，第 380 页。

虫行作求食，蚀人五脏及下部。若齿龂（同"龈"）无色，舌上尽白，甚者唇里有疮，四肢沉重，忽忽喜眠，当数看其上唇，内有疮，唾血，唇内如粟疮者，心内懊恹痛闷，此虫在上，蚀其五脏。下唇内生疮者，其人喜眠，此虫在下，蚀其下部，人不能知……若病人齿龂无色，舌上白者，或喜眠，烦愦不知痛痒处，或下痢，急治下部。不晓此者，但攻其上，不以下部为意，下部生虫，虫蚀其肛，肛烂见五脏便死，烧艾于竹筒熏之。①

……

治热病蛄毒[3]，令人喜寐，不知痛处，面赤如醉，下利脓血，当数视其人下部，大小之孔稷稷然（一云搜搜然）赤，则蛊疮者也，剧因杀人，见人肝肺，服药不瘥，可熏之之方：以泥作小罂[4]，令受一升，竹筒一枚如指大者，一头横穿入罂腹中，一头内入谷道中，浅入，可取熟艾如鸡子大，着罂中燃之，于罂口吹烟，令入人腹，艾尽乃止。大人可益艾，小儿减之。赢者不得多，多亦害人。日再熏，不过三作，虫则死下断。亦可末烧雄黄，如此熏之。②

【注释】

[1] 澼囊: 读音为 pì náng，古代一种胃病叫法，类似今天的胃下垂、胃弛缓、慢性胃炎等胃病。

[2] 天行热病: 瘟疫传染病。

[3] 热病蛄毒: 有一种小毒虫引起的传染病。蛄，音 gū，蝼蛄，一种昆虫。此处"蛄"引申为一种小毒虫。

[4] 罂: 古代一种大腹小口的像瓶子一样的盛贮器，可以用来汲水、存水、盛粮，在汉代即已出现。文中的"小罂"即是这种小号的盛贮器。

【分析】

上文主要介绍肠胃瘀堵、不消化和瘟疫传染病的灸疗方法，尤其对于瘟疫传染病采用间接灸法的悬空灸，采用竹筒、小罂等温灸器施灸颇有现实意义。此外，文中还提到由蛄毒引起的发热为主要症状的瘟疫传染病，表明古人对于微小毒虫会引起传染病已有了认识。

---

① 《孙真人备急千金要方》，《道藏》第 26 册，第 382 页。

② 《孙真人备急千金要方》，《道藏》第 26 册，第 380–384 页。

【原文点校】

《孙真人备急千金要方·卷五十九》：

冬三月者，主肾膀胱，黑骨温病也，其源从太阳少阴相搏，蕴积三焦，上下壅塞，阴毒内行，脏腑受客邪之气，则病生矣，其病相反……扁鹊曰：灸脾肝肾三输，主治丹金毒黑温[1]之病，当依源为理，调脏理腑，清浊之病不生也。①

……

治肾风虚寒方：灸肾输百壮。对脐两边，向后侠脊相去各一寸五分。②

【注释】

[1] 丹金毒黑温：是皮肤呈现黑红化脓的一种丹毒皮肤病。

【分析】

上文主要介绍丹毒黑红化脓皮肤病和肾风虚寒的灸疗方法。

【原文点校】

《孙真人备急千金要方·卷五十九》：

灸法：

虚劳尿精，灸第七椎两傍各三十壮。又，灸第十椎两傍各三十壮。又，灸第十九椎两傍各二十壮。又，灸阳陵泉、阴陵泉各随年壮。

梦泄精，灸三阴交二七壮，梦断神良。（内踝上大脉并四指是。）

丈夫梦失精，及男子小便浊难，灸肾输百壮。

男子阴中疼痛，溺血，精出，灸裂（通"列"）缺三十壮。

失精，五脏虚竭，灸屈骨端五十壮。阴上横骨中央宛曲如却月中央是也，此名横骨。

男子虚劳失精，阴上缩，茎中痛，灸大赫三十壮。穴在屈骨端三寸。

男子虚劳失精，阴缩，灸中封五十壮。

男子腰脊冷疼，溺多白浊，灸脾募百壮。

---

① 《孙真人备急千金要方》，《道藏》第 26 册，第 388 页。
② 《孙真人备急千金要方》，《道藏》第 26 册，第 389 页。

男子失精，胫疼痛冷，灸曲泉百壮。穴在膝内屈文头。①

【分析】

上文主要介绍男子阴茎疼痛、尿精白浊、尿血、遗精、梦遗、腰酸膝痛等肾气系统主导的各种病症及相应的灸疗方法。

【原文点校】

《孙真人备急千金要方·卷五十九》：

骨极第五（论方、灸法）

……

灸法：

腰背不便，筋挛痹缩，虚热，闭塞，灸第二十一椎两边相去各一寸五分，随年壮。

小便不利，小腹胀满，虚乏，灸小肠输随年壮。

骨虚实第六（论方、灸法）

……

治骨髓冷、疼痛方：……又方，灸上廉七十壮，三里下三寸是穴。②

……

腰痛不得俯仰者，令患人正立，以竹桂（应为"拄"）地度至脐，断竹，乃以度度背脊，灸竹上头处，随年壮。灸讫，藏竹勿令人得知。

腰痛，灸脚跟上横文中白肉际十壮，良。又，灸足巨阳七壮，巨阳在外踝下。又，灸腰目窌七壮，在尻上约左右是。又，灸八窌及外踝上骨约中。

腰卒痛，灸穷骨上一寸七壮，左右一寸，各灸七壮。③

【分析】

上文主要介绍腰酸背痛、骨髓冷痛、小便不利、小腹胀满等病症的灸疗方法。其原因大多是寒邪侵入，束缚气血运行所致，因此依靠艾火的温热火力能够快速地扫除阴寒邪气而收显效。

---

① 《孙真人备急千金要方》，《道藏》第 26 册，第 392 页。
② 《孙真人备急千金要方》，《道藏》第 26 册，第 393 页。
③ 《孙真人备急千金要方》，《道藏》第 26 册，第 395 页。

【原文点校】

《孙真人备急千金要方·卷六十一》：

治膀胱方：灸之如肾虚法。

胞囊论第三（论一首、方十六首、灸法八首）

……

治虚劳、尿白浊[1]方：……又方，灸脾输一百壮。又，灸三焦输百壮。又，灸肾输百壮。又，灸章门百壮，在季肋端。①

……

治腰痛，小便不利，苦胞转[2]方：灸玉泉七壮，穴在关元下一寸。大人从心下度取八寸是玉泉穴，小儿斟酌以取之。又，灸第十五椎五十壮。又，灸脐下一寸。又，灸脐下四寸，各随年壮。②

【注释】

[1] 尿白浊：小便时尿道口排出白色滑腻物，使得尿液呈白色浑浊状，有时甚至排尿过程中出现灼烧感、刺痛现象。类似于现代医学的前列腺炎等。

[2] 苦胞转：苦恼于转胞病症。胞转即转胞，指脐下急痛、膀胱小便不通。胞，通"脬"，古人常将"脬"指膀胱。

【分析】

上文主要介绍小便不利或不通、小腹疼痛等膀胱病症的灸疗方法。值得注意的是，文中的"胞"音 pāo，亦作"脬"，是尿液的储存之所，不是指女子的子宫。明代医家张介宾曰："云膀胱之胞者，其音抛，以溲脬为言也。盖胞音有二，而字则相同，恐人难辨，故在本篇特加膀胱二字，以明此非子宫，正欲辨其疑似耳。"③ 隋代道教医家杨上善直接指出："胞，包盛尿也。"④ 元代医家王好古也云："膀胱，胞内居之。《内外二境图》云：膀胱者，胞之室也。"⑤ 明代医家马莳说："膀胱为胞之室，胞在其中。"⑥ 可见，"胞"

---

① 《孙真人备急千金要方》，《道藏》第 26 册，第 409–410 页。

② 《孙真人备急千金要方》，《道藏》第 26 册，第 410 页。

③ （明）张景岳：《类经》，太原：山西科学技术出版社，2013 年，第 316 页。

④ （隋）杨上善撰注，李云点校：《黄帝内经太素》，北京：学苑出版社，2007 年，第 13 页。

⑤ （元）王好古著，盛增秀主编：《王好古医学全书》，北京：中国中医药出版社，2004 年，第 122 页。

⑥ （明）马莳：《黄帝内经灵枢注证发微》，北京：科学技术文献出版社，1998 年，第 311 页。

在膀胱之内，是储存尿液之所，相当于现代医学解剖上的膀胱，而古人讲的"膀胱"则是覆盖于"胞"之上、靠近盆腔的"腹膜"。"胞"的形状与尿液的充盈度有密切关系：空虚时膀胱（胞）位于盆腔内，仅有一面被腹膜（膀胱）覆盖，为腹膜外位器官；充盈时由腹前壁返折向膀胱的腹膜也随之上移至耻骨联合上方，此时膀胱大部分被腹膜覆盖，为腹膜间位器官，有腹膜（即膀胱）包裹膀胱（即胞）之象。由于"胞"位于膀胱之内，病理上常相互影响，所以古人有时把"胞"与"膀胱"互用。山东中医药大学张效霞教授指出："由于许慎等文学家将'脬''胞'与'膀胱'相混同，自此而导致医界人士也将膀胱与胞的功能相混淆。"[①]要言之，准确地讲古代"胞"是今天讲的膀胱，古代"膀胱"则是指今天讲的"腹膜"；宽松讲二者常互用，统归于肾气系统主导，常是肾气虚寒导致小便不利等病症，采用灸法以温热艾火之力去除阴寒而取效。

【原文点校】

《孙真人备急千金要方·卷六十一》：

三焦虚实第五（论三首、方十八首、灸法七首）

……

治胸中膈气[1]，聚痛好吐方：右灸厥阴输，穴在第四椎两边各相去一寸五分，随年壮。[②]

……

治四肢不可举动，多汗、洞痢[2]方：右灸大横随年壮，穴在侠脐两边各二寸五分。[③]

……

治膀胱三焦津液下，大小肠中寒热，赤白泄痢，及腰脊痛，小便不利，妇人带下方：右灸小肠输五十壮。[④]

……

---

① 张效霞：《脏腑真原》，北京：华夏出版社，2010年，第167页。

② 《孙真人备急千金要方》，《道藏》第26册，第412页。

③ 《孙真人备急千金要方》，《道藏》第26册，第413页。

④ 《孙真人备急千金要方》，《道藏》第26册，第413页。

灸法：

五脏六腑，心腹满，腰背疼，饮食吐逆，寒热往来，小便不利，羸瘦少气，灸三焦输，随年壮。

腹疾腰痛，膀胱寒，澼饮注下，灸下极输，随年壮。

三焦寒热，灸小肠输，随年壮。

三焦、膀胱、肾中热气，灸水道，随年壮。穴在侠屈骨相去五寸。（屈骨在脐下五寸屈骨端，水道侠两边各二寸半。）①

【注释】

[1] 膈气：也称为嗳气，指一种气体通过食管从胃里面返回口腔的现象。

[2] 洞痢：指腹泻，多因外感寒湿之邪内迫肠道所致。

【分析】

上文主要介绍膈气、呕吐、腹泻、腰痛、体质虚弱等病症的灸疗方法。其原因多由寒湿入侵体内阻碍气血运行所致，因此依靠温热灸火可快速取效。

【原文点校】

《孙真人备急千金要方·卷六十二》：

霍乱第六（论二首、证四条、方二十八首、灸法十八首）

......

灸法：

论曰：凡霍乱，灸之或虽未能立瘥，终无死忧，不可逆灸。或但先腹痛，或先下后吐，当随病状灸之。

若先心痛及先吐者，灸巨阙七壮，在心下一寸，不效更灸如前数。

若先腹痛者，灸太仓三七壮，穴在心厌下四寸，脐上一寸，不止更灸如前数。

若吐下不禁，两手阴阳脉俱疾数者，灸心蔽骨下三寸，又灸脐下三寸，各六七十壮。

若干呕者，灸间使各七壮，在手腕后三寸两筋间，不瘥更灸如前数。

---

① 　《孙真人备急千金要方》，《道藏》第 26 册，第 414 页。

若呕哕者，灸心主各七壮，在掌腕上约中，吐不止更灸如前数。

若手足逆冷，灸三阴交各七壮，在足内踝直上三寸廉骨际，未瘥更灸如前数。

若先下利者，灸谷门二七壮，在脐傍二寸，男左女右，一名大肠募，不瘥更灸如前数。

若下不止者，灸大都七壮，在足大指本节后内侧白肉际。

若泄利所伤，烦欲死者，灸慈宫二七壮，在横骨两边各二寸半。横骨在脐下横门骨是。

转筋在两臂及胸中者，灸手掌白肉际七壮，又灸膻中、中府、巨阙、胃管、尺泽，并治筋拘，头及足皆愈。

走哺转筋，灸踵踝白肉际各三七壮，又灸小腹下横骨中央随年壮。

转筋四厥，灸两乳根黑白际各一壮。

转筋[1]，灸涌泉六七壮，在足心下当拇趾大筋上，又灸足大趾下约中一壮。

转筋不止，灸足踵聚筋上白肉际七壮，立愈。

转筋入腹，痛欲死，四人持手足，灸脐上一寸十四壮，自不动，勿复持之。又灸股里大筋去阴一寸。

霍乱转筋，令病人合面正卧，伸两手着身，以绳横量两肘尖头，依绳下侠脊骨两边相去各一寸半，灸一百壮，无不瘥。（《肘后》云：此华佗法。）

霍乱已死，有暖气者，灸承筋七壮，（取绳量围足从趾至跟匝，捻取等折一半以度，令一头至跟踏地处，引绖[2]上至度头即是穴。）起死人。又以盐内脐中，灸二七壮。①

【注释】

[1] 转筋：即肌肉痉挛。

[2] 绖：有两个读音，读作 yán 时，通"延"，为延长、延缓之意；读作 xiàn 时，通"线"。文中是第二个意思，指绳线。

【分析】

上文主要介绍腹痛、呕吐、霍乱、痉挛等各种霍乱病症的灸疗方法。值得留意的是，古代的"霍乱"主要指肠胃疾病，类似于现代医学的急性胃肠炎，

---

① 《孙真人备急千金要方》，《道藏》第 26 册，第 418 页。

不是今天讲的由霍乱弧菌引起的传染病。其病因多由寒湿邪气导致，因此依靠艾火阳温热可以快速去除体内湿寒、回阳固脱。

【原文点校】

《孙真人备急千金要方·卷六十三》：

消渴第一（论六首、方五十三首、灸法七首）

……

消渴[1]咽喉干，灸胃管下输三穴各百壮，穴在背第八椎下，横三寸，间寸灸之。（一云灸胸堂五十壮，又灸足太阳五十壮。）

消渴口干不可忍者，灸小肠输百壮，横三间寸灸之。

消渴口干烦闷，灸足厥阴百壮，又灸阳池五十壮。

消渴咳逆，灸手厥阴随年壮。

消渴小便数，灸两手小指头，及足两小趾头，并灸项椎佳。又灸当脊梁中央解间一处，与腰目上两处，凡三处。又灸背上脾输下四寸，当侠脊梁灸，两处。凡诸灸皆当随年壮。又灸肾输二处，又灸腰目，在肾输下三寸，亦侠脊骨两傍各一寸半，是左右以指按取。关元一处，又两傍各二寸二处。又阴市二处，在膝上当伏兔上行三寸，临膝取之。或三二列灸，相去一寸，名曰肾系者（《黄帝经》云：伏兔下一寸）。曲泉、阴谷、阴陵泉、复留（通"溜"），此诸穴断小便最佳，不损阳气，亦云止遗溺也。太溪、中封、然谷、太白、大都、跌阳、行间、大敦、隐白、涌泉，凡此诸穴，各一百壮。腹背两脚凡四十七处，其肾输、腰目、关元、水道，此可灸三十壮，五日一报，各得一百五十壮佳。涌泉、一处，可灸十壮。大敦、隐白、行间，此处可灸三壮。余者悉七壮，皆五日一报，满三灸可止也。若发，灸诸阴不愈，宜灸诸阳。诸阳在脚表，并灸肺输、募，按流注孔穴，壮数如灸阴家法。

小便数而少且难，用力辄失精者，令其人舒两手，合掌，并两大指令齐，急逼之令两爪甲相近，以一炷灸两爪甲本肉际，肉际方后自然有角，令炷当角中小侵入爪上，此两指共用一炷也。亦灸脚大指，与手同法，各三炷而已。经三日又灸之。①

---

① 《孙真人备急千金要方》，《道藏》第26册，第427–428页。

【注释】

[1] 消渴：指以口渴多饮、多食、多尿，但形体消瘦（"三多一少"）为主要症状的疾病，类似现代医学的糖尿病。

【分析】

上文主要介绍消渴的灸疗方法。究其病因，多由脾气不能运化吸收、肾气虚寒不能蒸腾水液所致，治疗需要紧扣脾气、肾气两个系统，以"虚、寒"二字为主要病机。基于此等认识，艾灸疗法强大的温热力道十分切中病机，这对于糖尿病的诊断方向的判断和临证实践具有重要的现实意义。对于在日常生活中饮食要严格限制糖分的摄入量的观点得辩证看待，如果是砂糖、奶茶、水果类确实要尽量少吃，但对于米饭、馒头等甘味为主的粮食类，笔者以为不宜限制，反而要以此为主食，以"七分饱"为度，目的是提高后天阳气量，再加以灸法治疗提高脾肾阳气运化力道，则糖尿病可以得到很大的改善。

【原文点校】

《孙真人备急千金要方·卷六十四》：

治气淋[1]方：

……

灸法：

脐中著盐，灸三壮。（葛氏云：治小便不通。）

灸关元五十壮。又灸侠玉泉相去一寸半三十壮。①

治石淋方：

……

灸法：

石淋[2]，脐下三十六种病，不得小便，灸关元三十壮。又，灸气门三十壮。又，灸水泉三十壮，足大敦是也。②

……

劳淋，灸足太阴百壮，在内踝上三寸，三报之。③

---

① 《孙真人备急千金要方》，《道藏》第 26 册，第 430 页。
② 《孙真人备急千金要方》，《道藏》第 26 册，第 430 页。
③ 《孙真人备急千金要方》，《道藏》第 26 册，第 430 页。

……

血淋[3]，灸丹田随年壮。又，灸伏留五十壮，一云随年壮。

五淋不得小便，灸悬泉十四壮，穴在内踝前一寸斜行小脉上，是中封之别名。

五淋[4]，灸大敦三十壮。

卒淋，灸外踝尖七壮。

淋病，九部诸疾，灸足太阳五十壮。

淋病不得小便，阴止（应为"上"）痛，灸足太冲五十壮。

腹中满，小便数起，灸玉泉下一寸名尿胞，一名屈骨端，灸二七壮，小儿以意减之。①

……

灸法：

遗尿失禁，出不自知，灸阴陵泉随年壮。

遗溺（同"尿"），灸遗道，侠玉泉五寸；又灸阳陵泉；又灸足阳明，各随年壮。

小便失禁，灸大敦七壮。又灸行间七壮。

尿床，垂两手两髀[5]上，尽指头上有陷处，灸七壮。又灸脐下横文七壮。②

………

治水气通身洪肿、百药治不瘥待死者方：……又方，灸足第二趾上一寸，随年壮。又，灸两手大指缝头七壮。③

……

治虚劳浮肿方：右灸太冲百壮。又，灸肾输。④

【注释】

[1] 气淋：指小便涩痛、小腹胀满的症状，主要由脾肾虚、膀胱热所致，又名气癃。

---

① 《孙真人备急千金要方》，《道藏》第 26 册，第 431 页。
② 《孙真人备急千金要方》，《道藏》第 26 册，第 431 页。
③ 《孙真人备急千金要方》，《道藏》第 26 册，第 436 页。
④ 《孙真人备急千金要方》，《道藏》第 26 册，第 438 页。

[2] 石淋：小便涩痛、尿出砂石的病症，也称为砂淋、沙石淋，主要病因膀胱积热、煎熬水液所致。

[3] 血淋：即尿血。

[4] 五淋：五种淋病，即血淋、石淋、气淋、膏淋、劳淋。

[5] 髀：读音 bì，指大腿或大腿骨。

【分析】

上文主要介绍血淋、石淋、气淋、劳淋等各种淋病的灸疗方法。淋病，病变在生殖系统的病症，多与膀胱热而肾虚寒——标热本寒有关系，因此治疗上不能一味地清热通瘀，否则不但疗效不好而且会伤害肾脏。文中采用寒热虚实皆可用的灸法则可以标本兼治，收到满意疗效。

【原文点校】

《孙真人备急千金要方·卷六十五》：

犯丁疮[1]方：……又方，灸掌后横文后五指[1]，男左女右，七壮即瘥。已用得效。丁肿灸法虽多，然此一法甚验，出于意表也。①

【注释】

[1] 丁疮：即疔疮，"丁"通"疔"。

[2] 掌后横文后五指：手掌朝上，掌根部靠近小鱼际边缘处。

【分析】

上文主要介绍疔疮的灸疗方法，即在掌根部靠近小鱼际边缘处施灸七壮，男取左手、女取右手。"疔疮"是容易发于颜面、手足部的皮肤病，由开始的粟米样小脓头而后发病为根深坚硬如钉的症状而得名。疔疮肿痛的病因大多是湿寒束缚血气的流通，使得血气凝滞固结而成包，灸法依靠艾火力量可以很好地散结化瘀、通畅血气而收效。

【原文点校】

《孙真人备急千金要方·卷六十六》：

痈疽第二（脉七首、论一首、方八十七首、禁法二首、灸法三首）

---

① 《孙真人备急千金要方》，《道藏》第26册，第441页。

221

凡痈疽^[1]始发，或似小疖，或复大痛，或复小痛，或发如米粒大白脓子，此皆微候，宜善察之。见有小异，即须大惊忙，急须攻治及断口味，速服诸汤，下去热毒。若无医药处，即灸当头百壮。其大重者，灸四面及中央二三百壮，数灸不必多也，复薄以冷药。种种救疗，必速瘥也。^①

……

治大人小儿痈肿方：……又方，灸两足大拇趾奇中，立瘥，仍随病左右。^②

……

治石痈^[2]坚如石、不作脓者方：……又方，当上灸百壮，石子当碎出。如不出，益壮乃佳。（凡发肿至坚有根者，名曰石痈。）^③

【注释】

[1] 痈疽：面较大较深的疮疡肿毒。

[2] 石痈：痈疽之至牢有根、硬如石的痈疽皮肤病。

【分析】

上文主要介绍痈疽的灸疗方法。痈疽是一种发于体表的以肿胀、灼热、疼痛等为主要症状表现的化脓性皮肤病。其中"痈"发于肌肉，红肿高大，病根浅属阳，易治；"疽"发于骨之上，平塌色暗，病根深属阴证，相对难治。二者合称"痈疽"，病因大多由寒气内侵所致，因此依靠艾火强大的温热化瘀能力可以治愈；严重者需要内服汤药和外施灸法，双管齐下方可治愈。灸法对于寒凉饮食过多的当代人们的皮肤病的治疗是个很好的选择。

【原文点校】

《孙真人备急千金要方·卷六十七》：

发背第三（论一首、方十五首）

论曰：凡发背^[1]，皆因服食^[2]五石、寒食、更生散所致，亦有单服钟乳而发者，又有生平不服而自发者，此是上代有服之者。其候率多于背两胛间起，初如粟米大，或痛或痒，仍作赤色，人皆初不以为事，日渐长大，不过

---

① 《孙真人备急千金要方》，《道藏》第26册，第442页。

② 《孙真人备急千金要方》，《道藏》第26册，第448–449页。

③ 《孙真人备急千金要方》，《道藏》第26册，第451页。

十日遂至于死。其临困之时，已阔三寸、高一寸，疮有数十孔，以手按之，诸孔中皆脓出，寻时失音。所以养生者，小觉背上痒痛有异，即火急取净土，水和如泥，捻作饼子，厚二分、阔一寸半，以粗艾大作炷，灸泥饼上，帖（应为"贴"）著疮上灸之，一炷一易饼子。若粟米大时，可灸七饼子即差；如榆荚大，灸七七饼炷即差；如钱大，可日夜灸之，不限炷数。仍服五香连翘汤及铁浆诸药攻之，乃愈。又法：诸发背未作大脓，可以冷水射之，浸石令冷熨之，日夜莫住，差乃止。此病忌面、酒、五辛等。亦有当两肩上发者。

凡服石人，皆须劳役四体，无令自安。如其不尔者，多有发动。亦不得遂便恣意取暖，称已适情，必须遗欲以取寒冻，虽当时不宁，于后在身多有所益，终无发动之虑耳。凡肿起背胛间，头白如黍粟，四边相连，肿赤黑，令人闷乱，即名发背也。禁房室、酒肉、蒜面。若不灸治，即入内杀人。若灸，当疮上七八百壮。有人不识，多作杂肿治者，皆死。

治发背及痈肿已溃未溃方：右用香豉三升，少与水和，熟捣成强泥，依肿作饼子，厚三分已上。有孔勿覆孔上，布豉饼，以艾列其上，灸之使温温而热，勿令破肉。如热痛，即急易之，患当减。快得安稳，一日二度灸之。如先有疮孔，孔中得汁出即瘥。①

【注释】

[1] 发背：指痈疽长于背部。

[2] 服食：长期服用经过特殊炼制的药物的养生修炼方式。

【分析】

上文主要介绍长在背部的严重痈疽的灸疗方法。文中不仅分析了发背痈疽的产生与错误服食有关，而且强调在治疗过程中必须遵守饮食禁忌。需要注意的是，由于痈疽主要由寒气内侵脏腑而外发于体表，因此对于清热解毒药物要慎用，道医典籍《仙传外科秘方》曾对喜用寒凉药治疗皮肤病症的做法给予了批评："一发背既久不愈，乃前医用凉药过也。凉药内伤其脾，外冰其血。脾主肌肉，脾其受伤，饮食必减，颜色痿瘁，肌肉不生。血为脉络，血一受冰，则气不旺，肌肉糜烂。"②因此，文中依靠强大的艾火力道进行

---

① 《孙真人备急千金要方》，《道藏》第 26 册，第 452 页。

② 《仙传外科秘方》，《道藏》第 26 册，第 661 页。

治疗可以收到满意的疗效。其中，采用的灸法主要是隔物灸法，文中详细介绍了灸饼的做法。

【原文点校】

《孙真人备急千金要方·卷六十七》：

隐轸（应为"疹"）第五（论一首、方二十九首、灸法一首）

……

治举体[1]痒痛如虫啮，痒而搔之，皮便脱落作疮方：……又方，灸曲池二穴，小儿随年壮。发即灸之，神良。①

【注释】

[1] 举体：浑身、全身之意。

【分析】

上文主要介绍全身痒痛像虫子咬的急救灸疗方法。施灸穴位是两手的曲池穴。曲池属于手阳明大肠经之合穴，对于手臂痹痛、咽喉肿痛、牙齿疼痛、目赤肿痛以及瘾疹、湿疹、瘰疬有良好的疗效。

【原文点校】

《孙真人备急千金要方·卷六十八》：

瘭疽第六（论一首、方十五条）

论曰：瘭疽[1]者，肉中忽生点子如豆粒，小者如黍粟，极者如梅李，或赤或黑，或青或白，其状不定，有根不浮肿，痛伤之应心，根深至肌，经久便四面悉肿，疱黯熟紫黑色，能烂坏筋骨。若毒散，逐脉入脏杀人，南人名为搨著毒。厚肉处即割去之，亦烧铁烙之，令焦如炭，或灸百壮，或饮葵根汁，或饮蓝青汁，若犀角汁，及升麻汁、竹沥、黄龙汤等诸单方，治专去其热取瘥。其病喜著十指，故与代指相似，人不识之，呼作代指。不急治之，亦逐脉上入脏杀人。南方人得之，皆斩去其指。初指头先作黯疱，后始肿赤黑黯，瘆痛入心是也。②

---

① 《孙真人备急千金要方》，《道藏》第 26 册，第 456 页。

② 《孙真人备急千金要方》，《道藏》第 26 册，第 457 页。

......

凡骨疽百疗不瘥者，可疮上以次灸之，三日三夜便瘥。如疮不瘥，瘥而复发，骨从孔中出者，名为骨疽。取先死乌雌鸡一只，去肉取骨，熬焦如炭，取三家牛楷木刮取屑，三家甑箄各一两，皆烧成炭，合导疮中，碎骨当出数片瘥。①

......

治疽卒著五指，筋急不得屈伸者方：右灸踝骨中央数十壮，或至百壮。

治风疽方：（凡脚腨^[2]及曲䐐^[3]中痒，搔则黄汁出是也，灸法见后。）②

......

治疮久不瘥，瘥而复发，骨从孔中出，名为骨疽方：……又方，穿地作坑，口小里大，深三尺。取干鸡屎二升，以艾及荆叶捣碎，和鸡屎令可燃火，坑中烧之令烟出，内疽于坑中熏之，以衣拥坑口，勿泄气。半日当有虫出，甚效。

治附骨疽方：……又方，灸间使后一寸，随年壮，立瘥。③

......

治一切瘑疮^[4]：凡脚腨及曲䐐中痒，搔则黄汁出，是名风疽。右灸足大趾奇间二七壮，又灸大趾头亦佳。④

......

治恶露疮方：以捣薤菜傅疮口，以大艾炷灸药上，令热入内即瘥。⑤

......

治恶疮方：……又方，面一升作饼，大小以覆疮，灸上令热，汁出尽瘥。⑥

......

治手足指掣痛不可忍方：……又方，灸指端七壮，立瘥。⑦

---

① 《孙真人备急千金要方》，《道藏》第 26 册，第 459 页。
② 《孙真人备急千金要方》，《道藏》第 26 册，第 460 页。
③ 《孙真人备急千金要方》，《道藏》第 26 册，第 460–461 页。
④ 《孙真人备急千金要方》，《道藏》第 26 册，第 461 页。
⑤ 《孙真人备急千金要方》，《道藏》第 26 册，第 462 页。
⑥ 《孙真人备急千金要方》，《道藏》第 26 册，第 462 页。
⑦ 《孙真人备急千金要方》，《道藏》第 26 册，第 463 页。

【注释】

[1] 瘭疽：音 biāo jū，指常发于手指头、脚趾头的一种化脓疼痛的严重皮肤病。

[2] 脚腨：腿肚子。

[3] 曲䐐：即手肘。

[4] 瘑疮：生于手足间的湿疹、疽疮。瘑，读音为 guō，疮疡之意。

【分析】

上文主要介绍瘭疽、骨疽、风疽、恶露疮、瘑疮、恶疮等各种严重皮肤病的灸疗方法。这些皮肤病，痒痛难忍，很难治疗，文中采用灼艾直接灸法、悬空灸法、隔物灸法等灸法收到了满意效果，值得今天好好实践。此外，文中还提到治疗手指、脚趾牵引疼痛的灼艾灸法。

【原文点校】

《孙真人备急千金要方·卷六十九》：

狸骨知母散，治鼠漏，始发于颈，无头尾，如鼹鼠，使人寒热脱肉。此得之食有鼠毒不去，其根在胃，狸骨主之，知母为之佐方：狸骨、知母、桂心、鲮鲤甲、山龟壳、甘草、雄黄、干姜（各等分）。右八味，治下筛，饮服方寸七，日三。仍以蜜和，内疮中，无不瘥。先灸作疮，后以药傅之，已作疮，不用灸。①

……

灸漏法：葶苈子（二合）[1]，豉（一升）。右二味，和捣令极熟，作饼子如大钱，厚二分许，取一枚当疮孔上，作大艾炷如小指大，灸饼上，三炷一易，三饼九炷，隔三日复一灸之。（《外台》灸瘰病。《古今录验》云：不可灸头疮，葶苈气入脑杀人。）

又方，捣生商陆根捻作饼子如钱大，厚三分，安漏上，以艾灸上，饼干易之，灸三四升艾瘥。（《外台》灸瘰病。）

又方，七月七日，日未出时取麻花，五月五日取艾，等分，合捣作炷用，灸疮上百壮。（《外台》灸瘰病。）

九漏[2]，灸肩井二百壮。漏，灸鸠尾骨下宛宛中七十壮。诸漏，灸瘰

---

① 《孙真人备急千金要方》，《道藏》第 26 册，第 464 页。

周四畔，瘥。诸恶漏、中冷息肉，灸足内踝止（应为"上"）各三壮，二年六壮。①

……

灸瘰疬[3]法：

一切瘰疬在项上，及触处但有肉结凝，似作瘘及痈疖[4]者：以独头蒜截两头留心，大作艾炷，称蒜大小贴疬子上灸之，勿令上破肉，但取热而已，七壮一易蒜，日日灸之，取消止。

一切瘰疬，灸两胯里患疬处宛宛中，日一壮，七日止，神验。又，灸五里、人迎各三十壮。又，灸耳后发际直脉七壮。又，灸患人背两边腋下后文上，随年壮。②

【注释】

[1] 合：音 gě，古代容量计量单位，1 合 =2 龠，10 合 =1 升。

[2] 九漏：九种漏症的合称，指皮肤感染、溃破流脓的多种症状表现，类似于现代医学淋巴结核引起的慢性瘘管等。隋代医家巢元方在《诸病源候论》卷三十四归纳为"九漏"：狼漏、鼠漏、蝼蛄漏、蜂漏、蚍蜉漏、蛴螬漏、浮疽漏、瘰疬漏、转脉漏。

[3] 瘰疬：长在人颈项、胸部或腋窝上的个状或块状疙瘩的一种皮肤病。小的称"瘰"，大的称"疬"，统称"瘰疬"，也称为疬子颈、老鼠疮等。

[4] 痈疖：指痈疽、疖肿、疔疮、丹毒之类等外科皮肤病的泛称。疖，读作 jiē，又称疖子、疖肿。

【分析】

上文主要介绍九漏、瘰疬等皮肤病的灸疗方法。九漏与瘰疬很类似，相当于现代医学的淋巴结核，多因湿寒束缚气血流通或风火邪毒侵扰，痰火结于颈项，又或者是情绪抑郁、虚火内灼、炼液为痰等引起。瘰疬病症起初结节硬块，按压有疼痛感；早期没有明显不适，后期严重时则溃破流脓成为漏证，还可能伴有食欲缺乏、消瘦等症状。文中采用灼艾直接灸、隔物间接灸等灸法效果不错，严重者则灸法与汤药并用。这些治疗皮肤病的宝贵经验值得今

---

① 《孙真人备急千金要方》，《道藏》第 26 册，第 468 页。
② 《孙真人备急千金要方》，《道藏》第 26 册，第 469 页。

天进一步研究与应用实践。

【原文点校】

《孙真人备急千金要方·卷七十》：

灸肠痈[1]法：屈两肘，正灸肘头锐骨各百壮，则下脓血即瘥。

论曰：产后宜勤济乳，不宜令汁蓄积，蓄积不去，便结不复出，恶汁于内，引热温壮，结坚牵掣痛，大渴引饮，乳急痛，手不得近，成妒乳[2]，非痈也。急灸两手鱼际各二十七壮，断痈脉也，不复恶手近乳，汁亦自出，便可手助迮[3]捋之，则乳汁大出，皆如脓状。内服连翘汤，外以小豆薄涂之，便瘥。①

……

治妒乳方：……灸法：右以蒲横度口，以度从乳上行，灸度头二七壮。②

【注释】

[1]肠痈：是指浊毒内聚瘀结在小肠或大肠中的一种病证，常表现为疼痛、肿胀等症状。

[2]妒乳：乳汁郁积使得乳房胀硬疼痛或乳头生疮的病症。

[3]迮：读音 zé，有逼迫、狭窄之意。文中是第一个意思即逼迫助推之意。

【分析】

上文主要介绍肠痈、妒乳等病症的灸疗方法。其中，肠痈类似现代医学的急性阑尾炎、阑尾脓肿等病，妒乳类似现代医学的乳腺结节等病。二者都是气血郁结不通的表现，因此依靠艾火强大的化瘀散结之力能取效。

【原文点校】

《孙真人备急千金要方·卷七十一》：

五痔第三（论一首、方二十六首、灸法二首）

……

治五痔[1]方：猬皮（方三指大，切），熏黄（枣大，末），熟艾（鸡子[2]大）。右三味，穿地作孔调和，取便熏之，口中熏黄烟气出为佳，火气消尽即停，

---

① 《孙真人备急千金要方》，《道藏》第 26 册，第 470–471 页。

② 《孙真人备急千金要方》，《道藏》第 26 册，第 470–471 页。

停三日将息更熏之，凡三度，永瘥。勿犯风冷，羹臛[3]将补，慎猪、鸡等。①

……

灸法：

久冷五痔便血，灸脊中百壮。

五痔便血失屎，灸回气[4]百壮，穴在脊穷骨上。②

【注释】

[1] 五痔：肛门痔疮的五种具体病症的合称，包括牡痔、牝痔、脉痔、肠痔、血痔等。

[2] 鸡子：鸡蛋。

[3] 羹臛：菜羹和肉羹。臛，音 huò，指肉羹。

[4] 回气：又名长江穴等，位于骶骨尖端、脊穷骨上、赤白肉际下。

【分析】

上文主要介绍痔疮的灸疗方法。痔疮，是古今比较常见的一种肛肠疾病，主要表现为排便时容易出血、灼热、疼痛、瘙痒甚至脱垂等症状，病因是瘀浊凝结于肛部。文中采用悬空灸肛门患处的间接灸法与灼艾脊中穴、灸回气穴的直接灸法，均取得满意疗效。这对于今天治疗痔疮提供了很好的外治方案。

【原文点校】

《孙真人备急千金要方·卷七十一》：

灸癣[1]法：

日中时，灸病处影上，三姓灸之，咒曰：癣中虫，毛戒戒，若欲治，待日中。八月八日日出时，令病人正当东向户[2]长跪，平举两手持尸（应为"户"）两边，取肩头小垂际骨解宛宛中灸之，两火俱下，各三壮若七壮，十日愈。③

……

治白癜方：……又方，灸左右手中指节去延外宛中三壮，未瘥报之。①

……

去疣目方：……又方，著艾炷疣目上，灸之三壮，即除。②

【注释】

[1] 癣：音 xiǎn，一种患处发痒、呈白色的鳞状皮的皮肤病，如白癣、头癣、脚癣等。

[2] 户：与"门"相对。"门"指供一家人出入房屋的通向外面的外门、大门，由左右两扇构成，主外；"户"指屋内出入各个房间的内门，只有一扇，主内。

【分析】

上文主要介绍皮癣病、白癜风、疣目等皮肤病的灸疗方法。这类皮肤病虽然有时有点痒，但最主要的是皮损面积容易扩大，看起来相当碍眼，治疗起来也较慢。由于肺主皮毛，故皮肤病治疗首先从肺气系统入手；其次脾主肌肉，皮肤附着于肌肉上，故与脾气系统也有关系。而采用灼艾灸法，却可以收到意想不到的效果，值得今天好好实践。晋代著名道医鲍姑即是采用灸疗方法治疗疣目等有碍容貌的皮肤病症而名扬历史。值得留意的是，文中对于皮癣的灸疗是采用灸法与符咒祝由术一起使用，富有鲜明的道医特色。

【原文点校】

《孙真人备急千金要方·卷七十四》：

蛊毒第四（论、方）

论曰：蛊毒[1]千品，种种不同，或下鲜血；或好卧暗室，不欲光明；或心性反常，乍嗔乍喜；或四肢沉重，百节酸疼。如此种种状貌，说不可尽。亦有得之三年乃死，急者一月或百日即死。其死时，皆有九孔中或于胁下肉中出去。所以出门常须带雄黄、麝香、神丹诸大辟恶药，则百蛊、猫鬼、狐狸、老物精魅，永不敢著人。养生之家，大须虑此。俗亦有灸法，初中蛊，于心下捺便大炷灸一百壮，并主猫鬼，亦灸得愈。又当足小指尖上灸三壮，当有

① 《孙真人备急千金要方》，《道藏》第 26 册，第 478 页。
② 《孙真人备急千金要方》，《道藏》第 26 册，第 478–479 页。

物出。酒上得者有（应为"由"，下同）酒出，饭上得者有饭出，肉菜上得者有肉菜出，即愈，神验，皆于灸疮上出。

凡中蛊毒，令人心腹绞切痛，如有物啮，或吐下血皆如烂肉，若不即治，蚀人五脏，尽乃死矣。欲验之法，当令病人唾水，沉者是蛊，不沉者非蛊也。[①]

【注释】

[1] 蛊毒：古代采用巫术方法植入人体内产生极大危害的毒虫毒物。

【分析】

上文主要介绍蛊毒的灸疗抢救方法。下蛊术是古代传说中的一种以毒虫作祟害人的神秘巫术，主要流行于我国南方一些偏远乡下或部分少数民族中。施蛊的方法大多将毒虫混入食物中。由于毒虫十分微小，且种类较多，很难察觉。发作时腹痛难忍、十分吓人，因此古代有"谈蛊色变"的说法。一般医疗手段很难奏效，而采用灸疗方法却能将蛊毒毒虫排出，文中称是"神验"，可见疗效非常。当是纯阳艾火的药气对毒虫有相克驱逐之力，使得毒虫在体内待不住而出。当然，由于蛊术十分神秘，当今基本很难见到，此处权当一种历史文化予以存留。

【原文点校】

《孙真人备急千金要方·卷七十四》：

灸法：

瘿[1]恶气，灸天府五十壮。（《千金翼》云：又灸胸堂百壮。）

瘿上气短气，灸肺输百壮。

瘿上气胸满，灸云门五十壮。

瘿劳气，灸冲阳随年壮。

瘿气面肿，灸通天五十壮。

瘿，灸天瞿三百壮，横三间寸灸之。又，灸中封随年壮，在两足跌上曲尺宛宛中。

诸瘿，灸肩髃左右相当宛宛处，男左十八壮，右十七壮；女右十八壮，左十七壮，或再三，取瘥止。又，灸风池百壮，侠项两边。又，灸两耳后发

---

① 《孙真人备急千金要方》，《道藏》第 26 册，第 490 页。

际一百壮。又，灸头冲一作颈，头冲在仰两手直向前令臂着头对鼻所注处，灸之各随年壮。（《千金翼》云：一名臂臑。）

凡肉瘤^[1]勿治，治则杀人，慎之。（《肘后方》云：不得针灸。）①

【注释】

[1] 瘿：音yǐng，指气郁痰凝血瘀结于颈部的肿瘤，包括"气瘿""肉瘿""石瘿"等。

[2] 肉瘤：指脂肪瘤，多由湿痰等凝结而成。

【分析】

上文主要介绍瘿病的灸疗方法。瘿病是一种发生于颈前区结喉两侧结块的囊肿病，首见于汉代许慎《说文解字》，隋代巢元方《诸病源候论》对其症状和病因作了进一步论述，宋代陈无择《三因极一病证方论》将瘿病分为石瘿、肉瘿、筋瘿、血瘿、气瘿五类。中医认为，瘿病多因情绪低下忧思过度导致气郁、痰凝、血瘀结于颈部而成。对于这种病，现代医学一般采用手术直接割掉的方法，而传统医学用艾灸疗法依靠火力的穿透性和艾草药力活血化瘀起到较好的疗效。值得注意的是，文中提到的"肉瘤"不用治疗也不能针灸。笔者认为，此处的"肉瘤"应该指脂肪瘤，由于不痛不痒，所以一般不需要治疗，但需要观察其变化，如果有症状表现，还是要治疗。

【原文点校】

《孙真人备急千金要方·卷七十四》：

阴癞第八（论、灸）

论曰：癞有四肿（通"种"），有肠癞、卵胀、气癞、水癞。肠癞、卵胀难瘥、气癞、水癞针灸易治。

……

阴癞^[1]，灸足大趾下理中十壮，随肿边灸之。（《肘后方》云：灸足大指第二节下横文正中央五壮。姚氏云：足大趾本三壮。）

男儿癞，先将儿至碓头，祝之曰：坐汝令儿某甲阴囊癞，故灸汝三七二十一枚。灸讫，便牵小儿令雀头下向著囊缝，当阴头灸缝上七壮，即消，

---

① 《孙真人备急千金要方》，《道藏》第26册，第495页。

已验。艾炷猬簪头许。

大凡男癞，当骑碓[2]轴，以茎伸置轴上，齐阴茎头前，灸轴木上，随年壮。①

【注释】

[1] 阴癞：阴部肿痛。癞：音 tuí，阴部连着小腹隐痛。

[2] 碓：读作 duì，古代一种用木石制作而成的捣米器具。

【分析】

上文主要介绍男子阴部胀痛的各种供选择的灸疗方法。其中不仅采用单纯的灼艾灸法，还提到灸法与祝由术并用的方案，这也是道医灸疗的特色之一。

【原文点校】

《孙真人备急千金要方·卷之七十五》：

卒死第一（方、灸法）

针灸法：

针间使各百余息。又，灸鼻下人中，一名鬼客厅。（《肘后方》云：又治尸厥。②）

……

辟魇[1]方：……又方，灸两足大趾丛毛中各二七壮。（《肘后方》云：华佗法，又救卒死中恶。）

治中恶[2]方：……又方，灸胃管五十壮愈。③

……

灸法治卒忤死：

灸手十指爪下各三壮。余治同上方。（《备急方》云：治卒死而张目反折者。）又灸人中三壮，又灸肩井百壮，又灸间使七壮，又灸巨阙百壮。④

---

① 　《孙真人备急千金要方》，《道藏》第 26 册，第 495–496 页。

② 　《孙真人备急千金要方》，《道藏》第 26 册，第 497 页。

③ 　《孙真人备急千金要方》，《道藏》第 26 册，第 497 页。

④ 　《孙真人备急千金要方》，《道藏》第 26 册，第 497 页。

……

治鬼击病 [3] 方：鬼击之病，得之无渐，卒着人如刀刺状，胸胁腹内绞急切痛，不可抑按，或即吐血，或鼻口血出，或下血，一名鬼排……灸法：灸人中一壮，立愈。不瘥更灸。又灸脐上一寸七壮，及两踵白肉际取瘥。又灸脐下一寸三壮。①

……

治自缢死方：凡救自缢死者，极须按定其心，勿截绳，手抱起徐徐解之。心下尚温者，以氍毹 [4] 覆口鼻，两人吹其两耳……又方，灸四肢大节陷大指本文，名曰地袖，各七壮。②

……

治落水死方：……又方，解死人衣，灸脐中。凡落水经一宿犹可活。③

【注释】

[1] 魇：音 yǎn，为做噩梦、说梦话之意。

[2] 中恶：突然遭受不明原因的邪气侵袭导致胡言乱语或昏迷，也称为中邪、客忤、卒忤等。

[3] 鬼击病：古代将胸腹部突然绞痛或出血的急性病，称为鬼击病或鬼排。"鬼"字形容其不明原因的意思。

[4] 氍毹：音 qú shū，指毛织的布或地毯，古代演戏多用来铺在地上，后引申为舞台。

【分析】

上文主要介绍猝死、做噩梦、中邪、上吊、溺水以及胸腹部突然绞痛或出血等急性病的灸疗抢救方案。我们知道，除了做噩梦外，中邪、上吊、溺水以及胸腹部突然绞痛出血都是急性病，一旦抢救不及时就可能有生命危险。而灸疗方法尤其是灼艾灸法竟能力挽狂澜、转危为安，当是依靠艾火强劲的荡涤阴霾、回阳固脱的力道起效，值得我们今天好好研究与应用实践。

① 《孙真人备急千金要方》，《道藏》第26册，第498页。
② 《孙真人备急千金要方》，《道藏》第26册，第498页。
③ 《孙真人备急千金要方》，《道藏》第26册，第499页。

【原文点校】

《孙真人备急千金要方·卷七十六》：

蛇虫等毒第二（论、方、灸法）

治因热逐凉睡熟，有蛇入口中挽不出方：以刀破蛇尾，内生椒三两枚，裹著，须臾即出。（《肘后方》云：艾灸蛇尾即出。若无火，以刀周匝割蛇尾，截令皮断，乃捋皮倒脱即出。）①

……

治众蛇螫方：灸上三七壮。无艾，以火头称疮孔大小爇之。②

……

治射工[1]中人寒热，或发疮偏在一处，有异于常者方：……又方，取葫，切，贴疮，灸七壮。③

……

治石蛭方：（山水中阴湿草木上石蛭著人，则穿啮人肌肤，行人肉中，浸淫坟起，如虫行道之状。）凡行山路草木中，常以腊月猪膏和盐涂脚胫及足趾间趺上，及著鞋袜，蛭不得著人也。已著者，灸断其道即愈。④

……

论曰：凡春末夏初，犬多发狂，必诫小弱持杖以预防之。防而不免者，莫出于灸，百日之中一日不阙（通"缺"）者，方得免难。若初见疮瘥痛定，即言平复者，此最可畏，大祸即至，死在旦夕。凡狂犬咬人著讫，即令人狂，精神已别，何以得知？但看灸时，一度火下，即觉心中醒然，惺惺了了，方知咬已即狂。是以深须知此。此病至重，世皆轻之，不以为意，坐是死者，常年有之。吾初学医，未以为业，有人遭此，将以见问，吾了不知报答。以是经吾手而死者不一。自此锐意学之，一解已来，治者皆愈，方知世无良医，枉死者半，此言非虚。故将来学者非止此法，余一方皆须沉思，留心作意，殷勤学之，乃得通晓，莫以初解一两种法，即谓知讫，极自误也。聊因方末

---

① 《孙真人备急千金要方》，《道藏》第 26 册，第 501 页。

② 《孙真人备急千金要方》，《道藏》第 26 册，第 502 页。

③ 《孙真人备急千金要方》，《道藏》第 26 册，第 503 页。

④ 《孙真人备急千金要方》，《道藏》第 26 册，第 504 页。

申此一二，言不尽意耳。①

……

灸法：凡猘^[2]犬所啮，未尽其恶血毒者，灸上一百壮；已（通"以"）后当日灸一壮；若不血出，刺出其血，百日灸乃止。禁饮酒及猪犬肉。②

【注释】

[1] 射工：即射工毒虫，古代一种生长于水中的小毒虫。

[2] 猘：音 zhì，指疯狗。

【分析】

上文主要介绍抢救蛇入口中、蛇咬伤、水中射工小毒虫伤人、石蛭咬人、疯狗咬人的灸疗方案。毒蛇、毒虫、疯狗等咬伤，毒汁会随着气血循环进入体内脏腑，因此十分凶险，抢救分秒必争。灼艾灸法取材廉价易得、操作简便易学、疗效卓著非凡，纯阳艾火的解毒之功不可等闲视之，时至今日依然具有巨大的临床应用价值。

【原文点校】

《孙真人备急千金要方·卷七十七》：

治破伤风^[1]肿方：厚涂杏人（通"仁"）膏^[2]，然（通"燃"）麻烛^[3]遥炙^[4]（通"灸"）之。③

【注释】

[1] 破伤风：指皮肤的伤口破皮，外界风毒之邪从伤口侵入体内引起惊风痉挛等的一种疾病。

[2] 杏仁膏：由杏仁核和其他配料制作而成的膏状药物。

[3] 麻烛：古代一种用苎麻制成的蜡烛。

[4] 遥灸：即悬空灸法。

【分析】

上文主要介绍破伤风的灸疗方法。值得一提的是，现代医学将此病称为

---

① 《孙真人备急千金要方》，《道藏》第 26 册，第 505 页。

② 《孙真人备急千金要方》，《道藏》第 26 册，第 506 页。

③ 《孙真人备急千金要方》，《道藏》第 26 册，第 510 页。

破伤风，认为是破伤风梭菌从伤口侵入人体在缺氧环境下生长繁殖、产生毒素而引起肌肉痉挛的一种特异性感染。对于这种细菌的感染危害，古人采用涂杏仁膏和麻烛火烤进行悬空灸而取效。杏仁是落叶乔木杏树的干燥成熟的种子，有苦杏仁、甜杏仁两种，前者主要作为食品用，后者常作为药用，此处应指苦杏仁。李时珍在《本草纲目》记载其药性曰："［气味］甘苦，温冷利，有小毒。两仁者杀人，可以毒狗……杀虫，治诸疮疥，消肿，去头面诸风气鼋疱（时珍）。［发明］元素曰：杏仁气薄味厚，浊而沉坠，降也、阴也。入手太阴经。其用有三：润肺也，消食积也，散滞气也……时珍曰：杏仁能散能降，故解肌散风、降气润燥、消积治伤损药中用之。"① 苦杏仁药气通散，主要是其味略辛和性温的缘故，但其仁坚质地坚硬，故以降下为主，入肺气、大肠，其他本草古籍也多记载其有小毒，因此将苦杏仁制作成药膏涂抹伤口，可以破邪气、收敛伤口，加上麻烛的火力能够杀死破伤风毒邪。那么，如果不用麻烛灸，可否采用艾灸？笔者窃以为可以。由于伤口破皮直接进行灼艾灸太痛，因此可以先在伤口处涂上可以愈合伤口的软药膏或撒些血余炭、百草霜等金疮药粉，然后进行隔姜灸，依靠艾火强大的解毒荡邪的药气也能够收到良好的疗效。

【原文点校】

《孙真人备急千金要方·卷七十八》：

灸及汤火所损，昼夜啼呼，止痛灭瘢方：羊脂、松脂[1]各二分，猪膏、腊各一分。右四味，取松脂破铫[2]中，切脂嚼腊着松明上，少顷铫火令淬渍皆消，以杯承汁傅之。（松明是肥松木节也。）

治灸疮方：甘草、当归各一两，胡麻（《外台》用胡粉）、羊脂各六分，右四味，㕮咀。以猪膏五合煎，去滓傅之②……又方，凡灸疮不瘥，日别灸上六七壮，自瘥。③

……

治灸疮痛肿急方：捣灶下黄土，以水和煮令热，渍之。

---

① （明）李时珍著，柳长华主编：《李时珍医学全书》，北京：中国中医药出版社，1999年，第995页。

② 《孙真人备急千金要方》，《道藏》第26册，第512页。

③ 《孙真人备急千金要方》，《道藏》第26册，第512页。

治灸疮中风冷肿痛方：但向火灸之，疮得热则疮快，至痛止，日六七灸愈。

薤白膏，治灸疮，生肉止痛方：薤白、当归各二两，白芷一两，羊髓一斤。右四味，㕮咀，合煎，以白芷色黄药成。去滓，取傅之，日三。

又方，治灸疮脓坏不瘥方：薤白一握、胡粉、石灰各一两，腊月猪脂一升。右四味，先煎薤白令黄，去之；绵裹石灰，煎数沸，去之，次入胡粉内膏中，令调，涂故布贴上，日三。

又方，白蜜一两，乌贼骨二枚，一方作一两。右二味，相和涂之。

治针灸疮血出不止方：烧人屎灰以傅之。又方，死蜣蜋（通“螂”）[3] 为末，以猪脂和涂之。①

……

治毒箭所中方：……又方，内盐脐中，灸之。②

【注释】

[1] 松脂：马尾松等松树的油树脂。

[2] 铫：有三个读音，读 diào 时指用来煮开水、熬东西用的器具（如药铫等）；读 tiáo 时，指古代一种像矛的兵器；读 yáo 时是古代一种大锄。文中应是第一种意思，读作 diào，指煮水或熬药的器具。

[3] 蜣蜋：一种体黑色或黑褐色的大中型昆虫，俗称屎壳郎。

【分析】

上文主要介绍烫伤、烧伤以及灼艾灸后化脓成灸疮的治疗方法。灸疮是灸疗尤其是化脓灸后起疱的伤口瘢痕，容易流脓感染引起痒痛。因此施灸后除了注意不碰水外，还应该涂抹茶油、血余炭或专门制作的灸疮膏进行护理、养护，使其尽快愈合。当然，个别穴位（如足三里穴等）为了利用灸疮的持久作用进行养生治病，可以不涂抹灸疮膏，但也要保持灸疮的干燥和安全、不被碰伤。

【原文点校】

《孙真人备急千金要方·卷八十一》：

---

① 《孙真人备急千金要方》，《道藏》第 26 册，第 512 页。
② 《孙真人备急千金要方》，《道藏》第 26 册，第 515 页。

凡 [1] 人居家及远行，随身常有熟艾 [2] 一升，备急丸、辟鬼丸、生肌药、甘湿药、丁肿药、水银、大黄、芒硝、甘草、干姜、桂心、蜀椒。不能更蓄余药，此等常不可阙少。及一两卷百一备急药方，并带辟毒蛇、蜂、蝎等药随身也。

凡人自觉十日已上康健，即须灸三数穴以泄风气。每日必须调气补泻，按摩导引为佳。勿以康健便为常然，常须安不忘危，预防诸病也。灸法当须避人神（人神禁忌法在第二十九卷中）。凡畜手力细累，春秋皆须与转泻药一度，则不中天行时气 [3] 也。①

【注释】

[1] 凡：但凡之意。

[2] 熟艾：用存放较久的陈艾（一般为三年左右）捣碎制成的艾绒。

[3] 天行时气：由于气候不正常引起的传染病、流行病，即瘟疫。

【分析】

上文主要介绍平常居家或出门旅行的健康防护方法，可以归纳为三类：一是药物准备，包括准备熟艾、甘草、干姜等中药，以及备急丸、辟鬼丸等中成药，以备不时之需；二是按摩导引方法；三是艾灸疗法。其中，艾灸疗法要避开人神禁忌时日，《孙真人备急千金要方》一书的第二十九卷已有详细记载。艾灸所用艾炷的原料则必须是"熟艾"，即存放较久的陈艾（三年左右）捣碎制成的艾绒，李时珍指出说："凡用艾叶，须用陈久者，治令细软，谓之熟艾。若生艾灸火，则伤人肌脉……拣取净叶，扬去尘屑，入石臼内木杵捣熟，罗去渣滓，取白者再捣，至柔烂如绵为度。用时焙燥，则灸火得力。"②也就是说，"熟艾"是陈放较久的艾叶经过反复捣碎成棉絮状的艾绒，用熟艾做成的艾炷点燃后艾火后劲绵长、渗透力强；而"生艾"是直接从艾草上摘取下来的艾叶，如果用生艾做成的艾炷点燃后艾火太烈而燥，燃烧快、没有后劲，渗透力差，很容易烧坏皮肉。

【原文点校】

《孙真人备急千金要方·卷八十四》：

---

① 《孙真人备急千金要方》，《道藏》第 26 册，第 536 页。

② （明）李时珍著，柳长华主编：《李时珍医学全书》，北京：中国中医药出版社，1999 年，第 563 页。

寸口脉缓,皮肤不仁[1],风寒在肌肉,宜服防风汤,以药薄熨之佳,灸诸治风穴……寸口脉芤,吐血,微芤者衄血,空虚,去血故也,宜服竹皮汤、黄土汤,灸膻中。①

……

寸口脉细,发热呕吐,宜服黄芩龙胆汤;吐不止,宜服橘皮桔梗汤,灸中府……关上脉细,虚,腹满。宜服生姜汤、茱萸蜀椒汤、白微(通"薇")丸,针灸三管………关上脉芤,大便去血,宜服生地黄并生竹皮汤,灸膈输。若重下去血,针关元,甚者服龙骨丸(关元一作巨阙)。……关上脉牢,脾胃气塞,盛热,即腹满向向(应为"响响"),宜服紫菀丸、泻脾丸,针灸胃管[2]泻之。②

……

尺脉紧,脐下痛,宜服当归汤,灸天枢、针关元补之……尺脉孔,下焦虚,小便去血,宜服竹皮生地黄汤,灸丹田、关元。③

【注释】

[1] 不仁:指肢体活动不灵、感觉丧失。

[2] 胃管:中脘穴的别名。

【分析】

上文主要根据脉象和症状表现列出相应的灸疗方案。文中将灼艾灸法与内服汤药方法一起使用,个别症状是针刺疗法与艾灸疗法并用。

【原文点校】

《孙真人备急千金要方·卷九十》:

商阳,主耳中风聋鸣[1],刺入一分[2],留一呼[3],灸三壮,左取右,右取左,如食顷。④

【注释】

[1] 聋鸣:耳聋与耳鸣。

[2] 一分:即0.1寸,古代长度单位10分=1寸。元代以前1寸约合今天2.31

---

① 《孙真人备急千金要方》,《道藏》第26册,第550页。

② 《孙真人备急千金要方》,《道藏》第26册,第551页。

③ 《孙真人备急千金要方》,《道藏》第26册,第552页。

④ 《孙真人备急千金要方》,《道藏》第26册,第579页。

厘米。^① 因此一分约为 2.3 毫米。

[3] 一呼：即人正常呼吸一次的时间，有四五秒钟。

【分析】

上文主要是介绍耳聋、耳鸣的灸疗方法。具体操作是在商阳穴上先针刺后灼艾灸。商阳穴，为手阳明大肠经的井穴。针刺要点讲究浅刺、快出，使得商阳穴快速得气，迅速艾灸三个艾炷，如此针、灸并用，通补结合，见效很快。

【原文点校】

《孙真人备急千金要方·卷九十一》：

针灸孔穴方

……

屈骨端，主小便不利。大便泄数，并灸天枢。

劳宫，主大便血不止，尿赤。^②

……

关元，主胞闭塞，小便不通，劳热石淋。（又云：主石淋，脐下三十六疾，不得小便，并灸足太阳。又云：主伤中尿血。）^③

……

膈输，主吐食。又灸章门、胃管。

巨阙、胸堂，主吐食。

大敦，主哕噫 [1]。又灸巨关（通“阙”）。^④

……

凡内损唾血、不足，外无膏泽，地五会主之。刺入三分，特忌灸。凡唾血，泻鱼际，补尺泽。^⑤

---

① 《历代中药度量衡古今换算一览表》，详见颜文强：《生命内景与＜道藏＞精选药方研究》，北京：中国中医药出版社，2019 年，第 713 页。

② 《孙真人备急千金要方》，《道藏》第 26 册，第 583–584 页。

③ 《孙真人备急千金要方》，《道藏》第 26 册，第 584 页。

④ 《孙真人备急千金要方》，《道藏》第 26 册，第 586 页。

⑤ 《孙真人备急千金要方》，《道藏》第 26 册，第 586 页。

【注释】

[1] 哕噫：音 yuě yī，打嗝。

【分析】

上文主要介绍在天枢、劳宫、关元、膈俞、大敦等穴位上施灸可以治疗的相应病症。其中，对于内伤吐血太多导致体内津液严重不足的则不能施灸，可以改用针刺疗法。

【原文点校】

《孙真人备急千金要方·卷九十二》：

凡犊鼻肿，可灸不可刺，若其上坚勿攻，攻之即死。^①

……

旁廷，在腋下四肋间，高下正与乳相当，乳后二寸陷中，俗名注市，举掖取之，刺入五分，灸五十壮。主卒中恶，飞尸遁注，胸胁满。

九曲中府，在旁廷注市下三寸，刺入五分，灸三十壮。主恶风、邪气、遁尸[1]，内有瘀血。^②

【注释】

[1] 遁尸：为五尸症（飞尸、遁尸、风尸、沉尸、尸疰）之一。

【分析】

上文主要介绍在旁廷、九曲中府等穴位上施灸可以治疗的相应病症。其中，强调犊鼻穴肿痛只能灸、不能针。旁廷、九曲中府对于突然遭受严重邪气（中恶）以及飞尸、遁尸等急危重症有急救之功。五尸症、中恶是突然遭受厉害邪气所导致的急危病症，常表现为忽然浑身难受、饮食不下、腹痛腹胀、呼吸困难、胸闷气短、昏厥欲死等，俗称"中邪"。而艾灸疗法纯阳温热可以快速去除邪恶之气，治疗效果较好。这对于今天治疗疑难杂症依然有现实意义。

【原文点校】

《孙真人备急千金要方·卷九十三》：

---

① 《孙真人备急千金要方》，《道藏》第 26 册，第 590 页。
② 《孙真人备急千金要方》，《道藏》第 26 册，第 592 页。

孔最，主臂厥热痛，汗不出，皆灸刺之，此穴可以出汗。①

……

热病[1]，先腰胫酸，喜渴数饮，身清，清则项痛而寒且酸，足热不欲言，头痛颠颠然，先取涌泉及太阳井、荥，热中少气厥寒，灸之热去，灸涌泉三壮。烦心不嗜食，灸涌泉。热去四逆，喘气偏风，身汗出而清，皆取侠溪。②

……

瘿瘤第六

瘿瘤[2]

天府、臑会、气舍，主瘿瘤气咽肿。（《甲乙》天府作天窗）。

脑户、通天、消泺、天突，主颈有大气。

通天，主瘿，灸五十壮。胸堂[3]，羊屎灸一百壮。③

【注释】

[1] 热病：体表发热的症状。

[2] 瘿瘤：音 yǐng liú，指生长在皮肤、肌肉、筋骨等处的肿块赘肉。

[3] 胸堂：即任脉上的膻中穴。

【分析】

上文主要介绍手臂酸痛无力、身体发热和体表皮肉长肿瘤的灸疗方法。其中，身体发热，从病源来看包括外感热病、内伤发热两大类疾病，从病机本质来看包括体表热体内寒的真寒假热证与体内体表皆实热证两类。长在体表的"瘿瘤"包括"瘿"与"瘤"两类："瘿"多生长在颈部，皮宽不急，按之较软，一般不会破溃流脓，类似于现代医学的甲状腺肿瘤，常见有肉瘿、筋瘿、血瘿、气瘿、石瘿等五种，称为"五瘿"；"瘤"则全身都可能长，按之较硬，可能溃破，常见有骨瘤、脂瘤、肉瘤、脓留、血瘤、石瘤等六种，称为"六瘤"。二者统称为"五瘿六瘤"。明代医家龚信在《古今医鉴·卷九·瘿瘤》详细分析说："夫瘿瘤，皆因气血凝滞，结而成之。瘿则喜怒所生，多着于肩项，皮宽不急，捶捶而垂是也；瘤则随留住，初作如梅李之状，皮嫩而光，

① 《孙真人备急千金要方》，《道藏》第 26 册，第 593 页。

② 《孙真人备急千金要方》，《道藏》第 26 册，第 594 页。

③ 《孙真人备急千金要方》，《道藏》第 26 册，第 595 页。

渐如杯卵是也。瘿有五种，其肉色不变者，谓之肉瘿；其筋脉现露者，谓之筋瘿；若赤脉交络者，名曰血瘿，若随忧恼而消长者，名曰气瘿；若坚硬而不可移者，名曰石瘿。瘤亦有六种：一曰骨瘤，二曰脂瘤，三曰肉瘤，四曰脓留，五曰血瘤，六曰石瘤。瘿瘤二者，虽无痒痛，最不可决破，恐脓血崩溃，渗漏无已，必致杀人。其间肉瘤不可攻疗。"①可见，从病因本质上说，"五瘿六瘤"由气血凝滞结节而成，因此艾灸疗法依靠艾火强劲的通窜之力能够收到较好的疗效。

【原文点校】

《孙真人备急千金要方·卷九十三》：

脐中、石门、天枢、气海，主小腹疝气，游行五藏，脐冲胸不得息。（《甲乙》云：脐疝绕脐痛冲胸，不得息，灸脐中。脐疝绕脐痛，石门主之。脐疝绕脐痛时止，天枢主之。）

四满，主脐下疝积。（《甲乙》云：胞中有血。）

大敦，主卒疝暴痛，阴跳上入腹，寒疝，阴挺出偏大肿脐腹中，悒悒不乐，小便难而痛，灸刺之立已。左取右，右取左。[《甲乙》云：照海注（通"主"）之。]②

……

杂病第七（论一首）

膏肓输无所不治，主羸瘦虚损，梦中失精，上气咳逆，狂惑忘误。取穴法：令人正坐，曲脊伸两手，以臂着膝前，令正直，手大指与膝头齐，以物支肘，勿令臂得动摇，从胛骨上角摸索至胛骨下头，其间当有四肋三间，灸中间，依胛骨之里肋间空，去胛骨容侧指许，摩膂肉之表肋间空处，按之自觉牵引胸户中，灸两胛中各一处，至六百壮，多至千壮，当觉气下砻砻然如流水状，亦当有所下出，若无停痰宿疾，则无所下也。若病人已困不能正坐，当令侧卧，挽上臂，令前求取穴灸之也。求穴大较，以右手从右肩上拄，指头表所不及者是也，左手亦然，乃以前法灸之。若不能久正坐当伸两臂者，

---

① （明）龚信纂辑，达美君等校注：《古今医鉴》，北京：中国中医药出版社，1997年，第291页。

② 《孙真人备急千金要方》，《道藏》第26册，第596页。

亦可伏衣襆[1]上伸两臂，令人挽两胛骨使相离，不尔，胛骨覆穴不可得也。所伏衣襆，当令大小常定，不尔，则失其穴也。此灸讫后，令人阳气康盛，当消息以自补养，取身体平复。其穴近第五椎相准望取之。

论曰：昔秦缓不救晋侯之疾；以其在膏之上，肓之下，针药所不及，即此穴是也。时人拙，不能求得此穴，所以宿疴难遣。若能用心，方便求得灸之，无疾不愈矣。

三里[2]，主腹中寒，胀满，肠鸣腹痛，胸腹中瘀血，小腹胀，皮肿，阴气不足，少腹坚，热病汗不出，喜呕，口苦壮热，身反折，口噤鼓颔，腰痛不可以顾，顾而有所见，喜悲，上下求之。口僻乳肿，喉痹不能言，胃气不足，久泄利，食不化，胁下柱满，不能久立，膝痿寒热中，消谷苦饥，腹热身烦狂言，乳痈，喜噫，恶闻食臭，狂歌妄笑，恐怒大骂，霍乱遗尿，失气阳厥，凄凄恶寒头眩，小便不利，喜哕。凡此等疾皆灸刺之，多至五百壮，少至二三百壮。①

【注释】

[1] 襆：读作 fú，有两种意思：一同"幞"，指巾帕；二指包扎，如襆被——用袱子包扎衣被。文中应是第一种意思。

[2] 三里：根据文中主治病症，应是指足三里，不是手三里。

【分析】

上文主要介绍脐中、石门、天枢、气海、四满、大敦、膏肓、足三里等穴位的主治病症，以灸法为主，个别针刺同论。其中，对于膏肓的主治功效和取穴方法描述得十分详细。

【原文点校】

《孙真人备急千金要方·卷九十三》：

妇人病第八

小腹坚痛，月水不通，刺带脉入六分灸五壮，在手肘（即"季肋"）端一寸八分。（端，一作下。）

漏下，若血闭不通，逆气胀，刺血海入五分，灸五壮。在膝膑上内廉白

---

① 《孙真人备急千金要方》，《道藏》第 26 册，第 596-597 页。

肉际二寸中。

漏血，小腹胀满如阻，体寒热，腹偏肿，刺阴谷入四分，灸三壮。在膝内辅骨后大筋之下、小筋之上，屋（应是"屈"）膝乃得之。[《甲乙》云：漏血，小便黄，临谷（应是"阴谷"）主之。]

女子疝瘕，按之如以汤沃两股中，小腹肿，阴挺出痛，经水来下，阴中肿或痒，漉青汁如葵羹，血闭无子，不嗜食，刺曲泉。在膝内辅骨下大筋上、小筋下陷中，屈膝乃得之，刺入六分，灸三壮。

疝瘕，按之如以汤沃股内至膝，飧泄，阴中痛，小腹痛坚，急重下湿，不嗜食，刺阴陵泉入二分，灸三壮。在膝下内侧辅骨下陷中，伸足乃得之。

经逆，四肢淫泺，阴暴跳，疝，小腹偏痛，刺阴跷入三分，灸三壮。在内踝下容爪甲。（即照海穴也。）

小腹大，字难，嗌干嗜饮，侠脐疝，刺中封入四分，灸三壮。在踝前一寸半，伸足取之。

女子不字 [1]，阴暴出，经漏，刺然谷入三分，灸三壮。在足内踝前起大骨下陷中。

字难 [2]，若胞衣 [3] 不出，泄风从头至足，刺昆仑入五分，灸三壮。在足外踝后跟骨上。

月事不利，见赤白而有身反败，阴寒，刺行间入六分，灸三壮。在足大趾间动应手。

月闭溺赤，脊强，互引反折，汗不出，刺腰输入二寸，留七呼，灸三壮。在第二十一椎节下间。

绝子，疟寒热，阴挺出不禁，白沥，痉，脊反折，刺上窌入三寸，留七呼，灸三壮。在第一空，腰髁下一寸侠脊。

赤白沥，心下积胀，腰痛不可俯仰，刺次窌入三寸，留七呼，灸三壮。在第二空，侠脊陷中。

赤淫时白，气癃，月事少，刺中窌入二寸，留七呼，灸三壮。在第三空，侠脊陷中。

下苍汁不禁，赤沥，阴中痒痛，引小腹控眇，不可以俯仰，刺腰尻交者，两胂上，以月生死为痏数，发刺立已。（一云：下窌。）

肠鸣泄注，刺下窌入二寸，留七呼，灸三壮。在第四空，侠脊陷中。

赤白里急，瘭疝，刺五枢入一寸，灸五壮。在带脉下三寸。

拘挛，腹满，疝，月水不下，乳余疾[4]，绝子阴痒，奔豚上腹，腹坚痛，下引阴中，不得小便，刺阴交入八分，灸五壮。在脐下一寸。

腹满疝积，乳余疾，绝子阴痒，奔豚上腹，小腹坚痛，下引阴中，不得小便，刺石门入五分。在脐下二寸，忌灸，绝孕。

绝子，衃血在内不在（应为"下"），胞转不得尿，小腹满，石水痛，刺关元入二寸，灸七壮。在脐下三寸。又主引肋下胀，头痛，身背热，贲豚，寒，小便数，泄不止。

子门不端，小腹苦寒，阴痒及痛，贲豚抢心，饥不能食，腹胀，经闭不通，小便不利，乳余疾，绝子，内不足，刺中极入二寸，留十呼，灸三壮。在脐下四寸。

赤白沃，阴中干痛，恶合阴阳，小腹膜坚，小便闭，刺屈骨入一寸半，灸三壮，在中极下一寸。

月水不通，奔泄气，上下引腰脊痛，刺气穴入一寸，灸五壮。在四满下一寸。

胞中痛，恶血，月水不以时休止，腹胀肠鸣，气上冲胸，刺天枢入五分，灸三壮，去肓输一寸半。

小腹胀满，痛引阴中，月水至则腰背痛，胞中瘕，子门空，大小便不通，刺水道入二寸半，灸五壮。在大巨下三寸。

月水不利，或暴闭塞，腹胀满癃，淫泺身热，乳难，子上抢心，若胞不出，众气尽乱，腹中绞痛，不得反息，正仰卧，屈一膝，伸一膝，并气冲，针上入三寸，气至泻之。在归来下一寸，动脉应手。

产余疾，食饮不下，贲豚上下，伤食腹满，刺期门入四分，灸五壮。在第二肋端。

乳痛惊痹，胫重，足跗不收，跟痛，刺下廉入三分，灸三壮。在上廉下三寸。

月水不利，见血而有身则败，乳肿，刺临泣入二分，灸三壮。在足小趾次趾间，去侠溪一寸半。

女子疝及小腹肿，溏泄，癃，遗尿，阴痛，面尘黑，目下眦痛，漏血，刺大冲入三分，灸三壮。在足大趾本节后二寸中动脉。

女子疝，赤白淫下，时多时少，暴腹痛，刺蠡沟入三分，灸三壮。在内踝上五寸。

女子无子，咳而短气，刺涌泉入三分，灸三壮。在足心陷者中。

乳难 [5]，子上冲心，阴疝，刺冲门入七分，灸五壮。在府舍下，上去大横五寸。

女子不下月水，痹惊善悲不乐，如堕坠，汗不出，刺照海入四分，灸二壮。在内踝下四分。又主女子淋，阴挺出，四肢淫泺。

血不通，刺会阴入二寸，留七呼，灸三壮。在大便前，小便后。子藏中有恶血，内逆满痛，刺石关入一寸，灸五壮。在阴都下一寸。^①

【注释】

[1] 女子不字：有两种含义，一指女子不能生育，二指不嫁人。文中是第一种意思，指女子不能生育的病症。字，指家里生子之义。

[2] 字难：指生产分娩困难，即难产。

[3] 胞衣：即胎盘，也称为胎衣，可入药，今以"紫河车"作为中药名。

[4] 乳余疾：指女子生产后哺乳出现的疾病，泛指月子病。

[5] 乳难：指女子哺乳期乳汁分泌不足或乳汁不下的病症。

【分析】

上文详细地介绍了女子小腹肿痛、月事不调、癥瘕积聚、尿血等妇科病，以及不孕不育、难产、月子病等，数十种妇科、产科病症的相应灸疗方法，十分细致详尽。这些疾病，有时不容易治疗，特别是产后月子病，母体气血虚弱又要给婴儿喂奶，不好用药，而灸法作为外治疗法则相对安全有效。

第六节 《图经衍义本草》灸疗的实践应用

一、《图经衍义本草》灸疗实践应用的特点

《图经衍义本草》又名《新编证类图注本草》，是两部医学专著——唐慎微的《证类本草》和寇宗奭的《本草衍义》的合编本，收入明代《正统道藏》

---

① 《孙真人备急千金要方》，《道藏》第 26 册，第 597–598 页。

洞神部，题为北宋通直郎辨验药材寇宗奭编撰、宋太医助教辨验药材许洪校正。寇宗奭是北宋政和年间医官，曾授通直郎。《道藏》版《图经衍义本草》分为序例五卷、正文四十二卷，共四十七卷。该书序言以阴阳五行学说阐述了安乐养生和治病之道等全书主旨。该书是一部阐释本草性味主治功效的药书，其中涉及灸疗实践应用经验的记载只有 11 处。整体上看这些灸疗实践经验呈现出了以下三个主要特点。

一是灸疗服务于本草。这是该书内容和体例决定的，《图经衍义本草》是一部本草专书，逐一介绍每味中药的药性、功效、应用等，以突出药效为主。因此涉及灸疗的实践临床经验自然只是作为本草应用的一个方面而已，目的是突出中药，而非灸疗。书中涉及记载灸疗实践应用经验的卷三、卷四、卷十二、卷十六、卷十八、卷三十六、卷三十七、卷四十一、卷四十二皆是如此。

二是灸疗方案以隔药灸为主。这也是该书将灸疗作为本草应用一个方面的体现。为了拓展本草的应用功能，中药的应用中部分涉及了将药物作为隔物灸材料的治疗方案。如《图经衍义本草·卷十六》记载了采用附子进行隔药灸治疗耳聋、牙痛病症："附子：……《崔氏方》：疗耳聋风，牙关急不得开方。取八角附子一枚，酢渍之三宿令润，微削一头内耳中，灸上十四壮，气通耳中，即差。"① 我们知道，附子是大热大毒之物，其力道强劲，通行十二经络、力道迅猛、无所不至，有破瘀血、除寒湿、去痰浊之功。此处将附子作为隔物灸的材料，一可以避免直接灸容易导致烫伤的缺陷，二可以借助艾火发挥附子的雄壮之力，从而达到快速治病的功效。《图经衍义本草·卷十八》记载了采用商陆进行隔药灸治疗瘰疬、喉痹疼痛的病症："商陆：……治瘰疬、喉痹卒攻痛。捣生章陆根，捻作饼子，置瘰疬上，以艾炷于药上灸三四壮。"② 商陆，别名章陆、当陆、章柳，将商陆根进行隔药灸也是发挥艾火辛散通窜与商陆解毒散结的功效。

三是施灸部位少而灸量轻。该书记载灸疗实践经验涉及的病症包括儿科、皮肤科、内科、口腔科等病，在这些病症中所用的灸疗方案基本上施灸部位

① 《图经衍义本草》，《道藏》第 17 册，第 466–467 页。
② 《图经衍义本草》，《道藏》第 17 册，第 503–504 页。

少而灸量轻。如《图经衍义本草·卷四》记载用桑根下土作为材料进行隔物灸治疗风肿疮疡皮肤病："桑根下土：搜成泥饼，傅风肿上，仍灸二三十壮，取热通疮中。"①"桑根下土"即靠近桑树根的土壤，由于土壤吸收桑树根的药气，因此其同时具备了土气补中益气、舒畅瘀血、调和百脉药力和桑树根清热定惊、祛风通络的功效。直接在肿痛患处施灸，且灸量只需"二三十壮"，灸量较轻，即可对风肿疮疡肿痛有奇效。足见此种灸疗方案的疗效颇佳。《图经衍义本草·卷三十六》记载熏蒸与灸疗同用治疗瘟疫流行病仅灸大椎穴一处："桃核人：……张文仲治天行，有支太医桃叶汤熏身法：水一石，煮桃叶，取七斗，以为铺席，自围衣被盖上，安桃汤于床簟下，乘热自熏，停少时，当雨汗，汗遍去汤，待歇，速粉之，并灸大椎，则愈。"②《图经衍义本草·卷四十一》记载的采用葱根进行隔药灸治疗小便淋涩或尿血病症仅用到神阙（即脐中）一个穴位："治小便淋涩，或有血。以赤根楼葱近根截一寸许，安脐中上，以艾灸七壮。"③此处指出在肚脐上艾灸七壮，可见灸量虽轻但是效果却很好。

二、原文点校、注释、分析

【原文点校】

《图经衍义本草·卷三》：

食盐：

……

《药性论》云：盐，有小毒。能杀一切毒气、鬼疰[1]气。主心痛中恶，或连腰膝者。盐如鸡子大，青布裹烧赤，内酒中顿服，当吐恶物。主小儿卒不尿，安盐于脐中灸之。面上五色疮，盐汤绵浸榻疮上，日五六度易，差。④

【注释】

[1] 鬼疰：一种肺部系统的传染病，即肺痨，常表现为咳嗽、咳血、发热等症状。疰，音 zhù，通"注"，为灌注、久住之意，多指传染病或严重的

---

① 《图经衍义本草》，《道藏》第 17 册，第 321 页。
② 《图经衍义本草》，《道藏》第 17 册，第 725 页。
③ 《图经衍义本草》，《道藏》第 17 册，第 766 页。
④ 《图经衍义本草》，《道藏》第 17 册，第 302 页。

消耗性慢性疾病。

【分析】

上文主要介绍盐巴的药用功效，包括盐巴能杀毒气、鬼疰病气和治疗孩童不能排尿的隔盐灸法。其中，鬼疰病，即肺痨，相当于现代医学的肺结核，会传染。鬼疰的名称内涵在古代稍有变化，上海中医药大学赵雅琛、王兴伊专门撰写《鬼疰病名考》一文进行考证，指出："鬼疰背后的含义是在不断变化的。最初在《神农本草经》与《肘后备急方》中出现，常与鬼气邪气一类并提，隋唐以后其含义逐渐演变，归类于肺脏疾病，系统分类，随证附方。再到宋明之时，与骨蒸等病并称，成为具有传染性的肺痨。早期其涵义应是受到方仙道的影响，并不是纯粹的医学术语，在被纳入医学体系后随着医家实践的积累逐渐脱离鬼神之说。"[①]实际上，首次将"鬼疰"纳入肺部系统的是唐朝道医、有着"药王"之誉的孙思邈："《千金要方》中首次提出了'飞尸鬼疰'，并将其治疗方法归于治'肺脏方'中，这也是首次将鬼疰病归类于肺系疾病。"[②]可见道医孙思邈对中医学理论的贡献。盐巴的灸法应用上，文中提到采用隔盐灸治疗不能排尿的病症，施灸部位是肚脐，即神阙穴，又称为命蒂、气舍、脐中、脐孔等。李时珍阐释"神阙穴"名称内涵曰："时珍曰：胎在母腹，脐连于胞，胎息随母。胎出母腹，脐带既剪，一点真元属之命门丹田。脐干自落，如瓜脱蒂。故脐者，人之命蒂也。以其当心肾之中，前直神阙，后直命门，故谓之脐。脐之为言齐也。"[③]当代著名医家高式国先生解释说："《道藏》谓'神者，变化之极也。'故名之以'神'。阙者，中门也。出入中门，示显贵也。"[④]婴儿出生脐带剪断后，先天元阳真炁隐于丹田虚空处，逐量转化释放，以成就生长壮老已的生命现象。肚脐和命门则相当于与先天真炁虚空屋子相通的两个门，可见神阙穴是沟通后天与先天的通道。《孙真人备急千金要方》曾记载用"灸脐法"急救溺水之人："解

① 赵雅琛、王兴伊：《鬼疰病名考》，《医学与哲学》2022年第43卷第12期，第78页。

② 赵雅琛、王兴伊：《鬼疰病名考》，《医学与哲学》2022年第43卷第12期，第79页。

③ （明）李时珍著，柳长华主编：《李时珍医学全书》，北京：中国中医药出版社，1999年，第1617页。

④ 高式国：《高式国针灸穴名解》，北京：人民军医出版社，2013年，第26页。

死人衣，灸脐中。凡落水经一宿犹可活。"① 此处"死人"是心肺死亡但身体未死透之人，而灸疗神阙穴使得溺水昏迷达到一夜时间的也能救活，足见艾灸神阙穴的急救之功非凡。当然，需要注意的是，"灸脐法"一般用于急救或重病治疗时短时间使用，中病即止，以免过多耗损真炁；平常养生保健的温和灸（悬空灸）也少灸神阙肚脐为宜，改为多灸脐下关元、膝下足三里等穴位。

【原文点校】

《图经衍义本草·卷四》：

桑根下土[1]：

搜成泥饼，傅风肿上，仍灸二三十壮，取热通疮中。又人中恶风、水，肉肿一个差[2]，以土碗灸[3]二百壮，当下黄水，即差也。②

【注释】

[1] 桑根下土：桑树根下面的土壤。

[2] 差：通"瘥"，有两个读音，读 chài 时为病愈之意，读 cuó 时指生病。此处应是第二个意思。

[3] 土碗灸：泥土做成的碗。此处应指用桑根下的泥土烧制而成的土碗装艾炷进行悬空灸。

【分析】

上文主要介绍桑根下土的灸法应用，主要有二：一是用桑根下土壤做成灸饼进行隔物灸，治疗疮疡肿痛；二是用桑根下土壤烧制而成的土碗装艾炷进行悬空灸，治疗遭受风邪水气长包块的皮肤病。

【原文点校】

《图经衍义本草·卷十二》：

苦参：

……

---

① 《孙真人备急千金要方》，《道藏》第 26 册，第 499 页。

② 《图经衍义本草》，《道藏》第 17 册，第 321 页。

太史公云：淳于意[1]医齐中大夫病龋齿[2]，炙左手阳明脉，苦参汤日漱三升。出入得五六日愈。①

【注释】

[1] 淳于意：西汉著名医家，姓淳于，名意，齐鲁人士，曾任齐太仓长，且医术高超、医德高尚，被尊称为"仓公"。

[2] 龋齿：即长虫牙、蛀牙。

【分析】

上文主要转载《史记》辑录的西汉名医淳于意的一个灸疗医案。淳于意曾师承公乘阳庆学黄帝、扁鹊脉书，《史记》第105卷《扁鹊仓公列传第四十五》记载了其生平学医经历："太仓公者，齐太仓长，临淄人也，姓淳于氏，名意。少而喜医方术。高后八年，更受师同郡元里公乘阳庆。庆年七十余，无子，使意尽去其故方，更悉以禁方予之，传黄帝、扁鹊之脉书，五色诊病，知人死生，决嫌疑，定可治，及药论，甚精。受之三年，为人治病，决死生多验。"②《史记》记载了淳于意的25个医案，称为"诊籍"，是目前保存下来的最早的医案。关于《图经衍义本草》转载的灸疗医案，《史记》记载："齐中大夫病龋齿，臣意灸其左大阳明脉，即为苦参汤，日漱三升，出入五六日，病已。得之风，及卧开口，食而不嗽。"③文字表达上与《道藏》中《图经衍义本草》的记载稍有出入，但意思基本一致。"阳明脉"是早期经脉名，即阳明经，包括手阳明大肠经、足阳明胃经，此处"左大阳明脉"应指手阳明大肠经，符合平常治疗蛀牙的选穴。这则医案是治疗蛀牙的灸疗方案，方法是在左手的手阳明大肠经上的穴位施灸，再以苦参汤漱口而收效。文中没有具体指明是手阳明大肠经上的哪个穴位，一般可选择合谷穴、商阳穴、偏历穴、三间穴等穴位。

【原文点校】

《图经衍义本草·卷十六》：

---

① 《图经衍义本草》，《道藏》第17册，第402页。

② （西汉）司马迁撰：《史记》（第九册），北京：中华书局，2013年，第2794–2795页。

③ （西汉）司马迁撰：《史记》（第九册），北京：中华书局，2013年，第2806页。

附子：

……

《崔氏方》：疗耳聋风、牙关急不得开方。取八角附子一枚，酢[1]渍[2]之三宿令润，微削一头内耳中，灸上十四壮，气通耳中，即差。①

【注释】

[1]酢：读zuò时表示客人用酒回敬主人，读cù时表示酸味或酸味液体——"醋"，文中指"醋"。

[2]渍：读作zì，做动词时表浸泡或沾染之意，做名词时表积水或粘在物体上面难以除去的油泥等。

【分析】

上文介绍治疗耳聋风、牙关紧闭病症的灸疗方法。耳聋风，即耳风聋、风聋，是指由风邪导致的耳聋，病机是指风邪壅塞于足少阴肾经所致，肾开窍于耳之故也。操作步骤是先用醋将八角附子浸泡三天三夜，然后削一头放到耳孔中作为媒介，最后将艾炷放到附子媒介上进行隔物灸。其中的"八角附子"是附子长到三年开始长角将变成下一个乌头之前的附子，此时附子气最足，效果最好。"附子"是多年生草本植物乌头子根的旁生块根，中间的主根、块根直接称为乌头。附子主产于云贵川西南地区，其中以四川江油所产为道地药材。对于附子的功效，《本草备要》曰："附子，大燥，回阳，补肾命火，逐风寒湿。辛甘有毒，大热纯阳。其性浮而不沉，其用走而不守，通行十二经，无所不至，能引补气药以复散失之元阳，引补血药以滋不足之真阴；引发散药开腠理，以逐在表之风寒（同干姜、桂枝，温经散寒发汗）；引温暖药达下焦，以祛在里之寒湿。"②可见附子是大热大毒之物，可以破瘀血、除寒湿，直入命门相火回阳救逆，通行十二经络、力道迅猛。由于附子大热，故偏性也大，不能乱用。因为其最大的弊端是将人体的命门元气在瞬间释放出来，而道教医学认为命门的先天元气量出生时即已固定，后天无法补充，只有缓缓释放，生命才能绵长有序。因此只有在中风等重症、危症时才能大量使用附子。以纯中医手段救治大量急危重症的当代临床大家李可老先生一

① 《图经衍义本草》，《道藏》第17册，第467页。

② （清）汪昂著，周慎整理：《本草备要》，太原：山西科学技术出版社，2013年，第125–126页。

生用附子数吨，其以自创的"破格救心汤"救治心衰病人，附子用到上百克、甚至数百克[①]，都是在危症中才大剂量使用的。本方先将附子用酸性的醋浸泡三天是为了收敛其过于发散之力，使得附子通窜力道既强劲又不会乱窜，加上艾火温热驱寒之力，二者强强联合而奏效。

【原文点校】

《图经衍义本草·卷十八》：

商陆：

……

治瘰疬、喉痹卒攻痛。捣生[1]章陆[2]根，捻作饼子，置瘰疬上，以艾炷于药上灸三四壮。[②]

【注释】

[1] 生：即新鲜之意，刚采摘挖出的植物药含有汁液。

[2] 章陆：即"商陆"，又称夜呼、当陆、白昌、大药、章柳根等名，今以商陆为正名。

【分析】

上文介绍治疗瘰疬、喉痹肿痛的灸疗方法。操作步骤是将商陆根捣烂外敷到瘰疬上，作为媒介——灸饼，然后进行隔物灸。"商陆"是多年生草本植物商陆的根，明代医家李中梓在《雷公炮制药性解》分析其药效曰："商陆，味酸辛，性寒，有毒，入脾、膀胱、小肠三经。主水胀蛊毒、疝瘕痈肿恶疮，堕胎孕。"[③]同时指出其药气过于峻烈有伤脾之弊："商陆专主逐水，与大戟相似，夫水之为病，由于膀胱、小肠不利，而脾家之所深恶也，故咸入之。有赤白二种，白者可服；赤者有毒，堪用贴肿，误服杀人。"[④]清代医家张志聪在《本草崇原》云："商陆禀金土之气化，故气味辛平，以

---

① 李可：《李可老中医急危重症疑难病经验专辑》，太原：山西科学技术出版社，2002年，第1–17页。

② 《图经衍义本草》，《道藏》第17册，第504页。

③ （明）李中梓撰，王艳宏、关枫、杨晓秋主编：《＜雷公炮制药性解＞详注》，北京：人民军医出版社，2013年，第270页。

④ （明）李中梓撰，王艳宏、关枫、杨晓秋主编：《＜雷公炮制药性解＞详注》，北京：人民军医出版社，2013年，第270页。

根花白者为良。主治水肿者，辛走气，土胜水，气化则水行，水散则肿消也。治疝瘕者，疝瘕乃厥阴肝木之病，而金能平之也。痹熨，犹言熨痹，肌腠闭痹；商陆熨而治之，火温土也。除痈肿者，金主攻利也。杀鬼精物者，金主肃杀也。"① 可见，商陆根苦降，主要入肺气、胃肠逐水，药气通窜力道迅猛，内服有伤脾之弊，但对于外科皮肤病则有化瘀散结的优势。瘰疬、喉痹肿痛，多因湿寒束缚气血流通或风火邪毒侵扰结于颈项等原因所致，而将商陆根捣烂作为隔物灸媒介，发挥出商陆根与艾火的强劲的通窜力道化瘀散结的功效。更妙的是，作为鲜药使用的商陆根与艾灸火力，一寒一热、水火相济，且发挥出了外敷疗法与艾灸疗法的双重功效，故而大大提高了治疗的效果。

【原文点校】

《图经衍义本草·卷三十六》：

桃核人：

……

张文仲[1]治天行[2]，有支太医桃叶汤熏身法：水一石，煮桃叶，取七斗，以为铺席，自围衣被盖上，安桃汤于床簀[3]下，乘热自熏，停少时，当雨汗，汗遍去汤，待歇，速粉之，并灸大椎，则愈。②

……

安石榴[4]：

……

《百一方》：治疗肿[5]，以针刺四畔，用石榴末著疮上，以面围四畔灸，以痛为度。内末傅上急裹，经宿连根自出。③

【注释】

[1] 张文仲：唐代著名御医，尝任侍御医、尚药奉御。《旧唐书》《新唐书》等史籍有关于其相关事迹的记载。

---

① （清）张志聪撰，高世栻编订，张淼、伍悦点校：《本草崇原》，北京：学苑出版社，2011年，第208页。

② 《图经衍义本草》，《道藏》第17册，第725页。

③ 《图经衍义本草》，《道藏》第17册，第729页。

[2] 天行：即天行时气，指气候不正常引起的瘟疫传染病、流行病。

[3] 簀：读音 zé，意思是竹编床席。

[4] 安石榴：即石榴，因产自古安息国而得名。

[5] 疔肿：疔疮肿痛。"疔疮"是容易发于颜面、手足部的皮肤病，开始发病时为粟米样小脓头，而后发展为根深坚硬如钉。

【分析】

上文主要记载两个灸疗应用方案：一是桃核叶煮汤熏气与艾灸大椎穴并用治疗气候不正常引起的流行病；二是用石榴研末作为媒介在患处进行隔物灸治疗疔疮肿痛。前者采用灼艾灸法，后者采用隔物灸法。其中，灼艾灸法施灸的大椎穴，位于颈后部第7颈椎棘突下凹陷中，属督脉，为手足三阳的阳热之气从此汇入本穴并与督脉的阳气上行头颈，穴内阳气充足盛满如锥子般坚实，故名大椎，艾灸大椎穴施灸有具有清热解表、截疟止痛、通行气血、安神醒脑等功效。

【原文点校】

《图经衍义本草·卷三十七》：

麻蕡[1]：

……

《外台秘要》：治瘰疬。七月七日出时收麻花，五月五日收叶，二件作炷子[2]，于病上灸百壮。①

【注释】

[1] 麻蕡：中药名，别名麻勃、麻蓝、青羊、青葛等，为桑科大麻属植物大麻的雌花序、幼嫩果序。蕡，读音 fén，指大麻籽。

[2] 炷子：即用来点燃的灸炷。

【分析】

上文主要记载治疗瘰疬所用的灸疗方法，具体操作是将农历五月初五采收的麻蕡的叶子阴干捣碎成艾绒状做成灸炷，在瘰疬患处施灸 100 壮。值得

---

① 《图经衍义本草》，《道藏》第 17 册，第 738 页。

注意的是，通常主要用的是艾叶捣烂成艾绒做成灸炷，而此处则用麻黄叶代替艾叶做成灸炷，当是利用麻黄叶药气具有祛风止痛、化瘀通痹的功效，再借助火力的温热通窜之力，二者合并而收效。

【原文点校】

《图经衍义本草·卷四十一》：

葱实[1]：

……

《经验方》：治小便淋涩，或有血。以赤根楼葱近根截一寸许，安脐中上，以艾灸七壮。①

……

薤：

……

《梅师方》：有伤手足而狠（应为"犯"）恶露[2]，杀人，不可治。以薤白烂捣，以帛囊之，著煻火使薤白极热，去帛，以薤傅疮，以帛急裹之，冷即易。亦可捣作饼子，以艾灸之，使热气入疮中，水下差。又方：灸疮肿痛。②

【注释】

[1] 葱实：即葱子，为百合科葱属植物葱的种子。

[2] 恶露：文中的手脚受伤犯恶露，指手脚皮肉患处流脓成疮。

【分析】

上文主要记载葱白和薤白作为隔物灸媒介进行灸疗的治病方法。前者施灸部位是肚脐神阙穴，治疗的是小便涩痛、尿血等症状，施灸所隔媒介是"葱白"，又称葱茎白、葱白头，是葱靠近根部的鳞茎。葱白可以药食两用，有北方大葱、南方小葱两类，作为药用以北方大葱为佳。李时珍在《本草纲目》分析说："生辛散，熟甘温，外实中空，肺之菜也，肺病宜食之。肺主气，外应皮毛，其合阳明，故所治之症多属太阴、阳明，皆取其发散通气之功，通气故能解毒及理血病。气者，血之帅也，气通则血活矣。金

---

① 《图经衍义本草》，《道藏》第 17 册，第 766 页。

② 《图经衍义本草》，《道藏》第 17 册，第 767 页。

疮磕损，折伤血出，疼痛不止者，王璆《百一方》用葱白、砂糖等分研封之。云痛立止，更无痕瘢也。"①可见，葱白味辛、性温，有发汗散寒、通行气血的功效。从"气象思维"角度看，这与其禀赋的气象有关。"'气象思维'是指通过认识把握自然界和人体生命内部无形的精微物质能量流——'气'和其聚集运转而成的'象'来探索人体生命奥秘和天人关系的一种思维方式。"②葱白是茎，中空，故其气活跃、上通下达，对应脾气；其色为白，又对应肺气，可同时入肺气宣通气脉作用于皮肤。后者施灸部位是皮肤患处，治疗的是手脚受伤后皮肉患处流脓成的疮疡肿痛处，施灸所隔媒介是薤白，为百合科植物薤的干燥鳞茎，味辛、苦，性温，归肺、胃、大肠经，具有通阳散结、行气导滞功效。可见，葱白、薤白均具有畅通血气、通脉散结的功效，二者作为隔物灸的媒介，加上艾火的通窜之力而奏效。文中也介绍不用薤白作为媒介也可，即直接灼艾灸疮疡肿痛处也有效果。

【原文点校】

《图经衍义本草·卷四十二》：

葫[1]（蒜也。）：

味辛，温，有毒，主散痈肿、䘌疮，除风邪，杀毒气。独子者亦佳。归五脏。久食伤人，损目明。五月五日采。③

……

《衍义》曰：葫，大蒜也，其气极荤，然置臭肉中，掩臭气……又将紫皮者，横切作片子，厚一分，初患疮发于背胁间未辨痈疽者。若阳滞于阴，即为痈；阴滞于阳，即为疽。痈即皮光赤，疽则皮肉纹起不泽。并以葫片覆之，用艾灸。如已痛灸至不痛；如不痛，灸至痛初觉，即便灸，无不效者。仍审度正，于中心贴葫灸之。世人往往不悟此疮，初见其疮小，不肯灸，惜哉！④

【注释】

[1] 葫：读音hú，即大蒜，古代称大蒜为"葫"，小蒜为"蒜"。

① （明）李时珍著，柳长华主编：《李时珍医学全书》，北京：中国中医药出版社，1999年，第913页。
② 颜文强：《生命内景与＜道藏＞精选药方研究》，北京：中国中医药出版社，2019年，第263页。
③ 《图经衍义本草》，《道藏》第17册，第774页。
④ 《图经衍义本草》，《道藏》第17册，第775页。

【分析】

上文主要记载大蒜的主治功效,尤其是隔蒜灸治疗痈疽的方法。大蒜辛辣,药食两用,归脾经、胃经、肺经,药气通窜力道很强,外用能够解毒杀虫、化瘀消肿,对于皮肤瘙痒、痈疽、疔疮肿毒等皮肤病效果极好,因此常将大蒜切片或捣烂作为隔物灸的媒介,称为"隔蒜灸",与"隔姜灸""隔盐灸"成为隔物灸法中三个最常用的种类。文中记载的是治疗痈疽的隔蒜灸法,强调施灸的程度,痈疽痛者,灸至无痛感,不痛者灸至有痛感,或者正常施灸,都会有效果。大蒜简便易得、疗效可靠,对于毒虫叮咬肿痛等皮肤外科疾病的治疗,隔蒜灸法时至今日依然是个不错的选择。

第七节　《急救仙方》灸疗的实践应用

一、《急救仙方》灸疗实践应用的特点

《急救仙方》系收入明代《正统道藏》太平部的一部道医专书,共十一卷,没有标明撰写人,仅卷首有题为"金川徐守贞"的序。徐守贞是明代医家,根据该书序言再结合《医藏目录》所载的徐守贞《胎产》一卷,可知其擅长治疗胎产诸症。《道藏提要》指出《急救仙方》是"三种医书合编而成"[①]。经过仔细比对可以发现,该书主要分成三部分:前三卷《妊娠诸疾品》《产难诸疾品》《妇女杂病品》应当出自徐守贞之手,这与卷首徐守贞序言中"今此方之编,分为三类"[②]相吻合;第二部分是卷四卷五《济阴品》;卷六至卷十一专论外科,属于第三部分。需要留意的是,第六卷的《仙授理伤续断秘方》是唐代蔺道人所撰。可见《急救仙方》是综合四种或四种以上的书籍合编而成的。该书内容主要以药方为主,只有少许涉及灸疗。从该书涉及记载的灸疗实践应用来看,主要有以下三个特点。

一是灸疗所治病症包括疮疡皮肤病和骨蒸病(痨病)、癫痫等重症。该

---

① 任继愈主编、钟肇鹏副主编:《道藏提要》(第三次修订),北京:中国社会科学出版社,2005年,第562页。

② 《急救仙方》,《道藏》第26册,第599页。

书记载灸疗实践应用的只有两卷——第八卷和第十一卷。其中，第八卷以疮疡皮肤病为主，第十一卷以痨病为主。《急救仙方·卷八·行疮治法》曰："若疮在两胁间，毒气欲奔心，乃危急之证也。可急于患处尖上，用艾炷灸三五壮。"[①] 这是采用艾灸疗法急救疮疡毒气攻心危症。《急救仙方·卷十一》则记载了治疗痨病、癫痫等疑难杂症的灸疗方法，如指出用灸法治疗骨蒸病的疗效："骨蒸病者，亦名传尸，亦名殗殜，亦名伏连，亦名无辜。丈夫以元气为根本，妇人以血海为根源。其病状也，发干而短，或聚或分，或腹中有块，或脑门结核，或卧盗汗，梦见鬼交，虽目视分明，而四肢无力，上气食少，渐至沉羸，终延岁月，遂至陨灭。余昔忝任洛州司马，三十日灸活一十三人，前后差者，数通二百里，至于狸骨獭肝，徒闻曩说，金牙铜鼻，罕见其能，未如此方扶危救急，非止单攻骨蒸，兼亦疗风，或瘴或劳，或邪或僻，患状既广，灸愈亦多，不可具录。"[②] 灸法可以达到"三十日灸活一十三人"的效果，足见灸疗对于骨蒸病有很好疗效。

二是施灸部位少而灸疗轻。在《急救仙方·卷十一》记载的在背俞穴上施灸治疗各种病症的相应灸疗方案中，基本上施灸的穴位只有两个穴位，且灸疗的艾炷只用三壮："肺俞二穴，在第三椎下，两傍相去一寸半。是穴理颠痫，婴气上气，吐逆返满，脊强寒热，不食内痛，皮痒传尸，骨蒸肺嗽。针三分，留七分呼，得气即灸三壮。厥阴二穴，在第四椎下，两傍相去一寸半。是穴理遂气吐呕，心痛挛结，胸中烦闷。针入三分，留七分，得气可灸三壮。心俞穴，在第五椎下，两傍各一寸半。是穴理心中风，狂痫气乱，语悲啼，心腹坎满，汗不出，结积寒妳（通"奶"），呕逆不食，食物即吐，咳肿目痛。不灸，通针三分，留七分呼，得气即泻，灸三壮。肝俞穴，在第九椎下，两傍各一寸。是穴理口干，中风肢满，短气不食，食物不消，吐血，目不明，关塞胸痛，肩疼寒疝。针入三分，留七分呼，得气，灸三壮。脾俞二穴，在第十一椎下，两傍各一寸半。是穴理腰身胀满，腹肚泄泻痢，身重，四肢不收，黄疸，邪气积聚，腹痛寒热。针入三分，留七分呼，气，灸三壮。肾俞二穴，去第十四椎下，两傍各一寸半，上一膈对。是穴理虚劳，耳聋，肾虚水状胀，

---

① 《急救仙方》，《道藏》第26册，第640页。
② 《急救仙方》，《道藏》第26册，第657页。

挛急腰痛，小便浊，阴中疼，溺血精出，五劳七伤，冷呕，脚膝酸疼拘急，好独卧，身肿如水。针入三分，留七分呼，气，可灸三壮。"① 这就一一列出了在肺俞、厥阴俞、心俞、肝俞、脾俞、肾俞等穴位上施灸救治各种疾病的灸疗方案，同时描述了相应穴位的取穴方法，分类详细具体。

三是灸、药并用。在《急救仙方·卷十一》记载了外灸与内服汤药去除体内痨虫的方法："又取虫方：凡取痨虫，可于三节骨上一穴，膏肓二穴，每穴灸七壮，然后吃饮食调理方，下药取虫，其虫或如乱丝，或如红线者是也。春用雄黄、硫黄、巴豆（一粒，出油），豆豉（七粒）右同前药共和，研为丸，如梧子大。次用童子不吃饭的小便一合，酒一盏下。"② 古人认为痨病（骨蒸病）是由体内痨虫引起的，因此需要艾灸膏肓穴七壮，加上内服汤药，把体内痨虫除去，才能根治痨病。而灸、药并用使得艾火与汤药两股药力内外夹击，从而取得较好的疗效。

二、原文点校、注释、分析

【原文点校】

《急救仙方·卷八·行疮治法》：

若疮在两胁间，毒气欲奔心，乃危急之证也。可急于患处尖上，用艾炷灸三五壮，仍于灸穴前后针出少血，灸疮四围有疱起吉，无疱凶。若疮生于虚软不便处，不可用针灸者，可用松针截法，针断红丝路。③

【分析】

上文主要记载治疗疮疡皮肤病，尤其是长于两胁间毒疮欲攻心的灸疗急救方法。具体操作是先在毒疮处针刺出一点血，然后采用灼艾灸法施灸3~5炷，即可收效。文中也指出，如果疮疡长在皮肉松软地方就不能针灸，改用松针代替。

【原文点校】

《急救仙方·卷十一·黄帝灸二十一种痨图并序》：

---

① 《急救仙方》，《道藏》第 26 册，第 657 页。
② 《急救仙方》，《道藏》第 26 册，第 658 页。
③ 《急救仙方》，《道藏》第 26 册，第 640 页。

夫人含灵受气，禀于五常，摄之乖理，降之大疾。至若岐黄广记，抑有六旧经法，单行显灵斯术。骨蒸病者，亦名传尸，亦名殗殜，亦名伏连，亦名无辜。丈夫以元气为根本，妇人以血海为根源。其病状也，发干而短，或聚或分，或腹中有块，或脑门结核，或卧盗汗，梦见鬼交，虽目视分明，而四肢无力，上气食少，渐至沉羸[1]，终延岁月，遂至陨灭。余昔忝任洛州司马，三十日灸活一十三人，前后差者，数通二百里，至于狸骨獭肝，徒闻曩说[2]，金牙铜鼻，罕见其能，未如此方扶危救急，非止单攻骨蒸，兼亦疗风，或瘴或劳，或邪或僻，患状既广，灸愈亦多，不可具录。聊述大概，又恐传说讹谬，以误将来，今具图形，庶令览者易于悉，使所在流传，颇用家藏，未暇明医，旁求立业，返魂还魄，何难之有，遇斯疾者，可不谨欤。

肺俞二穴，在第三椎下，两傍相去一寸半。是穴理颠痫，婴气上气，吐逆返满，脊强寒热，不食内痛，皮痒传尸，骨蒸肺嗽。针三分，留七分呼，得气即灸三壮。

厥阴二穴，在第四椎下，两傍相去一寸半。是穴理遂气吐呕，心痛挛结，胸中烦闷。针入三分，留七分，得气可灸三壮。

心俞穴，在第五椎下，两傍各一寸半。是穴理心中风，狂痫气乱，语悲啼，心腹坎满，汗不出，结积寒妳，呕逆不食，食物即吐，咳肿目痛。不灸，通针三分，留七分呼，得气即泻，灸三壮。

肝俞穴，在第九椎下，两傍各一寸。是穴理口干，中风肢满，短气不食，食物不消，吐血，目不明，关塞胸痛，肩疼寒疝。针入三分，留七分呼，得气，灸三壮。

脾俞二穴，在第十一椎下，两傍各一寸半。是穴理腰身胀满，腹肚泄泻痢，身重，四肢不收，黄疸，邪气积聚，腹痛寒热。针入三分，留七分呼，气，灸三壮。

肾俞二穴，去第十四椎下，两傍各一寸半，上一膈对。是穴理虚劳、耳聋、肾虚水状胀、挛急腰痛、小便浊、阴中疼、溺血精出、五劳七伤、冷呕、脚膝酸疼拘急，好独卧，身肿如水。针入三分，留七分呼气，可灸三壮。

大杼二穴，在第一椎。膈俞二穴，在第七椎。胆俞二穴，在十一椎。三焦二俞二穴，在十三椎。胃俞二穴，在十三椎。旋俞二穴，在第二十椎。仍引灸四花膏肓为妙。师令患人平身正直立，以细绳子一条，令脚底竖踏，男左女右，其头上大姆（通"拇"）指湍高，顺脚踵引直上至曲脉中大横文处截断。患人取穴去处，一依铜人。又令患人平坐，解发分开两边，从发路沿^[3]项直下至脊，绳子头椎骨上，以骨点记之，患人亦依铜人坐也，又取绳子，中钩起至鼻住按定，截口吻两头了，却将此量。

口绳子于点记处平摺，拖两头勿令少有偏邪，直要端正，两头记处是穴，中心于点处非穴，莫灸。又法，令患人平身正坐，稍缩膊，取小绳子一条，拖其两垂向前，绳两头高至鸠尾穴，穴在心上颇骨下也，便截断，却翻绳子向背拖绳，停心于喉结骨上，其绳两头双垂，当脊上中绳子头便点记。又法，取一绳，令患人平坐，合口横量，准前取绳子两头是灸穴。此通前四穴，各灸七壮至二十一壮，须加至百五十壮，仍停候疮欲发，又将先量口绳子，于前脊椎上垂绳子，点处停心坚量，以绳子两头是穴，点记灸之如前法，此名四花穴，须是离日^[4]灸之，用三月三日采艾极妙。灸疾若了，于百日内却慎饮食、房室，且安心静眠，如一月觉未全安，常如初法于旧穴上再灸之，永除害也。灸后仍服药，制方在后。余切读老叟自序，论传尸之候已详。如灸心俞穴中取虫，据《铜人经》云则不可用，正如此高高嗣照，世称良医，虽取穴针灸，上古治法不同，岂神圣之功，殆不可云。

一法，当于癸亥日夜二更时，六神皆聚之时，解去下体衣服，直身平立，用笔于其腰上两傍微陷处点定，针家谓之腰眼，然后上床合面而卧，每灼小艾灶七壮，两腰眼共一十四壮。劳虫（即"痨虫"）或吐出，或泻下，即可平安，断根更不传染。

灸后服药：生地黄（汁）、青蒿（汁）、薄荷（汁）、童便、好酒（右各二升，同煎成膏入），柴胡（去芦）、鳖甲（醋炙）、秦艽（各一两），麝（另研），朱砂（各半两）。右五味为细末，入前膏为丸，如梧桐子大。每服十五丸至二十丸，温酒下，忌生冷毒物。

又取虫方：凡取痨虫^[5]，可于三节骨上一穴，膏肓二穴，每穴灸七壮，然后吃饮食调理方，下药取虫，其虫或如乱丝，或如红线者是也。春用雄黄、硫黄、巴豆（一粒，出油），豆豉（七粒）右同前药共和，研为丸，如梧子大。次用童子不吃饭的小便一合，酒一盏下。^①

---

① 《急救仙方》，《道藏》第 26 册，第 657–658 页。

【注释】

[1] 沉羸：羸弱无力之意。

[2] 曩说：以往的说法。曩读作 nǎng，意思是从前、过去的，如曩日、曩年等。

[3] 沿：音 yán，为"沿"的异体字，顺着、照着之意。

[4] 离日：古代天文历法的术语之一。古人通过对自然和天体运行的观察研究，把一年分为二十四个节气。将春分、秋分、夏至、冬至的前一日，称为"离日"，将立春、立夏、立秋、立冬的前一日，叫作"绝日"。古人认为"四离四绝"日是节气交接的日子，宜守静、不宜妄动。

[5] 痨虫：即痨虫病、痨病、痨瘵、肺虫病，又称为肺痨、骨蒸病、鬼疰病，即由痨虫侵袭肺部引起的一种具有消耗性的传染病，类似于现代医学的肺结核。

【分析】

上文主要记载肺俞穴、厥阴穴、心俞穴、肝俞穴、脾俞穴、肾俞穴、大杼穴、膈俞穴、胆俞穴、三焦俞穴、胃俞穴、旋俞穴、四花穴等较多穴位的具体位置或取穴方法、主治病症及相应的灸疗操作方法，十分详细。涉及病症包括骨蒸病、腹痛、黄疸、吐血、尿血、癫痫、腰膝酸软等诸多病症。其中，骨蒸病，又称为痨病、肺虫病，属于痨瘵病证之类，是较为严重的传染病，常见低热乏力、身体消瘦乃至死亡，危险系数较高。现代医学认为，"痨虫"不是虫，而是结核杆菌微生物，结核杆菌导致的称为肺结核病。古人认为，痨虫病由体内痨虫引起，通过医疗实践选择灼艾灸法进行治疗，效果较好，同时内服汤药才能除去体内痨虫，从而彻底治愈肺痨。

第八节　《扁鹊心书》灸疗的实践应用

一、《扁鹊心书》灸疗实践应用的特点

宋代道教医家窦材撰写的《扁鹊心书》是"道医灸疗第一书"，不仅有大量关于灸疗理论层面的阐释，还有大量篇幅记载灸疗的实践应用。从全书来看，该书记载的灸疗实践应用呈现出以下六大特点。

第一个特点是以灸法救治大量急危重症。道医窦材主张将灸法作为救治急危重症的第一手段，因此该书中有大量应用灸法治疗重症的临床应用。如《扁鹊心书·卷中·虚劳》以灸疗抢救虚劳重症："此病由七情六欲，损伤脾肾，早尚易治，迟则难愈，必用火灸，方得回生。若用温平药及黄芪建中、鳖甲饮之类，皆无益于病，反伤元气。其证始则困倦少食，额上时时汗出，或自盗汗，口干咳嗽，四肢常冷，渐至咳吐鲜血，或咯血多痰，盖肾脉上贯肝腑，入肺中，肾既虚损，不能上荣于肺，故有是病，治法当同阴证治之。先于关元灸二百壮，以固肾气，后服保命延寿丹，或钟乳粉，服三五两，其病减半，一月全安。"①窦材明确指出虚劳重症"必用火灸，方得回生"足见灸法疗效非凡。《扁鹊心书·卷中·肺伤寒》也强调灸法治疗肺部感染伤寒恶化药物无效的重症："肺伤寒一证，方书多不载，误人甚多，与少阴证同，但不出汗而愈，每发于正二腊月间，亦头疼，肢节痛，发热恶寒，咳嗽脉紧，与伤寒略同，但多咳嗽耳。不宜汗，服姜附汤，三日而愈。若素虚之人，邪气深入则昏睡谵语，足指冷，脉浮紧，乃死证也。急灸关元三百壮，可生，不灸必死，服凉药亦死，盖非药可疗也。"②明确指出只有灸法可以救活，"不灸必死""非药可疗"。在该书《卷中·疬风》也强调用灸法救治疬风导致"两目壅肿""溃烂筋骨而死""脾肝肾癞"等重症："此证皆因暑月仰卧湿地，或房劳后，入水冒风而中其气。令人两目壅肿，云头斑起，或肉中如针刺，或麻痹不仁，肿则如痛疽，溃烂筋骨而死。若中肺俞、心俞，名曰肺癞易治，若中脾、肝、肾俞，名曰脾肝肾癞难治。世传医法，皆无效验。黄帝正法：先灸肺俞二穴，各五十壮，次灸心俞，次脾俞，次肝俞，次肾俞，如此周而复始，全愈为度。内服胡麻散，换骨丹各一料。然平人止灸亦愈，若烂见筋骨者难治。"③《卷中·死脉见》用灸法治疗出现"死脉"的危症："此由少年七情六欲所损，故致晚年真气虚衰，死脉见于两手，或十动一止，或二十动一止，皆不出三年而死。又若屋漏、雀啄之类皆是死脉。灸关元五百壮，

① （宋）窦材撰，赵宇宁、江南、郭智晓点校：《扁鹊心书》，北京：学苑出版社，2010年，第45页。
② （宋）窦材撰，赵宇宁、江南、郭智晓点校：《扁鹊心书》，北京：学苑出版社，2010年，第41页。
③ （宋）窦材撰，赵宇宁、江南、郭智晓点校：《扁鹊心书》，北京：学苑出版社，2010年，第50页。

服延寿丹、保元丹六十日后，死脉方隐，此仙师不传之妙法一也。"①《卷中·邪祟》则用灸法治疗邪祟怪症："此证皆由元气虚弱，或下元虚惫，忧恐太过，损伤心气，致鬼邪乘虚而入，令人昏迷，与鬼交通。当服睡圣散，灸巨阙穴二百壮，鬼气自灭，服姜附汤而愈。"②在该书上卷的《黄帝灸法》《扁鹊灸法》《窦材灸法》更有近百条救治急危重症、疑难杂症的灸疗方案，如《扁鹊心书·卷上·窦材灸法》曰："中风半身不遂，语言謇涩，乃肾气虚损也，灸关元五百壮。伤寒少阴证，六脉缓大，昏睡自语，身重如山，或生黑靥，噫气、吐痰、腹胀、足指冷过节，急灸关元三百壮可保。伤寒太阴证，身凉足冷过节，六脉弦紧，发黄紫斑，多吐涎沫，发燥热，噫气，急灸关元、命关各三百壮。伤寒惟此二证害人甚速……然此二证若不早灸关元以救肾气，灸命关以固脾气，则难保性命。盖脾肾为人一身之根蒂，不可不蚤（同"早"）图也……"③这是以灸疗急救中风导致半身不遂、言语謇涩和伤寒少阴证、伤寒太阴证等重症，并且强调要"急灸""早灸"否则"难保性命"。全书用灸法救治重症急症的灸疗方法比比皆是，可以说该书是一部"重症灸疗书"。

第二个特点是施灸量特别大而穴位少，力专效宏。窦材主张灸疗治病必须穴位少而施灸量特别大，以达到力专效宏的功效。如《扁鹊心书·卷上·住世之法》曰："人至三十，可三年一灸脐下三百壮；五十，可二年一灸脐下三百壮；六十，可一年一灸脐下三百壮，令人长生不老。余五十时，常灸关元五百壮，即服保命丹、延寿丹，渐至身体轻健，羡进饮食。六十三时，因忧怒，忽见死脉于左手寸部，十九动而一止，乃灸关元、命门各五百壮。五十日后，死脉不复见矣。每年常如此灸，遂得老年康健。"④此处用到的施灸部位只有"脐下""关元""命门"三处。从位置来讲，"脐下"部位往往涵盖"气海穴""关元穴"，因此涉及的部位只有"脐下""命门"两处，

---

① （宋）窦材撰，赵宇宁、江南、郭智晓点校：《扁鹊心书》，北京：学苑出版社，2010年，第70页。

② （宋）窦材撰，赵宇宁、江南、郭智晓点校：《扁鹊心书》，北京：学苑出版社，2010年，第74–75页。

③ （宋）窦材撰，赵宇宁、江南、郭智晓点校：《扁鹊心书》，北京：学苑出版社，2010年，第25–26页。

④ （宋）窦材撰，赵宇宁、江南、郭智晓点校：《扁鹊心书》，北京：学苑出版社，2010年，第12页。

施灸部位非常少，但所施灸量竟达到"三百壮""五百壮"，灸量之大远远超过了我们今天用灸疗来保健养生的量，而且今天我们所用灸法主要是悬空灸，但该书所指的却是直接灸——"灼艾"，这得忍受巨大的灼烧疼痛。但也正是因为这种非同寻常的灸法，使得大量重症危症得以治愈。在《扁鹊心书·卷上·窦材灸法》列出的几十条灸法实践应用的具体操作方法也是施灸量特别大，如其中部分灸疗方："脑疽发背，诸般疔疮恶毒，须灸关元三百壮以保肾气。急喉痹、颐粗、颔肿、水谷不下，此乃胃气虚风寒客肺也，灸天突穴五十壮……虚劳咳嗽潮热，咯血吐血六脉弦紧，此乃肾气损而欲脱也，急灸关元三百壮，内服保元丹可保性命。若服知柏归地者，立死。盖苦寒重损其阳也……水肿膨胀、小便不通，气喘不卧，此乃脾气大损也，急灸命关二百壮，以救脾气，再灸关元三百壮，以扶肾水，自运消矣。脾泄注下，乃脾肾气损，二三日能损人性命，亦灸命关、关元各二百壮。休息痢下五色脓者，乃脾气损也，半月间则损人性命，亦灸命关、关元各三百壮。霍乱吐泻，乃冷物伤胃，灸中脘五十壮。若四肢厥冷、六脉微细者，其阳欲脱也，急灸关元三百壮。疟疾乃冷物积滞而成，不过十日、半月自愈。若延绵不绝乃成脾疟，气虚也，久则元气脱尽而死，灸中脘及左命关各百壮。黄疸眼目及遍身皆黄，小便赤色，乃冷物伤脾所致，灸左命关一百壮，忌服凉药。若兼黑疸乃房劳伤肾，再灸命关三百壮。番（通'翻'）胃，食已即吐，乃饮食失节，脾气损也，灸命关三百壮（'命关'当作'命门'）。"[①] 可以看出，无论是治疗脑疽发背、诸般疔疮恶毒、喉痹、虚劳咳嗽潮热、水肿膨胀、小便不通，气喘不卧，还是灸治痢下、霍乱吐泻、疟疾等重症，所用到的穴位都不出"关元""命关""命门""中脘""天突穴"少数几个穴位，施灸量都要达到"百壮"以上，方能起到非药物所能达到的疗效。值得留意的是，"命关穴"也称为"食窦穴"，《扁鹊心书·卷上·扁鹊灸法》指出："命关二穴在胁下宛中，举臂取之，对中脘向乳三角取之。此穴属脾，又名食窦穴，能接脾藏真气，治三十六种脾病。凡诸病困重，尚有一毫真气，灸此穴二三百壮，能保固不死。一切大病属脾者并皆治之。盖脾为五藏之母，后天之本，属土，生长万物者也。

---

① （宋）窦材撰，赵宇宁、江南、郭智晓点校：《扁鹊心书》，北京：学苑出版社，2010 年，第 26–27 页。

若脾气在，虽病甚不至死，此法试之极验。"①在这些常用的几个施灸穴位中，
窦材更重视"关元"与"命关"二穴，基本是每逢重症必用，以关元穴为肾
气所主导、"命关穴"为脾气所主导，一为先天、一为后天。所以治疗重症
危症从此二穴入手，能收事半功倍之疗效。

第三个特点是灸法与丹药并用。这也是道医灸疗的一个特色。作为一
名道教医家，窦材将丹药作为仅次于灸法的第二个医疗手段："保命之法：
灼艾第一，丹药第二，附子第三。"②因此二者常常配合使用，这是他长期
临床的宝贵经验，也是道教医学思想的突出体现，如窦材在《扁鹊心书·卷
上·须识扶阳》指出："人于无病时，常灸关元、气海、命关、中脘，更
服保元丹、保命延寿丹，虽未得长生，亦可保百余年寿矣。"③此处"保元丹"
又名"金液丹"是《扁鹊心书》所用丹药中的第一药，窦材将其列为附录《扁
鹊心书神方》中的第一位，并详细交代了"保元丹"的主治功效和具体炼
制方法："金液丹（一名保元丹，一名壮阳丹）……此丹治二十种阴疽，
三十种风疾，一切虚劳，水肿，脾泄，注下，休息痢，消渴，肺胀，大小便闭，
吐衄，尿血，霍乱，吐泻，目中内障，尸厥，气厥，骨蒸潮热，阴证，阴毒，
心腹疼痛，心下作痞，小腹两胁急痛，胃寒，水谷不化，日久膀胱疝气膨膈，
女人子宫虚寒，久无子息，赤白带下，脐腹作痛，小儿急慢惊风，一切疑
难大病，治之无不效验。舶上硫黄十斤，用铜锅熬化，麻布滤净，倾入水中，
再熬再倾，如此七次，研细，入阳城罐内，盖顶铁丝扎定，外以盐泥封固
八分厚阴干。先慢火煅红，次加烈火，煅一炷香，寒炉取出，埋地中三日，
去火毒，再研如粉，煮蒸饼为丸，梧子大。每服五十丸或三十丸，小儿十五丸。
气虚人宜常服之，益寿延年功力最大。"④"保命延寿丹"的主治、配方和
炼制方法在此书中也有记载："保命延寿丹，此丹治痈疽，虚劳，中风，
水肿，臌胀，脾泄，久痢，久疟，尸厥，两胁连心痛，梦泄，遗精，女人

---

① （宋）窦材撰，赵宇宁、江南、郭智晓点校：《扁鹊心书》，北京：学苑出版社，2010年，第24页。
② （宋）窦材撰，赵宇宁、江南、郭智晓点校：《扁鹊心书》，北京：学苑出版社，2010年，第11页。
③ （宋）窦材撰，赵宇宁、江南、郭智晓点校：《扁鹊心书》，北京：学苑出版社，2010年，第10页。
④ （宋）窦材撰，赵宇宁、江南、郭智晓点校：《扁鹊心书》，北京：学苑出版社，2010年，第
109-110页。

血崩、白带，童子骨蒸劳热，一切虚羸，黄黑疸，急慢惊风百余种欲死大病，皆能治之。一粒胜金液丹十粒，久服延年益寿。硫黄、明雄黄、辰砂、赤石脂、紫石英、阳起石（火煅醋淬三次），每味各二两，研作粗末，同入阳城罐，盖顶，铁丝扎定，盐泥封固厚一寸，阴干。掘地作坑，下埋一半，上露一半，烈火煅一日夜，寒炉取出。研细，醋丸梧子大。每服十粒，空心送下，童男女五粒，小儿二三粒，俱见成效。"①全书将灸疗与丹药一起使用的灸疗方案也随处可见，如《扁鹊心书·卷中·伤寒》将灸法、丹药并用治疗伤寒重症："六脉紧大，或弦细，不呻吟，多睡耳聋，足指冷，肢节痛，发黄，身生赤黑靥，时发噫气，皆阴也，灸关元三百壮，服金液丹、姜附汤，过十日半月，出汗而愈。若不一早灸，反与凉药者，死。"②《扁鹊心书·卷中·少阴见证》将灸法、丹药并用治疗少阴重症："少阴君火内属于肾，其脉弦大，外证肢节不痛，不呻吟，但好睡，足指冷，耳聋，口干，多痰唾，身生赤黑靥，时发噫气，身重如山，烦躁不止。急灸关元三百壮，内服保元丹、姜附汤，过十日汗出而愈。"③《扁鹊心书·卷中·阴毒》将灸法、丹药并用治疗阴毒重症："或肾虚人，或房事后，或胃发冷气，即腹痛烦躁，甚者囊缩，昏闷而死。急灸关元一百壮，内服姜附汤、保元丹可救一二。若迟则气脱，虽灸亦无益矣。"④《扁鹊心书·卷中·虚劳》将灸法、丹药并用治疗虚劳重症："一人病咳嗽，盗汗，发热，困倦，减食，四肢逆冷，六脉弦紧，乃肾气虚也。先灸关元五百壮，服保命延寿丹二十丸，钟乳粉二钱。间日，服金液丹百丸，一月全安。"⑤《扁鹊心书·卷中·风狂》将灸法、丹药并用治疗癫狂怪症："此病由于心血不足，又七情六欲损伤包络，或风邪客之，故发风狂，言语无伦，持刀上屋。治法：先灌睡圣散，灸巨阙二三十壮，又灸心俞二穴各五壮，内服镇心丹、定志丸。"⑥《扁鹊

① （宋）窦材撰，赵宇宁、江南、郭智晓点校：《扁鹊心书》，北京：学苑出版社，2010年，第110–111页。
② （宋）窦材撰，赵宇宁、江南、郭智晓点校：《扁鹊心书》，北京：学苑出版社，2010年，第32页。
③ （宋）窦材撰，赵宇宁、江南、郭智晓点校：《扁鹊心书》，北京：学苑出版社，2010年，第35页。
④ （宋）窦材撰，赵宇宁、江南、郭智晓点校：《扁鹊心书》，北京：学苑出版社，2010年，第37页。
⑤ （宋）窦材撰，赵宇宁、江南、郭智晓点校：《扁鹊心书》，北京：学苑出版社，2010年，第46页。
⑥ （宋）窦材撰，赵宇宁、江南、郭智晓点校：《扁鹊心书》，北京：学苑出版社，2010年，第51页。

心书·卷中·水肿》将灸法、丹药并用治疗水肿危症："此证由脾胃素弱，为饮食冷物所伤，或因病服攻克凉药，损伤脾气，致不能通行水道，故流入四肢百骸，令人遍身浮肿，小便反涩，大便反泄，此病最重，世医皆用利水消肿之药，乃速其毙也。治法：先灸命关二百壮，服延寿丹、金液丹，或草神丹，甚者姜附汤，五七日病减，小便长，大便实或润，能饮食为效。唯吃白粥，一月后，吃饼面无妨，须常服金液丹，来复丹，永瘥。"①《扁鹊心书·卷中·臌胀》将灸法、丹药并用治疗臌胀病症："一人因饮冷酒吃生菜成泄泻，服寒凉药，反伤脾气，致腹胀。命灸关元三百壮，当日小便长，有下气，又服保元丹半斤，十日即愈，再服全真丹永不发矣。"②《扁鹊心书·卷中·黑疸》将灸法、丹药并用治疗黑疸危症："由于脾肾二经，纵酒贪色则伤肾，寒饮则伤脾，故两目遍身皆黄黑色，小便赤少，时时肠鸣，四肢困倦，饮食减少，六脉弦紧，乃成肾痨。急灸命关三百壮，服草神丹、延寿丹而愈，若服凉药必死。"③在附录中，该书还记载了将灸法与换骨丹丹药并用治疗中风重症，《扁鹊心书·神方·换骨丹》云："治中风半身不遂，言语謇涩，失音中风者。先灸脐下三百壮，服金液丹一斤，再服此药。当归、芍药、人参、铁脚威灵仙（各二两）南星（三两）乳香（去油，二两）没药（去油，二两）麻黄（去节，三斤，另煎汁和上药），上各为末。先将前五味和匀，后入乳香、没药以麻黄膏和匀为丸，如弹子大。每以无灰酒下一丸，出汗，五日一服。仍常服延寿丹、金液丹。"④正因为窦材在大量实践临证中，将灸疗与丹药并用，共同发挥了二者纯阳药气的作用，内治法、外治法并用从而取得了一般医家难以企及的医治疗效。当然，由于丹药不是含有金石矿物质，就是含有毒性的草木药，如何减毒增效，今天医学家尚需进一步验证和实践，不可盲目使用。

第四个特点是记载了大量灸疗医案。为了证明灸疗的疗效非凡，该书中还记载了较多灸疗医案以佐证。我们知道，作为临床诊断和医学研究的载体

---

①　（宋）窦材撰，赵宇宁、江南、郭智晓点校：《扁鹊心书》，北京：学苑出版社，2010年，第54页。

②　（宋）窦材撰，赵宇宁、江南、郭智晓点校：《扁鹊心书》，北京：学苑出版社，2010年，第56页。

③　（宋）窦材撰，赵宇宁、江南、郭智晓点校：《扁鹊心书》，北京：学苑出版社，2010年，第81页。

④　（宋）窦材撰，赵宇宁、江南、郭智晓点校：《扁鹊心书》，北京：学苑出版社，2010年，第123页。

的医案的针对性、可靠性比单纯的药方辑录更有启迪性、真实性和全面性，其重要性不言而喻。正是认识到这一点，道教医家窦材在该书记载了不少灸疗医案，如《扁鹊心书·卷上·要知缓急》记载了一个伤寒重症的灸疗医案："余治一伤寒，亦昏睡妄语，六脉弦大。余曰脉大而昏睡，定非实热，乃脉随气奔也，强为之治……用烈火灸关元穴，初灸病人觉痛，至七十壮遂昏睡不疼，灸至三鼓，病患开眼，思饮食，令服姜附汤。至三日后，方得元气来复，大汗而解。"①《扁鹊心书·卷中·汗后发噫》记载的是三个伤寒重症的灸疗医案："[治验]一人伤寒至八日，脉大而紧，发黄，生紫斑，噫气，足指冷至脚面，此太阴证也，最重难治。为灸命关五十壮、关元二百壮，服金液丹、钟乳粉，四日汗出而愈。一人患伤寒至六日，脉弦紧，身发黄，自汗，亦太阴证也。先服金液丹，点命关穴。病人不肯灸，伤寒唯太阴、少阴二证死人最速，若不早灸，虽服药无效。不信，至九日泻血而死……一人病伤寒至六日，微发黄，一医与茵陈汤。次日，更深黄色，遍身如栀子，此太阴证误服凉药而致肝木侮脾。余为灸命关五十壮，服金液丹而愈。"②《扁鹊心书·卷中·肺伤寒》记载了灸疗救治肺部伤寒的医案："[治验]一人患肺伤寒，头痛发热，恶寒咳嗽，肢节疼，脉沉紧，服华盖散、黄芪建中汤，略解。至五日，昏睡谵语，四肢微厥，乃肾气虚也。灸关元百壮，服姜附汤，始汗出愈。"③《扁鹊心书·卷中·喉痹》记载了三个抢救喉痹危症的医案："[治验]一人患喉痹，痰气上攻，咽喉闭塞，灸天突穴五十壮，即可进粥，服姜附汤，一剂即愈，此治肺也。一人患喉痹，颐颔粗肿，粥药不下，四肢逆冷，六脉沉细。急灸关元穴二百壮，四肢方暖，六脉渐生，但咽喉尚肿，仍令服黄药子散，吐出稠痰一合乃愈，此治肾也。一人患喉痹，六脉细，余为灸关元二百壮，六脉渐生。一医曰：此乃热证，复以火攻，是抱薪救火也。遂进凉药一剂，六脉复沉，咽中更肿。医计穷，用尖刀于肿处刺之，出血一升而愈。盖此证忌用凉药，痰见寒则凝，

① （宋）窦材撰，赵宇宁、江南、郭智晓点校：《扁鹊心书》，北京：学苑出版社，2010年，第20—21页。

② （宋）窦材撰，赵宇宁、江南、郭智晓点校：《扁鹊心书》，北京：学苑出版社，2010年，第39—40页。

③ （宋）窦材撰，赵宇宁、江南、郭智晓点校：《扁鹊心书》，北京：学苑出版社，2010年，第41页。

故用刀出其肺血，而肿亦随消也。"①《扁鹊心书·卷中·虚劳》记载了三个虚劳重症的灸疗医案："[治验]一人病咳嗽，盗汗，发热，困倦，减食，四肢逆冷，六脉弦紧，乃肾气虚也。先灸关元五百壮，服保命延寿丹二十丸，钟乳粉二钱。间日，服金液丹百丸，一月全安……一幼女病咳嗽，发热，咯血，减食。先灸脐下百壮，服延寿丹、黄芪建中汤而愈……一人额上时时汗出，乃肾气虚也，不治则成痨瘵，先灸脐下百壮，服金液丹而愈。"②《扁鹊心书·卷中·中风》记载了一个中风病的灸疗医案："[治验]一人病半身不遂，先灸关元五百壮，一日二服八仙丹，五日一服换骨丹，其夜觉患处汗出，来日病减四分，一月痊愈。再服延寿丹半斤，保元丹一斤，五十年病不作。千金等方，不灸关元，不服丹药，惟以寻常药治之，虽愈难久。"③《扁鹊心书·卷中·暴注》记载一个以灸法救治暴注的重症医案："[治验]一人患暴注，因忧思伤脾也，服金液丹、霹雳汤不效，盖伤之深耳。灸命关二百壮，大便始长，服草神丹而愈。"④《扁鹊心书·卷中·休息痢》记载的灸疗医案有两个："[治验]一人休息痢已半年，元气将脱，六脉将绝，十分危笃。余为灸命关三百壮，关元三百壮，六脉已平，痢已止，两胁刺痛，再服草神丹、霹雳汤方愈，一月后大便二日一次矣。一人病休息痢，余令灸命关二百壮病愈。二日，变泄下，一时五七次，令服霹雳汤二服，立止。后四肢浮肿，乃脾虚欲成水胀也，又灸关元二百壮，服金液丹十两，一月而愈。"⑤《扁鹊心书·卷下·膏肓病》记载了一个急救膏肓病的灸疗医案："[治验]有一人暑月饮食冷物，伤肺气，致咳嗽胸膈不利，先服金液丹百粒，泄去一行，痛减三分，又服五膈散而安。但觉常发，后五年复大发，灸中府穴五百壮，方有极臭下气难闻，自后永不再发。"⑥此外，书中还有不少灸疗医案，无法全部列举；但从这些医案的记载中在一定程度上可以看出以灼艾灸疗的霹雳手段治疗急

---

① （宋）窦材撰，赵宇宁、江南、郭智晓点校：《扁鹊心书》，北京：学苑出版社，2010年，第44页。
② （宋）窦材撰，赵宇宁、江南、郭智晓点校：《扁鹊心书》，北京：学苑出版社，2010年，第46页。
③ （宋）窦材撰，赵宇宁、江南、郭智晓点校：《扁鹊心书》，北京：学苑出版社，2010年，第49页。
④ （宋）窦材撰，赵宇宁、江南、郭智晓点校：《扁鹊心书》，北京：学苑出版社，2010年，第57页。
⑤ （宋）窦材撰，赵宇宁、江南、郭智晓点校：《扁鹊心书》，北京：学苑出版社，2010年，第58页。
⑥ （宋）窦材撰，赵宇宁、江南、郭智晓点校：《扁鹊心书》，北京：学苑出版社，2010年，第86页。

危重症、疑难杂症疗效的可靠性和真实性。

第五个特点是灸疗涉及病症十分广博庞杂。但凡内科、外科、儿科、妇产科、男科等病症，该书皆有相关的灸疗方涉及，如《扁鹊心书·卷上》所列的《黄帝灸法》《扁鹊灸法》《窦材灸法》列举近百条灸疗方法就涉及各种病症，以《窦材灸法》为例，其中有记载："尸厥不省人事，又名气厥，灸中脘五十壮。风狂妄语，乃心气不足，为风邪客于包络也，先服睡圣散，灸巨阙穴七十壮，灸疮发过，再灸三里五十壮。胁痛不止乃饮食伤脾，灸左命关一百壮。两胁连心痛乃恚怒伤肝脾肾三经，灸左命关二百壮，关元三百壮。肺寒胸膈胀，时吐酸，逆气上攻，食已作饱，困倦无力，口中如含冰雪，此名冷劳，又名膏肓病。乃冷物伤肺，反服凉药，损其肺气，灸中府二穴各二百壮。咳嗽病，因形寒饮冷，冰消肺气，灸天突穴五十壮。久嗽不止，灸肺俞二穴各五十壮即止。若伤寒后或中年久嗽不止，恐成虚劳，当灸关元三百壮……中风失音，乃肺肾气损，金水不生，灸关元五百壮。肠癖下血，久不止，此饮食冷物损大肠气也，灸神阙穴三百壮。虚劳人及老人于病后大便不通，难服利药，灸神阙一百壮自通。小便下血，乃房事劳损肾气，灸关元二百壮。砂石淋诸药不效，乃肾家虚火所凝也，灸关元三百壮。上消病日饮水三五升，乃心肺壅热，又吃冷物，伤肺肾之气，灸关元一百壮，可以免死。或春灸气海，秋灸关元三百壮，口生津液。中消病多食而四肢羸瘦，困倦无力，乃脾胃肾虚也，当灸关元五百壮。腰足不仁，行步少力，乃房劳损肾，以致骨痿，急灸关元五百壮。昏默不省人事，饮食欲进不进，或卧或不卧，或行或不行，莫知病之所在，乃思虑太过，耗伤心血故也，灸巨阙五十壮。脾病致黑色痿黄，饮食少进，灸左命关五十壮。或兼黧色，乃损肾也，再灸关元二百壮。贼风入耳，口眼㖞斜，随左右灸地仓穴五十壮，或二七壮。耳轮焦枯，面色渐黑，乃肾劳也，灸关元五百壮。中年以上之人，口干舌燥，乃肾水不生津液也，灸关元三百壮，若误服凉药，必伤脾胃而死。中年以上之人，腰腿骨节作疼，乃肾气虚惫也，风邪所乘之证，灸关元三百壮。若服辛温除风之药，则肾水愈涸，难救。腿箭间发赤肿，乃肾气风邪着骨，恐生附骨疽，灸关元二百壮。老人滑肠困重，乃阳气虚脱，小便不禁，灸神阙三百壮。老人气喘，乃肾虚气不归海，灸关元二百壮。老人大便不禁，乃脾肾气衰，灸左命关、关元各二百壮。两眼昏黑，欲成内障，乃脾肾气虚所致，灸关元三百壮……"①由于篇幅较大，此处节录了一部分，但从中也可以窥见本书灸疗实践应用的广泛性。当然，除了上卷之外，该书的中、下卷也有不少以病症为纲，给出了各种病症的相应灸疗方案，其中以内科病症为主，如《扁鹊心书·卷中·呕吐翻胃》治疗脾胃病的灸疗方："凡饮食失节，冷物伤脾，胃虽纳受，而脾不能运，故作吐，宜二圣散、草神丹，或金液丹。若伤之最重，再兼六欲七情有损者，则饮蓄于中焦，令人朝食暮吐，名曰翻胃，乃脾气太虚，不能健运也，治迟则伤人。若用攻克，重伤元气立死，须灸左命关二百壮，服草神丹而愈，若服他药则不救。"②《扁鹊心书·卷下·咳嗽》治疗肺部的灸疗方："咳嗽多清涕者，肺感风寒也，华盖散主之。若外感风寒，内伤生冷，令人胸膈作痞，咳而呕吐，五膈散主之。咳嗽烦躁者，属肾，石膏丸主之。大凡咳嗽者，忌服凉药，犯之必变他证，忌房事，恐变虚劳。久咳而额上汗出，或四肢有时微冷，间发热困倦者，乃劳咳也。急灸关元三百壮，服金液丹、保命丹、姜附汤，须早治之，迟则难救。"③此外，也涉及一些外科，如《扁鹊心书·卷下·瘰疬》治疗瘰疬的灸疗方："此证由忧思恼怒而成，盖少阳之脉，循胁绕颈环耳，此即少阳肝胆之气，郁结而成。亦有鼠涎堕食中，食之而生，是名鼠病。治法俱当于疮头上灸十五壮，以生麻油调百花膏敷之，内服平肝顺气之剂，日久自消。"④从儿科、妇产科、男科特殊病种来看，该书记载的灸疗实践经验也十分丰富，如《扁鹊心书·卷中·神痴病》治疗小儿惊吓症的灸疗法："一小儿因观神戏受惊，时时悲啼如醉，不食已九十日，危甚，令灸巨阙五十壮，即知人事。"⑤《扁鹊心书·卷中·厥证》记载了以灸法治疗产后发昏的产后病医案："[治验]一妇人产后发昏，二目滞涩，面上发麻，牙关紧急，二手拘挛，余曰：此胃气闭也。胃脉挟口

---

① （宋）窦材撰，赵宇宁、江南、郭智晓点校：《扁鹊心书》，北京：学苑出版社，2010年，第28–30页。

② （宋）窦材撰，赵宇宁、江南、郭智晓点校：《扁鹊心书》，北京：学苑出版社，2010年，第61页。

③ （宋）窦材撰，赵宇宁、江南、郭智晓点校：《扁鹊心书》，北京：学苑出版社，2010年，第86–87页。

④ （宋）窦材撰，赵宇宁、江南、郭智晓点校：《扁鹊心书》，北京：学苑出版社，2010年，第97页。

⑤ （宋）窦材撰，赵宇宁、江南、郭智晓点校：《扁鹊心书》，北京：学苑出版社，2010年，第77页。

环唇，出于齿缝，故见此证。令灸中脘穴五十壮，即日而愈。"①《扁鹊心书·卷下·产后虚劳》治疗妇人产后虚劳症的灸疗方："生产出血过多，或早于房事，或早作劳动，致损真气，乃成虚劳。脉弦而紧，咳嗽发热，四肢常冷，或咯血吐血，灸石门穴三百壮，服延寿丹、金液丹，或钟乳粉，十日减，一月安。"②《扁鹊心书·卷下·带下》治疗女子白带异常妇科病灸法："子宫虚寒，浊气凝结下焦，冲任脉（即子宫也）不得相荣，故腥物时下。以补宫丸、胶艾汤治之。甚者灸胞门、子户穴各三十壮，不独病愈而且多子。"③从男科病来看，该书灸疗法以治疗生殖器、肾虚病症为主，如《扁鹊心书·卷下·阴茎出脓》以灸疗治疗男子阴茎疼痛流脓重症："此由酒色过度，真气虚耗，故血化为脓，令人渐渐羸瘦，六脉沉细。当每日服金液丹、霹雳汤，外敷百花散。五六日，腹中微痛，大便滑，小便长。忌房事，犯之复作。若灸关元二百壮，则病根去矣。"④《扁鹊心书·卷下·梦泄》记载以灸法治疗男子梦遗病症："凡人梦交而不泄者，心肾气实也；梦而即泄者，心肾气虚也。此病生于心肾，非药可治。当用纸捻长八寸，每夜紧系阴囊，天明解之，自然不泄。若肾气虚脱，寒精自出者，灸关元六百壮而愈。若人一见女子精即泄者，乃心肾大虚也，服大丹五两，甚者灸巨门五十壮。"⑤可见，灸疗适用性之广博。

第六个特点是发明了减少艾灸过程痛苦的"睡圣散"。这是该书一个亮点，他书所载的"睡圣散"皆源于此书。由于《扁鹊心书》所用的灸法都是灼艾直接灸法，尽管力大效宏、效果奇佳，但患者却需要忍受巨大的疼痛，因此往往令人望而却步。为此，道教医家窦材经过长期试验实践研发出了一种名为"睡圣散"的药方，让人在睡梦中施灸，堪称神奇。《扁鹊心书·神方·睡圣散》记载了"睡圣散"的配方和制法："人难忍艾火灸痛，服此即昏睡，不知痛，亦不伤人。山茄花（八月收），火麻花（八月收）（按：八月中火麻花已过时，恐作七月为是）。收此二花时，必须端庄闭口，齐手足采之。

① （宋）窦材撰，赵宇宁、江南、郭智晓点校：《扁鹊心书》，北京：学苑出版社，2010年，第70页。

② （宋）窦材撰，赵宇宁、江南、郭智晓点校：《扁鹊心书》，北京：学苑出版社，2010年，第101页。

③ （宋）窦材撰，赵宇宁、江南、郭智晓点校：《扁鹊心书》，北京：学苑出版社，2010年，第99–100页。

④ （宋）窦材撰，赵宇宁、江南、郭智晓点校：《扁鹊心书》，北京：学苑出版社，2010年，第84页。

⑤ （宋）窦材撰，赵宇宁、江南、郭智晓点校：《扁鹊心书》，北京：学苑出版社，2010年，第92页。

若二人去，或笑，或言语，服后亦即笑，即言语矣。采后共为末，每服三钱，小儿只一钱，茶酒任下。一服后即昏睡，可灸五十壮，醒后再服再灸。（按：山茄子，今谓之风茄儿，其花亦谓之曼陀罗花，火麻即大麻。今圃地所植之黄麻乃是此种。《本草纲目》云：曼陀罗花，生北土，南人亦有栽者。春生夏长，独茎直上，高四五尺，生不旁引，绿茎碧叶，叶如茄叶。八月开白花，凡六瓣，状如牵牛花而大，攒花中折，骈叶外包，朝开夜合。结实圆而有丁拐，中有小子。八月采花，九月采实。花实气味俱辛温有毒，主治诸风及寒湿脚气，惊痫脱肛等证。相传此花，笑采浸酒饮，令人笑，舞采浸酒饮，令人舞，予尝试之。饮须半酣，更令一人或笑或舞，引之乃验，又云七月采火麻子花，八月采山茄子花，阴干等分为末，热酒调服三钱。少顷，昏昏如醉，割疮、灸火不觉苦痛，盖古方也。今外科所用麻药即是此散，服之并无伤害）"[①]配方中的山茄花又称为曼陀罗花，和火麻花一样都有麻醉作用，可以令人产生昏睡。因此对于不能忍受艾灸疼痛和癫狂症的人特别适用，《扁鹊心书·卷上·大病宜灸》曰："唯是膏粱之人，不能忍耐痛楚，当服睡圣散，即昏不知痛，其睡圣散余自用灸膝神效，放心服之，断不误人。"[②]《扁鹊心书·卷上·窦材灸法》云："如癫狂人不可灸，及膏粱人怕痛者，先服睡圣散，然后灸之。一服止可灸五十壮，醒后再服、再灸。"[③]《扁鹊心书·卷中·邪祟》也用"睡圣散"配合灸法治疗邪祟怪病："此证皆由元气虚弱，或下元虚惫，忧恐太过，损伤心气，致鬼邪乘虚而入，令人昏迷，与鬼交通。当服睡圣散，灸巨阙穴二百壮，鬼气自灭，服姜附汤而愈……一妇人病虚劳，真气将脱，为鬼所着，余用大艾火灸关元，彼难忍痛，乃令服睡圣散三钱，复灸至一百五十壮而醒。又服又灸，至三百壮，鬼邪去，劳病亦瘥。"[④]当然，需要注意的是，尽管窦材亲自使用"睡圣散"较为安全（"不伤人""放心服之，断不误人"），但今天医学界还是需要进一步深入验证和大量实践后才敢使用。

① （宋）窦材撰，赵宇宁、江南、郭智晓点校：《扁鹊心书》，北京：学苑出版社，2010年，第135页。

② （宋）窦材撰，赵宇宁、江南、郭智晓点校：《扁鹊心书》，北京：学苑出版社，2010年，第14页。

③ （宋）窦材撰，赵宇宁、江南、郭智晓点校：《扁鹊心书》，北京：学苑出版社，2010年，第31页。

④ （宋）窦材撰，赵宇宁、江南、郭智晓点校：《扁鹊心书》，北京：学苑出版社，2010年，第74–76页。

二、原文点校、注释、分析

【原文点校】

《扁鹊心书·卷上·住世之法》：

人至三十，可三年一灸脐下三百壮；五十，可二年一灸脐下三百壮；六十，可一年一灸脐下三百壮，令人长生不老。余五十时，常灸关元五百壮，即服保命丹、延寿丹，渐至身体轻健，羡进饮食。六十三时，因忧怒，忽见死脉[1]于左手寸部，十九动而一止，乃灸关元、命门各五百壮。五十日后，死脉不复见矣。每年常如此灸，遂得老年康健。①

【注释】

[1] 死脉：生命垂危、元气即将耗尽时的一种异常脉象，主要表现为无胃脉、无神、无根的脉象，也称为绝脉、败脉等。

【分析】

上文记载道教医家窦材的日常养生保健灸法和其利用灸疗法救治自己出现"死脉"的成功经验。其中日常养生保健灸法具体是，施灸方式——灼艾灸；施灸部位——肚脐下，主要包括关元、气海等穴位；施灸量——分为三大年龄段，三十岁至五十岁之间，每三年施灸一次，一次三百壮；五十岁至六十岁之间，每两年施灸一次，一次三百壮；六十岁以上，一年施灸一次，一次三百壮。这些宝贵经验启发我们，利用灸法进行治未病效果好，值得大力实践和推广。

【原文点校】

《扁鹊心书·卷上·大病宜灸》：

昔曹操患头风[1]，华佗针之，应手而愈，后佗死复发。若于针处灸五十壮，永不再发。②

【注释】

[1] 头风：缠绵难愈的头痛症状。

【分析】

上文是道医窦材通过列举华佗治疗曹操头风病的医案，以强调灸法和针

---

① （宋）窦材撰，赵宇宁、江南、郭智晓点校：《扁鹊心书》，北京：学苑出版社，2010年，第12页。
② （宋）窦材撰，赵宇宁、江南、郭智晓点校：《扁鹊心书》，北京：学苑出版社，2010年，第13页。

法并用可以彻底治愈头风病症。

【原文点校】

《扁鹊心书·卷上·三世扁鹊》：

尝因路过衢州野店，见一妇人遍身浮肿露地而坐。余曰：何不在门内坐？妇曰：昨日蒙土地告我，明日有扁鹊过此，可求治病，我故于此候之。余曰：汝若听我，我当救汝。妇曰：汝非医人，安能治病？余曰：我虽非医，然得扁鹊真传，有奇方，故神预告汝。遂与保命延寿丹十粒服之，夜间小便约去二升，五更觉饥。二次又服十五粒，点左命关穴[1]，灸二百壮。五日后，大便下白脓五七块，半月全安。妇曰：真扁鹊再生也。①

【注释】

[1] 命关穴：即食窦穴，位于足太阴脾经，有健脾和胃、利水消肿等功效。

【分析】

上文记载道医窦材治疗一妇女全身浮肿病症的灸疗医案。采用灼艾灸法与丹药并用、内治法与外治法双管齐下的治疗手段，富有鲜明的道教医学特色。内服的丹药是保命延寿丹，施灸的部位是命关穴，这是窦材最为重视的两个施灸穴位（关元穴、命关穴）之一。关于其功效，窦材分析曰："命关二穴在胁下宛中……此穴属脾，又名食窦穴，能接脾藏真气，治三十六种脾病。凡诸病困重，尚有一毫真气，灸此穴二三百壮，能保固不死。一切大病属脾者并皆治之。盖脾为五脏之母，后天之本，属土，生长万物者也。若脾气在，虽病甚不至死，此法试之极验。"②"食窦"即食道之意，故食窦穴（命关穴）能治疗与食道有关的各种病症。从本质上讲，食道从属于五脏系统中的脾气，而脾气是人体生命的后天之本，故在食窦穴上施灸对于治疗水肿、嗳气、反胃等脾胃疾病有奇效。

【原文点校】

《扁鹊心书·卷上·要知缓急》：

---

① （宋）窦材撰，赵宇宁、江南、郭智晓点校：《扁鹊心书》，北京：学苑出版社，2010年，第14–15页。

② （宋）窦材：《扁鹊心书》，北京：学苑出版社，2010年，第24页。

余观京师名医吕实者，亦熟此法，但不早用，惟先用温平药调治，及至危笃[1]，方议灼艾、丹附等事，多不效，乃曰：此天命也。殊不知救挽已迟，藏气败绝，虽灵丹妙药，无能为矣。余亲见彼治一伤寒第五日，昏睡谵语，六脉洪大，以为胃中有热，以承气下之，四更即死矣。六脉之大，非洪也，乃阳气将脱，故见此耳。治以下药，更虚其阴，则阳无所附而死速矣。若先于脐下灸三百壮，固住脾肾之气；内服保元丹、敛阳丹，一饮姜附汤，过三日，自然汗出而愈。余治一伤寒，亦昏睡妄语，六脉弦大。余曰脉大而昏睡，定非实热，乃脉随气奔也，强为之治……用烈火灸关元穴，初灸病人觉痛，至七十壮遂昏睡不疼，灸至三鼓，病人开眼，思饮食，令服姜附汤。至三日后，方得元气来复，大汗而解。①

【注释】

[1] 危笃：病势危急、生命垂危之意。笃，读作 dǔ，为忠实、结实、病沉重等多种意思。

【分析】

上文主要强调寒凉药使用不当会害人和早用灸法丹药的重要性。文中通过两个正反医案对比进行论证：一是京师医家吕实误用寒凉药导致患者死亡的失败医案，二是道医窦材重用灼艾灸法和姜附汤救回患者的成功医案。

【原文点校】

《扁鹊心书·卷上·黄帝灸法》：

男妇虚劳，灸脐下三百壮。

男妇水肿，灸脐下五百壮。

阴疽[1]、骨蚀[2]，灸脐下三百壮。

久患脾疟[3]，灸命关五百壮。

肺伤寒，灸脐下三百壮。

气厥[4]、尸厥[5]，灸中脘五百壮。

缠喉风[6]，灸脐下三百壮。

黄黑疸，灸命关二百壮。

急慢惊风，灸中脘四百壮。

老人二便不禁，灸脐下三百壮，

老人气喘，灸脐下三百壮。

久患脚气，灸涌泉穴五十壮。

产后血晕，灸中脘五十壮。

暑月腹痛，灸脐下三十壮。

鬼邪着人，灸巨阙五十壮，脐下三百壮。

妇人脐下或下部出脓水，灸脐下三百壮。

妇人无故风搐发昏，灸中脘五十壮。

久患伛偻[7]不伸，灸脐俞[8]一百壮。

鬼魇[9]着人昏闷，灸前顶穴五十壮。

妇人半产，久则成虚劳水肿，急灸脐下三百壮。

死脉及恶脉见，急灸脐下五百壮。

妇人产后腹胀水肿，灸命关百壮、脐下三百壮。

肾虚面黑色，灸脐下五百壮。

呕吐不食，灸中院（应为"脘"）五十壮。

妇人产后热不退，恐渐成痨瘵[10]，急灸脐下三百壮。①

【注释】

[1] 阴疽：指由寒湿、痰瘀阴邪阻滞于皮肉处形成的毒疮。

[2] 骨蚀：是指由于湿寒阴邪侵入骨骼导致出现骨痛、肌肉萎缩、跛行等症状的肢体疾病，类似于现代医学的股骨头坏死。

[3] 脾疟：指脾胃受寒导致出现身体寒战而发热、腹痛肠鸣等症状的病症，类似于胃肠型疟疾。

[4] 气厥：是指由于大怒、大悲等情绪过度激动导致出现突然昏倒、眩晕昏迷的现象。

[5] 尸厥：指由于某种原因突然昏倒不省人事以致呼吸微弱、脉象极细等

---

① （宋）窦材撰，赵宇宁、江南、郭智晓点校：《扁鹊心书》，北京：学苑出版社，2010年，第23–24页。

症状的昏死危症。

[6] 缠喉风：是指咽喉部红肿疼痛、呼吸困难、难以发音甚至汤水难进的，喉颈如蛇缠绕之状的急危病。

[7] 伛偻：读作 yǔ lǚ，腰背弯曲之意，即驼背。

[8] 脐俞：即腰俞穴，又名腰户、髓空、背解等，属于督脉穴位，位于后正中线上正对骶管裂孔处，为腰肾精气所输注之处，有舒经通络、强筋健骨和强健腰脊等功效。

[9] 鬼魇：有两种意思：一指人在睡梦中惊叫的现象，二指觉得有重物压身不能动弹的症状。魇，读作 yǎn，意思同鬼魇、梦魇，指梦中惊叫或觉得有什么东西压住不能动弹。

[10] 痨瘵：指由痨虫侵袭肺部引起的一种消耗性传染病，也称为肺痨、尸注（疰）、转注、劳注、鬼疰、虫疰、痨虫病、痨病、肺虫病、骨蒸病，类似于现代医学的肺结核。

【分析】

上文记载治疗虚劳水肿、阴疽、股骨头坏死、黄黑疸、胃肠疟、气厥昏倒、尸厥昏死、缠喉风、驼背、鬼魇、肺结核等数十种病症的灸疗方法，称为"黄帝灸法"，共 25 条。可以看出文中所载绝大多数是病情复杂的重症、危症，而灸法力专效宏，能够力挽狂澜、转危为安，足见其疗效之卓著。这大大启发了我们，灸法不仅可以养生保健，也可以在治疗大病上大显身手。这也是《扁鹊心书》一书灸法的显著特色。

【原文点校】

《扁鹊心书·卷上·扁鹊灸法》：

命关二穴在胁下宛中，举臂取之，对中脘向乳三角取之。

此穴属脾，又名食窦穴，能接脾藏真气，治三十六种脾病。凡诸病困重，尚有一毫真气，灸此穴二三百壮，能保固不死。一切大病属脾者并皆治之。盖脾为五藏之母，后天之本，属土，生长万物者也。若脾气在，虽病甚不至死，此法试之极验。

肾俞二穴在十四椎两旁各开一寸五分。凡一切大病于此灸二三百壮。盖肾为一身之根蒂，先天之真源，本牢则不死，又治中风失音，手足不遂，大风癫疾。

三里二穴在膝眼下三寸，䯒[1]外筋内宛中，举足取之。治两目眈眈不能视远，及腰膝沉重，行步乏力，此证须灸中脘、脐下，待灸疮发过，方灸此穴，以出热气自愈。

承山二穴，在腿肚下，挺脚指取之。治脚气重，行步少力。

涌泉二穴，在足心宛宛中。治远年脚气肿痛，或脚心连胫骨痛，或下粗腿肿，沉重乏力，可灸此穴五十壮。

脑空二穴，在耳尖角上，排三指尽处。治偏头痛，眼欲失明，灸此穴七壮自愈。

目明二穴，在口面骨二瞳子上，入发际。治太阳连脑痛，灸三十壮。

腰俞二穴，在脊骨二十一椎下。治久患风腰疼，灸五十壮。

前顶二穴，在鼻上，入发际三寸五分。治巅顶痛、两眼失明。①

【注释】

[1] 䯒：读音为 héng，指胫骨上部、牛脊后骨。文中指胫骨上部。

【分析】

上文记载了命关穴（食窦穴）、肾俞穴、足三里穴、承山穴、涌泉穴、脑空穴、目明穴、腰俞穴、前顶穴等穴位的位置和主治病症的灸疗方法，称为"扁鹊灸法"，共 25 条。其中，文中突出了食窦穴归于脾气系统的属性及施灸食窦穴对于治疗重病、固护生命健康的重要性。

【原文点校】

《扁鹊心书·卷上·窦材灸法》：

（计五十条）

一中风半身不遂，语言蹇[1]涩，乃肾气虚损也，灸关元五百壮。

一伤寒少阴证，六脉缓大，昏睡自语，身重如山，或生黑靥[2]，噫气[3]、吐痰、腹胀、足指冷过节，急灸关元三百壮可保。

一伤寒太阴证，身凉足冷过节，六脉弦紧，发黄紫斑，多吐涎沫，发燥热，

---

① （宋）窦材撰，赵宇宁、江南、郭智晓点校：《扁鹊心书》，北京：学苑出版社，2010 年，第 24–25 页。

噎气，急灸关元、命关各三百壮。

伤寒惟此二证害人甚速，仲景只以舌干口燥为少阴，腹满自利为太阴，余皆归入阳证条中，故致害人。然此二证若不早灸关元以救肾气，灸命关以固脾气，则难保性命。盖脾肾为人一身之根蒂，不可不亟图也。（舌干口燥乃少阴本热之证，仲景以大承气急下，但此理非身登仲景之堂者不能知，非神于仲景之法者不能用，盖火热亢盛不用承制，则燎原之害炽而生化之机息，可不畏哉！设本热假而标阴伏，误用承气立见危亡矣。先生灸法真保命全生之要，业医之士切须审察，不可卤莽而行之也。仲景盖以气化而用承气，若涉形藏，别有治法，不可混辟。）

一脑疽发背，诸般疔疮恶毒，须灸关元三百壮以保肾气。

一急喉痹、颐[4]粗、颔肿、水谷不下，此乃胃气虚风寒客肺也，灸天突穴五十壮。（穴在结喉下四寸。）

一虚劳咳嗽潮热，咯血吐血六脉弦紧，此乃肾气损而欲脱也，急灸关元三百壮，内服保元丹可保性命。若服知柏归地者，立死。盖苦寒重损其阳也。（虚劳而致六脉弦紧，即是肾气损脱。乃今之医治虚劳者，脉至微细急疾，尚用寒凉，真视人如草芥也，此种人不知作何结果。）

一水肿膨胀、小便不通，气喘不卧，此乃脾气大损也，急灸命关二百壮，以救脾气，再灸关元三百壮，以扶肾水，自运消矣。

一脾泄注下，乃脾肾气损，二三日能损人性命，亦灸命关、关元各二百壮。

一休息痢下五色脓者，乃脾气损也，半月间则损人性命，亦灸命关、关元各三百壮。

一霍乱吐泻，乃冷物伤胃，灸中脘五十壮。若四肢厥冷、六脉微细者，其阳欲脱也，急灸关元三百壮。

一疟疾乃冷物积滞而成，不过十日、半月自愈。若延绵不绝乃成脾疟，气虚也，久则元气脱尽而死，灸中脘及左命关各百壮。

一黄疸眼目及遍身皆黄，小便赤色，乃冷物伤脾所致，灸左命关一百壮，忌服凉药。若兼黑疸乃房劳伤肾，再灸命关三百壮。

一番胃，食已即吐，乃饮食失节，脾气损也，灸命关三百壮。（命关当作命门）

一尸厥不省人事，又名气厥，灸中脘五十壮。

一风狂妄语，乃心气不足，为风邪客于包络也，先服睡圣散，灸巨阙穴七十壮，灸疮发过，再灸三里五十壮。

一胁痛不止乃饮食伤脾，灸左命关一百壮。

一两胁连心痛乃恚怒伤肝脾肾三经，灸左命关二百壮，关元三百壮。

一肺寒胸膈胀，时吐酸，逆气上攻，食已作饱，困倦无力，口中如含冰雪，此名冷劳，又名膏肓病。乃冷物伤肺，反服凉药，损其肺气，灸中府二穴各二百壮。

一咳嗽病，因形寒饮冷，冰消肺气，灸天突穴五十壮。

一久嗽不止，灸肺俞二穴各五十壮即止。若伤寒后或中年久嗽不止，恐成虚劳，当灸关元三百壮。

一疠风[5]，因卧风湿地处，受其毒气，中于五藏，令人面目庞起如黑云，或遍身如锥刺，或两手顽麻，灸五藏俞穴。先灸肺俞，次心俞、脾俞，再次肝俞、肾俞，各五十壮，周而复始，病愈为度。

一暑月发燥热，乃冷物伤脾胃肾气所致，灸命关二百壮。或心膈胀闷作疼，灸左命关五十壮。若作中暑服凉药即死矣。

一中风病，方书灸百会、肩井、曲池、三里等穴多不效，此非黄帝正法。灸关元五百壮，百发百中。

一中风失音，乃肺肾气损，金水不生，灸关元五百壮。

一肠癖下血，久不止，此饮食冷物损大肠气也，灸神阙穴三百壮。

一虚劳人及老人于病后大便不通，难服利药，灸神阙一百壮自通。

一小便下血，乃房事劳损肾气，灸关元二百壮。

一砂石淋诸药不效，乃肾家虚火所凝也，灸关元三百壮。

一上消病日饮水三五升，乃心肺壅热，又吃冷物，伤肺肾之气，灸关元一百壮，可以免死。或春灸气海，秋灸关元三百壮，口生津液。

一中消病多食而四肢羸瘦，困倦无力，乃脾胃肾虚也，当灸关元五百壮。

一腰足不仁，行步少力，乃房劳损肾，以致骨痿，急灸关元五百壮。

一昏默不省人事，饮食欲进不进，或卧或不卧，或行或不行，莫知病之所在，乃思虑太过，耗伤心血故也，灸巨阙五十壮。

一脾病致黑色痿黄，饮食少进，灸左命关五十壮。或兼黧色，乃损肾也，再灸关元二百壮。

一贼风入耳，口眼㖞斜，随左右灸地仓穴五十壮，或二七壮。

一耳轮焦枯，面色渐黑，乃肾劳也，灸关元五百壮。

一中年以上之人，口干舌燥，乃肾水不生津液也，灸关元三百壮，若误服凉药，必伤脾胃而死。

一中年以上之人，腰腿骨节作疼，乃肾气虚惫也，风邪所乘之证，灸关元三百壮。若服辛温除风之药，则肾水愈涸，难救。

一腿骱间发赤肿，乃肾气风邪着骨，恐生附骨疽，灸关元二百壮。

一老人滑肠困重，乃阳气虚脱，小便不禁，灸神阙三百壮。

一老人气喘，乃肾虚气不归海，灸关元二百壮。

一老人大便不禁，乃脾肾气衰，灸左命关、关元各二百壮。

一两眼昏黑，欲成内障，乃脾肾气虚所致，灸关元三百壮。

一瘰疬，因忧郁伤肝，或食鼠涎之毒而成，于疮头上灸三七壮，以麻油润百花膏涂之，灸疮发过愈。

一破伤风，牙关紧急，项背强直，灸关元穴百壮。

一寒湿腰痛，灸腰俞穴五十壮。

一行路忽上膝及腿如锥，乃风湿所袭，于痛处灸三十壮。

一脚气少力或顽麻疼痛，灸涌泉穴五十壮。

一顽癣[6]浸淫或小儿秃疮，皆汗出入水，湿淫皮毛而致也，于生疮处隔三寸灸三壮，出黄水愈。

凡灸大人，艾炷须如莲子，底阔三分，灸二十壮后却减一分，务要紧实。若灸四肢及小儿，艾炷如苍耳子大。灸头面，艾炷如麦粒子大。其灰以鹅毛扫去，不可口吹。

如癫狂人不可灸，及膏粱人怕痛者，先服睡圣散，然后灸之。一服止可灸五十壮，醒后再服、再灸。①

【注释】

[1] 蹇：读作 jiǎn，有跛脚、迟钝、傲慢、穷困、驽马、姓氏等意。文中

① （宋）窦材撰，赵宇宁、江南、郭智晓点校：《扁鹊心书》，北京：学苑出版社，2010 年，第 25-31 页。

是迟钝、不利索之意。

[2] 黑靥：指痘疮收靥时外感寒邪使得痘转青紫或黑色者的症状，又名倒靥、黑疮、倒靥等。靥读作 yè，本义指酒窝。

[3] 噫气：即嗳气，是胃中气体上出咽喉所发出的声响，俗称"打嗝"。

[4] 颐：读音为 yí，指面颊、休养等意。文中指面颊、腮。

[5] 疠风：即麻风病，指因感受风邪疠毒导致肌肤麻木不仁的慢性传染病。

[6] 顽癣：牛皮癣，现代医学称为银屑病，是指以红色斑块、鳞屑等为主要症状的容易反复发作的慢性皮肤病。

【分析】

上文记载治疗中风、半身不遂、黑靥、腹胀、痛疽、疔疮、霍乱、吐泻、疟疾、黄疸、尿血、大便不禁、气喘、瘰疬、破伤风、癫狂、麻风病、牛皮癣等病症的灸疗方法，称为"窦材灸法"，共50条。可以看出，这些病症绝大多数是大病、重病、疑难杂症，较难治疗。道医窦材经过大量临床实践，总结了这些病症的相应的灸疗方法，值得我们珍惜。值得一提的是，其中的疠风，即麻风，现代医学也称为麻风病，一种通过飞沫传播具有传染性的慢性病，主要病变在皮肤和周围神经。现代医学认为其由麻风杆菌引起，古人认为是风邪疠毒导致的，依靠温热纯阳的灸火药力快速破坏瘟疫戾气的内部结构而收效，足见灸法对于传染病具有较好效果，值得今天进一步研究和应用。

【原文点校】

《扁鹊心书·卷中·伤寒》：

六脉紧大，或弦细，不呻吟，多睡耳聋，足指冷，肢节痛，发黄，身生赤黑靥，时发噫气，皆阴也，灸关元三百壮，服金液丹、姜附汤，过十日半月，出汗而愈。若不一早灸，反与凉药者，死。（辨别阴阳不止于此，然熟体此二条则治伤寒证误谬亦少。其灸法虽不能遍行，若贫家无力而遇难起之病，不能备参药，勉告以灸能活命，倘肯依从，未必非仁术之一端。予每见时疫盛行之际，乡陬[1]死者比户，心切怜之，倘尽心力并合丹药以济之，不特己身蒙福，子孙亦必昌大。）

若吐逆而心下痞[2]，灸中院（应为"脘"）五十壮。若微微发颤者，欲作汗，服姜附汤而愈。若少年壮实之人，伤寒至五六日，发狂逾垣上屋，胃中有积热也，服大通散，轻者知母散亦愈。①

【注释】

[1] 陬：读音 zōu，为角落、聚居、农历正月别称等意。文中是第一个意思即角落。

[2] 心下痞：即感觉胃脘憋闷、胀满之意，有触之无形、按之柔软、压之无痛三大特征。

【分析】

上文记载伤寒症的症状表现、诊断方法和灸疗方案。其中伤寒重症则外用灸疗与内服丹药双管齐下，尤忌凉药。施灸部位是关元穴，施灸量是 300 壮，丹药是金液丹、姜附汤。当然，由于个别丹药较难制作成功，或者现代患者心存畏惧、疑虑等原因，笔者窃以为可以采用两种方法予以弥补：一是增加施灸量或施灸次数、时间；二是改用姜附汤等热性药代替，具体由医家根据患者体质和病情斟酌药物配伍和药量，下同。

【原文点校】

《扁鹊心书·卷中·太阳见证》：

太阳寒水，内属膀胱，故脉来浮紧，外证头疼发热，腰脊强，惟服平胃散，至六七日，出汗而愈。盖胃气不虚，传遍经络自愈也。仲景以为阳证，乃与凉药随经而解，反攻出他病，甚者变为阴证，六脉沉细，发厥而死，急灸关元，乃可复生。如本经至六七日发战者，欲作解而阳气少也，服姜附汤出汗而愈。（仲景圆机活法，论中救误者甚多，何尝误人哉！其误人者，乃后人误用仲景法而误之耳，于仲景何尤。）②

【分析】

上文主要介绍急救由太阳经证恶化为阴证的灸疗方法。施灸部位是脐下

---

① （宋）窦材撰，赵宇宁、江南、郭智晓点校：《扁鹊心书》，北京：学苑出版社，2010 年，第 32-33 页。

② （宋）窦材撰，赵宇宁、江南、郭智晓点校：《扁鹊心书》，北京：学苑出版社，2010 年，第 33-34 页。

的关元穴。括号里是清代医家古月老人胡念庵点评窦材医论的语句，目的是使其表达更加严谨，以免后人误解。

【原文点校】

《扁鹊心书·卷中·阳明见证》：

阳明燥金内属于胃，六脉浮紧而长，外证目痛发热，手足温，呻吟不绝，服当归柴胡汤、平胃散。仲景反言热深厥亦深，此误也。若果发昏厥，两目枯陷不能升者，急灸中脘五十壮，渐渐省人事，手足温者生，否则死。（仲景厥阴证中，有厥热多寡之论，不过验邪正之进退，察阴阳之消长，示人为治之活法，无偏无倚，何误之有。）①

【分析】

上文介绍阳明病的症状表现、治病方法，尤其是治疗阳明经病症恶化为昏厥症的灸疗方法，施灸部位是中脘穴，施灸量是 50 壮。

【原文点校】

《扁鹊心书·卷中·少阴见证》：

少阴君火内属于肾，其脉弦大，外证肢节不痛，不呻吟，但好睡，足指冷，耳聋，口干，多痰唾，身生赤黑靥，时发噫气，身重如山，烦躁不止。急灸关元三百壮，内服保元丹、姜附汤，过十日汗出而愈。若作阳证，误服凉药，以致发昏谵语[1]，循衣摸床，吐血脉细，乃真气虚，肾水欲涸也。仲景反曰：急下之，以救肾水，此误也。真气既虚，反用凉药，以攻其里，是促其死也。急灸关元三百壮，可保无虞。（少阴本热标寒而又中见太阳，本热之证，固不易治，况标阴为病，千头万绪，变态百出，令人接应不暇。然只在初时体察真切，用灸用温，亦非难事。良由初着一错，贻误到底，害人不少。至若无本热，而又无中见之太阳，一派阴寒，必死无疑。或速灸关元，重投丹附，亦在于觉之早，庶望其生。少阴误治而变诸败逆证，诚为费手。先生之论，专属形藏，故尚温补；仲景之论，惟言气化，故主承制。然《论》中用温者多，下者不过数条而已，况标本气化，今古难明，非神于仲景之

---

① （宋）窦材撰，赵宇宁、江南、郭智晓点校：《扁鹊心书》，北京：学苑出版社，2010 年，第 34 页。

法者不能，倘于急下证而误温，杀人反掌；急温证而误下，冤沉海底。嗟！嗟！医之为道诚难矣。）①

【注释】

[1] 谵语：指神志不清、胡言乱语。谵，读作 zhān，指病中说胡话。

【分析】

上文介绍治疗少阴病的症状表现和灸疗方法，强调了不可用凉药治疗此症的重要性。由于少阴病一般都是大病重病，故灼艾灸与丹药并用，具体是施灸关元 300 壮，同时内服保元丹、姜附汤，方能起到显效。

【原文点校】

《扁鹊心书·卷中·阴毒》：

或肾虚人，或房事后，或胃发冷气，即腹痛烦躁，甚者囊缩[1]，昏闷而死。急灸关元一百壮，内服姜附汤、保元丹可救一二。若迟则气脱，虽灸亦无益矣。（审证的确，即当速救，不可因循，致归绝路。）②

【注释】

[1] 囊缩：阴囊收缩。

【分析】

上文介绍抢救生殖器发病的灸疗方法。生殖器发病，尤其是小腹疼痛、阴囊收缩的急症、危症的治疗。抢救方案是尽快灼艾灸关元穴 100 炷，同时内服姜附汤、保元丹，双管齐下、内外兼治，方有机会救回性命。

【原文点校】

《扁鹊心书·卷中·阴阳换气》：

凡伤寒阳证欲作汗，阴证已加灸，真元欲复，与邪气分争，必发寒战，鼻衄昏迷，牙关微紧，四肢微厥，乃阴阳换气[1]也。一二时辰，自然腋下汗出而愈。（阴阳换气，即今之所谓战汗，须预告病家，令其不必惊骇，否则

---

① （宋）窦材撰，赵宇宁、江南、郭智晓点校：《扁鹊心书》，北京：学苑出版社，2010 年，第 35 页。
② （宋）窦材撰，赵宇宁、江南、郭智晓点校：《扁鹊心书》，北京：学苑出版社，2010 年，第 37 页。

阍室苍惶，谗言蜂起，彼时一剂误投，遂有生死之判。）①

【注释】

[1] 阴阳换气：即疾病由三阴证转为三阳证。

【分析】

上文介绍由三阴证转为三阳证过程的注意事项，强调三阴证施灸后出现寒战出汗甚至昏迷、流鼻血的短暂现象尤其要判断准确。此时看似病情加重，实则减轻，因为这是患者正气恢复后有力气与邪气交战的表现，不可判断出错。这对于医家是个很大的考验。今天火神派医案中也有出现类似的"排病反应"。当然，由于病情不同，具体还要根据患者脉象、症状表现等具体分析，不可一概而论。

【原文点校】

《扁鹊心书·卷中·伤寒谵语》：

凡伤寒谵语，属少阴，仲景属阳明误也。阳明内热必发狂，今止谵语，故为少阴。（仲景皆指神虚，未尝不属少阴也。）急灸关元三百壮。若灸后，仍不止者，死。②

【分析】

上文主要介绍治疗少阴病症的灸疗方法。具体操作是在关元穴施灸300炷。

【原文点校】

《扁鹊心书·卷中·伤寒衄血》：

凡鼻衄不过一二盏者，气欲和也，不汗而愈。若衄至升斗者，乃真气脱也，针关元入三寸，留二十呼，血立止；再灸关元二百壮，服金液丹。不然恐成虚劳中满。③

【分析】

上文主要介绍治疗流鼻血尤其是流血量太大的灸疗方案。具体操作，采

① （宋）窦材撰，赵宇宁、江南、郭智晓点校：《扁鹊心书》，北京：学苑出版社，2010年，第38页。
② （宋）窦材撰，赵宇宁、江南、郭智晓点校：《扁鹊心书》，北京：学苑出版社，2010年，第38页。
③ （宋）窦材撰，赵宇宁、江南、郭智晓点校：《扁鹊心书》，北京：学苑出版社，2010年，第38页。

用针刺、艾灸、丹药三者并用的治疗方法。

【原文点校】

《扁鹊心书·卷中·劳复[1]》：

伤寒瘥后，饮食起居劳动则复发热。其候头痛、身热、烦躁，或腹疼，脉浮而紧，此劳复也。服平胃散、分气丸，汗出而愈。若连服三四次不除者，此元气大虚故也，灸中脘五十壮。①

【注释】

[1] 劳复：因过度劳累使疾病复发。

【分析】

上文主要介绍因过度劳累使伤寒病复发的治疗方案，轻者内服汤药即可恢复，严重的则需要再在中脘穴灼艾灸50炷。

【原文点校】

《扁鹊心书·卷中·汗后发噫》：

由于脾肾虚弱，冷气上奔也，服姜附汤、来复汤。（此症当是发呃，若噫证无死人之理，观后二案可见。）

[治验]

一人伤寒至八日，脉大而紧，发黄，生紫斑，噫气，足指冷至脚面，此太阴证也，最重难治。为灸命关五十壮、关元二百壮，服金液丹、钟乳粉，四日汗出而愈。

一人患伤寒至六日，脉弦紧，身发黄，自汗，亦太阴证也。先服金液丹，点命关穴。病人不肯灸，伤寒唯太阴、少阴二证死人最速，若不早灸，虽服药无效。不信，至九日泻血而死。（不听良言，往往至此，及至证变而下血，俗医犹谓硫黄热迫，痛为排挤，反用寒凉，以下石，至死众口呶呶，总咎热药之害，婆心遭谤，不一而足，然有天道，何恤人言。）

一人病伤寒至六日，微发黄，一医与茵陈汤。次日，更深黄色，遍身如栀子，此太阴证误服凉药而致肝木侮脾。余为灸命关五十壮，服金液丹而愈。

① （宋）窦材撰，赵宇宁、江南、郭智晓点校：《扁鹊心书》，北京：学苑出版社，2010年，第39页。

（伤寒发黄，虽有阴阳之异，然脾家阴湿而为阴黄者多，不可不知。）①

【分析】

上文记载了道医窦材治疗伤寒病症的3个灸疗医案。这几个医案都病情严重，抢救方法是灼艾灸法与内服丹药并用，施灸部位穴少而精，涉及命关穴（食窦穴）、关元穴。值得注意的是，第二个医案是失败医案，原因是患者治服丹药和点按了食窦穴，没有施灸，可见灸疗对于治疗重病的重要性。

【原文点校】

《扁鹊心书·卷中·肺伤寒》：

肺伤寒一证，方书多不载，误人甚多，与少阴证同，但不出汗而愈，每发于正二腊月间，亦头疼，肢节痛，发热恶寒，咳嗽脉紧，与伤寒略同，但多咳嗽耳。不宜汗，服姜附汤，三日而愈。若素虚之人，邪气深入则昏睡谵语，足指冷，脉浮紧，乃死证也。急灸关元三百壮，可生，不灸必死，服凉药亦死，盖非药可疗也。（肺伤寒之证，今人多认为重伤风，非温平误事，即寒凉杀人。予于此证略有分晓，然不免因人检点，苟遇知己用之无疑，应酬通治，不过姜甘桂辛而已。设概用姜附，往往遭人谤毁。）

[治验]

一人患肺伤寒，头痛发热，恶寒咳嗽，肢节疼，脉沉紧，服华盖散、黄芪建中汤，略解。至五日，昏睡谵语，四肢微厥，乃肾气虚也。灸关元百壮，服姜附汤，始汗出愈。（此证与雍正六年自春徂夏时气大同，时俗皆禁服药，药则有误，不知非药误人，乃庸人不明此理，妄投凉药之误耳。苟具只眼，焉得有误。）②

【分析】

上文记载了道医窦材关于肺部伤寒的诊断、治疗方法和1个灸疗医案。其中强调了误用凉药会加重病情甚至死亡的观点。医案方面，可以看出这是一个较为严重的肺部伤寒患者，因此采用在关元穴施灸100壮和内服姜附汤

① （宋）窦材撰，赵宇宁、江南、郭智晓点校：《扁鹊心书》，北京：学苑出版社，2010年，第39–40页。

② （宋）窦材撰，赵宇宁、江南、郭智晓点校：《扁鹊心书》，北京：学苑出版社，2010年，第41页。

双管齐下的方法才治愈。文中医论与医案互证更有说服力。

【原文点校】

《扁鹊心书·卷中·疽疮》：

有腰疽、背疽、脑疽、腿疽，虽因处以立名，而其根则同。方书多用苦寒败毒之药，多致剥削元气，变为阴疽，侵肌蚀骨，溃烂而亡。不知《内经》云：脾肾气虚，寒气客于经络，血气不通，着而成疾。若真气不甚虚，邪气不得内陷，则成痈。盖痈者，壅也。血气壅滞，故大而高起，属阳易治。若真气虚甚，则毒邪内攻，附贴筋骨，则成疽。盖疽者，阻也。邪气深而内烂，阻人筋骨，属阴难治。其始发也，必憎寒、壮热，急服救生汤五钱，再服全好。甚者，即于痛处，灸三五壮。（阴疽即三五十壮，亦不为过。）如痛者属阳，易治。若不痛，乃疽疮也，急服保元丹，以固肾气。若用凉转药，则阳变为阴，或不进饮食而死，急灸关元可生。[①]

【分析】

上文详细辨析了毒疮皮肤病"痈"与"疽"的病因、区别和相应的治疗方法。文中指出，"痈"与"疽"的病因都是脾肾两虚，寒气内侵皮肉导致气血不通而成。其中，"痈"是真气不甚虚弱时，寒邪堵塞气血使得毒疮红肿高大，病根浅属阳，易治；"疽"则是体内真气较虚弱，寒邪侵入更深至筋骨，毒疮平塌色暗，病根深属阴证，相对难治。轻者为"痈"，内服救生汤等温热药即可治愈；重者为"疽"，需要艾灸患处或关元穴，同时内服保元丹可以治愈。值得注意的是，根据文中记载可以总结出"痈"与"疽"区别的两条诊断方法：一是观察毒疮的形状，红肿凸起为"痈"症、平塌色暗为"疽"症；二是毒疮会痛（"痛者属阳"），即正气尚足可以和寒邪相争，因此会"痛"，属于"痈"症；如果毒疮不痛，是体内正气不足以和寒邪对抗，灸不会痛，属于"疽"症。

【原文点校】

《扁鹊心书·卷中·喉痹[1]》：

---

① （宋）窦材撰，赵宇宁、江南、郭智晓点校：《扁鹊心书》，北京：学苑出版社，2010年，第42页。

此病由肺肾气虚，风寒客之，令人颐颔粗肿，咽喉闭塞，汤药不下，死在须臾者，急灌黄药子散，吐出恶涎而愈。此病轻者治肺，服姜附汤，灸天突穴五十壮亦好，重者服钟乳粉，灸关元穴，亦服姜附汤。

[治验]

一人患喉痹，痰气上攻，咽喉闭塞，灸天突穴五十壮，即可进粥，服姜附汤，一剂即愈，此治肺也。

一人患喉痹，颐颔粗肿，粥药不下，四肢逆冷，六脉沉细。急灸关元穴二百壮，四肢方暖，六脉渐生，但咽喉尚肿，仍令服黄药子散，吐出稠痰一合乃愈，此治肾也。

一人患喉痹，六脉细，余为灸关元二百壮，六脉渐生。一医曰：此乃热证，复以火攻，是抱薪救火也。遂进凉药一剂，六脉复沉，咽中更肿。医计穷，用尖刀于肿处刺之，出血一升而愈。盖此证忌用凉药，痰见寒则凝，故用刀出其肺血，而肿亦随消也。(先生治肺治肾之法，千古卓见。况咽喉之证，风火为患，十有二三，肺肾虚寒，十有八九。喉科不明此理，一味寒凉，即有外邪，亦致冰伏，若元本亏损，未有不闭闷致死者。所以咽喉妙法，第一开豁痰涎，痰涎既涌，自然通快，然后审轻重以施治，姜附、灼艾，诚为治本之法，但人多畏之，而不肯用耳。然当危急时，亦不可避忌，强为救治，亦可得生也……)①

【注释】

[1]喉痹：指以咽喉处干痒、红肿、异物感甚至吞咽不利、饮食不下的病症。

【分析】

上文介绍了喉痹急危重症的病因、治疗方法和 3 个灸疗医案。其中强调指出，喉痹看似实证，实则是风寒虚证，必须用温热药与灸法。这个观点对于今天治疗慢性咽喉炎具有深刻的指导价值。今天对于咽喉炎大多是用滋阴凉血、清热解毒方法进行治疗，使得咽喉炎反复发作很难治愈。仔细研读上文，可以发现可能是治疗方向有误，正确做法是采用温热药加灼

---

① 　（宋）窦材撰，赵宇宁、江南、郭智晓点校：《扁鹊心书》，北京：学苑出版社，2010 年，第 43-44 页。

艾灸法，进行纠偏，应能收到满意疗效。这是一个正本清源的工作，值得大力研究与应用实践。

【原文点校】

《扁鹊心书·卷中·虚劳[1]》：

此病由七情六欲，损伤脾肾，早尚易治，迟则难愈，必用火灸，方得回生。若用温平药及黄芪建中、鳖甲饮之类，皆无益于病，反伤元气。其证始则困倦少食，额上时时汗出，或自盗汗，口干咳嗽，四肢常冷，渐至咳吐鲜血，或咯血多痰，盖肾脉上贯肝膈，入肺中，肾既虚损，不能上荣于肺，故有是病，治法当同阴证治之。先于关元灸二百壮，以固肾气，后服保命延寿丹，或钟乳粉，服三五两，其病减半，一月全安。若服知、柏、地黄、当归之属，重伤脾肾，是促其死也，切忌房事。然此病须早灸，迟则无益，丹药亦不受矣，服之反发热烦，乃真脱故也，若童男女得此病，乃胎秉怯弱，宜终身在家，若出嫁犯房事，再发必死。

[治验]

一人病咳嗽，盗汗，发热，困倦，减食，四肢逆冷，六脉弦紧，乃肾气虚也。先灸关元五百壮，服保命延寿丹二十丸，钟乳粉二钱。间日，服金液丹百丸，一月全安。

一人病咳嗽，证脉与上条同，但病人怕灸，止服延寿丹五十粒，金液丹百粒，钟乳粉二两，五日减可，十日脉沉缓，乃真气复也。仍服前药，一月全安。盖此病早治，不灸亦可，迟必加灸，否则难治。

一幼女病咳嗽，发热，咯血，减食。先灸脐下百壮，服延寿丹、黄芪建中汤而愈。戒其不可出嫁，犯房事必死。过四年而适人，前病复作。余曰：此女胎禀素弱，只宜固守终老。不信余言，破损天真，元气将脱，不可救矣。强余丹药服之，竟死。

一人额上时时汗出，乃肾气虚也，不治则成痨瘵，先灸脐下百壮，服金液丹而愈。

……

一人每日四五遍出汗，灸关元穴亦不止，乃房事后，饮冷伤脾气，复灸左命关百壮而愈。

一妇人伤寒瘥后转成虚劳，乃前医下冷药，损其元气故也。病人发热咳嗽，吐血少食，为灸关元二百壮，服金液、保命、四神、钟乳粉，一月全愈。（脾肾者先后天之本与元也，虚劳之病虽有五藏之殊，其原皆由于脾肾受病，而脾肾之治殊难见效，不知肾之元于生阳，脾之本于焦火，温温不息，元本日充，自然真水流行，津液四布，神精内守，烟焰不生，五藏无偏颇之虞，水火有交济之益，何难治之有哉！奈何世人不察，习用寒凉不败不已。间有知脾肾之当保者，不过玉竹、沙参、生脉、六味温平之剂而已，知先生之法者有几人哉！但恨起石无真，钟乳多伪，合丹救济亦属徒然，惟有艾火庶可求全，人又不肯耐疼忍痛，应名数痏[2]，此证之获愈者，所以千百而无一二也。予具热肠，动违庸俗，明知难起之疾，勉投桂附，十中亦起一二，其终不愈者，不免多口之来，予亦无庸置辨，彼苍者天，谅能默鉴予救世之衷也。因略举治愈数人，附记于后，以为吾党型式，俾知温补之可以活人，而不为流俗所惑，不因谗毁缩手也……王在庭之室，病虚劳十余载，喘促吐沫，呕血不食，形体骨立，诸医束手，延予诊视，见其平日之方，皆滋阴润肺，温平之剂。予曰：以如是之病，而乃用如是之药，自然日趋鬼趣，焉望生机，独不思仲景云咳者则剧，数吐涎沫，以脾虚也。又昔贤云：肾家生阳，不能上交于肺则喘。又云：脾虚而肺失生化之原则喘。今脾肾败脱用药如此，焉望其生。乃重投参芪姜附等二剂而喘定，缘泄泻更甚再加萸蔻十余剂而病减十七，又灸关元，因畏痛只灸五十壮，迄今十余年而形体大健矣。）①

【注释】

[1] 虚劳：指先天禀赋薄弱、后天失养等原因引起的以脾肾功能衰退为主的慢性虚弱病症。

[2] 痏：有三个读音，读 wěi 时，指疮疡、瘢痕、殴打人成创伤等意；读 yòu 时，指手颤抖之意；读 yù 时为疾病之意。文中"痏"字读 wěi，指瘢痕。

【分析】

上文记载脾肾功能衰退的严重虚劳病的治疗方法和灸疗医案。其中强调两点尤其重要：一是强调不能服用寒凉药物，一般温平药也无济于事；二是

---

① （宋）窦材撰，赵宇宁、江南、郭智晓点校：《扁鹊心书》，北京：学苑出版社，2010 年，第 45–48 页。

强调忌讳房事，否则会加重甚至"犯房事必死"。清代医家胡念庵参论的观点与道医窦材一致，言辞恳切、医者仁心，令人动容。7个灸疗医案，有6个医案是窦材经手的，1个是胡念庵经手的，采用方法多是灼艾灸法与温热汤药或丹药并用见效的。

【原文点校】

《扁鹊心书·卷中·中风》：

此病皆因房事，六欲、七情所伤。真气虚，为风邪所乘，客于五脏之俞，则为中风偏枯等证。若中脾胃之俞，则右手足不用；中心肝之俞，则左手足不用。大抵能任用，但少力麻痹者为轻，能举而不能用者稍轻，全不能举动者最重。邪气入藏则废九窍，甚者卒中而死。入府则坏四肢，或有可愈者。

治法：先灸关元五百壮，五日便安。次服保元丹一二斤，以壮元气；再服八仙丹、八风汤则终身不发。若不灸脐下，不服丹药，虽愈不过三五年，再作必死。然此证最忌汗、吐、下，损其元气必死。大凡风脉，浮而迟缓者生，急疾者重，一息八九至者死。（中风之证，古方书虽有中藏、中府、中经脉之别，然其要不过闭证与脱证而已。闭证虽属实，而虚者不少，或可用开关通窍行痰疏气之剂。关窍一开，痰气稍顺，急当审其形藏，察其气血，而调治之。更视其兼证之有无，虚实之孰胜，或补或泻；再佐以先生之法，庶几为效速，而无痿废难起之患矣。至若脱证，唯一于虚，重剂参附或可保全，然不若先生之丹艾为万全也。予见近时医家，脱证已具三四，而犹云有风有痰，虽用参附而必佐以秦艽、天麻、胆星、竹沥冰陷疏散。是诚不知缓急者也，乌足与论医道哉。）

[治验]

一人病半身不遂，先灸关元五百壮，一日二服八仙丹，五日一服换骨丹，其夜觉患处汗出，来日病减四分，一月痊愈。再服延寿丹半斤，保元丹一斤，五十年病不作。千金等方，不灸关元，不服丹药，惟以寻常药治之，虽愈难久。①

---

① （宋）窦材撰，赵宇宁、江南、郭智晓点校：《扁鹊心书》，北京：学苑出版社，2010年，第48-49页。

【分析】

上文主要记载中风的表现、救治方法和1个灸疗医案。前文我们已经分析，传统医学中"中风"有内中风、外中风之分，此处是内外中风皆有，故而一旦发病，大多属于急危重症。治疗方法是在关元穴施灸500壮，再配合服用保元丹、八仙丹等丹药方能彻底治愈。灸疗医案是关于已经内中风后导致半身不遂的医案，此病相当于现代医学的脑中风后遗症，治疗方法也是灼艾灸法与内服丹药并用，方可达到"治愈且长久"的效果。

【原文点校】

《扁鹊心书·卷中·疠风 [1]》：

此证皆因暑月仰卧湿地，或房劳后，入水冒风而中其气。令人两目壅肿，云头斑起，或肉中如针刺，或麻痹不仁，肿则如痈疽，溃烂筋骨而死。若中肺俞、心俞，名曰肺癞易治，若中脾、肝、肾俞。名曰脾肝肾癞难治。世传医法，皆无效验。

黄帝正法：先灸肺俞二穴，各五十壮，次灸心俞，次脾俞，次肝俞，次肾俞，如此周而复始，全愈为度。内服胡麻散，换骨丹各一料。然平人止灸亦愈，若烂见筋骨者难治。（《经》云：脉风成为疠，盖风之中人，善行而数变，今风邪留于脉中，淹缠不去，而疠风成矣。其间有伤营、伤卫之别。伤营者，营气热胕 [2]，其气不清，故使鼻柱坏而色败，皮肤疡溃。伤卫者，风气与太阳俱入行于脉俞，散于分肉之间，与卫气相犯，其道不利，故使肌肉膹膹而有疡。此证感天地毒疠浊恶之气，或大醉房劳，或山岚瘴气而成。毒在气分则上体先见，毒在血分则下体先见，气血俱受则上下齐见。更须分五藏之毒，肺则皮生白屑，眉毛先落，肝则面发紫泡，肾则脚底先痛，或穿脾则遍身如癣，心则双目受损。此五藏之毒，病之重者也。又当知五死之证，皮死麻木不仁，肉死割刺不痛，血死溃烂目瘫，筋死指甲脱落，骨死鼻柱崩坏。此五藏之伤，病之至重者，难治。若至音哑目盲更无及矣。）

[治验]

一人面上黑肿，左耳下起云紫如盘蛇，肌肉中如刀刺，手足不知痛。询其所以，因同僚邀游醉卧三日，觉左臂黑肿如蛇形，服风药渐减，今又发。余曰：非风也，乃湿气客五脏之俞穴。前服风药，乃风胜湿，故当暂好，然毒根未去。

令灸肾俞二穴各百壮，服换骨丹一料，全愈，面色光润如故。

一人遍身赤肿如锥刺，余曰：汝病易治。令灸心俞、肺俞四穴各一百壮，服胡麻散二料而愈。但手足微不随，复灸前穴五十壮，又服胡麻散二料全愈。

一人病疬证，须眉尽落，面目赤肿，手足悉成疮痍。令灸肺俞、心俞四穴各十壮，服换骨丹一料，二月全愈，须眉更生。^①

【注释】

[1] 疬风：指因感受风邪疬毒导致肌肤麻木不仁的慢性传染病，即麻风病。

[2] 胕：有三个读音，读作 fū 时，指皮肤（通"肤"）、足（通"跗"）；读作 fú 时，为浮肿之意；读 zhǒu 时，指肘部，通"肘"。文中是第二个意思读作 fú 时表示浮肿。

【分析】

上文介绍麻风病的病因、症状表现、灸疗方法和 3 个灸疗医案。古月老人的参论更为详细，指出其病因——"此证感天地毒疬浊恶之气，或大醉房劳，或山岚瘴气而成"，并且阐释了发病在五脏的诊断方法和五种必死之症的症状表现。3 个灸疗医案都是病情复杂的急危重症——"面上黑肿""遍身赤肿如锥刺""须眉尽落，面目赤肿，手足悉成疮痍"等症状，方法是灼艾灸法与丹药并用才能彻底治愈。

【原文点校】

《扁鹊心书·卷中·风（疯）狂》：

此病由于心血不足，又七情六欲损伤包络，或风邪客之，故发风狂，言语无伦，持刀上屋。

治法：先灌睡圣散，灸巨阙二三十壮，又灸心俞二穴各五壮，内服镇心丹、定志丸。（此证有阳明脉盛而为热狂者，清凉可愈也；有暴折而难决为怒狂者，夺其食则已，治之以生铁落饮，二证皆狂之实者也。然虚证常多，不可误治，设一差讹，害人反掌。有心血不足而病者，有肾水亏损而病者，有神志俱不足而病者，有因惊恐而病者，有因妄想而病者，是皆虚证，体察

---

① （宋）窦材撰，赵宇宁、江南、郭智晓点校：《扁鹊心书》，北京：学苑出版社，2010 年，第 50–51 页。

而治，斯无悖矣。）

[治验]

一人得风狂已五年，时发时止，百法不效。余为灌睡圣散三钱，先灸巨阙五十壮，醉（应为"醒"）时再服；又灸心俞五十壮，服镇心丹一料。余曰：病患已久，须大发一回方愈。后果大发一日，全好。

一妇人产后得此证，亦如前灸、服姜附汤而愈。①

【分析】

上文介绍了治疗疯狂的灸疗方案和医案。其中，古月老人参论颇有见地，指出疯狂的病因有两种：一是少数为实证，可用清凉法治疗；二是多数为虚证，需用灸法与丹药。由于"疯狂"病常表现为行为乖张，因此施灸只能先灌服睡圣散，使其处于昏睡状态，然后进行灼艾灸，加上内服丹药，疗效显著，胜过其他疗法，这是在"百法不效"后实践对比出来的结论。文中所记载的两个灸疗医案以事实证明了疗效的可靠性。

【原文点校】

《扁鹊心书·卷中·口眼㖞[1]斜》：

此因贼风入舍于阳明之经，其脉挟口环唇，遇风气则经脉牵急，又风入手太阳经亦有此证。

治法：当灸地仓穴二十壮，艾炷如小麦粒大。左㖞灸左，右㖞灸右，后服八风散，三五七散，一月全安。（此证非中风兼证之口眼㖞斜，乃身无他苦而单现此者，是贼风之客也，然有筋脉之异，伤筋则痛，伤脉则无痛，稍有差别，治法相同。）②

【注释】

[1] 㖞：音 wāi，即歪斜之意。

【分析】

上文记载遭受风邪导致突然口眼㖞斜的灸疗方法。根据古月老人的参论

---

① （宋）窦材撰，赵宇宁、江南、郭智晓点校：《扁鹊心书》，北京：学苑出版社，2010 年，第 51-52 页。

② （宋）窦材撰，赵宇宁、江南、郭智晓点校：《扁鹊心书》，北京：学苑出版社，2010 年，第 52 页。

可知，这不是"内中风"导致的，而是"外中风"导致的口眼㖞斜急症，方法是在地仓穴施灸20炷，同时加服八风散、三五七散等汤药。其中，"八风散""三五七散"方名原载《孙真人备急千金要方》，"八风散"有"八风散""大八风散""小八风散"三方，以"小八风散"主治更相近。当然《扁鹊心书·神方》也有记载"八风汤"更为对症。《孙真人备急千金要方》的"三五七散"有"大三五七散""小三五七散"两方，为治疗头风目眩、耳聋、口眼㖞斜的药方，也算对症；但《扁鹊心书·神方》也有"三五七散"的记载，且更直接对症："三五七散：治贼风入耳，口眼㖞斜之证。人参、麻黄（去节）、川芎、官桂、当归以上各一两，川乌、甘草各五钱。上为末。每服二钱，茶下，日三次。"[①] 故笔者窃以为上文记载的"八风散""三五七散"应为《扁鹊心书》本书所记载的"八风汤""三五七散"的配方。

【原文点校】

《扁鹊心书·卷中·破伤风》：

凡疮口或金刃破处，宜先贴膏药以御风，不然致风气入内，则成破伤风。此证最急，须早治，迟则不救。若初得此时，风客太阳经，令人牙关紧急，四肢反张，项背强直，急服金华散，连进二三服，汗出即愈。若救迟则危笃，额上自汗，速灸关元三百壮可保，若真气脱，虽灸无用矣。（此证所患甚微，为害甚大，虽一毛孔之伤，有关性命之急，一人因拔髭[1]一茎，忽然肿起不食，有友人询余，余曰：此破伤风也，速灸为妙。疡医认作髭疔，治以寒凉，不数日发痉而死。）[②]

【注释】

[1] 髭：读音 zī，指嘴上边的长而浓密的胡须。

【分析】

上文记载破伤风的病因、症状表现和治疗方法。破伤风属于急危重症，不可轻视。现代医学认为其是破伤风梭菌从伤口侵入人体在缺氧环境下生长繁殖、产生毒素而引起肌肉痉挛的一种特异性感染。传统医学认为，病因是

① （宋）窦材撰，赵宇宁、江南、郭智晓点校：《扁鹊心书》，北京：学苑出版社，2010年，第123页。

② （宋）窦材撰，赵宇宁、江南、郭智晓点校：《扁鹊心书》，北京：学苑出版社，2010年，第52-53页。

刀剑利器或伤口破皮导致风邪侵入；症状表现为牙关紧闭、四肢反张、项背强直乃至额头冒汗、呼吸急促、危在旦夕；治疗方法是刚发病时服用金华散，如果没有减轻则抓紧在关元穴灼艾灸 300 炷。当然，如果一开始发病就施灸关元穴效果更好。古月老人参论的一个医案尤其值得注意，即不可用寒凉药治疗，否则会有生命危险。医案中就是医家误认为是髭疗疮疡，用寒凉药治疗结果导致患者死亡。其实，无论是髭疗疮疡还是破伤风都用灸法治疗，均可能治愈，而不会有误治的危险。另外，也要避免寒凉饮食。

【原文点校】

《扁鹊心书·卷中·洗头风》：

凡人沐头后，或犯房事，或当风取凉，致贼风客入太阳经，或风府穴，令人卒仆，口牙皆紧，四肢反张。急服姜附汤，甚者灸石门穴三十壮。（此证若无房事之伤，焉至于此，慎之！慎之！）①

【分析】

上文记载道医窦材治疗"洗头风"的病因、症状和灸疗方法。其中强调了洗完头发后不可行房事和吹风，否则会中"头风"导致头痛头晕甚至晕倒、四肢痉挛反张、牙关紧闭等症状。治疗方法是姜附汤，最好加灸石门穴 30 炷。

【原文点校】

《扁鹊心书·卷中·牙槽风[1]》：

凡牙齿以刀针挑之，致牙根空露，为风邪所乘，令人齿龋。急者溃烂于顷刻，急服姜附汤，甚者灸石门穴。(肾主骨，齿乃骨之余，破伤宣露，风邪直袭肾经，致溃烂于俄顷，舍姜附而用寒凉为变，可胜道哉。)②

【注释】

[1] 牙槽风：指牙根牙龈疼痛甚至腐溃不愈的牙齿疾病。

【分析】

上文介绍牙槽风的病因和治疗方法。牙槽风类似于现代医学的颌骨骨髓

---

① （宋）窦材撰，赵宇宁、江南、郭智晓点校：《扁鹊心书》，北京：学苑出版社，2010 年，第 53 页。
② （宋）窦材撰，赵宇宁、江南、郭智晓点校：《扁鹊心书》，北京：学苑出版社，2010 年，第 53 页。

炎。传统医学认为其是牙根裸露导致风邪侵入所致。由于肾主骨，齿乃骨之余，因此治疗方法是内服热性的姜附汤，同时在肚脐下的石门穴进行灼艾灸，方能起效。

【原文点校】

《扁鹊心书·卷中·水肿》：

此证由脾胃素弱，为饮食冷物所伤，或因病服攻克凉药，损伤脾气，致不能通行水道，故流入四肢百骸，令人遍身浮肿，小便反涩，大便反泄，此病最重，世医皆用利水消肿之药，乃速其毙也。

治法：先灸命关二百壮，服延寿丹、金液丹，或草神丹，甚者姜附汤，五七日病减，小便长，大便实或润，能饮食为效。唯吃白粥，一月后，吃饼面无妨，须常服金液丹，来复丹，永瘥。若曾服芫花、大戟通利之药，损其元气或元气已脱则不可治，虽灸亦无用矣。若灸后疮中出水或虽服丹药而小便不通，皆真元已脱，不可治也，脉弦大者易治，沉细者难痊。[①]

【分析】

上文详细介绍了水肿的病因、症状和灸疗方法，同时强调了忌讳寒凉药和平常饮食的注意事项。灸疗方法是在命关穴（食窦穴）灼艾灸 200 壮，同时服用延寿丹、金液丹或草神丹、姜附汤、金液丹、来复丹等丹药。灸法与丹药并用才能彻底治愈。

【原文点校】

《扁鹊心书·卷中·臌胀[1]》：

此病之源，与水肿同，皆因脾气虚衰而致，或因他病攻损胃气致难运化，而肿大如鼓也。病本易治，皆由方书多用利药，病人又喜于速效，以致轻者变重，重者变危，甚致害人。

黄帝正法：先灸命关百壮，固住脾气，灸至五十壮，便觉小便长，气下降。再灸关元三百壮，以保肾气，五日内便安。服金液丹、草神丹，减后，只许

---

① （宋）窦材撰，赵宇宁、江南、郭智晓点校：《扁鹊心书》，北京：学苑出版社，2010 年，第 54 页。

吃白粥，或羊肉汁泡蒸饼食之。瘥后常服全真丹、来复丹。凡臌胀脉弦紧易治，沉细难痊。（此病若带四肢肿者，温之于早尚可奏功，若单腹胀而更青筋浮露者难治。苟能看破一切，视世事如浮云，置此身于度外，方保无虞，次则慎起居，节饮食，远房帏，戒情性，重温急补，十中可救二三。先生之丹艾，用之得宜，其庶几乎。）

［治验］

一人因饮冷酒吃生菜成泄泻，服寒凉药，反伤脾气，致腹胀。命灸关元三百壮，当日小便长，有下气，又服保元丹半斤，十日即愈，再服全真丹永不发矣。①

【注释】

[1] 臌胀：指以腹部肿胀如鼓、皮色苍黄、脉络暴露为主要症状的一种病证。臌胀。臌，读作 gǔ，意思是肚子膨胀的病，有水臌、气臌等，通称"臌胀"。

【分析】

上文介绍腹部臌胀的病根、用药与饮食注意事项、救治方法和 1 个灸疗医案。病根是脾胃虚衰；用药注意事项是不可多用清凉通利的药物；治疗期间的饮食是只许吃白粥，或羊肉汁泡蒸饼；救治方法是在命关穴（食窦穴）、关元穴进行灼艾灸，同时服用全真丹、来复丹。医案便是采用在关元穴施灸300 炷，同时服用保元丹、全真丹而彻底痊愈。

【原文点校】

《扁鹊心书·卷中·暴注[1]》：

凡人腹下有水声，当即服丹药，不然变脾泄，害人最速。暴注之病，由暑月食生冷太过，损其脾气，故暴注下泄，不早治，三五日泻脱元气。（方书多作寻常治之，河间又以为火，用凉药，每害人性命。）

治法：当服金液丹、草神丹、霹雳汤、姜附汤皆可，若危笃者，灸命关二百壮可保，若灸迟则肠开洞泄而死。（脾泄之病世人轻忽，时医亦邈视之，

---

① 　（宋）窦材撰，赵宇宁、江南、郭智晓点校：《扁鹊心书》，北京：学苑出版社，2010 年，第55–56 页。

而不知伤人最速。盐商薛汝良，午间注泄，晡时即厥冷不禁，及余诊示已黄昏矣，两手脉皆绝，予曰病已失守，不可为矣。速灸关元，重投参附，竟不能救，先生之论，诚非谬也。）

[治验]

一人患暴注，因忧思伤脾也，服金液丹、霹雳汤不效，盖伤之深耳。灸命关二百壮，大便始长，服草神丹而愈。①

【注释】

[1] 暴注：指突然剧烈腹泻，如水倾注状的肠胃病症。

【分析】

上文介绍严重腹泻的病因、用药注意事项、救治方案和 1 个灸疗医案。病因是夏天饮食生冷太多致使脾气系统不能运化所致；用药注意事项是不能用凉药；救治方案是内服金液丹、草神丹、霹雳汤、姜附汤等热性药中的任何一种皆可，同时在食窦穴施灸 200 壮。灸疗医案是清初古月老人的失败灸疗医案，失败原因是患者就诊时太迟，已经出现"死脉""绝脉"，表明元气即将耗尽，即使速灸关元穴和重用参附汤，也无力回天。

【原文点校】

《扁鹊心书·卷中·休息痢[1]》：

痢因暑月食冷，及湿热太过，损伤脾胃而致。若伤气则成白痢，服如圣饼、全真丹、金液丹亦可；若伤血则成赤痢，服阿胶丸、黄芩芍药汤。初起腹痛者，亦服如圣饼，下积血而愈，此其轻者也；若下五色鱼脑，延绵日久，饮食不进者，此休息痢也，最重，不早治，十日半月，害人性命。

治法：先灸命关二百壮，服草神丹、霹雳汤三日便愈，过服寒凉下药必死。（痢至休息无已者，非处治之差，即调理之误，或饮食之过，所以止作频仍，延绵不已，然欲使其竟止亦颇费手。有肺气虚陷者，有肾阴不足者，有脾肾两亏者，有经脉内陷者，有肝木乘脾者，有腐秽不清者，有固涩太早者，有三焦

---

① （宋）窦材撰，赵宇宁、江南、郭智晓点校：《扁鹊心书》，北京：学苑出版社，2010 年，第 56-57 页。

失运者，有湿热伤脾者，有生阳不足者，有孤阴注下者，有暑毒未清者，有阴积肠蛊者，有风邪陷入者，一一体察，得其病情，审治的当，自能应手取效。）

[治验]

一人休息痢已半年，元气将脱，六脉将绝，十分危笃。余为灸命关三百壮，关元三百壮，六脉已平，痢已止，两胁刺痛，再服草神丹、霹雳汤方愈，一月后大便二日一次矣。

一人病休息痢，余令灸命关二百壮病愈。二日，变泄下，一时五七次，令服霹雳汤二服，立止。后四肢浮肿，乃脾虚欲成水胀也，又灸关元二百壮，服金液丹十两，一月而愈。①

【注释】

[1] 休息痢：痢疾中的一种，指反复发作的腹部隐痛，粪质稀烂或便中带血的时好时坏、迁延日久的痢疾病症。

【分析】

上文介绍白痢、赤痢、休息痢等多种痢疾病症诊断、灸疗方案和 2 个灸疗医案。尤其是病情最重的"休息痢"，要在命关穴、关元穴等进行灼艾灸，同时内服草神丹、霹雳汤等热性药才能治愈。两个灸疗医案以事实证明了灼艾灸与丹药并用救治严重痢疾的可靠疗效。

【原文点校】

《扁鹊心书·卷中·内伤》：

由饮食失节，损其脾气，轻则头晕发热，四肢无力，不思饮食，脉沉而紧，服来复、全真及平胃散，重者六脉浮紧，头痛发热，吐逆、心下痞，服荜澄茄散，来复、全真而愈。若被庸医转下凉药，重损脾气，变生他病，成虚劳臌胀泄泻等证，急灸中脘五十壮，关元百壮，可保全生，若服凉药速死。（内伤之证，饮食其一端也，又有劳倦郁怒，忧悲思虑，喜乐惊恐，恶怒奇愁，皆由七情不以次入，直伤五藏，更有由房室跌扑而成内伤者，临证之工，

---

① （宋）窦材撰，赵宇宁、江南、郭智晓点校：《扁鹊心书》，北京：学苑出版社，2010 年，第 57-58 页。

不可不察。）①

【分析】

上文介绍脾气内伤的病因、救治方法、注意事项。病因是饮食不当、情绪失调、劳累、房事以及摔倒等多种内外因；救治方法是轻者服用来复丹、全真丹、平胃散等热性药，重者则必须在中脘穴、关元穴等穴位进行灼艾灸。注意事项是不能使用凉药，否则会加重病情甚至死亡。

【原文点校】

《扁鹊心书·卷中·霍乱[1]》：

霍乱由于外感风寒，内伤生冷，致阴阳交错，变成吐泻，初起服珍珠散二钱即愈，或金液丹百粒亦愈。如寒气入腹，搏于筋脉，致筋抽转，即以瓦片烧热，纸裹烙筋转处，立愈。若吐泻后，胃气大损，六脉沉细，四肢厥冷，乃真阳欲脱。灸中脘五十壮，关元三百壮，六脉复生，不灸则死也。②

【注释】

[1] 霍乱：指由于外感风寒或饮食生冷等引起的腹痛、腹胀、呕吐、腹泻等肠胃疾病。

【分析】

上文介绍肠胃疾病的病因、症状和治疗方法。古代的"霍乱"主要指肠胃疾病，类似于现代医学的急性胃肠炎，不是霍乱弧菌引起的传染病。病因是因外感风寒或饮食生冷等风寒湿邪气；治疗方法是轻者服用珍珠散或金液丹，严重者则必须在中脘穴、关元穴等处灼艾灸以去除体内湿寒、回阳固脱；痉挛处可以用瓦片热敷。

【原文点校】

《扁鹊心书·卷中·暑月伤食泄泻》：

凡暑月饮食生冷太过，伤人六府。伤胃则注下暴泄；伤脾则滑泄，米谷不化，伤大肠则泻白，肠中痛，皆宜服金液丹、霹雳汤，三日而愈。不愈则

---

① （宋）窦材撰，赵宇宁、江南、郭智晓点校：《扁鹊心书》，北京：学苑出版社，2010年，第58页。
② （宋）窦材撰，赵宇宁、江南、郭智晓点校：《扁鹊心书》，北京：学苑出版社，2010年，第59页。

成脾泄，急灸神阙百壮（神阙恐是命关之误）。《难经》虽言五泄，不传治法，凡一应泄泻，皆根据此法治之。①

【分析】

上文介绍夏季饮食生冷导致腹泻的救治方法。无论是暴泄、滑泄、泻白，都可以服用金液丹、霹雳汤等热性药。严重的灸神阙。括号内古月老人参论指出，应该是命关穴，不是神阙穴。笔者对照《扁鹊心书·窦材灸法》关于"脾泄"灸疗方法和"神阙"穴的使用条文："脾泄注下，乃脾肾气损，二三日能损人性命，亦灸命关、关元各二百壮。""肠癖下血，久不止，此饮食冷物损大肠气也，灸神阙穴三百壮。虚劳人及老人于病后大便不通，难服利药，灸神阙一百壮自通。""老人滑肠困重，乃阳气虚脱，小便不禁，灸神阙三百壮。"②认为古月老人的推断准确，因为脾泄病症，在命关穴施灸效果更直接；当然在神阙穴施灸效果也有良效。只是，前者施灸命关穴通脾气，重后天；后者施灸神阙穴通真气，沟通先天，一般情况下尽量不要消耗有限的先天真气为宜，故此处笔者认为施灸后天的命关穴更妥当。

【原文点校】

《扁鹊心书·卷中·伤脾发潮热》：

此因饮食失节，损及脾胃，致元气虚脱，令头昏脚弱，四肢倦怠，心下痞闷，午后发热，乃元气下入阴分也，服全真丹、荜澄茄散，三月而愈。若服滋阴降火凉药，其病转甚，若俗医用下药，致病危笃，六脉沉细，灸中脘五十壮，关元一百壮，可保，迟则脾气衰脱而死。（庸医于此证，不知误杀天下多少苍生，而小儿为甚。午后发热，不曰潮热，便云阴虚；心下痞闷，不云食积，便云停痰。动辄寒凉，恣行消克，大人变为虚脱，小儿转为脾风，而犹曰风暑难清，痰热为害，及至垂毙，医者云人力已竭，病家云天数难挽，至死不悟，良可悲哉。）③

---

① （宋）窦材撰，赵宇宁、江南、郭智晓点校：《扁鹊心书》，北京：学苑出版社，2010年，第59页。

② （宋）窦材撰，赵宇宁、江南、郭智晓点校：《扁鹊心书》，北京：学苑出版社，2010年，第27、29、30页。

③ （宋）窦材撰，赵宇宁、江南、郭智晓点校：《扁鹊心书》，北京：学苑出版社，2010年，第61页。

【分析】

上文主要介绍治疗脾胃严重损伤导致头昏无力、午后潮热等病症的用药注意事项和救治方案。文中辨析了潮热乃是标热而本寒的本质，因此不能使用寒凉药治疗，其中古月老人的参论也颇为详细，体现了医者苦口婆心的高尚情怀。救治方案是服用全真丹、荜澄茄散等热性药，严重者必须灸中脘 50 炷、关元穴 100 炷。

【原文点校】

《扁鹊心书·卷中·呕吐翻胃》：

凡饮食失节，冷物伤脾，胃虽纳受，而脾不能运，故作吐，宜二圣散、草神丹或金液丹。若伤之最重，再兼六欲七情有损者，则饮蓄于中焦，令人朝食暮吐，名曰翻胃，乃脾气太虚，不能健运也，治迟则伤人。若用攻克，重伤元气立死，须灸左命关二百壮，服草神丹而愈，若服他药则不救。（呕吐一证，先当审其所因，轻者二陈、平胃、藿香正气一剂可定；虚者六君、理中亦易为力；唯重者，一时暴吐，厥逆汗出，稍失提防，躁脱而死，不可不知。至于翻胃，虽属缓证，治颇棘手，惟在医者细心，病人谨摄，治以丹艾，庶可获全，不然生者少矣。）①

【分析】

上文介绍了呕吐翻胃的病因和治疗方法。病因是饮食生冷和情绪波动等导致脾气不能运化；治疗方法是服用二圣散、草神丹、金液丹等，严重者必须同时灸命关穴，灸疗与丹药并用方能起效。

【原文点校】

《扁鹊心书·卷中·痞闷[1]》：

凡饮食冷物太过，脾胃被伤，则心下作痞，此为易治，宜全真丹一服全好，大抵伤胃则胸满，伤脾则腹胀。腹胀者易治，宜草神丹、金液、全真、来复等皆可服，寒甚者姜附汤。此证庸医多用下药，致一时变生，腹大水肿，

---

① （宋）窦材撰，赵宇宁、江南、郭智晓点校：《扁鹊心书》，北京：学苑出版社，2010 年，第 61–62 页。

急灸命关二百壮，以保性命，迟则难救。（此证乃《内经》所谓阳蓄积病死之证，不可以误治也。若腹胀，所谓藏寒生满病是也，苟不重温，危亡立至。）

[治验]

……

一小儿食生杏致伤脾，胀闷欲死，灸左命关二十壮即愈，又服全真丹五十丸。（生杏在大人尚不可食，况小儿乎！温中药内入些少麝香为妙。）

一人每饭后饮酒，伤其肺气，致胸隔（通"膈"）作胀，气促欲死，服钟乳粉、五膈散而愈。若重者，灸中府穴亦好。服凉药则成中满难治矣。（酒后吃饭，中气不伤，若饭后饮酒，清气浊乱，所以致胀。）

一人慵懒，饮食即卧，致宿食结于中焦，不能饮食，四肢倦怠，令灸中脘五十壮，服分气丸、丁香丸即愈。(修养书云：饭后徐徐行百步，自然食毒自消磨。食后即卧，食填中宫，升降有乖，焉得不病。）①

【注释】

[1] 痞闷：指胸腹间气机不畅、胀闷的感觉。痞，指胸中满闷结块。

【分析】

上文介绍胸腹胀闷、气机不畅病症的病因、治疗方案和 3 个灸疗医案。病因是饮食生冷损伤脾胃；治疗方案是服用草神、金液、全真、来复等丹药或者姜附汤，严重者在命关穴施灸 200 炷方能转危为安。3 个灸疗医案都是灼艾灸法与服用丹药或热性汤药而治愈，再次证明了灸法疗效的确切。

【原文点校】

《扁鹊心书·卷中·两胁连心痛》：

此证由忧思恼怒，饮食生冷，醉饱入房，损其脾气，又伤肝气，故两胁作痛。庸医再用寒凉药，重伤其脾，致变大病，成中满、翻胃而死。或因恼怒伤肝，又加青陈皮[1]、枳壳实[2] 等重削其肝，致令四肢羸瘦，不进饮食而死。治之正法，若重者，六脉微弱，羸瘦，少饮食，此脾气将脱，急灸左命关二百壮，固住脾气则不死，后服金液、全真、来复等丹及荜澄

---

① 　（宋）窦材撰，赵宇宁、江南、郭智晓点校：《扁鹊心书》，北京：学苑出版社，2010 年，第62–63 页。

茄散随证用之，自愈。^①

【注释】

[1] 青陈皮：即青皮、陈皮，二者皆有疏肝理气的功效，青皮力道更大。

[2] 枳壳实：即枳壳、枳实，二者皆有下气消积的功效，枳实力道更大。

【分析】

上文介绍两胁连心痛的病因、错误的治疗方法和正确的救治方法。病因是忧思恼怒、饮食生冷或醉饱行房损伤脾气和肝气引起两胁作痛；错误的治疗方法是使用寒凉药和青皮、陈皮、枳壳、枳实等下气破气药物；正确的救治方法是急灸左命关穴 200 壮转危为安，同时服用金液、全真、来复等丹药及荜澄茄散以巩固疗效。

【原文点校】

《扁鹊心书·卷中·消渴》：

此病由心肺气虚，多食生冷，冰脱肺气，或色欲过度，重伤于肾，致津不得上荣而成消渴。盖肾脉贯咽喉，系舌本，若肾水枯涸，不能上荣于口，令人多饮而小便反少，方书作热治之，损其肾元，误人甚多。正书，春灸气海三百壮，秋灸关元二百壮，日服延寿丹十丸，二月之后，肾气复生。若服降火药，临时有效，日久肺气渐损，肾气渐衰，变成虚劳而死矣。此证大忌酒色，生冷硬物。若脾气有余，肾气不足，则成消中病，脾实有火，故善食而消，肾气不足，故下部少力，或小便如泔^[1]。孙思邈作三焦积热而用凉药，损人不少。盖脾虽有热，而凉药泻之，热未去而脾先伤败。正法先灸关元二百壮，服金液丹一斤而愈……

[治验]

一人频饮水而渴不止，余曰：君病是消渴也，乃脾肺气虚，非内热也。其人曰：前服凉药六剂，热虽退而渴不止，觉胸胁气痞而喘。余曰：前证止伤脾肺，因凉药复损元气，故不能健运而水停心下也。急灸关元、气海各三百壮，服四神丹，六十日津液复生。方书皆作三焦猛热，下以凉药，杀人

---

① （宋）窦材撰，赵宇宁、江南、郭智晓点校：《扁鹊心书》，北京：学苑出版社，2010 年，第 65 页。

甚于刀剑，慎之。（津液受伤，不惟消渴，亦兼杂病，而误用寒凉者不少，时医以此杀人，而人不悟奈何。）①

【注释】

[1] 泔：音 gān，指淘米水。

【分析】

上文介绍消渴的病因、诊断、注意事项、治疗方法和 1 个灸疗医案。消渴，类似现代医学的糖尿病，常表现为口渴多饮、多食、多尿但形体消瘦（"三多一少"）等症状的疾病。其病因是心、肺、肾、脾等多脏虚寒，尤其是脾肾先后天二脏；诊断是等"三多一少"；注意事项是不可当作热证而使用清利寒凉药；治疗方法是在气海穴、关元穴等施灸数百炷，同时服用延寿丹、金液丹等丹药，内外兼治、双管齐下，方能取得好的疗效。文中的 1 个灸疗医案中包括失败教训和成功经验，失败教训是"前服凉药六剂"复损元气，成功经验是幸好"急灸关元、气海各三百壮，服四神丹"从而转危为安。这对于今天糖尿病的诊断方向判断和临证实践具有重要的启迪价值。

【原文点校】

《扁鹊心书·卷中·着恼[1]病》：

此证方书多不载，人莫能辨，或先富后贫，先贵后贱，及暴忧暴怒，皆伤人五藏。多思则伤脾，多忧则伤肺，多怒则伤肝，多欲则伤心，至于忧时加食则伤胃。方书虽载内因，不立方法。后人遇此皆如虚证治之，损人性命。其证若伤肝脾则泄泻不止，伤胃则昏不省人事，伤肾则成痨瘵，伤肝则失血筋挛，伤肺则咯血吐痰，伤心则颠冒，当先服姜附汤以散邪，后服金液丹以保脾胃，再详其证而灸之。若脾虚灸中府穴各二百壮，肾虚灸关元穴三百壮，二经若实，自然不死。后服延寿丹，或多服金液丹而愈，凉药服多，重损元气则死。（此证皆因七情所伤，五志之过，审其所因而调治之，庶无失误。）

[治验]

一人年十五，因大忧大恼，却转脾虚，庸医用五苓散及青皮、枳壳等药，

---

① （宋）窦材撰，赵宇宁、江南、郭智晓点校：《扁鹊心书》，北京：学苑出版社，2010 年，第 66–67 页。

遂致饮食不进，胸中作闷。余令灸命关二百壮，饮食渐进，灸关元五百壮，服姜附汤一二剂，金液丹二斤方愈，方书混作劳损，用温平小药误人不少，悲夫！（大忧恼而得脾泄，医用五苓、青皮、枳壳，变尚如此，近有六脉虚脱，脾肾败坏，犹云不妨而用此药者，又庸医中之厮隶也。）①

【注释】

[1] 着恼：即生气烦恼。

【分析】

上文主要介绍着恼病的症状、治疗方法、用药注意事项和1个灸疗医案。其中，治疗方法是内服姜附汤、金液丹、延寿丹等丹药与艾灸中府穴、命关穴、关元穴等双管齐下。用药注意事项是不能服用寒凉药，就连温平小药也会伤害。这体现了道医窦材崇阳、尚灸的一贯思想，也是其高超医术的原因所在。文中的灸疗医案正是采用灼艾灸命关、关元与内服姜附汤、金液丹起效的典型案例。

【原文点校】

《扁鹊心书·卷中·厥证[1]》：

《素问》云：五络俱绝，形无所知，其状若尸，名为尸厥。由忧思惊恐，致胃气虚闭于中焦，不得上升下降，故昏冒强直，当灸中脘五十壮即愈。此证妇人多有之，小儿急慢惊风亦是此证，用药无效，若用吐痰下痰药即死，惟灸此穴，可保无虞。令服来复丹、荜澄茄散而愈。（厥证《经》言详矣，尸厥不过厥证之一端，外有血厥、痰厥、煎厥、薄厥，总皆根气下虚之证，所谓：少阴不至者，厥也；又云：内夺而厥，则为喑痱[2]，此肾虚也。

[治验]

一妇人产后发昏，二目滞涩，面上发麻，牙关紧急，二手拘挛，余曰：此胃气闭也。胃脉挟口环唇，出于齿缝，故见此证。令灸中脘穴五十壮，即日而愈。（产后血厥，仓公白微散）

① （宋）窦材撰，赵宇宁、江南、郭智晓点校：《扁鹊心书》，北京：学苑出版社，2010年，第67-68页。

一妇人时时死去^[3]已二日矣，凡医作风治之不效，灸中脘五十壮即愈。^①

【注释】

[1] 厥证：指表现为突然昏倒、不省人事、四肢逆冷等症状的急危病证。

[2] 喑徘：音 yīn pái，指舌强不能说话、四肢不能动作的症状，也写作"喑痱"。

[3] 时时死去：时而醒来时而昏死过去，反复多次。

【分析】

上文介绍厥证（也写作厥症）的病机、症状表现和灸疗急救方法和 2 个灸疗医案。厥证是急危重病，以昏迷倒地等为主要症状，病机有二：胃气虚闭、升降失调——后天；肾气虚寒——先天，《黄帝内经·素问·脉解》指出："少阴不至者，厥也。"可谓一语中的。关于灸疗急救方法，文中采用灼艾灸中脘穴 50 炷而痊愈。文中的灸疗医案皆采用灼艾灸中脘穴的方法力挽狂澜。当然，从厥证的第二个病机即肾气虚寒——先天来看，笔者认为可以在关元穴施灸，或者同时在中脘穴、关元穴两处同时施灸，先后天同时着手也会见效的。

【原文点校】

《扁鹊心书·卷中·气脱^[1]》：

少年酒色太过，脾肾气虚，忽然脱气而死，急灸关元五百壮，服霹雳汤、姜附汤、金液丹久久而愈。此证须早治，迟则元气亦脱，灸亦无及矣。（更有血脱、神脱、精脱、津脱、液脱，若汗脱即津液脱也。）^②

【注释】

[1] 气脱：指正气的耗损脱失。

【分析】

上文介绍气脱重症的急救方法。气脱常由于过汗、过下、失精、亡血等原因导致正气因载体减少而外逸流失。病机在于脾肾两虚，急救方法是灸药并用，即在关元穴施灸 500 炷，同时内服霹雳汤、姜附汤、金液丹等热性药，

① （宋）窦材撰，赵宇宁、江南、郭智晓点校：《扁鹊心书》，北京：学苑出版社，2010 年，第 69–70 页。

② （宋）窦材撰，赵宇宁、江南、郭智晓点校：《扁鹊心书》，北京：学苑出版社，2010 年，第 70 页。

方转危为安。

【原文点校】

《扁鹊心书·卷中·死脉[1]见》：

此由少年七情六欲所损，故致晚年真气虚衰，死脉见于两手，或十动一止，或二十动一止，皆不出三年而死。又若屋漏、雀啄之类皆是死脉。灸关元五百壮，服延寿丹、保元丹六十日后，死脉方隐，此仙师不传之妙法一也。（雍正三年初冬，一董姓者，来求诊脉。其脉，或二动一止，或七动一止，或十二动，或十七动一止，此心绝脉也。仲冬水旺，其何能生，姑定参、芪、茸、附、河车、脐带、桂心、枣仁等方与之。服十剂，脉之歇止参差，不似前之有定数矣，又十剂而歇止少矣，又十剂六脉如常矣。噫！不可谓药之无功也，且知治早，虽不用丹艾，亦有可生全者。）①

【注释】

[1] 死脉：生命垂危、元气即将耗尽时一种异常脉象，主要表现为无胃、无神、无根的脉象，也称为绝脉、败脉等。

【分析】

上文介绍元气即将耗尽已经出现"死脉"的病因、诊断和抢救方法。病因是七情六欲太多耗损元气太过所致，诊断依据是脉象"或十动一止，或二十动一止"等；抢救方法是在关元穴施灸 500 壮，同时服用延寿丹、保元丹等，灸疗与丹药并用方有转机。古月老人的成功医案，虽然采用参、芪、茸、附、河车、脐带、桂心、枣仁等方也能救活，但那是因为发现早、用药及时且对症。因此，笔者窃以为还是采用灸疗与丹药并用的方法，疗效更可靠。

【原文点校】

《扁鹊心书·卷中·腰痛》：

老年肾气衰，又兼风寒客之，腰髋髀作痛，医作风痹走痛，治用宣风散、趁痛丸，重竭真气，误人甚多。正法服姜附汤散寒邪，或全真丹，灸关元百壮，

---

① （宋）窦材撰，赵宇宁、江南、郭智晓点校：《扁鹊心书》，北京：学苑出版社，2010 年，第 70–71 页。

则肾自坚牢，永不作痛，须服金液丹，以壮元阳，至老年不发。(老年腰痛而作风气痹证治者，多致大害，即使风痹[1]，重用温补亦能散去。)①

【注释】

[1] 风痹：指由于风寒湿侵袭导致四肢麻木疼痛的病症。

【分析】

上文介绍老年人腰痛的治疗方法，强调其病因是风寒为标、肾气元气虚弱为本。因此单纯采用祛风邪止痛的宣风散、趁痛丸反而会加重病情；正确方法是灼艾灸关元穴，同时服用姜附汤、全真丹、金液丹等热性药，方能彻底治愈。

【原文点校】

《扁鹊心书·卷中·中风人气虚中满[1]》：

此由脾肾虚惫不能运化，故心腹胀满，又气不足，故行动则胸高而喘。切不可服利气及通快药，令人气愈虚，传为脾病，不可救矣。宜金液丹、全真丹，一月方愈。重者，灸命关、关元二百壮。(肾虚则生气之原乏，脾虚则健运之力微，气虚中满之证作矣。又《内经》谓藏寒生满病，医人知此不行剥削，重剂温补，为变者少矣。)②

【注释】

[1] 中满：指由于饮食停滞导致中脘腹部胀满的病症。

【分析】

上文主要介绍心腹胀满气虚的病机、用药注意事项和治疗方法。病机是脾肾两虚；用药注意事项是不能使用利气、通快药，否则会加重病情；正确的治疗方法是在命关穴、关元穴处灼艾灸，同时内服金液丹、全真丹等热性药。文中标题的"中风人"三字似乎与此段内容关系不大，应是误写之故；因为心腹胀满的原因不仅仅是遭受风邪一种，还有饮食生冷、饮食过量、体质虚寒等多种原因。

---

① （宋）窦材撰，赵宇宁、江南、郭智晓点校：《扁鹊心书》，北京：学苑出版社，2010年，第71页。
② （宋）窦材撰，赵宇宁、江南、郭智晓点校：《扁鹊心书》，北京：学苑出版社，2010年，第71页。

【原文点校】

《扁鹊心书·卷中·老人两胁痛》：

此由胃气虚积而不通，故胁下胀闷，切不可认为肝气，服削肝寒凉之药，以速其毙。服草神、金液十日，重者灸左食窦穴，一灸便有下气而愈，再灸关元百壮更佳。（老人与病后及体虚人两胁作痛，总宜以调理肝脾，更须察其兼证有无虚实，治颇不易。）①

【分析】

上文介绍老人两胁胀痛的原因和灸疗方法。原因是脾胃虚寒，不是肝气；因此治疗方法是，灼艾灸左食窦穴、关元穴，同时服草神丹、金液丹等热性药，灸药并用，效果最佳。

【原文点校】

《扁鹊心书·卷中·疝气[1]》：

由于肾气虚寒，凝积下焦，服草神丹，灸气海穴自愈。（此证《内经》论五藏皆有，而后人以病由于肝，先生言因肾气虚寒，总不若丹艾之妙。）②

【注释】

[1] 疝气：是指由于先后天因素导致人体器官的一部分离开原来位置，沿着组织间隙或薄弱缺损处进入另一部位。

【分析】

上文介绍疝气的病因和治疗方法。疝气最常见是腹壁疝、小肠串气，即腹股沟部位的疝气。小肠通过腹股沟区的腹壁薄弱处坠入阴囊内使得腹股沟凸起或阴囊肿大的病症，发病时常表现为腹部肿痛甚至发热、呕吐等症状。其原因主要是素体肾气虚寒，因此治疗方法是在小腹气海穴施灸，同时服用草神丹等热性药，可以彻底治愈。

【原文点校】

《扁鹊心书·卷中·脾疟》：

---

① （宋）窦材撰，赵宇宁、江南、郭智晓点校：《扁鹊心书》，北京：学苑出版社，2010年，第72页。
② （宋）窦材撰，赵宇宁、江南、郭智晓点校：《扁鹊心书》，北京：学苑出版社，2010年，第72页。

凡疟病由于暑月多吃冰水冷物，伤其脾胃，久而生痰，古今议论皆差，或指暑邪，或分六经，或云邪祟，皆谬说也。但只有脾胃之分，胃疟易治，脾疟难调。或初起一日一发，或间日一发，乃阳明证也。清脾饮、截疟丹皆可。若二三日一发，或午后发，绵延不止者，乃脾疟[1]也。此证若作寻常治之，误人不少。正法当服全真、草神、四神等丹，若困重日久，肌肤渐瘦，饮食减少，此为最重，可灸左命关百壮，自愈。穷人艰于服药，只灸命关亦可愈。凡久疟止灸命关，下火便愈，实秘法也。（脾疟原属正虚，治得其法，应手即愈，而世人竟尚柴胡，攻多补少，不知元气既虚，又拔其本，以致耽延时日，变端百出，先生灸法，实可宗主。）

[治验]

一人病疟月余，发热未退，一医与白虎汤，热愈甚。余曰：公病脾气大虚，而服寒凉，恐伤脾胃。病人云：不服凉药，热何时得退。余曰：《内经》云疟之始发，其寒也，烈火不能止；其热也，冰水不能遏。当是时，良工不能措其手，且扶元气，待其自衰。公元气大虚，服凉剂退火，吾恐热未去，而元气脱矣。因为之灸命关，才五七壮，胁中有气下降，三十壮全愈。（久疟而用白虎，真所谓盲人说瞎话也。缪仲醇一代名医，论多出此，窃所未解。予观《广笔记》，疑其所学，全无巴鼻，至于《本草经疏》，设立许多禁忌，令后人疑信相半，不敢轻用，为患匪细。）①

【注释】

[1]脾疟：指脾胃受寒导致身体出现寒战而发热、腹痛肠鸣等症状的病症。

【分析】

上文主要介绍脾疟的病因、治疗方法和1个灸疗医案。传统医学的脾疟病类似于现代医学的胃肠型疟疾，也是一种发冷发热的急性传染病，发病快、恶化快。病因是患疟疾后饮食生冷之物引起的。治疗方法，轻者服用全真、草神、四神等丹药，重者需要急灸命关穴。笔者认为，一旦患上疟疾，无论轻重，抓紧灸命关穴（食窦穴）、中脘穴、关元穴等重要穴位，早灸、多灸、重灸，有条件时还可以加服全真丹等热性药。文中的灸疗医案告诉我们，不

---

① 　（宋）窦材撰，赵宇宁、江南、郭智晓点校：《扁鹊心书》，北京：学苑出版社，2010年，第73–74页。

要以为疟疾有发热现象就使用寒凉药,因为这只是表象,外热内寒才是本质。

【原文点校】

《扁鹊心书·卷中·胃疟》:

《素问》论疟而无治法,《千金》虽传治法,试之无效。凡人暑月过啖冷物,轻则伤胃,重则伤脾。若初起先寒后热,一日一发,乃胃疟也,易治。或吐,或下,不过十日而愈。扁鹊正法,服四神丹,甚者灸中脘穴三十壮愈。(此证感浅病轻,人多忽略。雍正三年,秋冬之交,人皆病此,重剂温补,或可幸免,投药少差,立见冰脱。用清解小柴胡者,皆不能起,宁绍之人,死者比比,以其溺用寒凉,虽一误再误,而终不悟也。)[1]

【分析】

上文主要介绍胃疟的病因、治疗方法。胃疟和脾疟都是胃肠型疟疾,轻者是胃疟,重者是脾疟。治疗方法皆是灸疗与丹药并用效果最好。文中提供治疗胃疟的方案是先服四神丹,严重才灸中脘穴。笔者认为无论轻重,也无论胃疟还是脾疟,一旦患上疟疾,皆抓紧在食窦穴、中脘穴、关元穴等重要穴位施灸,早灸、多灸、重灸;同时要温热饮食,尤其忌讳水果、饮料、牛奶、酸奶、蛋糕、啤酒等生冷之物和不易消化之物。

【原文点校】

《扁鹊心书·卷中·邪祟[1]》:

此证皆由元气虚弱,或下元虚惫,忧恐太过,损伤心气,致鬼邪乘虚而入,令人昏迷,与鬼交通。当服睡圣散,灸巨阙穴二百壮,鬼气自灭,服姜附汤而愈。(邪祟乌能着人,人自着之耳。果立身正直,心地光明,不负君亲,无渐屋漏,鬼神钦敬不遑,何邪祟之敢乘哉,惟其阴幽偏颇,卑慑昏柔之辈,多能感此,有似邪祟之附着,究非邪祟也。盖由人之藏气受伤而神魂失守。故肝藏伤则意不宁,而白衣人来搏击;心藏伤则神不安,而黑衣人来毁伤;脾藏伤则意有不存,而青衣人来殴辱;肺藏伤则魄不守,而红衣人来凌轹;肾藏伤则志多犹疑,而黄衣人来斥辱。此皆神气受伤,以致妄有闻见,不觉其见乎四体,

① (宋)窦材撰,赵宇宁、江南、郭智晓点校:《扁鹊心书》,北京:学苑出版社,2010年,第74页。

发乎语言，而若有邪祟所附也。正法惟有安其神魂，定其志魄，审其何藏之虚而补之，何藏之乘而制之可也。）

[治验]

一妇人因心气不足，夜夜有少年人附着其体，诊六脉皆无病，余令灸上脘穴五十壮。至夜鬼来，离床五尺不能近，服姜附汤、镇心丹五日而愈。

一贵人妻为鬼所着，百法不效。有一法师书天医符奏玉帝亦不效。余令服睡圣散三钱，灸巨阙穴五十壮，又灸石门穴三百壮，至二百壮，病人开眼如故，服姜附汤、镇心丹五日而愈。

一妇人病虚劳，真气将脱，为鬼所着，余用大艾火灸关元，彼难忍痛，乃令服睡圣散三钱，复灸至一百五十壮而醒。又服又灸，至三百壮，鬼邪去，劳病亦瘥。①

【注释】

[1] 邪祟：古代指作祟害人的鬼怪，实际上是有别于人体正气的一种阴盛之气。

【分析】

上文介绍邪祟阴邪精神类病症的病因、灸疗方法和 3 个灸疗医案。病因是素体正气虚弱，外界阴邪之气乘虚侵入扰乱心神，使得精神恍惚、错乱甚至昏迷；因此治疗方法是采用纯阳艾火在巨阙穴、上脘穴、石门穴、关元穴等重要穴位施灸，加上服用姜附汤、镇心丹等热性药，可以快速扫荡阴邪、恢复正气，自然痊愈。其中，以施灸巨阙穴效果最快、最直接，因为任脉上的巨阙穴是心的募穴，"巨"即巨大之意，"阙"即宫门、宫殿之意；也就是说，巨阙穴是通往心神的绿色通道，因此施灸此穴具有安神宁心、宽胸止痛等功效。文中所附的 3 个灸疗医案以灼艾灸法为主、以服用热性药为辅，皆有上佳的疗效。

【原文点校】

《扁鹊心书·卷中·心痛》：

皆由郁火停痰而作，饮食生冷填于阳明、太阴分野，亦能作病，宜全真

---

① （宋）窦材撰，赵宇宁、江南、郭智晓点校：《扁鹊心书》，北京：学苑出版社，2010 年，第 74–76 页。

丹。若胃口寒甚，全真丹或姜附汤不愈，灸中脘七十壮。若脾心痛发而欲死，六脉尚有者，急灸左命关五十壮而苏，内服来复丹、荜澄茄散。若时痛时止，吐清水者，乃蛔攻心包络也，服安虫散。若卒心痛，六脉沉微，汗出不止，爪甲青，足冷过膝，乃真心痛也，不治。（心为一身之主宰，一毫不可犯，处正无偏，岂宜受病。凡痛非心痛，乃心之包络痛与脾痛、胃痛、膈痛耳。审其所因、所客，或气、或痰，虽有九种之分，虚实之异、大概虚者为多，属实者间亦有之，审察而治，庶无差错。）①

【分析】

上文介绍了脾痛、胃痛、胸口包络痛等貌似心痛的诊断辨析和相应的治疗方法。其中，除了"时痛时止，吐清水者，乃蛔攻心包络也，服安虫散"外，皆可以在中脘、命关穴等相关穴位施灸，或者同时服用全真丹、来复丹、姜附汤、荜澄茄散等相应的热性药来治疗。古月老人参论的"凡痛非心痛，乃心之包络痛与脾痛、胃痛、膈痛耳"颇有见地，因为真正的"心痛病"几乎是绝症。

【原文点校】

《扁鹊心书·卷中·痹病[1]》：

风寒湿三气合而为痹，走注疼痛，或臂腰足膝拘挛，两肘牵急，乃寒邪凑于分肉之间也，方书谓之白虎历节风。治法于痛处灸五十壮，自愈，汤药不效，惟此法最速。若轻者不必灸，用草乌末二两、白面二钱，醋调熬成稀糊，摊白布上，乘热贴患处，一宿而愈。（痹者，气血凝闭而不行，留滞于五藏之外，合而为病。又邪入于阴则为痹，故凡治痹，非温不可，方书皆作实治，然属虚者亦颇不少。）②

【注释】

[1] 痹病：指由于风、寒、湿等外界邪气停留皮肉处导致关节疼痛、痉挛、僵硬、屈伸不利等症状的病症。

【分析】

上文主要介绍痹病的病因、症状和灸疗方法。病因是风、寒、湿三种邪

① （宋）窦材撰，赵宇宁、江南、郭智晓点校：《扁鹊心书》，北京：学苑出版社，2010年，第76页。
② （宋）窦材撰，赵宇宁、江南、郭智晓点校：《扁鹊心书》，北京：学苑出版社，2010年，第77页。

气。症状表现是四肢、手肘、膝盖或腰部等痉挛、僵硬、疼痛等。灸疗方法是在患处施灸 50 炷即可痊愈；轻者，也可以用草乌研末与面粉混合后，调醋加热熬成糊状进行热敷。当然，痹病无论轻重，都采用灸法见效最快、疗效最好。

【原文点校】

《扁鹊心书·卷中·神痴病》：

凡人至中年，天数在自然虚衰，或加妄想忧思，或为功名失志，以致心血大耗，痴醉不治，渐至精气耗尽而死，当灸关元穴三百壮，服延寿丹一斤。此证寻常药饵皆不能治，惟灸艾及丹药可保无虞。（此乃失志之证，有似痴呆，或如神祟，自言自笑，神情若失，行步若听，非大遂其志不能愈，故愈者甚少。）

[治验]

一小儿因观神戏受惊，时时悲啼如醉，不食已九十日，危甚，令灸巨阙五十壮，即知人事，曰：适间心上有如火滚下，即好。服镇心丸而愈。（惊则神无所倚，痰涎入客包络，宫城受伤，心不安宁，故肺气来乘，而虚火上蒸。灸法之妙，愈于缓惊锭、抱龙丸多矣。）

一人功名不遂，神思不乐，饮食渐少，日夜昏默已半年矣，诸医不效。此病药不能治，令灸巨阙百壮、关元二百壮，病减半；令服醇酒[1]一日三度，一月全安。盖醺酣忘其所慕也。（失志不遂之病，非排遣性情不可，以灸法操其要，醉酒陶其情，此法妙极。）①

【注释】

[1] 醇酒：香郁味浓的美酒。

【分析】

上文介绍了神痴病的病因、症状表现、治疗方法和 2 个灸疗医案。病因主要是情绪上波动暗耗心血所致，如悲愤忧思或愿望不能实现等。症状主要表现归为两类：一类是神情呆滞、面无表情等消极型；一类是言语无常、笑哭不定等错乱型。神痴病属于精神类疾病，由心气主导，故而治疗上除了可

---

① 　（宋）窦材撰，赵宇宁、江南、郭智晓点校：《扁鹊心书》，北京：学苑出版社，2010 年，第 77–78 页。

以用情志疗法外，还可以采用灼艾灸巨阙穴、关元穴等穴位，同时服用延寿丹、镇心丸等药进行治疗。当然，也可以灸法、药物、情志疗法三者并用。2个灸疗医案证明了灸法对于神痴病的可靠疗效。

【原文点校】

《扁鹊心书·卷中·下注病》：

贫贱人久卧湿地，寒邪客于肾经，又兼下元虚损，寒湿下注，血脉凝滞，两腿粗肿，行步无力，渐至大如瓜瓠。方书皆以消湿利水治之，损人甚多，令灸涌泉、三里、承山各五十壮即愈。（俗名苏木腿[1]，形状怪异可畏，终身之疾，鲜有愈者，先生灸法，未知验否。）①

【注释】

[1] 苏木腿：指由于寒湿侵入人体导致两腿肿大如瓜、难以行走的病症。

【分析】

上文介绍了苏木腿的病因、症状、用药注意事项和灸疗方法。病因是素体虚寒、外界寒湿侵入下注双腿所致；症状表现是双腿肿大如瓜、形状怪异令人害怕；用药注意事项是不可单用利水去湿的药物；正确治疗方法是采用灸法，在涌泉穴、足三里穴、承山穴等穴位各灼艾灸50炷以上。

【原文点校】

《扁鹊心书·卷中·脚气[1]》：

下元虚损，又久立湿地，致寒湿之气，客于经脉，则双足肿痛，行步少力。又暑月冷水濯[2]足，亦成干脚气，发则连足心、腿肵[3]，肿痛如火烙，或发热、恶寒。治法灸涌泉穴，则永去病根；若不灸，多服金液丹亦好。平常药暂时有效，不能全除。其不能行步者，灸关元五十壮。大忌凉药，泄伤肾气，变为中满、腹胀而死。久息（应为"患"）脚气人，湿气上攻，连两胁、腰腹、肩臂拘挛疼痛，乃肾经湿盛也。服宣风丸五十粒，微下而愈。然审果有是证者可服，若虚人断不可轻用。（脚气壅疾，言邪气塞滞于下，有如痹证之闭而不行。

① （宋）窦材撰，赵宇宁、江南、郭智晓点校：《扁鹊心书》，北京：学苑出版社，2010年，第78页。

但此证发则上冲心胸，呕吐、烦闷，甚为危险，即《内经》所谓厥逆是也。轻者，疏通经脉，解散寒湿，调其阴阳，和其血气，亦易于治。如苏梗、腹皮、木瓜、槟榔、苍术、独活等药，皆可用也。其甚者憎寒、壮热、气逆、呕吐、筋急入腹，闷乱欲绝，此邪冲入腹，危险更甚，非重用温化不可，如茱萸、姜附等药，宜皆用之。至如剥削过度，脉微欲绝，变成虚寒，往往不起，不可谓壅疾而不利于补也。）

[治验]

一人患脚气，两胻骨连腰，日夜痛不可忍，为灸涌泉穴五十壮，服金液丹五日全愈。（此证有似痛痹。）①

【注释】

[1] 脚气：文中的"脚气"是指双足肿痛的病症，不是指足癣。

[2] 濯：音 zhuó，为洗之意。

[3] 胻：音 héng，指小腿。

【分析】

上文详细介绍了双足肿痛"脚气病"的病因、症状表现、用药注意事项、治疗方法和 1 个灸疗医案。病因是体内肾气虚弱加上外界寒湿之气下注双腿所致。症状表现是双足肿痛、痉挛，有时连着双腿，甚至两胁、腰腹、手臂、肩膀一并肿痛。用药注意事项是不能使用凉药，实证的才可轻用、暂用宣风丸。正确的治疗方法是在关元穴或涌泉穴等穴位施灸，必要时加服金液丹等热性药巩固疗效。文中的 1 个灸疗医案正是采用施灸涌泉穴 50 壮与服用金液丹治愈的。

【原文点校】

《扁鹊心书·卷中·足痿病[1]》：

凡腰以下肾气主之，肾虚则下部无力，筋骨不用，可服金液丹，再灸关元穴，则肾气复长，自然能行动矣。若肾气虚脱，虽灸无益。（此证《内经》

---

① （宋）窦材撰，赵宇宁、江南、郭智晓点校：《扁鹊心书》，北京：学苑出版社，2010 年，第 78–79 页。

皆言五藏虚热，故后人有补阴虎潜、金刚、地黄等丸。东垣又作湿热，而以潜行散为治痿妙药，然不可泥也。虚寒之证亦颇不少，临证审详，自有分晓。）

[治验]

一老人腰脚痛，不能行步，令灸关元三百壮，更服金液丹强健如前。[①]

【注释】

[1] 足痿病：下肢痿软无力、行走困难的病症。

【分析】

上文主要介绍足痿的病因和灸疗方法。病因是肾气虚弱，治疗方法是灸疗与丹药并用，即灼艾灸关元穴，同时服用金液丹。

【原文点校】

《扁鹊心书·卷中·黄疸》：

暑月饮食冷物，损伤脾肾。脾主土，故见黄色，又脾气虚脱，浊气停于中焦，不得升降，故眼目遍身皆黄，六脉沉紧。宜服草神丹，及金液、全真、来复之类，重者灸食窦穴百壮，大忌寒凉。（此证第一要审阴阳，阳黄必身色光明，脉来洪滑，善食发渴，此皆实证，清湿热利小便可愈，若身热脉浮亦可发表。阴黄则身色晦暗，神思困倦，食少便溏，脉来无力，重用温补，则小便长而黄白退，若误作阳黄治之，为变非细。又一种胆黄证，因大惊卒恐，胆伤而汁泄于外，为病最重，惟觉之早，而重用温补者，尚可挽回。）

[治验]

一人遍身皆黄，小便赤色而涩，灸食窦穴五十壮，服姜附汤、全真丹而愈。[②]

【分析】

上文介绍了黄疸的病因、症状诊断、治疗方法、1个灸疗医案。病因是饮食生冷，伤害脾肾，尤其是五行属土、五色为黄色的脾脏。主要症状表现为眼睛、身体或小便发黄，伴随胃肠系统疾病。值得注意的是，古月老人的参论将"黄疸"病分为阳黄、阴黄、胆黄三大类，很有指导价值。

---

① （宋）窦材撰，赵宇宁、江南、郭智晓点校：《扁鹊心书》，北京：学苑出版社，2010年，第79-80页。

② （宋）窦材撰，赵宇宁、江南、郭智晓点校：《扁鹊心书》，北京：学苑出版社，2010年，第80页。

其中，阳黄"身色光明，脉来洪滑，善食发渴"是其诊断要点，属于实证，才可以用清热利湿药治疗；阴黄"身色晦暗，神思困倦，食少便溏，脉来无力"，是其主要诊断要点，属于虚证，这类不能使用清热利湿药，而必须用温热药；胆黄则是惊恐过度，胆汁外泄所致，也必须重用温热药才能救回。从今天人群偏"外热内寒"体质来看，这三类黄疸症中以阴黄证居多，因此不可以轻易使用清热利湿寒凉药，而应该用温热药。道医窦材的医疗实践中也是发现阴黄证最多，因此"大忌寒凉"。治疗方法是灸疗与丹药并用，即灸食窦穴 100 壮，同时服用草神丹、金液丹、全真丹、来复丹等热性药。文中所附灸疗医案的黄疸患者正是采用施灸食窦穴与内服姜附汤、全真丹治愈的。

【原文点校】

《扁鹊心书·卷中·黑疸[1]》：

由于脾肾二经，纵酒贪色则伤肾，寒饮则伤脾，故两目遍身皆黄黑色，小便赤少，时时肠鸣，四肢困倦，饮食减少，六脉弦紧，乃成肾痨[2]。急灸命关三百壮，服草神丹、延寿丹而愈，若服凉药必死。①

【注释】

[1] 黑疸：指肾气严重衰败、脾肾两伤导致眼睛、全身皮肤出现黄黑色、面色晦暗，伴随全身疲乏无力等症状的疾病。

[2] 肾痨：指肾气衰竭导致尿频、尿急、尿痛、颧红、潮热、盗汗等为主要表现的痨病类疾病，类似于现代医学的肾结核。

【分析】

上文主要介绍黑疸的病因、用药注意事项和治疗方法。相对黄疸来讲，黑疸是脾肾两伤，尤其是五行属水、五色为黑的肾气衰败，故而出现黄黑色，严重的会导致肾痨（肾结核）。用药注意事项是不能使用凉药，否则有可能导致死亡。正确的治疗方法是灸疗与丹药并用，即施灸命关三百壮，同时服用草神丹、延寿丹等热性药。

---

① （宋）窦材撰，赵宇宁、江南、郭智晓点校：《扁鹊心书》，北京：学苑出版社，2010 年，第 81 页。

【原文点校】

《扁鹊心书·卷中·溺血^[1]》：

凡膏粱人^[2]，火热内积，又多房劳，真水既涸，致阴血不静，流入膀胱，从小便而出。可服延寿丹，甚者灸关元。若少壮人，只作火热治之，然在因病制宜。（火热内积，实证也，一剂寒凉可解；房劳传肾，虚证也，非温补不可。审证而治，大有分别。）^①

【注释】

[1] 溺血：即尿血。"溺"通"尿"。

[2] 膏粱人：指平常食用肥肉和细粮之人。"膏"指肥肉、油脂，"粱"指细粮、精粮。

【分析】

上文介绍尿血的病因、分类和治疗方法。病因主要有二：一是饮食肥腻导致火热内积，二是房事不节制导致肾水干涸。尿血可以分为两类：一是实证，针对饮食肥腻为主因的患者，可以轻用寒凉药物治疗；二是虚证，针对房事不节为主因的患者，则必须用温热药，严重者则施灸关元穴与服用延寿丹等热性药并用。道医窦材关于"尿血"分类和治疗方案对于今天膀胱疾病有着很重要的临床指导意义。

【原文点校】

《扁鹊心书·卷中·淋证^[1]》：

此由房事太过，肾气不足，致包络凝滞，不能通行水道，则成淋也，服槟榔汤、鹿茸丸而愈。若包络闭涩，则精结成砂子^[1]，从茎中出，痛不可忍，可服保命丹，甚者灸关元。（淋浊之证，古人多用寒凉分清通利之品，然初起则可，久而虚寒，又当从温补一法。）^②

【注释】

[1] 淋证：指尿频尿急、淋沥涩痛、小腹牵引肿痛的膀胱疾病。

[2] 精结成砂子：指膀胱结石、尿道结石。

---

① （宋）窦材撰，赵宇宁、江南、郭智晓点校：《扁鹊心书》，北京：学苑出版社，2010年，第82页。

② （宋）窦材撰，赵宇宁、江南、郭智晓点校：《扁鹊心书》，北京：学苑出版社，2010年，第82页。

【分析】

上文介绍尿频尿急、淋沥涩痛、膀胱尿道结石等淋证膀胱疾病的病因、分类诊断和治疗方法。病因是房事太过导致肾气不足，膀胱与肾脏相表里，故肾气不足影响到膀胱功能。上文将淋证膀胱疾病分为两类：一是轻症，如尿频尿急、淋沥涩痛，治疗方法可以服用槟榔汤、鹿茸丸进行治疗；二是重症，即膀胱结石、尿道结石，常常痛不可忍，属于急症，采用施灸关元穴和服用保命丹的方法进行急救。古月老人参论中强调了淋证前期可以轻用、暂用清利寒凉药物，但如未痊愈，则必须改变治疗思路，使用温补法，即热性药或灸法。

【原文点校】

《扁鹊心书·卷中·肠癖[1]下血》：

此由饮食失节，或大醉大饱，致肠胃横解，久之冷积于大肠之间，致血不流通，随大便而出，病虽寻常，然有终身不愈者。庸医皆用凉药止血，故连绵不已。盖血愈止愈凝，非草木所能治也。正法：先灸神阙穴百壮，服金液丹十两，日久下白脓[2]，乃病根除也。（《经》云：阴络伤则血内溢，血内溢则后血。治此之法，总在别其脉之强弱，色之鲜暗，该清、该温，愈亦不难。若不慎饮食，恣纵酒色，断不能愈矣。）①

【注释】

[1] 肠癖：也称为痢疾、滞下，表现为腹痛腹泻、里急后重、大便下脓血等症状的肠道疾病。

[2] 白脓：大便中的白色的脓状物。

【分析】

上文主要介绍肠癖便血的病因、用药注意事项和治疗方法。病因是饮食生冷、饮食过饱、饮酒大醉等；用药注意事项是不可使用凉药止血。正确的治疗方法是灸疗与丹药并用，即灸神阙穴100炷，同时服用金液丹一段时间，待排出白色的脓状物即可痊愈。

---

① （宋）窦材撰，赵宇宁、江南、郭智晓点校：《扁鹊心书》，北京：学苑出版社，2010年，第82–83页。

【原文点校】

《扁鹊心书·卷下·阴茎出脓》：

此由酒色过度，真气虚耗，故血化为脓，令人渐渐羸瘦，六脉沉细。当每日服金液丹、霹雳汤，外敷百花散。五六日，腹中微痛，大便滑，小便长。忌房事，犯之复作。若灸关元二百壮，则病根去矣。（遗滑淋浊，无不由酒色之过，至于血出，可谓剧矣。又至化血为脓，则肾虚寒而精腐败，非温补不可。更须谨戒，若仍不慎，必致泄气而死。）①

【分析】

上文主要介绍阴茎流脓的病因、症状表现和治疗方法。病因是酒色过度导致真气衰败；症状表现从遗精、滑精到尿血再到流脓逐渐恶化，伴随身体逐渐消瘦。治疗方法是服用金液丹、霹雳汤，外敷百花散，同时灸关元200壮，灸、敷、药三者并用。需要注意的是，治疗期间必须严禁酒色才有可能痊愈，痊愈后也需要节房事、少饮酒，尤其是房事。

【原文点校】

《扁鹊心书·卷下·肠痔[1]》：

此由酒肉饮食太过，致经脉解而不收，故肠裂而为痔。服金液丹可愈，外取鼠腐（当是"妇"）虫[2]十枚，研烂摊纸上贴之，少刻痛止。若老人患此，须灸关元二百壮，不然肾气虚，毒气下注，则难用药也。（凡系咳嗽吐血后，大肠并肺虚极，而热陷于大肠，多难收功，若专于治痔，而不顾本原，未有不致毙者。）②

【注释】

[1] 肠痔：痔疮的一种，指因肛门周围长痛疽而脓肿的病症。

[2] 鼠腐虫：中药材，鼠妇科动物平甲虫的干燥全体，有破血、利水、解毒、止痛等功效。

【分析】

上文介绍肠痔的病因和治疗方法。病因是食用酒肉太多。治疗方法是，

---

① （宋）窦材撰，赵宇宁、江南、郭智晓点校：《扁鹊心书》，北京：学苑出版社，2010年，第84页。

② （宋）窦材撰，赵宇宁、江南、郭智晓点校：《扁鹊心书》，北京：学苑出版社，2010年，第85页。

轻者采用鼠妇虫研末外敷，老人或体虚者则必须加灸关元穴 200 炷。当然，最保险的方法是，无论老少都敷、灸并用，前者治标、后者治本，标本兼治可收全功。

【原文点校】

《扁鹊心书·卷下·膏肓病》：

人因七情六欲，形寒饮冷，损伤肺气，令人咳嗽，胸膈不利，恶寒作热，可服全真丹。若服冷药，则重伤肺气，令人胸膈痞闷，昏迷上奔，口中吐冷水，如含冰雪，四肢困倦，饮食渐减，此乃冷气入于肺中，侵于膏肓[1]，亦名冷劳。先服金液丹，除其寒气，再用姜附汤十日可愈，或服五膈散、撮气散，去肺中冷气，重者灸中府三百壮可愈。（形寒饮冷之伤，初起原不甚深重，医人不明此证，误与凉药，积渐冰坚，致成膏肓之疾。及至气奔吐冷，寒热无已，不思转手温补，仍与以滋阴退热等剂，以致不起，非是病杀，乃医杀也。）

[治验]

有一人暑月饮食冷物，伤肺气，致咳嗽胸膈不利，先服金液丹百粒，泄去一行，痛减三分，又服五膈散而安。但觉常发，后五年复大发，灸中府穴五百壮，方有极臭下气难闻，自后永不再发。（世医不审病因，动云暑月热气伤肺，一派寒凉，致水气不消，变成大病。）①

【注释】

[1] 膏肓：指人体心脏与横膈膜之间的部分。"膏"指心尖脂肪，"肓"指即心脏与膈膜之间。以"膏肓"命名的穴位为膏肓穴，位于后背足太阳膀胱经上，在第四胸椎棘突下旁开 3 寸处，"膏肓穴"意指膜中脂类物质由此处外输足太阳膀胱经。

【分析】

上文介绍膏肓的病因、用药注意事项、治疗方法和 1 个灸疗医案。病因是七情六欲，或冷气伤肺逐渐深入心脏与横膈膜之间的膏肓处，所以又名"冷

---

① （宋）窦材撰，赵宇宁、江南、郭智晓点校：《扁鹊心书》，北京：学苑出版社，2010 年，第 85–86 页。

劳"。用药注意事项是不可使用凉药，因为膏肓病正是肺部伤寒或饮食生冷后再误用凉药导致的。正确的治疗方法是施灸中府穴，同时服用金液丹、姜附汤、五膈散、撮气散等热性药，灸药并用方可治愈。

【原文点校】

《扁鹊心书·卷下·噎病》：

肺喜暖而恶寒，若寒气入肺或生冷所伤，又为庸医下凉药冰脱肺气，成膈噎病[1]。觉喉中如物塞，汤水不能下，急灸命关二百壮，自然肺气下降而愈。（噎病之多死者，皆由咽中堵塞，饮食不进，医人畏用热药，多用寒凉润取其滋补，焉能得生，用先生灸法甚妙，奈人不能信用，何哉。）①

【注释】

[1] 膈噎病：也称为"噎膈病"，指喉咙感觉有物堵塞，饮食吞咽不下、汤水不能进的病症。噎，读作 yē，指食物塞住嗓子；膈，指饮食格拒不入。

【分析】

上文介绍噎膈的病因、用药注意事项、灸疗方法。病因是寒气入肺或饮食生冷，再加上误用寒凉药导致的，严重的则可能恶化为前文的"膏肓病"。因此用药注意事项是不可使用凉药，正确的治疗方法是灼艾灸命关穴 200 炷。古月老人的参论再次强调了，噎膈如果误用凉药可能导致死亡的危害性和使用灸法可以急救的重要性。

【原文点校】

《扁鹊心书·卷下·咳嗽》：

咳嗽多清涕者，肺感风寒也，华盖散主之。若外感风寒，内伤生冷，令人胸膈作痞，咳而呕吐，五膈散主之。咳嗽烦躁者，属肾，石膏丸主之。大凡咳嗽者，忌服凉药，犯之必变他证，忌房事，恐变虚劳。久咳而额上汗出，或四肢有时微冷，间发热困倦者，乃劳咳也。急灸关元三百壮，服金液丹、保命丹、姜附汤，须早治之，迟则难救。②

---

① （宋）窦材撰，赵宇宁、江南、郭智晓点校：《扁鹊心书》，北京：学苑出版社，2010 年，第 86 页。

② （宋）窦材撰，赵宇宁、江南、郭智晓点校：《扁鹊心书》，北京：学苑出版社，2010 年，第 86-87 页。

【分析】

上文介绍咳嗽的用药注意事项和治疗方法。注意事项是不能服用凉药和戒房事（大凡咳嗽者，忌服凉药，犯之必变他证，忌房事，恐变虚劳）。治疗方法是灸疗关元穴与内服金液丹、保命丹、姜附汤等热性药并用，要早灸早治。

【原文点校】

《扁鹊心书·卷下·咳暇[1]病》：

此证方书名为哮喘，因天寒饮冷，或过食盐物[2]，伤其肺气，故喉常如风吼声，若作劳则气喘而满。须灸天突穴五十壮，重者灸中脘穴五十壮，服五膈散，或研蚯蚓二条，醋调服立愈。（哮证遇冷则作，逢劳则甚，审治得当，愈亦不难，然少有除根者，先生此法甚妙，请尝试之。）①

【注释】

[1] 咳暇：即哮喘。暇，xiá，空闲之意。

[2] 盐物：盐制品，即用食盐大量渗入食品的方式提高保存时间和风味的食物，腌制品居多。

【分析】

上文介绍哮喘的病因和治疗方法。病因是寒气入侵，或食用盐制品过多所致。治疗方法是在天突穴、中脘穴施灸，同时服五膈散或蚯蚓研末醋调服。如此，灸药并用，可收到满意疗效。

【原文点校】

《扁鹊心书·卷下·失血[1]》：

凡色欲过度，或食冷物太过，损伤脾肺之气，故令人咯血[2]。食前服钟乳粉、金液丹，食后服阿胶散而愈。若老年多于酒色，损伤脾气则令人吐血，损伤肾气则令人泻血，不早治多死。当灸关元三百壮，服姜附汤、金液丹自愈。伤肺气则血从鼻出，名曰肺衄，乃上焦热气上攻也。服金液丹或口含冷水，以郁金末调涂项后，及鼻柱上。凡肺衄不过数杯，如出至升斗者，乃脑

---

① （宋）窦材撰，赵宇宁、江南、郭智晓点校：《扁鹊心书》，北京：学苑出版社，2010年，第87页。

漏[3]也（当作脑衄为是）。由真气虚而血妄行，急针关元三寸，留二十呼立止，再灸关元二百壮，服金液丹、草神丹可保。（失血之证，世人所畏，而医人亦多缩手，其畏者为殒命之速，而成痨瘵之易，缩手者，恐不识其原，而脱体之难。不知能究其原，察其因，更观其色，辨其脉，或起于形体之劳，或成于情志之过，由于外感者易治，出于内伤者难痊。络脉与经隧有异，经隧重而络脉轻；肝脾与肺肾不同，肺肾难而肝脾易。苟不讹其治法，虽重难亦可挽回，唯在辨别其阴阳，权衡其虚实，温清补泻，各得其宜。不可畏其炎焰，专尚寒凉，逐渐消伐其生气，而致不可解者比比矣。）①

【注释】

[1] 失血：即出血。

[2] 咯血：指喉部以下的呼吸器官出血，通过咳嗽从口腔排出的过程。咯，读作 kǎ，即用力使东西从食管或气管里排出来。

[3] 脑漏：脑衄，指脑内出血并通过鼻子或口鼻大量流出。

【分析】

上文介绍了咯血、吐血、流鼻血（肺衄）、脑内出血（脑衄）等各种体内出血的病因、诊断和治疗方法。病因主要包括酒色过度、饮食生冷等；治疗方法用到灸疗的有吐血和脑内出血（脑衄）。其中，对于吐血病因主要是伤到脾气，治疗方法灸关元穴 300 壮与服姜附汤、金液丹等并用；对于脑内出血（脑衄、脑漏）病因是元气虚弱（排除意外受伤的情况），治疗方法是则针刺、灸疗、丹药三者并用，即针关元穴，再灸关元 200 壮，同时内服金液丹、草神丹。古月老人参论中强调了体内出血症不可使用寒凉药的用药原则，否则会加重病情。脑内出血属于急危重症，灸疗方法可以急救，值得今天进一步研究和临床实践。

【原文点校】

《扁鹊心书·卷下·肾厥》：

凡人患头痛，百药不效者，乃肾厥[1]。服石膏丸、黑锡丹则愈，此病多

---

① （宋）窦材撰，赵宇宁、江南、郭智晓点校：《扁鹊心书》，北京：学苑出版社，2010 年，第 87–88 页。

酒多色人则有之。(《经》云：厥成为巅疾，又云：少阴不至者厥也。头痛之证，肾虚者多，若用他药，断难奏效，惟大温补为是，温补不效其丹艾乎。)

[治验]

一人因大恼悲伤得病，昼则安静，夜则烦悗[2]，不进饮食，左手无脉，右手沉细，世医以死证论之。余曰：此肾厥病也。因寒气客脾肾二经，灸中脘五十壮，关元五百壮，每日服金液丹、四神丹。至七日左手脉生，少顷，大便下青白脓数升许，全安。此由真气大衰，非药能治，惟艾火灸之。(此证非灸法不愈，非丹药不效，二者人多不能行，医人仅用泛常药以治，其何能生。)①

【注释】

[1] 肾厥：指因肾脏严重病变、肾气衰竭导致头痛、失神、情绪波动过大等脑部疾病。

[2] 烦悗：郁闷不畅。"悗"有两个读音：读作 mán 时，为烦闷、迷惑等意；读作 mèn 时，为无心、孤独的样子等意。文中应读 mán，为烦闷之意。

【分析】

上文主要介绍肾厥的症状表现、脉象诊断、治疗方法、灸疗医案。肾厥属于大病，灸疗医案中采用灸疗与丹药并用的方法予以治疗，即灸中脘、关元等穴位，同时内服金液丹、四神丹等丹药，灸疗与丹药并用方有大效。值得注意的是，传统医学中没有单独建立脑学说，乃是把大脑归属肾气，二者精气皆以潜藏为主，故治疗脑病从肾气入手才是关键。②道医窦材将头痛等脑病归为"肾厥"，也是体现了这一点。

【原文点校】

《扁鹊心书·卷下·脾劳》：

人因饮食失节，或吐泻、服凉药致脾气受伤，令人面黄肌瘦，四肢困倦，不思饮食，久则肌肉瘦尽，骨立而死。急灸命关二百壮，服草神、金液，甚

---

① （宋）窦材撰，赵宇宁、江南、郭智晓点校：《扁鹊心书》，北京：学苑出版社，2010年，第89页。

② 颜文强：《生命内景与＜道藏＞精选药方研究》，北京：中国中医药出版社，2019年，第133–135页。

者必灸关元。①

【分析】

上文主要介绍脾劳的病因、症状表现和灸疗方法。脾劳是脾气严重受损，病因是饮食失节、或吐泻、服凉药等；症状表现是面黄肌瘦、四肢困倦（脾主肌肉）、不思饮食等；灸疗方法是施灸命关穴（食窦穴）、关元穴等，同时内服草神丹、金液丹等热性药，灸丹并用方显大效。

【原文点校】

《扁鹊心书·卷下·肾劳》：

夫人以脾为母、以肾为根，若房事、酒色太过则成肾劳，令人面黑耳焦、筋骨无力。灸关元三百壮，服金液丹可生，迟则不治。②

【分析】

上文介绍了肾劳的病因、症状表现和灸疗方法。病因是纵欲房事和饮酒过度所致；症状表现是"面黑耳焦、筋骨无力"，即脸色晦暗、骨骼弱小、容易疲劳；治疗方法是灸丹并用，即施灸关元穴 300 壮，同时内服金液丹等。

【原文点校】

《扁鹊心书·卷下·头痛》：

风寒头痛则发热、恶寒、鼻塞、肢节痛，华盖、五膈、消风散皆可主。若患头风兼头晕者，刺风府穴，不得直下针，恐伤大筋，则昏闷。向左耳横纹针下，入三四分，留去来二十呼，觉头中热麻是效。若风入太阳则偏头风，或左或右，痛连两目及齿，灸脑空穴二十一壮，其穴在脑后入发际三寸五分，再灸目窗二穴，在两耳直上一寸五分，二十一壮，左痛灸左，右痛灸右。（头风之病，证候多端，治得其法者殊少，致为终身痼疾，先生刺灸二法甚妙，无如医者不知，病者畏痛奈何。）③

---

① （宋）窦材撰，赵宇宁、江南、郭智晓点校：《扁鹊心书》，北京：学苑出版社，2010 年，第 89–90 页。

② （宋）窦材撰，赵宇宁、江南、郭智晓点校：《扁鹊心书》，北京：学苑出版社，2010 年，第 90 页。

③ （宋）窦材撰，赵宇宁、江南、郭智晓点校：《扁鹊心书》，北京：学苑出版社，2010 年，第 90–91 页。

【分析】

上文介绍了头痛的病因、症状表现和治疗方法。病因是受风寒导致；症状表现除了头痛外，还伴随头晕、发热、恶寒、鼻塞、四肢酸痛乃至牙痛、眼痛等。治疗方法有汤药、针刺、艾灸，其中采用灸法的是比较严重的偏头痛连及眼睛和牙齿，通过施灸灸脑空穴、目窗穴而取效。当然，笔者认为无论头痛轻重，都可以采用灸法，施灸穴位如风府穴、风池穴、脑空穴等；另外，由于脑部归属肾气系统，故可以加灸关元穴。

【原文点校】

《扁鹊心书·卷下·梦泄[1]》：

凡人梦交而不泄者，心肾气实也；梦而即泄者，心肾气虚也。此病生于心肾，非药可治。当用纸捻[2]长八寸，每夜紧系阴囊，天明解之，自然不泄。若肾气虚脱，寒精自出者，灸关元六百壮而愈。若人一见女子精即泄者，乃心肾大虚也，服大丹五两，甚者灸巨门[3]五十壮。（仲景云：阴寒精自出，痠削[4]不能行。可知精之不固，由于阳之不密。先生云：肾气虚脱，寒精自出，则温补下元为得法矣。世医苟明此理，以治遗精，必不专事寒凉，而治人夭枉矣。）①

【注释】

[1] 梦泄：也称为梦遗，即睡眠过程中遗精。

[2] 纸捻：用坚韧的纸条搓成的细纸绳。捻，有两个读音：读 niǎn 时，指用手指搓转、和搓成的条状物两种意思；读 niē 时，同"捏"，指用拇指和其他手指夹住。文中捻是第一个读音，指搓成的条状物。

[3] 巨门：即巨阙穴。

[4] 痠削：读作 suān xuē，指酸痛之极。"痠"同"酸"。

【分析】

上文介绍梦遗的病因、注意事项、治疗方法。男子病理性的遗精主要包括梦遗、滑精两类，前者是发生在睡梦过程中，后者为清醒状态时。病因是

---

① （宋）窦材撰，赵宇宁、江南、郭智晓点校：《扁鹊心书》，北京：学苑出版社，2010 年，第 92 页。

心肾两虚，尤其是肾虚，病机是阴寒，所以称为"寒精"。用药注意事项是不能再使用寒凉药物，否则南辕北辙加重病情。治疗方法上，对于梦遗采用纸捻系阴囊的方法，不太好操作、效果也不好保证，最好采用灸法，即施灸关元穴数百壮，精关自固；对于滑精，尤其是一见到女子就滑精，属于危症重症，必须抓紧施灸，同时服用大丹。大丹的配方和制作过程《扁鹊心书》文末有详细记载。施灸穴位文中是在巨阙穴灼艾灸50壮，由于巨阙穴是心的募穴，施灸巨阙穴可以强化心气功能。笔者认为最好施灸关元穴和巨阙穴同时增强心肾功能，效果更好。此外，无论梦遗还是滑精，都严禁手淫自慰等恶习，不看黄色图片等负面信息，同时应多看儒释道等国学经典书籍，提高哲学认知，培养积极向上的正念，提升心性修养，如此治病防病、开源节流双管齐下，才能从根本上治愈遗精病症。

【原文点校】

《扁鹊心书·卷下·骨缩[1]病》：

此由肾气虚惫，肾主骨，肾水既涸则诸骨皆枯，渐至短缩，治迟则死。须加灸艾，内服丹附之药，非寻常草木药所能治也。（凡人年老，逐渐矬[2]矮，其犹骨缩之病乎。）

[治验]

一人身长五尺，因伤酒色，渐觉肌肉消瘦，予令灸关元三百壮，服保元丹一斤，自后大便滑，小便长，饮食渐加，肌肉渐生，半年如故。①

【注释】

[1] 骨缩：即骨头缩短。

[2] 矬：读作 cuó，身材矮小之意。

【分析】

上文主要记载骨缩的病因、治疗方法和1个灸疗医案。由于肾主骨，骨骼强弱由肾气主导，因此骨缩的病因是肾气大虚，乃酒色过度导致也；治疗方法必须艾灸与丹药双管齐下，方能见效。文中的灸疗医案通过施灸关元穴300壮，

---

① （宋）窦材撰，赵宇宁、江南、郭智晓点校：《扁鹊心书》，北京：学苑出版社，2010年，第93页。

同时内服保元丹而治愈。通过这个病案，可以触类旁通发挥传统医学在引导青少年长高上的指导作用。青春期是长身体的黄金时期，要引导青少年培养积极向上的爱好兴趣，远离黄色信息，严禁手淫自慰不良习惯，不熬夜，不喝啤酒、饮料、牛奶等生冷食物，适当进行拉伸肢体的运动，温和灸关元穴、巨阙穴、中脘穴、足三里等。相信在传统医学的指导下，青少年可以长得更高。

【原文点校】

《扁鹊心书·卷下·手颤病[1]》：

四肢为诸阳之本，阳气盛则四肢实，实则四体轻便。若手足颤摇不能持物者，乃真元虚损也。常服金液丹五两，姜附汤自愈。若灸关元三百壮则病根永去矣。（手足颤摇，终身痼疾，若伤寒初起如是者，多难治。若过汗伤营而致者，宜以重剂扶阳，加以神气昏乱者，亦不治。）①

【注释】

[1] 手颤病：即手颤抖的病症，类似于现代医学的帕金森病。

【分析】

上文主要介绍手颤的病因和治疗方法。病因是"真元虚损"即肾气衰败；可以通过在关元穴施灸和服用金液丹、姜附汤等热性药的方案治愈。这对于今天帕金森病的治疗具有很好的启迪作用，值得今后进一步深入研究和应用实践。

【原文点校】

《扁鹊心书·卷下·老人便滑[1]》：

凡人年少，过食生冷、硬物、面食，致冷气积而不流，至晚年脾气一虚，则胁下如水声，有水气则大便随下而不禁，可服四神丹、姜附汤，甚者灸命关穴。此病须早治，迟则多有损人者。又脾肾两虚，则小便亦不禁，服草神丹五日即可见效。（老人大便不禁，温固灸法为妥，若连及小便而用草神丹，中有朱砂、琥珀，恐非其宜。）②

---

① （宋）窦材撰，赵宇宁、江南、郭智晓点校：《扁鹊心书》，北京：学苑出版社，2010年，第93-94页。

② （宋）窦材撰，赵宇宁、江南、郭智晓点校：《扁鹊心书》，北京：学苑出版社，2010年，第94页。

【注释】

[1] 便滑：大便滑利失禁。

【分析】

上文主要介绍老年人大便滑利失禁的病因和治疗方法。病因是食用生冷、硬物、面食太多导致冷气内积；治疗方法是施灸命关穴，同时服用四神丹、姜附汤等热性药。古月老人参论中指出"温固灸法为妥"，甚有见地。一是草神丹，含有朱砂、琥珀等，老人元气虚弱不易消化吸收；二是丹药制作不仅费时费力，且不易成功。因此采用灸法治疗，且早灸、多灸，同时以姜附汤等其他热性药代替丹药，也应能取得良好效果。

【原文点校】

《扁鹊心书·卷下·老人口干气喘》：

老人脾虚则气逆冲上逼肺，令人动作便喘，切不可用削气苦寒之药，重伤其脾，致成单腹胀之证。可服草神丹、金液丹、姜附汤而愈，甚者灸关元穴。肾脉贯肺系舌本，主营运津液，上输于肺，若肾气一虚，则不上荣，故口常干燥，若不早治，死无日矣。当灸关元五百壮，服延寿丹半斤而愈。（口干气喘，系根元虚而津液竭，庸医不思补救，犹用降削苦寒之品，不惭自己识力不真，而妄扫温补之非宜，及至暴脱，更卸过于前药之误。此辈重台下品，本不足论，但惜见者闻者，尚不知其谬妄，仍奉之如神明，重蹈覆辙者，不一而足，岂不哀哉。）①

【分析】

上文主要介绍老年人口干气喘的病因、用药注意事项、治疗方法。病因是脾虚；用药注意事项是不能使用苦寒药；治疗方法是灸药并用，重灸关元穴数百个艾炷，同时服用草神丹、金液丹、延寿丹、姜附汤等热性药。

【原文点校】

《扁鹊心书·卷下·痫证》：

---

① （宋）窦材撰，赵宇宁、江南、郭智晓点校：《扁鹊心书》，北京：学苑出版社，2010年，第94-95页。

有胎痫[1]者，在母腹中，母受惊，惊气冲胎，故生子成疾，发则仆倒，口吐涎沫，可服延寿丹，久而自愈。有气痫[2]者，因恼怒思想而成，须灸中脘穴而愈。（胎痫出于母腹，俗所谓三搐成痫者也。气痫由于七情，故大病后及忧苦人，并纵性贪口腹人率多患此。医书虽有阴阳五脏之分，然皆未得其要，而愈者盖寡。先生此法直中肯綮，予用之而获效者多矣。）

[治验]

一人病痫三年余，灸中脘五十壮即愈。

一妇人病痫已十年，亦灸中脘五十壮愈。凡人有此疾，惟灸法取效最速，药不及也。①

【注释】

[1] 胎痫：也称为"胎搐"，指出生百日内婴幼儿抽搐、牙关紧闭、口吐白沫、面青睛斜的癫痫症。

[2] 气痫：指因情绪波动严重、饮食不当或大病后等导致的癫痫症。

【分析】

上文主要介绍胎痫、气痫等癫痫的病因、治疗方法、2个灸疗医案。胎痫是胎儿在母体中，因母亲受到严重惊吓带来的病症。文中指出治疗胎痫的方法是母亲服用延寿丹，然后通过母乳喂养治疗患儿。气痫则可以采用纯灸法治疗，文中所记载的2个灸疗医案都是气痫，也是单用灸法——施灸中脘穴治愈的。如此取穴简易、操作方便的灼艾灸法，对于今天治疗癫痫仍然具有较大的现实意义，值得进一步拓展研究。

【原文点校】

《扁鹊心书·卷下·瘰疬》：

此证由忧思恼怒而成，盖少阳之脉，循胁绕颈环耳，此即少阳肝胆之气，郁结而成。亦有鼠涎堕食中，食之而生，是名鼠瘘。治法俱当于疮头上灸十五壮，以生麻油调百花膏敷之，内服平肝顺气之剂，日久自消。切不可用斑蝥、煅石、砒霜之类。（《内经》所谓陷脉为瘘，留连肉腠。此风邪外伤经脉，留滞于肉腠之间，而为瘰疬，乃外感之轻者也。《灵枢经》所谓肾藏受伤，

---

① （宋）窦材撰，赵宇宁、江南、郭智晓点校：《扁鹊心书》，北京：学苑出版社，2010年，第97页。

水毒之气出于上，而为鼠瘘。失治多至殒命，乃内伤之重者也。）①

【分析】

上文主要介绍瘰疬皮肤病的灸疗方案，即直接在瘰疬患处施灸，然后再用生麻油调百花膏外涂，同时酌服平肝顺气之药，内外兼治即可治愈。

【原文点校】

《扁鹊心书·卷下·血崩[1]》：

《经》云：女子二七而天癸至，任脉通，太冲脉盛，月事以时下。若因房事太过，或生育太多，或暴怒内损真气，致任脉崩损，故血大下，卒不可止，如山崩之骤也。治宜阿胶汤、补宫丸半斤而愈。切不可用止血药，恐变生他病，久之一崩不可为矣。若势来太多，其人作晕，急灸石门穴，其血立止。（血崩之证，乃先后天冲任经隧周身之血，悉皆不能收持，一时暴下，有如山崩水溢，不可止遏，非重剂参附补救不能生也，间有属实者，当以形证求之。）②

【注释】

[1] 血崩：指女子不在经期而突然阴道大量出血的急症。

【分析】

上文主要介绍女子血崩的病因、用药注意事项和治疗方法。病因是房事太过、生育太多或者暴怒等，导致元气大伤所致；用药注意事项是不可用寒凉止血药。正确的治疗方法是轻者服用阿胶汤、补宫丸等，重者施灸脐下石门穴。当然，由于血崩属于急症危症，因此无论轻重，先在石门穴施灸数十壮，以快速止血为第一要务，然后再服用阿胶汤、补宫丸等，这样双管齐下更为稳妥。

【原文点校】

《扁鹊心书·卷下·带下》：

子宫虚寒，浊气凝结下焦，冲任脉（即子宫也）不得相荣，故腥物时下。以补宫丸、胶艾汤治之。甚者灸胞门、子户穴[1]各三十壮，不独病愈而且

---

① （宋）窦材撰，赵宇宁、江南、郭智晓点校：《扁鹊心书》，北京：学苑出版社，2010年，第97-98页。
② （宋）窦材撰，赵宇宁、江南、郭智晓点校：《扁鹊心书》，北京：学苑出版社，2010年，第99页。

多子。（带下之证，十有九患，皆由根气虚而带脉不收引，然亦有脾虚陷下者，有湿浊不清者，有气虚不摄者。有阳虚不固者，先生单作子宫虚寒，诚为卓见。）①

【注释】

[1] 胞门、子户穴：经外奇穴，分别位于小腹关元穴的左右二寸两侧，左称胞门穴或气穴，右称子户穴。

【分析】

上文主要介绍女子带下的病因和治疗方法。病因是子宫虚寒，轻者服用补宫丸、胶艾汤，重者灸胞门、子户穴。胞门穴、子户穴对于治疗妇女带下、腹痛等妇科疾病以及不孕不育、子宫肌瘤等有奇效，文中称"不独病愈而且多子"。当然，无论轻重，对于子宫虚寒皆可施灸胞门、子户穴。这个艾灸方法对于今天不孕不育的治疗很具有现实意义。其实今天不孕不育的高发，跟现在女子的生活习惯有密切关系，如穿着露出肚脐、饮食生冷、贪图空调凉快、熬夜黑白颠倒等都是导致宫寒的重要因素。男子有这些习惯也是导致精室寒凉以及精子成活率、生命力低下的原因。因此，为了提高受孕的成功率，夫妻皆要保持起居有常、温热饮食等良好的习惯，佐以适当的艾灸疗法和食疗。

【原文点校】

《扁鹊心书·卷下·脐中及下部出脓水》：

此由真气虚脱，冲任之血不行，化为脓水，或从脐中，或从阴中，淋沥而下，不治即死。灸石门穴二百壮，服金液丹、姜附汤愈。（脐为神阙穴，上脾下肾，不可有伤，若出脓水，先后天之气泄矣，焉得不死。）②

【分析】

上文主要记载道医窦材对于脐中、阴部流出脓水的病因认识和灸疗方法。我们知道，肚脐为神阙穴，通于先天元精，阴部生殖器为先天元精邻近出口，肚脐内三寸是下丹田元精所在，《修真十书·杂著捷径》卷十八

---

① （宋）窦材撰，赵宇宁、江南、郭智晓点校：《扁鹊心书》，北京：学苑出版社，2010年，第99-100页。

② （宋）窦材撰，赵宇宁、江南、郭智晓点校：《扁鹊心书》，北京：学苑出版社，2010年，第101页。

指出："气中生神，神在上丹；精中生气，气在中丹；真水真气，合而成精，精在下丹。上田神舍，中田气府，下田精区……三丹田：两眉间为上丹田，心为中丹田，脐轮三寸为下丹田。"①此处"脐轮三寸"是平躺姿势的肚脐下（里面）的三寸，不是站立姿势的下三寸。先天真气（先天一炁）分化的元精、元气、元神分别位于两眉间的上丹田、心窝处的中丹田、肚脐内三寸的下丹田，这三者是决定人体寿命的关键。因此，在排除外伤的情况下，肚脐和阴部无故流出脓水，是先天元精大量流失、真气严重受损的表现，危在旦夕，急救方法是灼艾灸石门穴200炷，同时内服金液丹、姜附汤等热性药，方能力挽狂澜，挽回性命。

【原文点校】

《扁鹊心书·卷下·妇人卒厥[1]》：

凡无故昏倒，乃胃气闭也，灸中脘即愈。（贪食多欲之妇，多有此证。）②

【注释】

[1] 卒厥：突然昏倒。

【分析】

上文记载道医窦材急救妇女厥证的灸疗方法。传统医学中只要带有"厥"字，一般是指以昏迷倒地等为主要症状的急症。其原因主要有二：后天层面的胃气虚闭、升降失调；先天层面的肾气虚寒。因此施灸通于后天层面的中脘穴、通于先天层面的关元穴可以使患者苏醒。此处虽然是治疗"妇人卒厥"，其实无论男女老少，只要是厥证，皆可施灸中脘穴、关元穴，比单纯的针灸、点按人中穴效果要好。

【原文点校】

《扁鹊心书·卷下·产后虚劳》：

生产出血过多，或早于房事，或早作劳动，致损真气，乃成虚劳。脉弦而紧，咳嗽发热、四肢常冷，或咯血吐血，灸石门穴三百壮，服延寿丹、

① 《修真十书·杂著捷径》，《道藏》第4册，第691–692页。

② （宋）窦材撰，赵宇宁、江南、郭智晓点校：《扁鹊心书》，北京：学苑出版社，2010年，第101页。

金液丹，或钟乳粉，十日减，一月安。（凡虚劳而其脉弦紧者，病已剧矣，况在生产而出血过多者乎！急投温补，唯恐已迟，苟或昧此，尚欲滋阴，愈无日矣。）①

【分析】

上文记载女子产后虚劳的病因、诊断、症状表现、用药注意事项和治疗方法。虚劳常发病于坐月子期间，其病因是分娩时出血过多导致身体虚弱，如果加上行房事过早，或劳作太早、劳动量太大则容易引发虚劳；诊断脉象依据为脉弦而紧；症状表现是咳嗽发热、四肢发冷，严重者出现咯血（咳血）、吐血现象，此时属于重症了；用药注意事项是不可使用寒凉药物，否则有生命危险；治疗方法是灸药并用，即施灸石门穴300炷，同时服用延寿丹、金液丹、或钟乳粉等热性药、温补药，早灸早服，方能转危为安。

【原文点校】

《扁鹊心书·卷下·惊风[1]》：

风木太过，令人发搐，又积热蓄于胃脘，胃气瞀[1]闭，亦令卒仆，不知人事。先服碧霞散吐痰，次进知母黄芩汤，或青饼子、朱砂丸皆可。若脾虚发搐，或吐泻后发搐乃慢惊风也，灸中脘三十壮，服姜附汤而愈。（小儿之急惊、慢惊，犹大人中风之闭证、脱证，温清补泻，审病当而用药确，自无差讹。）②

【注释】

[1]惊风：也称为惊厥、抽风，指婴孩出现抽搐、昏迷等症状的急危病症。

[2]瞀：读作 mào，有目眩眼花、心绪紊乱、愚昧等意。

【分析】

上文记载道医窦材对于小儿惊风的症状、病因和治疗方法的认识。症状表现是突然出现抽搐、昏迷，此为急惊风，如果呕吐、腹泻后引发抽搐则是慢惊风。病因是肝风内动、胃部积热、脾气虚寒，因此病机紧扣肝、脾、胃。治疗方法，文中介绍急惊风，先服碧霞散以吐出浊痰，再服用知母黄芩汤或

---

① （宋）窦材撰，赵宇宁、江南、郭智晓点校：《扁鹊心书》，北京：学苑出版社，2010年，第101页。
② （宋）窦材撰，赵宇宁、江南、郭智晓点校：《扁鹊心书》，北京：学苑出版社，2010年，第102页。

青饼子、朱砂丸等；慢惊风则是灸中脘 30 炷，同时服用姜附汤。笔者窃以为服药对于 5 岁以下的婴幼儿来说不好操作，最好采用间接灸法与敷贴法相结合，如隔姜灸中脘穴，施灸后将朱砂丸捣碎外敷于中脘穴、巨阙穴甚至神阙穴等，具体还应该在医师指导下根据具体情况斟酌选用合适的方案，总体原则以外治法为主。

【原文点校】

《扁鹊心书·卷下·斑疹 [1]（即痘子）》：

小儿斑疹，世皆依钱氏 [2] 法治之，此不必赘。但黑泡斑及缩陷等证，古今治之，未得其法，以为火而用凉药治者，十无一生。盖此乃污血逆于皮肤，凝滞不行，久则攻心而死。黄帝正法，用霹雳汤、姜附汤。凡多死之证，但用此法，常有得生者。盖毒血死于各经，决无复还之理。唯附子健壮，峻走十二经络，故用此攻之，十中常生八九。于脐下一寸 [3]，灸五十壮，则十分无事。若以凉药凝冰其血，致遍身青黑而死，此其过也。世俗凡遇热证，辄以凉药投之，热气未去，元气又漓，此法最不良。余每遇热证，以知母五钱煎服，热即退，元气无损，此乃秘法。（钱氏之法，后世儿医咸遵守之，以五行五色而分五脏之证，以顺逆险而为难易不治之条，所用之药不过温平无奇，阳热之逆诚可救全，阴寒之逆，百无一愈。其后陈氏虽云得法，十中或救一二，不若先生之论，阐千古之秘奥，为救逆之神枢。儿医苟能奉行，自然夭枉者少矣。每见世俗一遇逆证，勿论阴阳，辄云火闭，石膏、黄连、大黄用之不厌，人皆信之，至死不悔。近时费氏《救偏琐言》一出，庸子辄又奉为典型。在证药相合者，虽偶活其一二，而阴寒之证，亦以其法治之，冤遭毒害者，不知凡几矣。）①

【注释】

[1] 斑疹：指发热过程中皮肤上出现斑块、疹子的症状。

[2] 钱氏：指宋代著名儿科医家钱乙。

[3] 脐下一寸：即阴交穴。

---

① （宋）窦材撰，赵宇宁、江南、郭智晓点校：《扁鹊心书》，北京：学苑出版社，2010 年，第 102-103 页。

【分析】

上文详细介绍了斑疹症状的诊断、用药注意事项和治疗方法。斑疹皮肤病，其中呈现红紫色、点大成片、没有突起状为"斑"；呈现红紫色、形如粟米、有突起状为"疹"。由于斑疹是发热过程伴随的症状，故看似热证，实则热少寒多、表热内寒。窦材指出即使是热证为主，也只能轻用、暂用凉药，如用知母五钱煎服，但中病即止，尤其不可使用寒药，这是用药时需要特别注意的。如果是黑斑——黑泡斑、疹子内陷的症状，则可以大胆诊断为寒证（无论患者是否发热），必须使用霹雳汤、姜附汤等热性药，同时在脐下一寸即阴交穴处施灸 50 炷以上；反之如果误用寒凉药，可能会导致全身"青黑而死"。古月老人的参论延续了窦材的观点，论述详细、中肯，体现了医家的苦口婆心。由此也可以看出，道医窦材之所以重视扶阳，是人体生命"内阳外阴"的本质决定和病情需要使然。

【原文点校】

《扁鹊心书·卷下·吐泻》：

小儿吐泻因伤食者，用珍珠散；因胃寒者，用姜附汤；吐泻脉沉细，手足冷者，灸脐下一百五十壮；慢惊吐泻灸中脘五十壮。（人家肯用姜附，小儿亦已幸矣，若灼艾至一百五十壮，以此法劝之，断乎不允，只索托之空言耳。）[1]

【分析】

上文主要介绍小儿上吐下泻的治疗方法，其中伤于饮食用珍珠散；胃中受寒用姜附汤；四肢冰冷则施灸肚脐下 150 炷，慢惊风和吐泻施灸中脘穴 50 炷。当然，如果喂药困难，可以施灸中脘穴和脐下部位。

【原文点校】

《扁鹊心书·卷下·牙疳[1]》：

胃脉络齿荣牙床，胃热则牙缝出血，犀角化毒丸主之（出《局方》）。肾虚则牙齿动摇，胃虚则牙床溃烂，急服救生丹；若齿龈黑，急灸关元五十壮。

---

① （宋）窦材撰，赵宇宁、江南、郭智晓点校：《扁鹊心书》，北京：学苑出版社，2010 年，第 104 页。

（牙齿动摇或有知其肾虚者，至牙床溃烂，谁不曰胃火上攻，敢服救主丸并灸关元者鲜矣。）①

【注释】

[1] 牙疳：牙龈溃烂肿痛甚至流脓血的口腔疾病。

【分析】

上文介绍道医窦材关于牙疳的病因诊断和治疗方法。病因是肾虚则牙齿动摇，胃虚则牙床溃烂、胃热则牙龈出血，可见牙疳病与胃、肾关系密切。治疗方法是，单纯胃热服用犀角化毒丸；牙齿松动、牙床溃烂服救生丹；如果牙龈变黑，表明肾气大衰，施灸关元穴。

【原文点校】

《扁鹊心书·卷下·秃疮 [1]》：

寒热客于发腠，浸淫成疮，久之生虫，即于头上，灸五十壮自愈。看其初起者，即是头也。②

【注释】

[1] 秃疮：又名白秃疮、头癣、癞头疮，指头部皮肤病，开始时起白痂，搔痒而逐渐蔓延成片，最好发根脱落成秃斑秃顶。

【分析】

上文主要介绍头部皮肤病秃疮的病因和灸疗方法。病因是寒热邪气侵入头部皮肤停留不通所致；灸疗方法是直接在秃疮患处尖头施灸 50 壮。

【原文点校】

《扁鹊心书·神方·钟乳粉》：

治劳咳咯血，老人上气不得卧，或膈气腹胀，久咳不止，及喉风、喉肿，两目昏障，童男女骨蒸劳热，小儿惊风，胎前产后发昏不省人事，一切虚病，能先于脐下灸三百壮，后服此药，见效如神。盖虚劳乃肾气欲脱，不能上荣于肺，此药是润肺生水之剂，后因邪说盛行，以致此药隐闲。丹溪云：多服

---

① （宋）窦材撰，赵宇宁、江南、郭智晓点校：《扁鹊心书》，北京：学苑出版社，2010年，第106页。

② （宋）窦材撰，赵宇宁、江南、郭智晓点校：《扁鹊心书》，北京：学苑出版社，2010年，第107页。

发渴淋。此言甚谬，余家大人服三十年，未尝有此疾，故敢附此。服此药须忌人参、白术二味。

石钟乳一斤煅成粉，制法见李时珍《本草》内，再入石鼎煮三炷香，研极细。每服三钱，煎粟米汤下。但此药难得真者，多以滴乳石乱之，真者浮水，性松，煅易成粉。①

【分析】

上文主要介绍钟乳粉的炮制方法及其与灸疗并用的主治功效。具体方法是在肚脐下施灸 300 壮，同时服用钟乳粉，可以治疗吐血、腹胀、久咳不止、喉风、喉肿，两目昏障、骨蒸劳热、小儿惊风、胎前产后发昏不省人事等诸多疾病，其病机概况为"虚劳"二字，所以凡是一切虚证，采用施灸关元穴和服用钟乳粉的方法可以治愈。

【原文点校】

《扁鹊心书·神方·八风汤》：

治中风半身不遂，言语蹇塞，口眼㖞斜。先灸脐下三百壮，后服此药永不再发。若不加灸，三年后仍发也。

当归、防己、人参、秦艽、官桂、防风、钗斛、芍药、黄芪、甘草、川芎、紫菀、石膏、白藓（今为"鲜"）皮、川乌、川羌活、川独活、黄芩、麻黄（去节）、干姜、远志各等分，剉为末。每服五钱，水酒各半，煎八分，食前服。②

【分析】

上文主要记载道医窦材治疗中风的灸药并用方法，即施灸脐下 300 壮，同时服用八风汤。文中详细介绍了八风汤的配方和服用方法。

【原文点校】

《扁鹊心书·神方·换骨丹》：

治中风半身不遂，言语蹇涩，失音中风者。先灸脐下三百壮，服金液丹一斤，再服此药。

---

① （宋）窦材撰，赵宇宁、江南、郭智晓点校：《扁鹊心书》，北京：学苑出版社，2010年，第117页。
② （宋）窦材撰，赵宇宁、江南、郭智晓点校：《扁鹊心书》，北京：学苑出版社，2010年，第122页。

当归、芍药、人参、铁脚威灵仙各二两，南星三两，乳香（去油）二两，没药（去油）二两，麻黄（去节）三斤，另煎汁和上药。

上各为末。先将前五味和匀，后入乳香、没药以麻黄膏和匀为丸，如弹子大。每以无灰酒下一丸，出汗，五日一服。仍常服延寿丹、金液丹。[①]

【分析】

上文主要记载道医窦材治疗中风采用灸疗与服用金液丹的方法，与上方类似，施灸方法同样是施灸脐下 300 壮，服用的药方则将八风汤换成金液丹。文中详细介绍了金液丹的配方、制作过程和服用方法等。

【原文点校】

《扁鹊心书·神方·睡圣散》：

人难忍艾火灸痛，服此即昏睡，不知痛，亦不伤人。

山茄花（八月收）、火麻花（八月收）。

（按：八月中火麻花已过时，恐作七月为是。）

收此二花时，必须端庄闭口，齐手足采之。若二人去，或笑，或言语，服后亦即笑，即言语矣。采后共为末，每服三钱，小儿只一钱，茶酒任下。一服后即昏睡，可灸五十壮，醒后再服再灸。

（按：山茄子，今谓之风茄儿，其花亦谓之曼陀罗花，火麻即大麻。今圃地所植之黄麻乃是此种。《本草纲目》云：曼陀罗花，生北土，南人亦有栽者。春生夏长，独茎直上，高四五尺，生不旁引，绿茎碧叶，叶如茄叶。八月开白花，凡六瓣，状如牵牛花而大，攒花中折，骈叶外包，朝开夜合。结实圆而有丁拐，中有小子。八月采花，九月采实。花实气味俱辛温有毒，主治诸风及寒湿脚气，惊痫脱肛等证。相传此花，笑采浸酒饮，令人笑，舞采浸酒饮，令人舞，予尝试之。饮须半酣，更令一人或笑或舞，引之乃验，又云七月采火麻子花，八月采山茄子花，阴干等分为末，热酒调服三钱。少顷，昏昏如醉，割疮、灸火不觉苦痛，盖古方也。今外科所用麻药即是此散，服之并无伤害。）[②]

---

① （宋）窦材撰，赵宇宁、江南、郭智晓点校：《扁鹊心书》，北京：学苑出版社，2010 年，第 123 页。

② （宋）窦材撰，赵宇宁、江南、郭智晓点校：《扁鹊心书》，北京：学苑出版社，2010 年，第 135 页。

【分析】

上文是道医窦材针对不能忍受灼艾灸疼痛而特地发明的具有麻醉作用的"睡圣散"，配方仅用到两味药——山茄花和火麻花。山茄花又称曼陀罗花，和火麻花一样都有麻醉作用，服用后令人昏睡，堪称神奇，这对于不能忍受艾灸疼痛和癫狂症的患者特别适用。文中详细介绍了山茄花和火麻花的采收时间、采收细节和服用药量等注意事项。当然，虽然"睡圣散"经窦材亲自验证较为安全，但今天医药界还是需要进一步深入验证和大量实践后才使用为妥。

【原文点校】

《扁鹊心书·神方·定风散》：

治破伤风及洗头、牙槽等风，牙关紧急，项背强直，角弓反张。若一二日者，服此可治，五七日者难治，须急灸脐下三百壮。

川乌（炮）二两，防风二两，雄黄一两。

共为末。每服四钱，水煎，和渣服，日三次，出汗愈。①

【分析】

上文主要介绍定风散的配方、服用方法及其与灸疗一起使用的主治功效。可以看出，破伤风、洗头风、牙槽风、牙关紧急、项背强直、角弓反张这些病症都是受风侵袭后引发的比较严重的疾病，通过施灸脐下 300 壮，与定风散并用，并做到早灸早治，可以收到满意的疗效。

【原文点校】

《扁鹊心书·神方·换骨散》：

治癞风[1]，面上黑肿，肌肉顽麻，手足疼痛，遍身生疮。先灸五藏俞穴[2]，后服此药。

乌蛇（去头尾酒煮取肉）、白花蛇（同上制法）、石菖蒲、荆芥穗、蔓荆子、天麻（酒炒）、胡首乌（小黑豆拌，蒸、晒）、白杨树皮（炒）各二两，甘草（炒）、地骨皮（酒炒）、枳壳（麸炒）、杜仲（盐水炒）、当归（酒

---

① （宋）窦材撰，赵宇宁、江南、郭智晓点校：《扁鹊心书》，北京：学苑出版社，2010年，第141页。

炒）、川芎（酒炒）、牛膝（盐水炒）各一两。

共为末。每服二钱，酒下。①

【注释】

[1] 癞风：即麻风病。

[2] 五脏俞穴：即后背足太阳膀胱经上的肺俞、心俞、肝俞、脾俞、肾俞 5 个经穴，为五脏精气灌注于背部的穴位。

【分析】

上文主要介绍换骨散的配方、服用方法及其与灸疗一起使用的主治功效。主治以麻风病为主，同时对于面上黑肿、肌肉麻木、手足疼痛、全身长疮等症状也有较好疗效，这些大部分也是麻风病的伴随症状。麻风病是一种感受风邪疠毒导致肌肤麻木不仁的慢性病，具有传染性，而通过施灸肺俞、心俞、肝俞、脾俞、肾俞 5 个穴位，和内服换骨散，灸药并用可以起到良好疗效。

【原文点校】

《扁鹊心书·神方·大青膏》：

治小儿吐泻后成慢惊，脾虚发搐，或斑疹后发搐。

乌蛇（去头尾，酒浸炙）、全蝎（十枚，去头足）、蜈蚣（五条，去头足，炙）、钟乳粉（要真者火煅研极细末，水飞净，五钱）、青黛、丁香、木香、川附子（制）各五钱，白附子（面包煨熟，一两）。

共为末，蜜丸龙眼大。每服一丸，滚水[1]下，连进二服立差。甚者灸中脘五十壮。②

【注释】

[1] 滚水：即烧至沸腾的水。

【分析】

上文主要介绍大青膏的配方、制作方法、服用药量及其与灸疗一起使用的主治功效。主治功效包括小儿慢惊风、脾虚发搐，或斑疹后发搐，这些都

---

① （宋）窦材撰，赵宇宁、江南、郭智晓点校：《扁鹊心书》，北京：学苑出版社，2010 年，第142–143 页。

② （宋）窦材撰，赵宇宁、江南、郭智晓点校：《扁鹊心书》，北京：学苑出版社，2010 年，第 145 页。

是婴童急危病症，通过施灸中脘穴 50 炷，同时服用大青膏药丸可以转危为安。值得留意的是，由于婴童服药较困难，故制作成蜜丸，然后用开水化开，慢慢服用，口感比汤药好，对于婴童来说比较能接受。当然，灼艾灸也比较痛，可以斟酌改用隔物灸，即将大青膏蜜丸捣碎作为隔药灸的媒介施灸以减轻疼痛，同时施灸后将新的大青膏药末贴敷于中脘穴，从而发挥灸疗、贴敷疗法的双重作用。

第九节　《三元延寿参赞书》灸疗的实践应用

一、《三元延寿参赞书》灸疗实践应用的特点

《三元延寿参赞书》又名《三元参赞延寿书》《三元延生参赞书》，系元代医家李鹏飞编纂的一部道医专书，成书于公元 1291 年，收入明《正统道藏》洞神部方法类。该书共有五卷，主要论述养生延年益寿的方法和注意事项，全书以"天元""地元""人元"为逻辑起点进行分类。根据该书序言可知，此"三元养生论"的思想系作者李鹏飞在早年寻母途中得自一道教医家宫道人所传授："仆生甫二周，而生母迁于淮北，壮失所在，哀号奔走淮东西者，凡三年，天悯其衷，见母于蕲之罗田。自是岁一涉淮。一日道出庞居士旧址，遇一道人，绿发童颜，问姓，曰：'宫也。'问所之，曰：'采药。'与语移日，清越可喜，同宿焉。道人夜坐达旦，问其齿，九十余矣。诘其所以寿？曰：'子闻三元之说乎？'时匆匆不暇叩。后十年戊辰，试太学至礼部，少憩飞来峰下，忽复遇其人，貌不减旧。始异之，携手同饮。因诘向语，道人曰：'此常理耳。'余稽首请之。曰：'人之寿，天元六十，地元六十，人元六十，共一百八十岁。不知戒慎，则日加损焉。精神不固，则天元之寿减矣；谋为过当，则地元之寿减矣；饮食不节，则人元之寿减矣。当宝啬而不知所爱，当禁忌而不知所避，神日以耗，病日以来，而寿日以促矣。其说皆具见于黄帝岐伯《素问》、老聃庄周及名医书中。其与孔孟无异，子归以吾说求之，无他术也。'复为余细析其说，且遗以二图，余再拜谢。蚤夜以思之，前之所为，其可悔者多矣，于是以其说，搜诸书，集而成编，

以自警焉。"① 这就交代了该书的成书背景和内容的道医属性。

由于该书主要阐释饮食起居养生之道，故涉及灸疗实践应用的内容很少，只有一段记载，即采用灸疗方法治疗狂犬咬伤："……春末夏初，犬多发狂，当戒，小弱持杖预防之。防而不免，莫出于灸。其法只就咬处牙上灸之，一日一次，灸一二三元，在意直主百二十日止。咬后便讨韭菜煮食之，日日食为佳。此病至重，世不以为意，不可不知也。"② 也就是说，该书记载灸疗实践应用的特点可以总结为采用灸疗方法与食物同用治疗狂犬咬伤。

二、原文点校、注释、分析

【原文点校】

《三元延寿参赞书·卷三》：

犬肉灸食，成消渴。白大（应为"犬"）自死，不出舌者害人……狂犬，若鼻赤起与燥者，此欲狂，其肉不堪食。（孙真人曰：春末夏初，犬多发狂，当戒，小弱持杖预防之。防而不免，莫出于灸。其法只就咬处牙上灸之，一日一次，灸一二三元[1]，在意直主百二十日止。咬后便讨韭菜煮食之，日日食为佳。此病至重，世不以为意，不可不知也。）③

【注释】

[1] 灸一二三元：似乎可以理解为两种意思，一是灸 3 炷，一是灸 6 炷。

【分析】

上文主要介绍了判断狂犬的方法和急救狂犬咬伤的灸疗方法。判断狂犬的方法是观察狗鼻子是否呈红赤与干燥状，若是则可判断为狂犬，其肉不能食用。对于狂犬咬伤，则必须在咬伤患处直接施灸 6 炷以上（最好 50 炷以上，文中的"灸一二三元"较难理解），每日施灸一次，灸满 120 天（4 个月），同时每天煮韭菜食用。我们知道，韭菜具有温中开胃、行气活血、补肾助阳的作用，灸疗与食疗并用，才能起到治疗的功效。文中也强调了要重视狂犬咬伤的治疗。当然，即使不是狂犬，但凡是狗、猫、牛、马、猪以及蜜蜂、

---

① 《三元延寿参赞书》，《道藏》第 18 册，第 527-528 页。
② 《三元延寿参赞书》，《道藏》第 18 册，第 550 页。
③ 《三元延寿参赞书》，《道藏》第 18 册，第 550 页。

马蜂、蜈蚣等咬伤，最快的办法是直接施灸患处 50 炷，同时内服干姜汤。前文《葛仙翁肘后备急方》记载了较多急救动物昆虫咬伤的灸疗方法。

第十节　《仙传外科秘方》灸疗的实践应用

一、《仙传外科秘方》灸疗实践应用的特点

《仙传外科秘方》又名《仙传外科集验方》收入《正统道藏》太平部。该书共十一卷，每卷篇首均有题为"浚仪原阳子赵宜真集"①，序中有赵宜真、吴有壬序："洪武戊午九月朔日，浚仪赵宜真原阳子序……时洪武阳复月，庐陵友兰父吴有壬序。"②序中指出是由"杨清叟所编述，以授吴宁极；宁极之子有章，以授西平善观李先生；先生以授于宜真者。"③由此可知，该书是元代杨清叟编述、明代赵宜真集，明初刊行的一部道医专书。该书所载的病症以外科为主，其中痈疽皮肤病居多；治疗方法上以药方为主，共收载药方 400 多张，因此涉及灸疗实践应用不多。从这些记载的灸疗实践应用来看，主要有以下两个特点。

一是以灸法治疗外科病效果奇佳。尽管本书采用灸法治疗的并不多，但是效果却出奇的好。如《仙传外科秘方·卷七》记载："如治瘰疬，不问年久月深者，先用箍了箍住其疮，以后用艾火从下面儿病上灸，一个起，以等下灸上去，灸到母发之处即住。每一个上用大蒜一片贴之，灸五七壮止，随灸一个，便用膏药贴之，当时一日一换，立见神效。"④文中的"瘰疬"是在人体的颈项、胸部或腋窝上长有个状或块状疙瘩的一种疾病，小的为"瘰"，大的为"疬"，统称"瘰疬"，俗称疬子颈，相当于现代医学的淋巴结核，其直接病根是患处气血不通导致结节成块，治疗起来颇为不易。而《仙传外科秘方》记载用灸法治疗却可以达到"立见神效"的效果，足见疗效奇佳。又如《仙传外科秘方·卷十》曰："治痈疽发背初生灸（应为"灸"，下同）

---

① 《仙传外科秘方》，《道藏》第 26 册，第 660 页。
② 《仙传外科秘方》，《道藏》第 26 册，第 659–660 页。
③ 《仙传外科秘方》，《道藏》第 26 册，第 659 页。
④ 《仙传外科秘方》，《道藏》第 26 册，第 681 页。

法，累试有验。凡人初觉痈疽背发，已结未结，赤热肿痛，先以湿纸覆其上，立视候其纸先干处，即是结疽头处。取大蒜切成片，如当三钱厚，安在头上，用火艾壮灸之三壮，换一蒜片，痛者灸至不痛，不痛者灸至痛时方住。最要早觉早灸为上，方发一二日者，十灸十愈；三四日者，六七愈；五六日者，三四愈；过七日，则不可灸矣。若有十数头作一处生者，用大蒜研成膏，作饼子铺疮头上，聚艾烧之，亦能安也。若背上初发赤肿，内有一粒黄如粟米者，即用独蒜切片，如前灸法治之，次日去痂，脓自溃已。"① 此处直接指出用灸法治疗痈疽皮肤病"累试有验"，足见效果很好。《仙传外科秘方·卷十》还记载了用灸法急救狂犬咬伤的外伤病："颠狗咬……灸伤处三五壮。"②"颠狗"即疯癫狗，被其咬伤，很容易得狂犬症，十分凶险，而用灸法直接在咬伤处灼艾灸疗，可以发挥艾火纯阳通窜祛毒的强劲力道，虽然很痛，但只需"灸伤处三五壮"即可治愈，足见灸法对于多种外科病的效果奇佳。

二是灸疗与药物并用。该书所用的灸法也经常与药物一起使用，包括内服中药和外用隔物灸。如上文分析第一个特点时用灸法与大蒜隔物灸治疗瘰疬病病就是灸药并用，是为外治法。《仙传外科秘方·卷十》也记载："痔疮突出，坐立不便，效速如神……生姜切薄片，放在痔上痛甚处，以熟艾作炷于姜上，灸三壮，黄水即出自消。若肛门上有两三个痔，三五日后如前法逐一灸之，屡试甚效。"③ 这是用生姜片作为隔物灸的原料治疗痔疮外科病，也是纯外治法。该卷还有隔物灸治疗伤寒内科病的方法："治伤寒结胸。大黄连（七寸）、巴豆（十四粒，去壳）。右研为末，津唾调饼子，置脐中，以艾炷灸其上，候热透腹中方止，不拘壮数，灸了即以温汤浸手帕，拭之去毒，此法屡常救人。"④"此法屡常救人"表明这种隔物灸法治疗伤寒结胸病症效果很好。《仙传外科秘方·卷九》记载了灸法与内服中药内外兼治的方法："偏肾气，以本人口为则，于脐上灸，偏在左灸右，在右灸左，然后服走马

---

① 《仙传外科秘方》，《道藏》第 26 册，第 704 页。
② 《仙传外科秘方》，《道藏》第 26 册，第 712 页。
③ 《仙传外科秘方》，《道藏》第 26 册，第 709 页。
④ 《仙传外科秘方》，《道藏》第 26 册，第 703 页。

茴香丸、茱萸内消丸各一贴（应为"帖"），以生小酒加少盐，空心吞下。"①
这是用灸法与内服中药丸马茴香丸、茱萸内消丸治疗"偏肾气"病症。此外，
《仙传外科秘方·卷十》也记载用灸法加内服汤药治疗内科急危重症："五
危证，尸厥奄然死去，不省人事，腹中气走如雷鸣。右用生姜自然汁半盏，
和酒一盏，煎令百沸，并灌服之。仍灸丹田、百会、气海穴……八危证，鬼
魇鬼击，房中被鬼打作声，叫唤不省。右用灶心土槌碎为末，每服二钱，新
汲水调下，更挑半指甲吹入鼻中，又灸两足大拇指聚毛中三七壮。"② 这是
灸疗与内服姜汁抢救尸厥奄然死去、不省人事的"五危证"和用灸法与内服
灶心土急救"鬼魇鬼击"的"八危证"，皆收到满意效果。可见，灸法与药
物并用，既可以发挥艾火强劲的的穿透性，又可以发挥药物的作用，从而达
到双管齐下的效果。

二、原文点校、注释、分析

【原文点校】

《仙传外科秘方·卷七》：

如治瘰疬，不问年久月深者，先用箍了[1]箍住其疮，以后用艾火从下面
儿病上灸，一个起，以等下灸上去，灸到母发之处即住。每一个上用大蒜一
片贴之，灸五七壮止，随灸一个，便用膏药贴之，当时一日一换，立见神效。③

【注释】

[1] 箍了：紧紧套在东西外面的圈。

【分析】

上文主要介绍瘰疬的灸疗方法。瘰疬结节硬块，按压有疼痛感；早期
没有明显不适，后期严重时则溃破流脓，伴有食欲缺乏、消瘦等症状。传
统医学认为，"瘰疬"多因湿寒束缚气血流通或风火邪毒侵扰，痰火结于
颈项，又或者因情绪抑郁、虚火内灼、炼液为痰等引起，故有"湿瘰""痰瘰"
等类型。《灵枢·寒热》曰："寒热瘰疬在于颈腋者，皆何气使生？岐伯曰：

① 《仙传外科秘方》，《道藏》第 26 册，第 696 页。
② 《仙传外科秘方》，《道藏》第 26 册，第 700 页。
③ 《仙传外科秘方》，《道藏》第 26 册，第 681 页。

此皆鼠瘘寒热之毒气也,留于脉而不去者也。"[①]因而无论是风寒、痰火亦还是情绪不舒,病因都是患处气血不通导致的。文中采用直接施灸患处和大蒜贴敷即灸、敷并用的方法起到了满意疗效。当然也可以采用隔蒜灸的方法。

【原文点校】

《仙传外科秘方·卷九》:

偏肾气[1],以本人口为则,于脐上灸,偏在左灸右,在右灸左,然后服走马茴香丸、茱萸内消丸各一贴,以生小酒加少盐,空心吞下。[②]

……

疮不痛、顶不起,灸三壮。更不痛,不治。[③]

【注释】

[1] 偏肾气:指偏于左侧或右侧的疝气,指单侧阴囊肿大、坠胀等症状。传统医学将指体内器官一部分离开正常的解剖位置称为"疝"。

【分析】

上文主要介绍疝气和不痛的疮疡的治疗方法。对于不痛的疮疡直接施灸患处。对于疝气采用灸疗与内服茴香丸、茱萸内消丸的方法。其中,灸疗部位是肚脐左右两侧,不是患处,偏左灸右、偏右灸左,但《葛仙翁肘后备急方·卷五·治卒阴肿痛、颓卵方第四十二》记载:"小儿阴疝,发时肿痛。依仙翁前灸法,随左右灸,差。"[④]"随左右灸"应是直接施灸同侧患处,即左侧灸左、右侧灸右。《扁鹊心书·卷中·疝气》记载灸气海穴也能见效:"由于肾气虚寒,凝积下焦,服草神丹,灸气海穴自愈。"[⑤]笔者以为直接施灸疝气患处更直接,同时加灸关元穴、气海穴固藏先天真气。

---

① 南京中医药大学编著:《黄帝内经灵枢译释》(第三版),上海:上海科学技术出版社,2011年,第493页。

② 《仙传外科秘方》,《道藏》第26册,第696页。

③ 《仙传外科秘方》,《道藏》第26册,第697页。

④ 《葛仙翁肘后备急方》,《道藏》第33册,第77页。

⑤ (宋)窦材撰,赵宇宁、江南、郭智晓点校:《扁鹊心书》,北京:学苑出版社,2010年,第72页。

【原文点校】

《仙传外科秘方·卷十》：

孙真人救溺死法：急解去死人[1]衣带，艾灸脐中即活。①

......

五危证，尸厥奄然死去，不省人事，腹中气走如雷鸣。右用生姜自然汁半盏，和酒一盏，煎令百沸，并灌服之。仍灸丹田、百会、气海穴。②

......

八危证，鬼魇鬼击，房中被鬼打作声，叫唤不省。右用灶心土槌碎为末，每服二钱，新汲水调下，更挑半指甲吹入鼻中，又灸两足大拇指聚毛中三七壮。③

......

治伤寒结胸：大黄连（七寸）、巴豆（十四粒，去壳）。右研为末，津唾调饼子，置脐中，以艾炷灸其上，候热透腹中方止，不拘壮数，灸了即以温汤浸手帕，拭之去毒，此法屡常救人。④

【注释】

[1] 死人：指昏死之人、未死透之人。

【分析】

上文主要记载了溺水昏死、尸厥"五危证"、鬼魇"八危证"和伤寒的灸疗方法，用到灼艾灸、灸药并用和隔药灸法。

【原文点校】

《仙传外科秘方·卷十》：

治痈疽发背初生灸法，累试有验。

凡人初觉痈疽背发，已结未结，赤热肿痛，先以湿纸覆其上，立视候其纸先干处，即是结疽头处。取大蒜切成片，如当三钱厚，安在头上，用火艾

---

① 《仙传外科秘方》，《道藏》第26册，第699页。
② 《仙传外科秘方》，《道藏》第26册，第700页。
③ 《仙传外科秘方》，《道藏》第26册，第700页。
④ 《仙传外科秘方》，《道藏》第26册，第703页。

壮灸之三壮，换一蒜片，痛者灸至不痛，不痛者灸至痛时方住。最要早觉早
灸为上，方发一二日者，十灸十愈；三四日者，六七愈；五六日者，三四愈；
过七日，则不可灸矣。若有十数头作一处生者，用大蒜研成膏，作饼子铺疮头上，
聚艾烧之，亦能安也。若背上初发赤肿，内有一粒黄如粟米者，即用独蒜切片，
如前灸法治之，次日去痂，脓自溃已。[①]

……

痔疮突出，坐立不便，效速如神，韭菜净洗，以沸汤煎泡于瓦木器内薰之，
通手沃洗，最佳也……又法，生姜切薄片，放在痔上痛甚处，以熟艾作炷于
姜上，灸三壮，黄水即出自消。若肛门上有两三个痔，三五日后如前法逐一
灸之，屡试甚效。[②]

……

颠狗咬，韭菜根捣汁多服。又桃白皮煎服，或灸伤处三五壮。又真胆矾
为末，贴疮上立愈。

蜈蚣咬，嚼茱萸擦之……又疼痛不可忍，用艾火灸伤处三五壮。又以清
油灯草点灯，以灯烟熏之亦止，不问其他毒虫伤，亦可用此熏，极验。[③]

【分析】

上文主要记载痈疽发背、痔疮和被疯狗、蜈蚣咬伤的灸疗方法。其中，
对于痈疽发背采用隔蒜灸法，对于痔疮采用隔姜灸法，对于被疯狗、蜈蚣咬
伤则采用灼艾灸法直接施灸患处。

【原文点校】

《仙传外科秘方·卷十一》：

小儿头疮胎毒，诸风热恶疮，痘疮：用黄柏、黄连、白芷、五倍子，右
四味，等分研细末，用井花水调，稀稠得所，涂开在碗内，覆架两砖上，中
空处灼艾烟熏蒸，以黑干为度，仍取下前药，再研作末，清油调涂。如有虫，

---

① 《仙传外科秘方》，《道藏》第 26 册，第 704 页。

② 《仙传外科秘方》，《道藏》第 26 册，第 709 页。

③ 《仙传外科秘方》，《道藏》第 26 册，第 712 页。

则用煎油调搽。①

……

治班（通"斑"）疹患后，睛上有物[1]：白芜荑（五十粒，去皮），蕤仁（二十粒，去皮），卢会（芦荟）、熊胆（各三钱）。右四味，同研细，用生麻油三两点调，摊在碗内；次用熟艾一块，如鸡子大，裹硇砂、乳香、砒三味各如黄豆大，三味细研，入在艾内，烧烟薰碗内药，以艾尽为度。取出细研，每用如粟米大，点目中。②

【注释】

[1] 睛上有物：指眼睛视物不明，感觉有物遮挡。

【分析】

上文主要记载孩童头部长疮和斑疹后遗症眼睛感觉有物遮挡的治疗方法。这两种都是用药物直接外涂或点患处，艾烟则起到熏药物的作用，使其增加艾火温热辛通的功效。这是道医富有特色的一种药物研制方法，将艾烟的药气十分巧妙地融入不能直接施灸的患处所用之药，从而发挥药物与艾烟双重功效，很有创意。

第十一节　《延寿神方》灸疗的实践应用

一、《延寿神方》灸疗实践应用的特点

《延寿神方》又名《延寿奇方》《寿域神方》，系明代开国君主朱元璋第十七子朱权所编撰。朱权早年英气勃发、屡建功业，"靖难之役"后受朱棣排挤打压而转向慕仙学道、业医济世，成为一名名副其实的道教医家，自号丹郉真人、涵虚子、臞仙、玄州道人、妙道真君、遐龄老人等。其一生著作颇丰，"多达一百三十七种，有书目可确考的就有一百三十五种"③，包括《注解道德经》《内丹节要》《造化钳锤》《道德性命前集》《长生久视书》《救

---

① 《仙传外科秘方》，《道藏》第 26 册，第 713 页。

② 《仙传外科秘方》，《道藏》第 26 册，第 722 页。

③ （明）朱权著，蒋力生、叶明花辑校：《朱权医学全书》，北京：中医古籍出版社，2016 年，前言第 2 页。

命索》《活人心法》《寿域神方》《乾坤生意》《续洞天清录》《运化玄枢》《臞
仙神隐》《臞仙修身秘诀》《庚辛玉册》等道医养生和药方著作①。其中《延
寿神方》共四卷，刻于明初，题为《丹郁真人涵虚子臞仙编》，全书主要以
病情诊断、药方、养生等内容为主，涉及灸疗实践应用的也不少。从该书记
载的这些灸疗实践应用来看，呈现出以下几个显著特点。

一是以灸法治疗的病症较多。该书对于灸疗实践应用广泛涉及内科、外
科、五官科、男科等各科病症。从内科病症来看，如《延寿神方·卷一·翻胃部》
采用灸法治疗胃气不降的噎食、呕吐等症："治噎食……一法：灸膻中一穴，
在玉堂下一寸六分，横直两乳间陷中，仰卧取之，灸七七壮，主气噎膈、气
呕吐等证最效，更灸中脘、通关穴，尤妙。"②《延寿神方·卷一·喘急部》
以灸疗治疗上气喘息的肺部病："治上气喘息，从大椎下第五节下、六节上
空间灸一处，随年壮。又灸两乳下黑白肉际各百壮，即愈。亦治上气，灸额
胸对乳一处，须随年壮也。"③《延寿神方·卷三·遗尿部》记载了灸疗医
治肾虚遗尿病症："治下元虚寒遗尿者，灸中极一穴，在脐下四寸，及关元
一穴，在脐下三寸，灸七壮，立效。"④从外科病症来看，如《延寿神方·卷四·痈
疽部》以灸法治疗痈疽皮肤病："治痈疽发背……治发背未成者，不知头在
何处，以湿纸搭上，先干处，热气冲上，是疮头也。就于痕上灸，如先疼痛，
灸即不痛，如先痒，至痛为度。"⑤《延寿神方·卷四·瘿瘤部》采用灸法
治疗皮肤长瘿瘤："治瘿瘤……一法：用艾炷灸十壮，即用醋磨雄黄涂纸上，
剪如螺蛳靥大，贴灸处，用膏药重贴，二日一易，候痒，挤出脓如豆粉，即愈。"⑥
瘿瘤指长在皮肤、肌肉等处的肿块，多生于颈部，有筋瘿、血瘿、肉瘿、气瘿、

① 参见（明）朱权著，蒋力生、叶明花辑校：《朱权医学全书》，北京：中医古籍出版社，2016年，
前言第1-5页。

② （明）朱权著，蒋力生、叶明花辑校：《朱权医学全书》，北京：中医古籍出版社，2016年，第80页。

③ （明）朱权著，蒋力生、叶明花辑校：《朱权医学全书》，北京：中医古籍出版社，2016年，第77页。

④ （明）朱权著，蒋力生、叶明花辑校：《朱权医学全书》，北京：中医古籍出版社，2016年，
第144页。

⑤ （明）朱权著，蒋力生、叶明花辑校：《朱权医学全书》，北京：中医古籍出版社，2016年，
第205页。

⑥ （明）朱权著，蒋力生、叶明花辑校：《朱权医学全书》，北京：中医古籍出版社，2016年，
第223页。

石瘿、骨瘤、脂瘤等多种类型，用灸法效果较好。从五官科来看主要以治疗眼疾为主，《延寿神方·卷二·眩晕部》记载用灸法治疗雀盲症："治雀盲黄昏不见物者……一法：灸大指指甲后一寸内臁，横文头白肉际，各一壮，注如小麦，大妙。"①《延寿神方·卷三·婴孺部》记载以灸法治疗疳眼症："治疳眼，灸合谷二穴各一壮，艾灶如小麦大，在手大指次指两骨间陷中者。"②"疳眼"症指眼部干涩，白睛失去润泽，黑睛生翳常伴有肿痛、口渴、腹泻等症，多因肝郁脾虚、湿毒瘀堵、久而化热所致。此处以艾灸合谷穴见效。在男科方面，该书也有不错的灸疗方，如男科《延寿神方·卷三·下部》以灸法治疗阴部肿痛之症："治男子阴卒肿痛，灸足大趾第二节下横文理正中尖五十壮，佳。又灸足大趾三壮。一法：但灸其上，又灸茎上，又灸白小腹脉上，及灸脚大趾三，中灸其上，又灸小趾头，随溃左右着灸。"③在该书记载的灸疗实践应用来看，也有不少采用灸疗抢救的急危重症，如《延寿神方·卷一·中风部》以灸疗急救中风晕倒将死的危症："治中风仆倒欲死者，灸两足大趾下横文中，随年壮数。若毒急不得行，内筋急者，灸内踝；外筋急者，灸外踝上三十壮。若有肿痹虚，取白蔹二分，附子一分，捣，服半刀圭，每日可三服，用姜汤调下。若眼上睛垂者，灸两目背后三壮。若不识人者，灸季胁头各七壮，此胁，小肋屈头也。"④《延寿神方·卷三·溺水部》以灸法抢救落水急症："冬月落水，微有气者……一法：急于人中穴及两脚大母趾离甲一韭叶许，各灸三五壮，即活。一法：急解溺者衣带，用艾灸脐中活。"⑤《延寿神方·卷四·尸厥部》记载以灸疗抢救尸厥将死危症："治尸厥，蓦然死去，四肢逆冷，不省人事，腹中气走如雷鸣，命在顷刻……一方：用生

①　（明）朱权著，蒋力生、叶明花辑校：《朱权医学全书》，北京：中医古籍出版社，2016年，第86页。

②　（明）朱权著，蒋力生、叶明花辑校：《朱权医学全书》，北京：中医古籍出版社，2016年，第154页。

③　（明）朱权著，蒋力生、叶明花辑校：《朱权医学全书》，北京：中医古籍出版社，2016年，第146页。

④　（明）朱权著，蒋力生、叶明花辑校：《朱权医学全书》，北京：中医古籍出版社，2016年，第51–52页。

⑤　（明）朱权著，蒋力生、叶明花辑校：《朱权医学全书》，北京：中医古籍出版社，2016年，第159页。

姜汁半盏，和酒煎沸灌之。仍灸丹田、百会、气海穴，各二七壮。一法：以绳围其臂腕，男左女右，绳从大椎上量下，行脊上，灸绳头五十壮。一法：灸膻中穴二十八壮。"① 可见灸法不仅对各种常规病症疗效颇佳，而且对于不少急危重症也有令人满意的急救疗效，值得今天医学界借鉴。

二是施灸部位少。该书采用灸法治病所用的部位、穴位很少，一般是一两个，如《延寿神方·卷一·寒部》采用灸法治疗心肺受寒只用到心肺骨尖两个部位："治冷病，灸心肺骨尖上三壮。"②《延寿神方·呕部》治疗反酸只在左右间使穴两个部位上施灸："治醋心……一法：灸两腕后两筋中一穴，名'间使'，各七壮。灸'心主''尺泽'亦佳。"③《延寿神方·卷二·心痛部》记载以灸疗救治心脏疼痛仅用到手中指端一个部位："治心疼恶气所中者……一法：灸手中指端三壮。"④ 尽管此处没有指明是否左右中指的指端皆用，但即使左右中指端都进行施灸也才两个部位。《延寿神方·卷二·心腹烦满部》用以治疗烦满呕逆仅在乳下一寸一个部位上施灸："卒烦满呕逆，灸乳下一寸七壮，即愈。"⑤《延寿神方·卷二·癫痫部》治疗癫狂只在阴茎上宛宛中或囊下缝其中的一个部位上施灸："心惊邪热狂语，精神不爽……一法：灸阴茎上宛宛中三壮，得小便通即愈。或囊下缝七壮，亦愈。"⑥《延寿神方·卷二·水肿部》治疗浮肿、小便淋涩也是在足内踝下白肉际上的一个部位上施灸："气促浮肿，小便涩……一法：灸足内踝下白肉际三壮，妙。"⑦同样此处没有指明是左足还是右足，但即使左右足都施灸也才用到两个部位。

---

① （明）朱权著，蒋力生、叶明花辑校：《朱权医学全书》，北京：中医古籍出版社，2016年，第230页。

② （明）朱权著，蒋力生、叶明花辑校：《朱权医学全书》，北京：中医古籍出版社，2016年，第56页。

③ （明）朱权著，蒋力生、叶明花辑校：《朱权医学全书》，北京：中医古籍出版社，2016年，第68-69页。

④ （明）朱权著，蒋力生、叶明花辑校：《朱权医学全书》，北京：中医古籍出版社，2016年，第97-98页。

⑤ （明）朱权著，蒋力生、叶明花辑校：《朱权医学全书》，北京：中医古籍出版社，2016年，第100页。

⑥ （明）朱权著，蒋力生、叶明花辑校：《朱权医学全书》，北京：中医古籍出版社，2016年，第108页。

⑦ （明）朱权著，蒋力生、叶明花辑校：《朱权医学全书》，北京：中医古籍出版社，2016年，第110-111页。

可见该书的施灸部位都较少，以发挥灼艾力专效宏的疗效。

三是灸药或灸刺并用。该书的灸疗实践应用中，不少灸疗采用药物作为媒介进行隔物灸，一些地方灸、刺手段并用。如《延寿神方·卷一·闭结部》采用蒜瓣与盐作为媒介进行隔物灸治疗大肠风闭、壅热结涩证："大肠风闭，壅热结涩……以飞盐安脐中，切蒜瓣于上，灸蒜三壮，妙。"①《延寿神方·卷三·毒虫所伤部》治疗毒蛇、蜈蚣咬伤分别用盐、蒜、皂角作为媒介进行隔物灸："治毒蛇螫人……一方：嚼盐唾其疮上，讫，灸三壮，复嚼盐唾疮上，妙……亦用独蒜切片贴伤处，灸二七壮……治蜈蚣伤，用皂角一小片，钻孔着在咬处，用艾灸三五度，立效。"②《延寿神方·卷二·惊忧喜笑部》则采用灸法与针刺法并用的手段治疗悲哭欲死重症："悲哭欲死，四肢冷而身口温者，可针人中穴三分，徐徐出之，灸百会穴三壮，可活也。"③

四是强调施灸要避开人神禁忌部位。《延寿神方·卷三·针灸部》记载了人神禁忌所在，施灸或针刺时要避开："每日人神所在：一日在足大指（通"趾"），二日在外踝，三日在腹内，四日在腰，五日在口，六日在手，七日在内踝，八日在腕，九日在□（据《针灸聚英》，此□疑为"尻"），十日在腰背，十一日在鼻柱，十二日在发际，十三日在牙齿，十四在胸脘，十五日在遍身，十六日在胸，十七日在气冲，十八日在股内，十九日在足，二十日在内踝，二十一在手小指，二十二在外踝，二十三在肝足，二十四在手阳明，二十五在足阳明，二十六在胸，二十七在膝，二十八在阴（二十七在膝，二十八在阴：此二句，《针灸聚英》作"二十七日在膝阳明分，二十八日在膝少阴分"）二十九在膝胫，三十日在足跌。"④

① （明）朱权著，蒋力生、叶明花辑校：《朱权医学全书》，北京：中医古籍出版社，2016年，第57-58页。

② （明）朱权著，蒋力生、叶明花辑校：《朱权医学全书》，北京：中医古籍出版社，2016年，第167-170页。

③ （明）朱权著，蒋力生、叶明花辑校：《朱权医学全书》，北京：中医古籍出版社，2016年，第107页。

④ （明）朱权著，蒋力生、叶明花辑校：《朱权医学全书》，北京：中医古籍出版社，2016年，第188-189页。

二、原文点校、注释、分析

【原文点校】

《延寿神方·卷一·中风部》：

治中风仆倒欲死者，灸两足大趾下横文中，随年壮数。

若毒急不得行，内筋急者，灸内踝；外筋急者，灸外踝上三十壮。若有肿痹虚，取白蔹二分，附子一分，捣，服半刀圭，每日可三服，用姜汤调下。

若眼上睛垂者，灸两目背后三壮。

若不识人者，灸季胁头各七壮，此胁，小肋屈头也。

……

若中风狂走，欲研刺人，欲自骂詈不息，称鬼语者，灸两口吻头赤肉际各一壮，又灸两肘屈中五壮，又灸背胛中间三壮，三日报灸三次。又可灸阴囊下缝三十壮。

……

中风口噤不开，涎潮吐者……一方：灸颊车二穴，在耳下五分近前动脉陷中，五十壮。

……

失音不能言，先灸天窗二穴七壮，在颈侧动脉曲颊后。

若不能言者，灸第二椎或第五椎上，五十壮。

若眼反口禁，腹中切痛者，灸阴囊下第一横纹十四壮。[①]

【分析】

上文主要记载急救中风的灸疗方法。文中列举了如晕倒、眼睛上翻、发狂、牙关紧闭、不能说话、腹痛等中风后的各种具体症状及其相应的灸疗方法。

【原文点校】

《延寿神方·卷一·破伤风部》：

破伤风，搐搦，角弓反张……一方：用人耳中垢，不拘多少，纸上焙干为末，入熟艾中和匀，做成小艾炷七个或十个，灸患处，即愈。[②]

[①]　（明）朱权著，蒋力生、叶明花辑校：《朱权医学全书》，北京：中医古籍出版社，2016年，第51-54页。

[②]　（明）朱权著，蒋力生、叶明花辑校：《朱权医学全书》，北京：中医古籍出版社，2016年，第54页。

【分析】

上文主要记载破伤风的症状和灸疗方法。其中将耳垢与艾绒一起做成艾炷施灸，很有特色。

【原文点校】

《延寿神方·卷一·寒部》：

治冷病，灸心肺骨尖上三壮。①

【分析】

上文主要记载肺部受寒的灸疗方法。

【原文点校】

《延寿神方·卷一·闭结部》：

大肠风闭[1]，壅热结涩……以飞盐[2]安脐中，切蒜瓣于上，灸蒜三壮，妙。②

【注释】

[1] 大肠风闭：指大肠受风寒导致便秘等病症。

[2] 飞盐：指飘飞的雪花。

【分析】

上文主要记载大肠受风寒导致便秘的灸疗方法，以雪花、蒜作为隔物灸的媒介。笔者以为，将寒冷的雪花放到肚脐，虽然有蒜瓣和艾火，但雪花的寒气也会伤害先天元气，故此处存疑。

【原文点校】

《延寿神方·卷一·伤寒部》：

毒病，下部生疮者，烧盐以深导之，不过三次……一方: 烧艾于管中，熏之，令烟入下部中，加雄黄少许，妙。③

……

---

① （明）朱权著，蒋力生、叶明花辑校：《朱权医学全书》，北京：中医古籍出版社，2016年，第56页。

② （明）朱权著，蒋力生、叶明花辑校：《朱权医学全书》，北京：中医古籍出版社，2016年，第57–58页。

③ （明）朱权著，蒋力生、叶明花辑校:《朱权医学全书》，北京：中医古籍出版社，2016年，第60页。

断碣病[1]，令人不相传染，密以艾灸病人床四角各一壮，勿令人知。①

【注释】

[1] 断碣病：应是说斩断疟疾的传染性。

【分析】

上文主要记载阴部生疮的艾灸疗法，阴部皮肉较薄，故不能灼艾灸，此处采用间接灸法，即用艾烟熏，如果将雄黄粉加入艾绒中制成艾炷效果更好。

【原文点校】

《延寿神方·卷一·疟部》：

禳[1]一切疟法……一方：大开口，量上下唇，以绳量心头向下，绳头尽处灸百壮。又：灸脊第三椎五十壮，发过时灸二十壮。②

【注释】

[1] 禳：祈祷消除。

【分析】

上文记载疟疾传染病的多种灸疗方法，采用灼艾灸的方式。

【原文点校】

《延寿神方·卷一·呕部》：

治醋心[1]……一法：灸两腕后两筋中一穴，名"间使"，各七壮。灸"心主""尺泽"亦佳。③

【注释】

[1] 醋心：胃酸往上涌的一种症状。

【分析】

上文记载治疗胃酸往上涌的灸法方法，即灼艾灸间使穴或心主穴（大陵

---

① （明）朱权著，蒋力生、叶明花辑校：《朱权医学全书》，北京：中医古籍出版社，2016年，第61页。

② （明）朱权著，蒋力生、叶明花辑校：《朱权医学全书》，北京：中医古籍出版社，2016年，第65-66页。

③ （明）朱权著，蒋力生、叶明花辑校：《朱权医学全书》，北京：中医古籍出版社，2016年，第68-69页。

穴）、尺泽穴等。

【原文点校】

《延寿神方·卷一·咳逆部》：

治胃膈痞满、咳逆不止……一法：灸法，妇人屈乳头向下，尽处骨间是穴。男人乳小者，以一指为率正，男左女右，与乳相直间，陷中动脉处是穴，艾炷如小豆许，灸三壮。①

【分析】

上文记载胸腔胃部肿胀、烦闷症状的灸疗方法。

【原文点校】

《延寿神方·卷一·霍乱部》：

霍乱吐泻，或因饮冷，或胃寒，或失肌，或大怒，或乘舟车，冷热胃气，令人上吐下泻，遂成霍乱，头旋眼晕，手足转筋，四肢逆冷，用药迟缓，须臾不救者……

先泻者，灸脐边一寸，男左女右十四壮，甚者三四十壮，名大肠募，洞者宜泻。

先吐者，灸心下一寸十四壮，又治下利不止、气促，灸五十壮，名巨阙，正心厌尖头下一寸是也。

先手足逆冷者，灸两足内踝上一尖骨，各七壮。不愈，又灸三阴交，在内踝尖上三寸是穴。

下利不止者，灸足大趾本节内侧白肉际，左右各七壮，名大都。

治转筋吐泻，用艾、木瓜煎汤，冷服，先用盐安舌上。

若烦闷凑满者，灸心厌下三寸七壮，名胃脘。

一方：以盐入脐中，却用艾于盐上，灸二七壮。

若绕脐痛急者，灸脐下三寸，三七壮，名关元。

霍乱先腹痛者，灸脐上十四壮，在心厌下四寸。足转筋者，灸涌泉二穴，在足心，蹶足取之，六七壮。又灸足大趾下约中一壮，神效。若腕者，灸手

---

① （明）朱权著，蒋力生、叶明花辑校：《朱权医学全书》，北京：中医古籍出版社，2016年，第69页。

腕第□（此后，底本脱一字，疑为"一"）横文对中指，七壮，名心主。

吐且下利者，灸两乳连黑外，近腹白肉际，各七壮，亦可二七壮。

若吐止而利不止者，灸脐下一寸，二七壮。

治霍乱起死灸法：以物横量人中，屈之，从心鸠尾飞量以下灸，先灸中央了，便横灸左右也。又灸脊，脊以物围，令正当心厌，又夹脊左右一寸，各七壮，是腹背各灸三处。

霍乱已死，上屋唤魂，以诸治皆至而犹不差，捧病人覆卧之，伸臂，对以绳度两肘尖，头依绳下，夹背脊大骨空中，去脊各一寸，灸之百壮。不治者，可灸肘，推已试数百人，皆灸毕即起坐，验。①

【分析】

上文主要记载霍乱肠胃疾病的各种灸疗方法。文中列举了如上吐下泻、头晕眼花、四肢痉挛、胃部胀痛烦闷等霍乱病的各种具体症状及其相应的灸疗方法，十分详细周到，可以按图索骥施灸。

【原文点校】

《延寿神方·卷一·咳嗽部》：

咳嗽薰法：每旦[1]取款冬花，如鸡弹（通"蛋"）许，蜜、井花润，内一升铁铛中。又用瓦碗钻一孔，孔内安一小竹筒，其筒稍长，碗铛相合及插筒处，皆面涂之，勿令漏气。铛□（下缺一字，疑为"下"）着炭火少时，款冬花烟自从筒出，则口含竹筒取烟，咽之。如胸中稍闷，须举头，即将指头捻住筒头，勿令漏烟，及烟尽止。凡如此五日一为，佳。至六日则饱食羊肉馎饦一顿，永安。②

【注释】

[1] 每旦：每天清晨。

【分析】

上文主要记载咳嗽的灸疗方法，只是不用艾条灸法，而是用熏款冬花烟。

---

① （明）朱权著，蒋力生、叶明花辑校：《朱权医学全书》，北京：中医古籍出版社，2016年，第71-72页。

② （明）朱权著，蒋力生、叶明花辑校：《朱权医学全书》，北京：中医古籍出版社，2016年，第74页。

款冬花是多年生草本植物款冬的干燥花蕾，清代医家张志聪分析其药效曰："款冬生于水中，花开红白，气味辛温，从阴出阳，盖禀水中之生阳，而上通肺金之药也。"[①] 清代医家邹澍《本经疏证》云："款冬花气得天之温，味具辛甘发散，本为至阳之物，特当隆冬天地闭塞之候，以坚冰为膏壤，吸霜雪以自濡，且其花不丽于茎端，不缘于叶际，偏附近于赤黑相兼之根，则不谓其能在阳吸阴以归于下，而从阴生阳不可。惊痫者，阳不依阴也。寒热邪气者，阴阳不和而相争也。治诸惊痫寒热邪气，言凡阴阳不和，阳不依阴，阴不附阳之证,得此在阳吸阴从阴生阳之物,则阴阳自相依附而和也。"[②] 可见，款冬花先升散而后旋转降下，对于肺部系统有润肺下气、止咳化痰之效。

【原文点校】

《延寿神方·卷一·喘急部》：

治上气喘息，从大椎下第五节下、六节上空间灸一处，随年壮。又灸两乳下黑白肉际各百壮，即愈。亦治上气，灸额胸对乳一处，须随年壮也。[③]

【分析】

上文主要记载气喘、呼吸不畅的灸疗方法，取穴少而精，操作方便。

【原文点校】

《延寿神方·卷一·翻胃部》：

治噎食……一法：灸膻中一穴，在玉堂下一寸六分，横直两乳间陷中，仰卧取之，灸七七壮，主气噎膈、气呕吐等证最效，更灸中脘、通关穴，尤妙。[④]

【分析】

上文主要记载噎膈（噎食）的灸疗方法。噎膈是指喉咙感觉有物堵塞、饮食吞咽不下、汤水不能进的急症，采用施灸膻中穴、中脘穴、通关穴（即阴都穴）可以收到满意疗效。

---

① （清）张志聪撰，高世栻编订，张淼、伍悦点校：《本草崇原》，北京：学苑出版社，2011年，第124页。

② （清）邹澍撰，陆拯、姜建国校点：《本经疏证》，北京：中国中医药出版社，2013年，第193页。

③ （明）朱权著，蒋力生、叶明花辑校：《朱权医学全书》，北京：中医古籍出版社，2016年，第77页。

④ （明）朱权著，蒋力生、叶明花辑校：《朱权医学全书》，北京：中医古籍出版社，2016年，第80页。

【原文点校】

《延寿神方·卷二·头疼部》：

治一切头风……一方：用片脑[1]一钱，放纸上，作卷儿，烧烟熏鼻中，吐出痰涎，即瘥。①

【注释】

[1] 片脑：即冰片、梅花脑。

【分析】

上文主要记载头风的灸疗方法。此处不是用艾烟疗法，而是用冰片烧烟熏鼻外治法。

【原文点校】

《延寿神方·卷二·眩晕部》：

治火眼[1]，用艾烧烟起，以碗盖之，候烟上碗成煤，刮下，用温水调化，洗之即差。更入黄连水，甚妙。

一方：用川山甲一片，为末，铺纸上，撚[2]绳烧烟熏之，极妙。②

……

治雀盲[3]黄昏不见物者……一法：灸大指指甲后一寸内臁，横文头白肉际，各一壮，注如小麦，大妙。③

……

治拳毛倒睫眼[4]……一方：用无名异[5]不以多少，为末，铺在纸上，撚紧，灯上点着，吹灭，于眼上熏五七次。④

【注释】

[1] 火眼：即急性结膜炎，常表现为两眼红肿赤痛、流泪充血等症状。

[2] 撚：读作 niǎn，通"捻"，用手指揉搓。

[3] 雀盲：也称鸡盲，即夜盲症。

---

① （明）朱权著，蒋力生、叶明花辑校：《朱权医学全书》，北京：中医古籍出版社，2016年，第81页。

② （明）朱权著，蒋力生、叶明花辑校：《朱权医学全书》，北京：中医古籍出版社，2016年，第85页。

③ （明）朱权著，蒋力生、叶明花辑校：《朱权医学全书》，北京：中医古籍出版社，2016年，第86–87页。

④ （明）朱权著，蒋力生、叶明花辑校：《朱权医学全书》，北京：中医古籍出版社，2016年，第88页。

[4] 拳毛倒睫眼：睫毛倒入内刺睛珠导致眼睛痛、流泪、视物不清的病症。

[5] 无名异：又名土子、铁砂等，系氧化物类矿物软锰矿的矿石，具有活血化瘀、消肿止痛等功效。

【分析】

上文主要记载急性结膜炎、夜盲症、拳毛倒睫眼的灸疗方法，包括灼艾灸法，以及用穿山甲、无名异代替艾绒做成条状熏眼的间接灸法。穿山甲现在是国家一级保护动物，故可用艾烟凝结物温水化开点眼治疗，艾烟具有温阳活血、消肿止痛的功效。

【原文点校】

《延寿神方·卷二·咽喉部》：

咽喉闭塞[1]……一方：用巴豆去壳，不拘多少，以皮纸裹，搥破，压令油渗纸上，去豆收纸。遇有患者，以纸作捻，用火点着，有焰起吹灭，带火刺喉内肿处。病势重者再刺之，有痰出或血出，即愈。如口禁不开，以此药一团安瓶中，烧熏两鼻孔内，喷涕即便口开。①

【注释】

[1] 咽喉闭塞：即喉痹。

【分析】

上文主要记载喉痹的治疗方法，其中灸疗方法起到辅佐作用，将渗透巴豆药气的条状纸烧烟熏鼻孔治疗口噤不开。

【原文点校】

《延寿神方·卷二·心痛部》：

治心疼，恶气所中者：……一法：灸手中指端三壮。②

【分析】

上文主要记载受邪气侵入导致心窝胸口疼痛的灸疗方法。

---

① （明）朱权著，蒋力生、叶明花辑校：《朱权医学全书》，北京：中医古籍出版社，2016年，第93页。

② （明）朱权著，蒋力生、叶明花辑校：《朱权医学全书》，北京：中医古籍出版社，2016年，第97–98页。

【原文点校】

《延寿神方·卷二·腹痛部》：

治小腹疼青黑[1]……一法：针手足十指头出血，灸脐中七七壮，妙。①

【注释】

[1] 小腹疼青黑：可能是急性肠胃炎、阑尾炎等。

【分析】

上文主要记载小腹疼痛呈青黑色的急症的急救方法。五脏之肝气、肾气之本色呈现，一气周流不圆，故可能是受风寒所致。文中采用针刺与灸法并用的方法进行急救。

【原文点校】

《延寿神方·卷二·心腹烦满部》：

卒烦满呕逆，灸乳下一寸七壮，即愈。一法：灸两手大拇指内边，爪后第一纹头，各一壮，又灸两手中指爪下一壮，即愈。②

【分析】

上文主要记载胸腹胀满、烦闷、呕吐的灸疗方法。

【原文点校】

《延寿神方·卷二·胁部》：

治胁痛如打……一法：以绳横两乳中间，屈绳，从乳横过痛胁下，灸绳尽处三十壮。

……

治腋下胡臭，胡者，谓胡人之臭，俗称狐臭，谬矣……一方：用胭脂安于胁下，候胭脂黑色，用小艾炷灸之，妙。③

---

① （明）朱权著，蒋力生、叶明花辑校：《朱权医学全书》，北京：中医古籍出版社，2016年，第99页。

② （明）朱权著，蒋力生、叶明花辑校：《朱权医学全书》，北京：中医古籍出版社，2016年，第100页。

③ （明）朱权著，蒋力生、叶明花辑校：《朱权医学全书》，北京：中医古籍出版社，2016年，第100–101页。

【分析】

上文主要记载两胁疼痛和腋下狐臭的灸疗方法。前者采用灼艾灸法；后者采用隔物灸，以胭脂作为媒介。

【原文点校】

《延寿神方·卷二·腰部》：

气滞腰疼……一法：灸足踵白肉际三壮。

一法：去穷骨上一寸，灸七壮，其左右一寸，又灸七壮。

一法：灸腰眼七壮。

腰痛不得俯仰正立，以小竹度其人足下，上至脐为度，以竹向后，当脊中比之，灸竹头尽处，随年壮灸之，灸毕，藏其竹，勿令人得。[①]

【分析】

上文主要记载腰痛的各种灸疗方法，采用灼艾灸法。

【原文点校】

《延寿神方·卷二·惊忧喜笑部》：

悲哭欲死，四肢冷而身口温者，可针人中穴三分，徐徐出之，灸百会穴三壮，可活也。

一法：针神道一穴，在背第五椎，针入三分或灸五壮，立效。[②]

【分析】

上文主要记载悲伤过度导致身体即将昏死过去的灸疗方法，采用针刺与灸疗并用的方法。针刺之法重在"通"，灸法则"通、补结合"，针、灸合用提高疗效。

【原文点校】

《延寿神方·卷二·癫痫部》：

---

① （明）朱权著，蒋力生、叶明花辑校：《朱权医学全书》，北京：中医古籍出版社，2016 年，第 101-102 页。

② （明）朱权著，蒋力生、叶明花辑校：《朱权医学全书》，北京：中医古籍出版社，2016 年，第 107 页。

心惊邪热狂语,精神不爽……一法:灸阴茎上宛宛中三壮,得小便通即愈。或囊下缝七壮,亦愈。

一法:灸两乳头三壮,又灸足大趾本聚毛中七壮,灸足小趾本节七壮。

……

卒中邪鬼[1],恍惚振禁者,灸人中及两手足大指爪甲本节,令艾丸在寅上,各七壮至四十壮,愈。

一法:灸天柱二穴,在颈后侧两边发际,大筋外廉陷中,针五分,灸七壮。

一法:灸神门二穴,在两手小指后掌横文下五分,动脉针三分,灸五壮。①

【注释】

[1] 邪鬼:指阴盛邪气。

【分析】

上文主要记载癫狂发作和受阴盛邪气侵入导致精神恍惚的灸疗方法,皆采用灼艾灸法。

【原文点校】

《延寿神方·卷二·消渴部》:

消渴引饮无度……一法:令病人竖其两手,剪去中指甲,于上各灸一炷如大豆,令两人发火,仍令两人吹去各指尖上艾焙[1],其火必爆。再用艾焙两个,于两脚面上二处大冲脉上,依前法,两人灸吹,亦爆高五六十。四个艾焙有四个小孔处,此其验也。其人立饮食,黄色遽退,更先灸百会穴一焙,如前法吹之,万不失一。②

【注释】

[1] 艾焙:艾炷熏灸,文中应是指燃烧中的艾炷。

【分析】

上文主要记载消渴的灸疗方法。消渴类似于今天的糖尿病,文中采用灼艾灸法进行治疗。

---

① （明）朱权著,蒋力生、叶明花辑校:《朱权医学全书》,北京:中医古籍出版社,2016年,第108页。

② （明）朱权著,蒋力生、叶明花辑校:《朱权医学全书》,北京:中医古籍出版社,2016年,第109页。

【原文点校】

《延寿神方·卷二·水肿部》：

气促[1]浮肿，小便涩……一法：灸足内踝下白肉际三壮，妙。①

【注释】

[1]气促：呼吸急促。

【分析】

上文主要记载身体水肿导致呼吸急促、小便涩痛的灸疗方法，采用灼艾灸法进行治疗。

【原文点校】

《延寿神方·卷二·痞积部》：

治痞[1]……一法：灸后脊中离四指，癖在左灸右，在右灸左，其穴与脐平。②

【注释】

[1]痞，读作 pǐ，即胸腹、心窝处阻塞、胀满的症状，也称为痞块、痞积等。

【分析】

上文主要记载胸腹心窝痞积症状的灼艾灸法。此处通过"前病后治"的方式，即胸腹之病，施灸后背穴位。

【原文点校】

《延寿神方·卷三·劳瘵[1]部》：

治男子、妇人劳怯、虚损、吐血诸证，服黑狗血，极有神效。方见"血部"。

一法：灸乳后三寸十四壮，男左女右，不止，更加壮数。又灸心下三寸六十壮，又灸乳下□（此前底本缺一字，据《圣济总录》，疑为"一"）寸

---

① （明）朱权著，蒋力生、叶明花辑校：《朱权医学全书》，北京：中医古籍出版社，2016 年，第 110–111 页。

② （明）朱权著，蒋力生、叶明花辑校：《朱权医学全书》，北京：中医古籍出版社，2016 年，第 116–117 页。

随病左右，多其壮数，即安。①

【注释】

[1] 劳瘵：也写作痨瘵，指由痨虫侵袭肺部引起的一种消耗性的传染病。

【分析】

上文主要记载劳瘵导致乏力、吐血等症状的灸疗方法。劳瘵也称为尸劳、劳极、肺痨、尸注（疰）、转注、劳注、鬼疰、虫疰、痨虫病、痨病、肺虫病、骨蒸病，以"肺痨"之称最常见和通俗，类似于现代医学的肺结核，是一种传染病，内耗性很大，是一种重症。艾火温热纯阳、通补结合，具有良好的疗效。

【原文点校】

《延寿神方·卷三·遗尿部》：

治下元虚寒遗尿者，灸中极一穴，在脐下四寸；及关元一穴，在脐下三寸，灸七壮，立效。②

【分析】

上文主要记载遗尿的灸疗方法。遗尿主要是肾气虚寒，病在下部，通过施灸小腹中极穴、关元穴，可以培本固元，从而治愈遗尿之症。

【原文点校】

《延寿神方·卷三·下部》：

治男子阴卒肿痛，灸足大趾第二节下横文理正中尖五十壮，佳。又灸足大趾三壮。一法：但灸其上，又灸茎上，又灸白小腹脉上，及灸脚大趾三，中灸其上，又灸小趾头，随溃左右着灸。

治小肠气[1]及偏坠，灸大敦二穴，在足内踝上三寸，灸七壮，亦分左右。③

【注释】

[1] 小肠气：即小肠疝气。

【分析】

上文主要记载男子阴茎疼痛、小肠疝气的灸疗方法，皆通过灼艾灸法取效。

【原文点校】

《延寿神方·卷三·婴孺[1]部》：

治疳眼[2]，灸合谷二穴各一壮，艾炷如小麦大，在手大指次指两骨间陷中者。

治客忤[3]，心腹绞痛，胀满，气冲心胸，以水渍粳米，取汁一二升饮之。口以噤者，以物强发之，兼灸鼻下人中穴三十壮，令切鼻柱下也。

……

卒忤停尸不能言者……一法：以绳横量其人口，量其脐去四面各一处，灸各三壮，令四火俱发，瘥。一法：横量口中，折之，令上头着心下，灸下头五壮。

中恶[4]短气欲死者，灸足两母趾上甲后聚毛中各十四壮，即愈。未愈又灸十四壮。①

【注释】

[1] 婴孺：幼儿孩童，泛指小孩。

[2] 疳眼：指眼睛干涩、肿痛流泪、黑睛生翳的症状，常见于小孩，故常称为疳积上目、疳眼外障等，类似于现代医学的角膜软化症。

[3] 客忤：突然遭受不明原因的邪气侵袭导致胡言乱语或昏迷的现象，也称为中恶、中邪、卒忤等，以"中邪"一词最通俗和简洁而深入民间。

[4] 中恶：即客忤、中恶、中邪。

【分析】

上文主要记载小孩疳眼和客忤（中邪）的灸疗方法。其中，疳眼通过灼

---

① （明）朱权著，蒋力生、叶明花辑校：《朱权医学全书》，北京：中医古籍出版社，2016年，第154–155页。

艾灸合谷穴治疗。小儿客忤则是急危症，常见心腹胀满、绞痛、精神恍惚等症状，而灸法强劲的温热通阳之力能够快速荡涤阴寒邪气恢复正气，故而见效最快，值得重视。

【原文点校】

《延寿神方·卷三·溺水部》：

冬月落水，微有气者……一法：急于人中穴及两脚大母趾离甲一韭叶许，各灸三五壮，即活。

一法：急解溺者衣带，用艾灸脐中活。①

【分析】

上文主要记载急救溺水淹死但尚未死透的灸疗方法。值得注意的是，冬天溺水寒冷非常，最忌讳的是用火烤取暖，此点常人误区最多。道医孙思邈训诫曰："若不先温其心，便持火炙身，冷气与火争即死。"②冬天落水寒气直接侵入体内脏腑，如果直接火烤，则火烤之火热升散之气与体内敛藏水气会在体表处相互交争、导致血气紊乱而危及生命。《孙真人备急千金要方》记载了一个"灶灰暖心"的方法："治冬月落水，冻四肢直，口噤，尚有微气者方：以大器中熬灰使暖，盛以囊，薄其心上，冷即易。心暖气通，目得转，口乃开。可温尿粥稍稍吞之即活。"③具体操作可以翻译为：用一口大炒锅先将草木灰炒至温热，装在一个布袋里，铺平敷于心口处。草木灰凉了就换温热的，如此反复多次，直到心头回暖，气血流通，则眼睛就会回转有神，嘴巴也就可以张开。同时煮一碗温热小米粥，放点童子尿，徐徐咽下，人就会活过来。当然，最快的方法可以采用渗透力强的灼艾灸法，通过施灸人中穴、神阙穴而见效。"灸脐法急救溺水"在《孙真人备急千金要方》也有记载："解死人衣，灸脐中。凡落水经一宿犹可活。"④与火烤不同的是，艾火不会停留于表面，而是渗透进体内，故而不

---

① （明）朱权著，蒋力生、叶明花辑校：《朱权医学全书》，北京：中医古籍出版社，2016年，第159页。

② 《孙真人备急千金要方》，《道藏》第26册，第499页。

③ 《孙真人备急千金要方》，《道藏》第26册，第499页。

④ 《孙真人备急千金要方》，《道藏》第26册，第499页。

会在体表处寒热相争。

【原文点校】

《延寿神方·卷三·自缢^[1]部》：

治缢死者，自朝至暮，虽已冷，尚可活。心下微温者，虽一日已上，可救。抱起死者，使绳宽解下，切不可割断绳，却与之微微撚正喉咙，放倒卧，用被盖，急用二竹管吹其两耳，一人急扯其发不放手，就用双脚踏其两肩，一人摩其胸及屈伸其手足摩将之。人如活，即以温粥饮灌之，即苏……一法：即于鼻下人中穴针灸，遂活。^①

【注释】

[1] 自缢：上吊自杀。缢音 yì，本义为吊死。

【分析】

上文主要记载上吊自杀的抢救方法，其中灸法采用施灸人中穴。《孙真人备急千金要方》也有记载抢救上吊的灸法："治自缢死方：凡救自缢死者，极须按定其心，勿截绳，手抱起徐徐解之。心下尚温者，以氈氊覆口鼻，两人吹其两耳……又方：灸四肢大节陷大指本文，名曰地袖，各七壮。"^② 方法有些类似，但施灸的部位不同，应该皆可，其中一个要点是相同的：即不能让其体内泄气，根据文中记载需留绳暖心、往两耳吹气，同时施灸人中穴等穴位进行急救。现代上吊自杀的现象已经很少，不过对于用绳子勒颈致断气的"他杀"，在医生来之前的这段黄金时间，其家人若能施灸人中穴或许能帮上忙。当然，上吊自杀是急症，古书的记载还需要验证，第一时间还是拨打 120 急救为妥。

【原文点校】

《延寿神方·卷三·毒虫所伤部》：

治毒蛇螫人，急掘地坑以埋疮处，坚筑其上，毒即入土中，须臾痛止，

---

① （明）朱权著，蒋力生、叶明花辑校：《朱权医学全书》，北京：中医古籍出版社，2016 年，第 160–161 页。

② 《孙真人备急千金要方》，《道藏》第 26 册，第 498 页。

乃出……一方：嚼盐唾其疮上，讫，灸三壮，复嚼盐唾疮上，妙……亦用独蒜切片贴伤处，灸二七壮。

……

治蜈蚣咬……一方：用笔管一个，合在伤处，用纸点灯火，烧着吹灭，将烟入笔内，用烟熏伤处，立止。

……

治蜈蚣伤，用皂角一小片，钻孔着在咬处，用艾灸三五度，立效。[①]

【分析】

上文主要记载急救被毒蛇、蜈蚣咬伤的灸疗方法。其中，被毒蛇咬伤采用隔盐灸、隔蒜灸法；如果在野外没有这些材料则挖个小坑，将伤口埋在土中，让土气吸走毒气，待艾炷准备好后再进行隔盐灸或隔蒜灸。被蜈蚣咬伤提供了两种灸法，一种以纸点燃熏烟，另一种则以皂角（钻小孔）作为媒介进行隔药灸。此外，道教典籍《葛仙翁肘后备急方》和《太清石壁记》也记载了蛇虫咬伤的灸疗急救方法。《葛仙翁肘后备急方·卷七》记载："一切蛇毒，急灸疮三五壮，则众毒不能行。"[②]《太清石壁记·卷下》记载："蛇、蝎、蜂、蚕、蜈蚣诸毒咬螫，毒盛不可忍者，以丹及酢和调泥作饼子，如榆荚大，厚薄如三重蓲叶，置疮上，以艾灸之三五炷，立止。"[③]前者直接灼艾灸法，后者以"艮雪小还丹"作为灸饼进行隔药灸。

【原文点校】

《延寿神方·卷三·恶兽所伤部》：

治马嚼人作疮，有毒，肿热疼痛，割鸡冠血沥着疮口三下。若儿马用雌鸡，骒马（母马）用雄鸡。一法：灸疮及肿上，妙。

……

治恶犬咬，先呫去恶血，灸疮中十壮，明日以去，灸一壮，满百壮乃止，忌酒。

---

① （明）朱权著，蒋力生、叶明花辑校：《朱权医学全书》，北京：中医古籍出版社，2016年，第167–170页。

② 《葛仙翁肘后备急方》，《道藏》第33册，第93页。

③ 《太清石壁记》，《道藏》第18册，第773页。

……

治风犬（即"疯犬"）咬，用胡桃半个，去肉，大粪填满，乌臼叶盖，却沓在伤处，大艾丸灸胡桃[1]壳十四壮，即愈。

……

凡犬咬，取灶心中热灰似粉，傅疮上，甚妙……灸法：熟艾、川山甲细到，黄土炒，斑猫（即"斑蝥"）不拘多少，为细末，入熟艾，捣和合匀，每一齿伤处，用乌柏叶贴疮口，灸一四壮。如无乌柏叶，用干人粪薄薄贴之灸。艾炷放小，可如小箸[2]嘴大，兼治瘰疬，灸之大效。①

【注释】

[1] 胡桃：即核桃。

[2] 箸：读作 zhù，即筷子。

【分析】

上文主要记载急救被马、疯狗咬伤的灸疗方法，既有灼艾灸，也有隔药灸法。笔者以为，根据取材简易、操作方便、急救快速的原则，但凡毒蛇、蜈蚣、蜜蜂、猫狗、蜂虫、蜘蛛等咬伤，直接灼艾灸或隔姜灸数十个艾炷，忍痛一时、转危为安、效果显著。

【原文点校】

《延寿神方·卷三·溪毒[1]部》：

治中水毒[2]……一法：急用绕遍去此疮边一寸，辄灸一处百壮，疮百壮，其毒即出。一方：用蒜捣作饼搨疮上，灸蒜上千壮，三壮一换，妙。

治中沙虱毒[3]，用大蒜十片，着热灰中温令热，断蒜，及热着疮上尽十片，复以艾灸疮上七壮，甚妙。②

【注释】

[1] 溪毒：也称为水毒、溪温、中溪、中洒、水中病等。

---

① （明）朱权著，蒋力生、叶明花辑校：《朱权医学全书》，北京：中医古籍出版社，2016 年，第 170–172 页。

② （明）朱权著，蒋力生、叶明花辑校：《朱权医学全书》，北京：中医古籍出版社，2016 年，第 175–176 页。

[2] 水毒：即溪毒病。

[3] 沙虱毒：现代医学称为恙虫病，是指由恙虫病立克次体引起的急性皮肤传染病，临床症状有发病快、发热、皮疹、焦痂、淋巴结肿大等。沙虱，又名石蚕，是一种细小而极毒的虱子。

【分析】

上文主要记载溪毒病、沙虱毒的灸疗方法。《延寿神方》这两条记载当是源自东晋道医葛洪的《葛仙翁肘后备急方》。关于溪毒病，《葛仙翁肘后备急方·卷七·治卒中射工水弩毒方》详细记载了其病因、症状、危害、灸疗方法："江南有射工毒虫，一名短狐，一名蜮，常在山间水中，人行及水浴，此虫口中横骨角弩，唧以射人形影则病，其诊法：初得或如伤寒，或似中恶，或口不能语，或恶寒热，四肢拘急，旦可暮剧，困者三日，齿间血出，不疗即死。其中人有四种，初觉则遍身体视之，其一种正黑如墨子而绕四边□□□，犯之如刺状。其一种作疮，疮久即穿陷。一种突起如石，□□□其一种如火灼人，肉熛起作疮，此种最急，并皆煞人……若见身中有此四种疮处，便急疗之。急周绕遍，去此疮边一寸，辄灸一处百壮，疮亦百壮，则（此处缺"瘥"字）……又方，葫蒜，令傅以搨疮上，灸蒜上千壮，差。"[1] 隋代医家巢元方在《诸病源候论·卷二十五·蛊毒病诸候》中分析溪毒病说："自三吴已东及南，诸山郡山县，有山谷溪源处，有水毒病，春秋辄得。一名中水，一名中溪，一名中洒（苏骇反），一名水中病，亦名溪温。令（有作"今"）人中溪，以其病与射工诊候相似，通呼溪病。其实有异，有疮是射工，无疮是溪病。"[2] 指出溪毒病是由山溪河流水中的一种邪毒引起的病证。关于沙虱毒，《葛仙翁肘后备急方·卷七·治卒中沙虱毒方》也记载："疗沙虱毒方：以大蒜十片，著热灰中，温之令热，断蒜及热注（原文'拄'）疮上，尽十片，复以艾灸疮上，七壮则良……已深者，针挑（当为'挑'）取虫子，正如疥虫，着爪上映光方见行动也，若挑得，便就上灸三四壮，则虫死病除。"[3] 可见对于溪毒病、沙虱毒，可以通过灼艾灸、隔蒜灸法或灸法与贴敷蒜瓣并

① 《葛仙翁肘后备急方》，《道藏》第 33 册，第 99 页。

② （隋）巢元方著，宋白杨校注：《诸病源候论》，北京：中国医药科技出版社，2011 年，第 143 页。

③ 《葛仙翁肘后备急方》，《道藏》第 33 册，第 100 页。

用的疗法取效。

【原文点校】

《延寿神方·卷三·针灸部》：

中风：

用百会一穴，在顶中尖陷中容豆，去前发际五寸，后发际七寸，针三分，灸七壮至七七壮。

曲鬓二穴，在两上尖，掩耳取之，针三分，灸七壮。

肩髃二穴，在肩端两骨间有陷宛宛中，举臂取之，针八分，灸五壮，可日七至二七。

曲池二穴，在肘外辅骨，曲肘横文头陷中，拱胸取之，针七分，灸七壮，可日七至二百。

风市二穴，在膝外两筋间，直舒下两手着腿，当中指尽头陷中，针五分，灸二七壮。

足三里二穴，在膝盖下三寸，胻肉外大筋内，坐而取之，针八分，灸止可百壮。

悬中，一名绝骨，虽曰外踝上，除踝三寸，必以绝骨陇处为穴，针六分，灸五壮。

若不省人事，合谷二穴（见瘫痪）。

若不能言，哑门一穴，在项后中尖，入发际五分宛宛中，倾头取之，针三分，禁灸，灸之令人哑。

人中一穴，在鼻柱下沟中，尖针四分，灸不及针，水肿唯得针此，日三壮止（据文义，当为"至"）二百。

若牙关紧，颊车二穴，在耳下八分近前曲颊端上陷中，针四分，灸七壮至二七壮。[①]

【分析】

上文主要记载中风的治疗方法，详细介绍了穴位的位置，治疗方法则采

---

① （明）朱权著，蒋力生、叶明花辑校：《朱权医学全书》，北京：中医古籍出版社，2016年，第179–180页。

用针刺与灼艾灸法并用的方式。

【原文点校】

《延寿神方·卷三·针灸部》：

瘫痪：

百会、风市、足三里、悬中。（见中风）

……

风池二穴，在脑空下发际陷中，针一寸三分，灸不及针[1]，日七至百五，炷不用大。

……

环跳一穴，在髀枢中，即砚子骨宛宛中也，侧卧，伸下足、屈上足取，针口（此前底本缺一字，据《神应经》足少阳胆经，疑为"二"）寸，灸五壮，多者五十壮。①

【注释】

[1] 灸不及针：此处不是说灸法不如针刺法有效，也不是说位置深浅，结合后文应是说灸法的治疗速度不如针法快。

【分析】

上文主要记载瘫痪的治疗方法，主要采用针刺与灼艾灸法并用的方式。

【原文点校】

《延寿神方·卷三·针灸部》：

劳瘵：

膏肓俞二穴，在第四椎下七分，五椎上三分，直准六寸，两旁各三寸半，四筋三间，去甲骨容侧指许，灸百壮止一千壮。

足三里。（见中风）

肺俞二穴，在第三椎下直四寸二分三厘，两旁各二寸，灸百壮。针中之，二日卒。

---

① （明）朱权著，蒋力生、叶明花辑校：《朱权医学全书》，北京：中医古籍出版社，2016年，第180–181页。

......

身柱一穴，在第三椎节下间，针五分，灸七七壮。

谚语二穴，在六椎下两旁各三寸，针六分，灸二七壮。

气海一穴，在脐下一寸半宛宛中，针八分，灸百壮。

肾俞二穴，在第十四椎下两旁各寸半，与脐平，以年数灸之。[①]

【分析】

上文主要记载劳瘵（即肺痨）的治疗方法，介绍了相关穴位的位置，治疗方法包括单用灼艾灸法和用针法与灸法并用的方式。

【原文点校】

《延寿神方·卷三·针灸部》：

积气[1]：

梁门二穴，在中腕分开各三寸，灸五壮，针三分。

解溪二穴，在冲阳外寸半，腕（疑误，据文义，当作"踝"）上系鞋带处，针五分，灸三壮。

关门二穴，在梁门下一寸，针八分，灸五壮。

悬枢一穴，在第十三椎节下间，伏而取之，针三分，灸三壮。

气海一穴。（见劳瘵）

章门二穴，在脐上二寸，两旁各六寸，其寸用脑（据文义，当作"胸"）前两乳间横折八寸，内之六寸。侧卧，屈上足，伸下足，取动脉灸，日七壮至五百壮。[②]

【注释】

[1] 积气：胸腹肿胀、烦闷、气不通的症状。

【分析】

上文主要记载胸腹肿胀、烦闷等积气病的治疗方法，介绍了相关穴位的

---

① （明）朱权著，蒋力生、叶明花辑校：《朱权医学全书》，北京：中医古籍出版社，2016年，第181页。

② （明）朱权著，蒋力生、叶明花辑校：《朱权医学全书》，北京：中医古籍出版社，2016年，第181–182页。

位置，治疗方法主要用针法与灸法并用的方式。

【原文点校】

《延寿神方·卷三·针灸部》：

头风：

百会、曲鬓。（见中风）

神庭一穴，在鼻直入发际五分，灸二七[1]壮，止七七壮。

上星一穴，在鼻上入发际一（此下疑脱"寸"）针三分，细细移针，泄诸阳气热气，可灸七壮。不宜多，若频灸拔气，上目不明。

聪（应为"囟"）会一穴，在上星后一寸陷中，可灸二七壮至七七壮。

前顶一穴，在聪会后寸半骨陷中，针一分，灸三壮。

风池见瘫痪。①

【注释】

[1] 二七壮：14 炷。

【分析】

上文主要记载头风病的治疗方法，介绍了相关穴位的位置，治疗方法既有单纯的灼艾灸法，也有针、灸并用的方法。

【原文点校】

《延寿神方·卷三·针灸部》：

眩晕：

天枢二穴，去脐两旁各二寸陷中，灸五壮，不宜针。

玉枕一穴，在脑后脑户两旁各（此前底本缺一字，据针灸文献，疑为"一"）寸三分，针二分，灸二壮。

卒（应为"率"）谷二穴，在耳上入发际寸半陷中宛宛中，灸三壮，针三分。

百会。（见中风）

风府一穴，在项后发际上一寸，大筋内宛宛中，针四分，禁灸，灸令人失音，

---

① （明）朱权著，蒋力生、叶明花辑校：《朱权医学全书》，北京：中医古籍出版社，2016 年，第 182 页。

或七壮。

通天二穴，在百会旁各寸半，针三分，灸三壮。

若牙关紧，针颊车（见中风）。

中脘一穴，在上脘下一寸，针八分，灸二七至百壮止。

水分一穴，在脐上一寸，水病灸之大良。禁针，针水尽即死。灸七壮至百壮。

足三里。（见中风）

期门二穴，在乳旁一寸半，直一寸半，第二筋端缝中。其寸用胸前折量，针四分，灸五壮。

巨阙一穴，在鸠尾下一寸，灸七壮至三七壮，针入三分。[①]

【分析】

上文主要介绍头部眩晕所取穴位的位置和相应的灼艾灸法，或针刺与艾灸并用的操作方法。

【原文点校】

《延寿神方·卷三·针灸部》：

胀满：

上脘一穴，在巨阙下一（此后疑脱字，据针灸文献，当补入"寸"字），灸二七壮至七七壮。

中脘。（见霍乱吐泻），随年数灸之。

下脘一穴，在中脘下二寸，灸二七壮。

……

脾俞二穴，在十一椎下两旁名寸半，针三分，灸三壮。

房室感风，名曰阴证。

关元一穴，在脐下三寸，针八分，灸百壮。

气海一穴。（见劳瘵）

涌泉二穴，在足心陷中，屈足卷指，其及在足心自见脉动处，即是。

---

① （明）朱权著，蒋力生、叶明花辑校：《朱权医学全书》，北京：中医古籍出版社，2016年，第182–183页。

一法：灸用纸实卷艾，以纸隔之，点穴于隔纸上，用力实按之，待腹内觉热，汗出即瘥。无艾，用苇纸缠数重，蘸油代之亦可，死而不苏者，可用。

医书灸三壮，针五分。①

【分析】

上文主要介绍胀满等肠胃所取穴位的位置和相应的灼艾灸法或针、灸并用的操作方法。其中，文中提到的"实按灸法"富有特色："灸用纸实卷艾，以纸隔之，点穴于隔纸上，用力实按之，待腹内觉热，汗出即瘥。"道医朱权《延寿神方》的"实按灸"记载，也为后世雷火神针、太乙神针等"实按灸法"的传承发展做了铺垫。

【原文点校】

《延寿神方·卷三·针灸部》：

脚气：

……

上廉二穴 [1]，在三里下三寸，垫足取穴，陷中是也。灸三壮，针三分。

下廉二穴 [2]，在上廉下三寸，垫足取穴，陷中是也。针八分，灸三壮。②

【注释】

[1] 上廉二穴：这里不指左右手部手阳明大肠经上的上廉穴，而是指双腿足三里下三寸的位置，又称上巨虚穴。

[2] 下廉二穴：也不是指双手的下廉穴，而是指足三里下六寸的位置，又称下巨虚穴。

【分析】

上文主要记载双足肿痛"脚气"病的灸疗方法。此处的"脚气"不是足癣。现代医学的"足癣"俗称脚气病，是指由皮肤癣菌所引起的足部皮肤起水疱、脱屑、裂口的皮肤病，具有传染性。而传统医学的"脚气"病则是指脚部肿痛、不能行走的病症。文中采用针刺与艾灸并用的方法，提供了两种治疗方法。

---

① （明）朱权著，蒋力生、叶明花辑校：《朱权医学全书》，北京：中医古籍出版社，2016年，第183–184页。

② （明）朱权著，蒋力生、叶明花辑校：《朱权医学全书》，北京：中医古籍出版社，2016年，第184页。

一是取双腿的上巨虚穴，先施灸后针刺；而是取双腿的下巨虚穴，先针刺后施灸。皆是双腿同时进行。

【原文点校】

《延寿神方·卷三·针灸部》：

各部内所用针穴：

水浆[1]一穴，在颐前唇下宛宛中，灸七壮，针三分。

神道一穴，在五椎节下间，针五分，灸七七壮。

膻中一穴，在横直两乳间陷中，仰卧取之，灸七七壮。

大陵二穴，在掌后两筋间陷中，针五分，灸三壮。

阳池二穴，在手表腕上陷中，针二分。

巨阙。（见前）

天柱二穴，夹顶后发际，大筋外廉陷中，针五分。

穷骨一穴，在脊骨尽骶骨尖处，灸七壮止七七壮。

内踝二穴，在足内踝端尖，灸七壮。

季胁，即"章门"。（见前）

天窗二穴，在颈大筋前，曲颊下扶突后，动脉应手陷中，灸三壮，针三分。

间使一穴，在掌后二寸，两筋间陷中，针三分，灸五壮。

中极一穴，在关元下一寸，针八分，灸三七壮。

凡晕针不省人事欲死者，针夺命二穴，其穴在臂脘内[2]横纹上四寸，名虾蟆肉中，是穴针五分，灸七壮。①

【注释】

[1] 水浆：即承浆穴。

[2] 臂脘内：此处应是指上手臂、下手臂相连的肘窝，不是手腕。

【分析】

上文主要介绍《延寿神方》所涉病症应用到的承浆穴、神道穴、膻中等

---

① （明）朱权著，蒋力生、叶明花辑校：《朱权医学全书》，北京：中医古籍出版社，2016年，第184–185页。

穴位的取穴位置和相应的针法、灸法，或针、灸并用的治疗方法。其中文中提到对于晕针昏迷不醒的急救方法尤其值得重视，采用针刺与艾灸并用的方式，施灸穴位是双手的夺命穴，属于经外奇穴，别名虾蟆、惺惺，位于肩髃与尺泽穴连线的中点处、当肱二头肌中，即文中描述的"臂腕内（肘窝）横纹上四寸"，针、灸此穴对于晕厥、手臂疼痛等有奇效。

【原文点校】

《延寿神方·卷三·针灸部》：

四花穴[1]法，治虚损五劳七伤：

第一次二穴：

先令患人平身正立，取一细绳蜡之，勿令展缩，顺脚底贴肉坚踏之，男左女右。其绳前头与大拇指端齐，后头令当脚跟中心，向后引绳，循肚贴肉，宜上至曲䐐中横文截断。

又令患人解发分两边，令见头缝，自囟门平分至脑后，乃平身正坐。取所截，一头令与鼻端齐，引绳向上，正循头缝至脑后，贴肉垂下，循脊骨引绳向下，至绳尽处，当脊骨以墨点记之，墨点不是灸处。又取一绳子，令患人合口，将绳子按于口上，两头至吻，却勾起绳子，中心至鼻柱根下，如此，便齐两吻截断。将此绳展令直，于前采脊骨墨点处，横量取平，勿令高下，绳子先将中折，当中以墨记之，却展开绳子横量，以绳子上墨点正压脊骨上墨点为正，两头取平，勿令高下，于绳上两头以白圈记，白圈是灸处。

次二穴：

令本人平身正坐，稍缩臂膊，取一绳绕头，向前双垂，与鸠尾齐，鸠尾是心蔽骨，人有无心蔽骨者，从胸前岐骨下量取一寸，即是鸠尾也，即双截断。却翻绳头向后项，以绳子中停取心正，令当结喉骨上，两头尖顶双垂，循脊骨，以墨点记之，墨点不是灸处。又取一绳子，令其人合口，横量，齐两吻截断。还于脊骨上，以墨点横量，如前法，绳子两头，以白圈记之，白圈是灸处。

已上二次点穴，四处同时下火灸，目（应为"日"）别各七壮至二七，累灸一百或一百五十壮为妙。候疮欲瘥，又依后法，灸二穴。

又次二穴：

以第（此后疑脱"一"字）次量口吻绳子，于第二次双绳头尽处墨点，当脊直下上竖点，令绳子中停，中心在点墨上，于上下绳尽头，以白圈两穴记之，白圈是灸处。

已上第三次点两穴，各百壮，三月三日艾佳。百日内慎饮食、房室，心静处将息。

若一月后觉未瘥，复于初穴上再灸。[①]

【注释】

[1] 四花穴：属经外奇穴，古书记载不完全一致，最常见的指后背膈俞穴2个、胆俞穴2个共4穴。文中采用绳子量取穴位的方法较繁琐。

【分析】

上文主要记载五劳七伤等虚证的灸疗方法。施灸穴位是四花穴，文中详细介绍了四花穴的取穴方法、施灸步骤，以及治疗期间需慎饮食、戒房事和保持平心静气等注意事项。

【原文点校】

《延寿神方·卷三·针灸部》：

每日人神所在[1]：

一日在足大指，二日在外踝，三日在腹内，四日在腰，五日在口，六日在手，七日在内踝，八日在脘，九日在□（据《针灸聚英》，疑为"尻"），十日在腰背，十一日在鼻柱，十二日在发际，十三日在牙齿，十四在胸脘，十五日在遍身，十六日在胸，十七日在气冲，十八日在股内，十九日在足，二十日在内踝，二十一在手小指，二十二在外踝，二十三在肝足，二十四在手阳明，二十五在足阳明，二十六在胸，二十七在膝，二十八在阴，（二十七在膝，二十八在阴：此二句，《针灸聚英》作"二十七日在膝阳明分，二十八日在膝少阴分"）二十九在膝胫，三十日在足跗。

针灸，如用山茄子即曼陀罗花，八月收，火麻子花，七月收，各半两为

---

① （明）朱权著，蒋力生、叶明花辑校：《朱权医学全书》，北京：中医古籍出版社，2016年，第187–188页。

末，小儿每服一钱，大人三钱，用热酒调下，随下腹即昏睡，急就用艾灸之。若醒再服再灸，妙，妙。①

【注释】

[1] 人神所在：是指针灸过程中根据不同的时间要避开不同的部位，以避免伤害。

【分析】

上文主要记载古代针灸理论所重视的人神禁忌理论。不同时间对应不同的人神部位，"人神"是具有特殊能量的微观粒子流，具有物质基础，不是封建迷信。这是古人在长期的临证养生实践总结出来的规律，是宇宙天体运转与体内气血流通相应相感的表现，具有客观的物质基础，具体原理今天科学界量子力学的量子效应理论或可阐释其中的部分机制，有待今后进一步研究。值得留意的是，此处为避免灼艾疼痛，也记载了服用曼陀罗花、火麻子花的配方，当是来自宋代道教医家窦材《扁鹊心书》的"睡圣散"，二者配方一致。

【原文点校】

《延寿神方·卷四·痈疽部》：

治痈疽发背……治发背未成者，不知头在何处，以湿纸搭上，先干处，热气冲上，是疮头也。就于痕上灸，如先疼痛，灸即不痛，如先痒，至痛为度。②

【分析】

上文主要记载后背长痈疽的灸疗方法。如果疮头明显可见，直接在疮头上灼艾灸；如果疮头不明显，则用湿纸蒙后背，干得快的地方即是疮头，然后施灸。

【原文点校】

《延寿神方·卷四·丁疮部》：

治丁肿，以针刺破四边，用石榴皮末着疮上，以破其四边，灸，以痛为度，

---

① （明）朱权著，蒋力生、叶明花辑校：《朱权医学全书》，北京：中医古籍出版社，2016年，第188–189页。

② （明）朱权著，蒋力生、叶明花辑校：《朱权医学全书》，北京：中医古籍出版社，2016年，第205页。

仍用帛裹疮，经宿连根自出。

……

若疮在两胁筋间，毒气欲奔心，乃色急之证也。可急于所患处尖上，灸五壮，仍于灸穴前后针，少出血。灸疮四围有疱吉，无疱凶。①

【分析】

上文主要记载疔疮肿痛的灸疗方法，包括灼艾灸法和用石榴皮研末作为媒介的隔物灸法。

【原文点校】

《延寿神方·卷四·臁疮部》：

治远年近日里外臁疮[1]……一方：以醋水洒洗数次，用雄黄末，纸包作绳，烧烟薰之，立效。②

【注释】

[1] 臁疮：指长于小腿臁骨（胫骨）的慢性皮肤溃疡。

【分析】

上文主要记载小腿胫骨处长臁疮的灸疗方法，此处不是艾灸，而是用雄黄粉代替艾绒做成雄黄灸条，点燃以烟熏患处。

【原文点校】

《延寿神方·卷四·疮疖部》：

治一切肿毒，疼痛不可忍者，用黄泥作饼印患处，灸泥上，痛即止。③

【分析】

上文主要记载疮疡肿痛的灸疗方法，以黄泥作灸饼进行隔物灸。

---

① （明）朱权著，蒋力生、叶明花辑校：《朱权医学全书》，北京：中医古籍出版社，2016年，第211页。

② （明）朱权著，蒋力生、叶明花辑校：《朱权医学全书》，北京：中医古籍出版社，2016年，第216页。

③ （明）朱权著，蒋力生、叶明花辑校：《朱权医学全书》，北京：中医古籍出版社，2016年，第217页。

【原文点校】

《延寿神方·卷四·瘿瘤部》：

治瘿瘤……一法：用艾炷灸十壮，即用醋磨雄黄涂纸上，剪如螺蛳厣大，贴灸处，用膏药重贴，二日一易，候痒，挤出脓如豆粉，即愈。①

【分析】

上文主要记载皮肤长瘿瘤的灸疗方法。文中采用灸疗与药物敷贴并用的方法进行治疗。"瘿瘤"包括"瘿"与"瘤"两类："瘿"多生长在颈部，皮宽不急，按之较软，一般不会破溃流脓，类似于现代医学的甲状腺肿瘤，常见有肉瘿、筋瘿、血瘿、气瘿、石瘿等五种，称为"五瘿"；"瘤"则全身都可以长，按之较硬，可能溃破，常见有骨瘤、脂瘤、肉瘤、脓留、血瘤、石瘤等六种，称为"六瘤"。二者统称为"五瘿六瘤"，其病因是气血凝滞结节而成，因此艾灸疗法依靠艾火强劲的通窜之力能够取得满意的疗效。

【原文点校】

《延寿神方·卷四·瘊子部》：

治瘊子[1]……一法：灸瘊子上一壮，以水滴之，立去。②

【注释】

[1] 瘊子：皮肤上长出来的黄褐色的痏疽小疙瘩，也称为疣赘、刺瘊，现代医学称为寻常疣。

【分析】

上文主要记载皮肤长瘊子的灸疗方法，直接在患处进行灼艾灸。

【原文点校】

《延寿神方·卷四·痔漏部》：

---

① （明）朱权著，蒋力生、叶明花辑校：《朱权医学全书》，北京：中医古籍出版社，2016年，第223页。

② （明）朱权著，蒋力生、叶明花辑校：《朱权医学全书》，北京：中医古籍出版社，2016年，第224页。

治五痔……一法：用艾灸对脐背脊上[1]，男三壮，女四壮。①

【注释】

[1] 对脐背脊上：与肚脐神阙穴相对的应是命门穴。

【分析】

上文主要记载肛门痔疮的灸疗方法。"五痔"是痔疮的五种具体病症，包括牡痔、牝痔、脉痔、肠痔、血痔等。痔疮，是古今比较常见的一种肛肠疾病，主要表现为排便时容易出血、灼热、疼痛、瘙痒甚至脱垂等症状，病因是瘀浊凝结于肛部。文中采用直接施灸方法，施灸部位是命门穴。《孙真人备急千金要方·卷七十一》也记载了"五痔"的灸疗方法："久冷五痔便血，灸脊中百壮。五痔便血失屎，灸回气百壮，穴在脊穷骨上。"②施灸部位不同，但都在后背上，且脊中穴、回气穴、命门穴都在督脉上，通于肛门痔疮患处，因此可以提升阳气化瘀排浊。

【原文点校】

《延寿神方·卷四·中恶部》：

凡卒死，或先病痛，或常寝卧忽绝，皆是中恶……一法：灸其唇下宛宛中承浆穴十壮。

卒中恶，短气欲死，灸足两大拇趾上甲后聚毛中各十四壮。不愈，再灸十四壮。③

【分析】

上文主要记载急救中恶（俗称中邪）欲死危症的灼艾灸方法。

【原文点校】

《延寿神方·卷四·瘴气[1]部》：

---

① （明）朱权著，蒋力生、叶明花辑校：《朱权医学全书》，北京：中医古籍出版社，2016年，第225页。

② 《孙真人备急千金要方》，《道藏》第26册，第475页。

③ （明）朱权著，蒋力生、叶明花辑校：《朱权医学全书》，北京：中医古籍出版社，2016年，第228页。

治瘴方：瘴病涎潮，精神昏愦，手足抽搐，灸涌泉穴三壮，立效。

治瘴方：瘴病兼风痰，昏不知人，灸百会七壮。

治瘴方：诸疟[2]久不已，灸大椎第□节骨下（此处，底本有阙。大椎，据针灸文献，在第三节颈骨下）三壮。痰疟寒热，灸脾俞五壮。

治瘴方：诸疟及发寒振，项直，灸大杼二穴，在第一椎两旁，相去各一寸半，灸七壮。①

【注释】

[1] 瘴气：本义指山林间湿热蒸郁而成的毒气，后引申指感受外邪导致的瘟疫传染病。

[2] 诸疟：多种疟疾传染病。

【分析】

上文主要记载瘟疫传染病的不同症状及其相应的灸疗方法，皆是采用灼艾灸法，施灸部位包括涌泉穴、大椎穴、大杼穴等。

【原文点校】

《延寿神方·卷四·尸蹶部》：

治尸厥，蓦然死去，四肢逆冷，不省人事，腹中气走如雷鸣，命在顷刻……一方：用生姜汁半盏，和酒煎沸灌之。仍灸丹田、百会、气海穴，各二七壮。

一法：以绳围其臂腕，男左女右，绳从大椎上量下，行脊上，灸绳头五十壮。

一法：灸膻中穴二十八壮。②

【分析】

上文主要记载尸厥昏死的症状和急救灸疗方法，以灼艾灸为主，同时灌服姜汁酒，以提高开窍醒神的功效。

---

① （明）朱权著，蒋力生、叶明花辑校：《朱权医学全书》，北京：中医古籍出版社，2016年，第229–230页。

② （明）朱权著，蒋力生、叶明花辑校：《朱权医学全书》，北京：中医古籍出版社，2016年，第230页。

【原文点校】

《延寿神方·卷四·鬼击部》：

治鬼击[1]胸胁，腹内绞急切痛，不可忍者，或口中吐血，或鼻中出血，或下血，灸鼻下人中穴一壮，立愈。若不瘥，再灸数壮，立效。

一法：灸脐上一寸[2]七壮，及两踵白骨际，取效。①

【注释】

[1] 鬼击：古代将胸腹部突然绞痛或出血的急性病称为鬼击病或鬼排。

[2] 脐上一寸：即分水穴，为任脉上的穴位，主治腹泻等疾病。

【分析】

上文主要记载急救"鬼击病"的症状和灸疗方法。"鬼"字表达其不明原因的意思。症状表现为腹内绞痛，或口鼻出血，或阴部流血，危在顷刻、十分危急。通过灼艾灸人中穴或分水穴等穴位有急救之效转危为安，值得进一步研究实践。

第十二节 《痰火点雪》灸疗的实践应用

一、《痰火点雪》灸疗实践应用的特点

明末道医龚居中所撰的《痰火点雪》既有对灸疗理论层面的阐述，也记载了不少灸疗的实践应用。上一章分析了其灸疗理论阐述的特点，此处分析其灸疗实践应用的特点，主要有以下几点。

一是介绍了制艾、取火、发灸疮的具体方法。该书对于灸疗的具体操作细节十分重视，详细交代了艾炷制作、点艾火、发灸疮的具体方法。如《痰火点雪·卷四·制艾法》详细阐述了艾叶选取和艾炷制作的方法："凡用艾叶须陈久者，治令细软，谓之熟艾。若生艾灸火，则伤人肌脉。故孟子云：七年之病，求三年之艾。拣取净叶，捣去尘屑，石臼中木杵捣熟，罗去渣滓，取白者，再捣至柔烂如绵为度，用炕燥，则灸火有力。"② 这就指出必须选

---

① （明）朱权著，蒋力生、叶明花辑校：《朱权医学全书》，北京：中医古籍出版社，2016年，第231页。

② （明）龚居中撰，傅国治、王庆文点校：《痰火点雪》，北京：人民卫生出版社，1996年，第96页。

择陈艾做原料，而后要捣碎"柔烂如绵"，使得艾炷干燥才能使"灸火有力"。《痰火点雪·卷四·取火法》则强调用阳燧或火珠做工具取太阳真火："凡灸火者，宜用阳燧火珠，承日取太阳真火，其次钻槐取火为良。若急卒难备，则真麻油灯或蜡烛火，以艾茎烧点于炷，滋润灸疮，至愈而不痛也。其戛金击石钻燧八木之火，皆不可用。邵子云：火无体，因物以为体，金石之火，烈于草木之火，是矣。八木者，松火难瘥，柏火伤神多汗，桑火伤肌肉，柘火伤气脉，枣火伤内消血，橘火伤营卫经络，榆火伤骨失志，竹火伤筋损目也。"①《痰火点雪·卷四·论治灸疮》则强调艾灸要发灸疮以提高疗效，并给出了发灸疮的方法："凡艾灸，须要疮发，所患即愈，不得疮发，其疾不愈。《甲乙经》云：灸疮若不发，用故履底灸令热，熨之，三日而发。今有用赤皮葱三五茎，去叶，于微火中煨热，熨疮十余遍，其疮三日自发；亦有用麻油搽之而发者；亦有用牙皂角煎汤候冷，频频点之而发者；恐气血衰，宜服四物汤滋养者，不可一概而论，灸后务令疮发乃去病也。凡贴疮，古人春用柳絮，夏用竹膜，秋用竹膜，冬用兔腹上细毛，猫腹毛亦佳。今人每用膏药贴之，日一二易，则疮易愈。未若一日两贴一易，使疮脓出多而痰除也。若欲用膏必须用真麻油入治病之药，或祛风散气，滋血疗损之药，随证入之为妙。"②此处给出了几个发灸疮的方法，十分实用，可供选择的也多。

二是灸疗病症稍少。相比较《肘后备急方》和《千金要方》，《痰火点雪》记载灸疗实践应用的稍少，仅涉及骨蒸、痨瘵梦遗，盗汗传尸、羸瘦虚损，梦中失精、上气咳逆，狂惑失志与痰瘤等病症。其中，骨蒸、痨瘵梦遗，盗汗传尸、羸瘦虚损，梦中失精、上气咳逆，狂惑失志属于内科，痰瘤病属于外科。《痰火点雪·卷四·取火法》记载了灸法治疗痰火骨蒸，痨瘵梦遗，盗汗传尸等症的方案："凡痰火骨蒸，痨瘵梦遗，盗汗传尸等症，宜灸四花六穴，膏肓二穴，肾俞二穴，肺俞二穴，足三里二穴，手合谷二穴，或膻中穴，但得穴真，无不验也。"③《痰火点雪·卷四·定四花六穴之法》

---

① （明）龚居中撰，傅国治、王庆文点校：《痰火点雪》，北京：人民卫生出版社，1996年，第96页。

② （明）龚居中撰，傅国治、王庆文点校：《痰火点雪》，北京：人民卫生出版社，1996年，第100–101页。

③ （明）龚居中撰，傅国治、王庆文点校：《痰火点雪》，北京：人民卫生出版社，1996年，第96页。

也强调用灸法治疗骨蒸痨瘵取得较好的疗效："崔氏灸骨蒸痨瘵，初得此疾，即如此法灸之，无不效者。"① "无不效者"表明灸法疗效之佳。此外，该书也介绍在膏肓穴施灸可以治疗羸瘦虚损、梦中失精、上气咳逆、狂惑失志等重症："膏肓俞穴，无所不治。主羸瘦虚损，梦中失精，上气咳逆，狂惑失志等症。取穴之法……此灸讫后，令人阳气康盛，当消息以自补养，身体平复。"②《痰火点雪·卷二·火病结核》记载了用灸法治疗皮肤长痰瘤的外科病："痰瘤结核，大者如拳，小者如栗……以艾炷于上，日灸三五壮。惟使温散，勿使过热伤皮，后不便灸也，良验。"③ "良验"表明直接在痰瘤上艾灸的疗效之佳。

　　三是详细阐述了施灸部位的具体取穴方法。这是该书一大特点，为了防止在施灸时穴位取穴不准或产生偏差，该书不厌其烦地阐述具体取穴的详细步骤。如《痰火点雪·卷四·定四花六穴之法》详细介绍了定四花六穴的具体方法："先用细绳一条，约三四尺，以蜡抽之，勿令展缩，以病人脚底贴肉量。男取左足，女取右足，从足大拇指头齐起，从脚板底，当脚根中心向后引绳，循脚肚贴肉直上，至膝腕曲叉中大横纹截断。次令病人解发分开两边，全见头缝，自囟门平分至脑后，乃平身正坐，取前所截绳子，一头从鸠尾齐，引绳向上，正循头缝至脑后贴肉垂下，循脊骨引绳向下，至绳尽处，当脊骨，以墨点记（此墨不是灸穴）。别以稻秆心，令病人合口，将秆心按于口上，两头至吻，却勾起秆心中心至鼻端根下，如人字样，齐两吻截断，将秆展直，于先在脊中墨记处，取中横量点之，此是灸穴，名曰患门二穴。初灸七壮，累灸至一百壮，妙。初只灸此二穴，次令其人平身正坐，稍缩臂膊，取一绳绕项向前平结喉骨，骨平大杼骨，俱以墨点记。向前双垂，下与鸠尾齐，截断，灸鸠尾穴。无却翻绳向后，以绳头齐会处，以墨点记（此亦不是灸穴）。别取秆心，令其人合口，无得动笑，横量两吻，截断，还于背上墨记处，折中横量两头点之，此是灸穴。又将其秆心循脊直量，上下点之，此是灸穴，名'四

---

① （明）龚居中撰，傅国治、王庆文点校：《痰火点雪》，北京：人民卫生出版社，1996年，第96页。

② （明）龚居中撰，傅国治、王庆文点校：《痰火点雪》，北京：人民卫生出版社，1996年，第97—98页。

③ （明）龚居中撰，傅国治、王庆文点校：《痰火点雪》，北京：人民卫生出版社，1996年，第31页。

花穴'。"①《痰火点雪·卷四·＜千金方＞论取膏肓俞穴法》则介绍了唐代道教医家孙思邈《千金方》的取膏肓俞穴的方法，十分详尽："膏肓俞穴无所不治……取穴之法，令人正坐，曲肘伸两手，以臂着膝前，令正直，手大指与膝头齐，以物支肘，勿令臂得摇动，从胛骨上角摸索至胛骨下头，其间当有四肋三间，灸中间，依胛骨之里，肋间深处是穴，骨容侧指许，摩筋肉之表，筋骨空处。按之但觉牵引骨节动，须灸胛中各一穴，至六百壮，多至千壮。当觉气下砻砻然如水壮（应为'状'），亦当有所下出，若无停痰宿饮，则无所下也。若病已困，不能正坐，当令侧卧，挽上臂令前求取穴，灸之也。求穴大较，以右手从左肩住指头，表所不及者是也。左手亦然，乃以前法灸之。若不能正坐，但伸两臂亦可，伏衣襆上，伸两臂，令人挽两胛骨使相推，不尔，胛骨遮穴不可得也。所伏衣襆，当大小常定，不尔则失其穴。此灸讫后，令人阳气康盛，当消息以自补养，身体平复，其穴在五柱之上，四柱之下，横去六寸许，相准望取之。论曰：昔秦缓不救晋侯之疾，以在膏之下，肓之上，针药所不及，即此穴也。孙真人笑其拙，不能求得此穴，所以病疴难遗。若能用心得而灸之，无疾不愈矣。明载于此，学者仔细详审，依法取之，无不得其真穴也。一法，医者先自坐，以目平正，却于壁上，以墨作一大图，却令患者正坐，常使其目视图，无得斜视别处，此良法也。令灸人正坐，曲脊仰脊依法，医者以指头后脊骨一节为一寸。自一柱至五柱，逐一以墨点记，令上下端直分明，且人有颈骨者，亦有无者，当以平肩为一柱是也。以四柱至五柱，用秆心比量两柱上下远近，摺为三分，亦以墨点脊上柱间，取第四柱下二分微多，五柱上一分微少，用笔点定，横过相去六寸之中，左右以为两穴交下远近之准。大要两柱上下，合同身寸，一寸三分七厘微缩，有无大段长短不同。以参诸《甲乙经》，自大杼至尾骶骨作二十一柱，量三尺之数分之。若柱节分明，纵之尺寸不同，穴以柱数为定。若人肥大背厚，骨节难寻，当以平脐十四柱命门穴为准，上自大杼，下至命门，摺为一十四柱，每柱一寸三分，合其穴无不真也。"②作者十分耐心地介绍施灸取穴之法，可谓苦

---

① （明）龚居中撰，傅国治、王庆文点校：《痰火点雪》，北京：人民卫生出版社，1996年，第96-97页。

② （明）龚居中撰，傅国治、王庆文点校：《痰火点雪》，北京：人民卫生出版社，1996年，第97-98页。

口婆心。《痰火点雪·卷四·论点穴》还介绍了不同体型的取穴的注意事项："《千金》云：人有老少，体有长短，肤有肥瘦，皆须精思斟量，准而折之。又以肌肉纹理节解缝会宛陷之中是，以手按之，病者快然。如此仔细安详用心者，乃能得之尔。又云：或身短而手长，或身长而手短，或胸腹长，或胸腹短，或大或小，又不可以一概而论也。凡点穴法，皆要平正，四体无使歪斜，灸时恐穴不正，徒坏好肉尔。若坐点则坐灸，卧点则卧灸，立点则立灸，反此，一动则不得真穴矣。凡灸先阳后阴，先上后下，先少后多，皆宜审之。"[①]这些宝贵的施灸取穴经验和详细的操作步骤为我们采用灸疗治病提供了按图索骥的方案，十分难得。

二、原文点校、注释、分析

【原文点校】

《痰火点雪·卷二·火病结核》：

痰瘤[1]结核，大者如拳，小者如栗，用南星[2]研末，醋调作饼贴之，或以艾炷于上，日灸三五壮。惟使温散，勿使过热伤皮，后不便灸也，良验。[②]

【注释】

[1] 痰瘤：指生于腮下或肋腹等处的脂肪瘤。

[2] 南星：一指虎掌，即是天南星科半夏属多年生草本植物；二指天南星。此处应是指虎掌，药用部位为根茎，有散结消肿、燥湿化痰等功效。

【分析】

上文主要介绍痰瘤（脂肪瘤）的症状表现和灸疗方法，采用灼艾灸法直接施灸患处。

【原文点校】

《痰火点雪·卷四·制艾法》：

凡用艾叶须陈久者，治令细软，谓之熟艾。若生艾灸火，则伤人肌脉。故孟子云：七年之病，求三年之艾。拣取净叶，捣去尘屑，石臼中木杵捣熟，

---

① （明）龚居中撰，傅国治、王庆文点校：《痰火点雪》，北京：人民卫生出版社，1996年，第99页。
② （明）龚居中撰，傅国治、王庆文点校：《痰火点雪》，北京：人民卫生出版社，1996年，第31页。

罗去渣滓，取白者，再捣至柔烂如绵为度，用炫燥，则灸火有力。[①]

【分析】

上文主要介绍艾叶选取和艾炷制作的方法，强调艾绒捣碎标准是"柔烂如绵"，才能使灸火渗透力强。

【原文点校】

《痰火点雪·卷四·取火法》：

凡灸火者，宜用阳燧火珠，承日取太阳真火，其次钻槐取火为良。若急卒难备，则真麻油灯或蜡烛火，以艾茎烧点于炷，滋润灸疮，至愈而不痛也。其戞金击石钻燧八木之火，皆不可用。邵子云：火无体，因物以为体，金石之火，烈于草木之火，是矣。八木者，松火难瘥，柏火伤神多汗，桑火伤肌肉，柘火伤气脉，枣火伤内消血，橘火伤营卫经络，榆火伤骨失志，竹火伤筋损目也。

凡痰火骨蒸痨瘵，梦遗盗汗传尸等症，宜灸四花六穴、膏肓二穴、肾俞二穴、肺俞二穴、足三里二穴、手合谷二穴，或膻中穴，但得穴真，无不验也。[②]

【分析】

上文主要分析点燃艾炷所用火源的优劣：最好取自太阳真火，其次槐木之火或真麻油灯或蜡烛火；同时强调松火、柏火、桑火、柘火、枣火、橘火、榆火、竹火等八木之火作为火源施灸的危害性。

【原文点校】

《痰火点雪·卷四·定四花六穴之法》：

崔氏灸骨蒸、痨瘵，初得此疾，即如此法灸之，无不效者。但医多不得真穴，以致有误，今具真格，使学者一见瞭然无误。

先用细绳一条，约三四尺，以蜡抽之，勿令展缩，以病人脚底贴肉量。男取左足，女取右足，从足大拇指头齐起，从脚板底，当脚根中心向后引绳，循脚肚贴肉直上，至膝腕曲叉中大横纹截断。次令病人解发分开两边，全见

---

① （明）龚居中撰，傅国治、王庆文点校：《痰火点雪》，北京：人民卫生出版社，1996年，第96页。

② （明）龚居中撰，傅国治、王庆文点校：《痰火点雪》，北京：人民卫生出版社，1996年，第96页。

头缝，自囟门平分至脑后，乃平身正坐，取前所截绳子，一头从鸠尾齐，引绳向上，正循头缝至脑后贴肉垂下，循脊骨引绳向下，至绳尽处，当脊骨，以墨点记。别以稻秆心，令病人合口，将秆心按于口上，两头至吻，却勾起秆心中心至鼻端根下，如人字样，齐两吻截断，将秆展直，于先在脊中墨记处，取中横量点之，此是灸穴，名曰患门二穴。初灸七壮，累灸至一百壮，妙。初只灸此二穴，次令其人平身正坐，稍缩臂膊，取一绳绕项向前平结喉骨，骨平大杼骨，俱以墨点记。向前双垂，下与鸠尾齐，截断，灸鸠尾穴。无却翻绳向后，以绳头齐会处，以墨点记。别取秆心，令其人合口，无得动笑，横量两吻，截断，还于背上墨记处，摺中横量两头点之，此是灸穴。又将其秆心循脊直量，上下点之，此是灸穴，名"四花穴"。

初灸七壮，累灸至百壮，迨疮疾愈，依前法复灸至百壮，但当脊骨上两穴，切宜少灸。凡一次只灸三五壮，多灸恐人踡背。凡灸此穴，亦要灸足三里，以泻火气为妙。若妇人缠绵裹足，以至中短小，则第一次患门穴难以量准，但取右手肩髃穴贴肉量至中指为尽亦可，不若只取膏肓穴灸之，其穴备于后，次灸四花穴亦效。予常见人初有此疾，即与依法灸之，无有不效。惟恐病根深痼，亦依此法灸之，亦有齐愈者，况初病者乎！ ①

【分析】

上文详细介绍了四花穴的取穴方位和治疗骨蒸（痨瘵）病的具体施灸方法。骨蒸，即痨瘵病，也称为肺痨、虫疰、痨虫病、痨病、肺虫病等，是一种严重消耗性的传染病，不容易治疗。但文中指出施灸时只要取穴精准，即使病症根深蒂固，也有治愈的案例，而刚患病之时就施灸则见效更快，足见灸法对于重病的力专效宏。

【原文点校】

《痰火点雪·卷四·＜千金方＞论取膏肓俞穴法》：

膏肓俞穴无所不治，主羸瘦虚损，梦中失精，上气咳逆，狂惑失志等症。取穴之法，令人正坐，曲肘伸两手，以臂着膝前，令正直，手大指与膝头齐，

① （明）龚居中撰，傅国治、王庆文点校：《痰火点雪》，北京：人民卫生出版社，1996 年，第96-97 页。

以物支肘，勿令臂得摇动，从胛骨上角摸索至胛骨下头，其间当有四肋三间，灸中间，依胛骨之里，肋间深处是穴，骨容侧指许，摩筋肉之表，筋骨空处。按之但觉牵引骨节动，须灸胛中各一穴，至六百壮，多至千壮。当觉气下砻砻然如水壮（应为"状"），亦当有所下出，若无停痰宿饮，则无所下也。若病已困，不能正坐，当令侧卧，挽上臂令前求取穴，灸之也。求穴大较，以右手从左肩住指头，表所不及者是也。左手亦然，乃以前法灸之。若不能正坐，但伸两臂亦可，伏衣袱上，伸两臂，令人挽两胛骨使相推，不尔，胛骨遮穴不可得也。所伏衣袱，当大小常定，不尔则失其穴。此灸讫后，令人阳气康盛，当消息以自补养，身体平复，其穴在五柱之上，四柱之下，横去六寸许，相准望取之。

论曰：昔秦缓不救晋侯之疾，以在膏之下，肓之上，针药所不及，即此穴也。孙真人笑其拙，不能求得此穴，所以病疴难遗。若能用心得而灸之，无疾不愈矣。明载于此，学者仔细详审，依法取之，无不得其真穴也。一法，医者先自坐，以目平正，却于壁上，以墨作一大图，却令患者正坐，常使其目视图，无得斜视别处，此良法也。令灸人正坐，曲脊仰脊依法，医者以指头后脊骨一节为一寸。自一柱至五柱，逐一以墨点记，令上下端直分明，且人有颈骨者，亦有无者，当以平肩为一柱是也。以四柱至五柱，用秆心比量两柱上下远近，摺为三分，亦以墨点脊上柱间，取第四柱下二分微多，五柱上一分微少，用笔点定，横过相去六寸之中，左右以为两穴交下远近之准。大要两柱上下，合同身寸，一寸三分七厘微缩，有无大段长短不同。以参诸《甲乙经》，自大杼至尾骶骨作二十一柱，量三尺之数分之。若柱节分明，纵之尺寸不同，穴以柱数为定。若人肥大背厚，骨节难寻，当以平脐十四柱命门穴为准，上自大杼，下至命门，摺为一十四柱，每柱一寸三分，合其穴无不真也。

取肾俞穴法：令患人垂手正立于平正木石之上，目无斜视，身无偏欹，去身上衣服，用切直杖，从地至脐中央截断，却回杖于背上，当脊骨中，杖尽处，即十四柱命门穴也。以杖记，却用秆心取同身三寸，摺作一寸五分，两头即肾俞穴也。

取肺俞穴法：当脊下第三椎骨下凹中，以墨点记，各开一寸五分是穴。

取膻中法：胸前平乳当中一穴。

取三里穴法：足三里二穴，在膝下三寸大筋内宛宛中。

取合谷穴法：合谷二穴，在虎口岐谷之间陷中。①

【分析】

上文主要介绍膏肓俞穴、肾俞穴、膻中法、足三里穴、合谷穴等穴位的取穴方法，尤其是膏肓俞穴的取穴方法，十分详尽，可以按图索骥地进行操作。此穴对于消瘦、羸弱、梦遗气喘、精神失常等大病重症的独特功效。

【原文点校】

《痰火点雪·卷四·论点穴》：

《千金》云：人有老少，体有长短，肤有肥瘦，皆须精思斟量，准而折之。又以肌肉纹理节解缝会宛陷之中是，以手按之，病者快然[1]。如此仔细安详用心者，乃能得之尔。又云：或身短而手长，或身长而手短，或胸腹长，或胸腹短，或大或小，又不可以一概而论也。

凡点穴法，皆要平正，四体无使歪斜，灸时恐穴不正，徒坏好肉尔。若坐点则坐灸，卧点则卧灸，立点则立灸，反此，一动则不得真穴矣。凡灸先阳后阴，先上后下，先少后多，皆宜审之。②

【注释】

[1] 快然：有两种意思：一指不高兴，二指自大的样子。文中是第一个意思，指不高兴。

【分析】

上文主要介绍根据患者不同体型（高矮胖瘦）取穴的注意事项，强调不同施灸姿势对于疗效的影响。值得注意的是，文中提到根据《孙真人备急千金要方》以患者的"快然"感觉作为判断取穴是否到位的依据，相当有价值。《孙真人备急千金要方·卷八十九》记载："有阿是之法，言人有病痛，即令捏其上，若里当其处，不问孔穴，即得便快，成痛处即云阿是。灸刺皆验，故曰阿是穴也。"③"阿是"实际上是按到穴位点上时，患者立马感觉酸痛

---

① （明）龚居中撰，傅国治、王庆文点校：《痰火点雪》，北京：人民卫生出版社，1996年，第97—99页。

② （明）龚居中撰，傅国治、王庆文点校：《痰火点雪》，北京：人民卫生出版社，1996年，第99页。

③ 《孙真人备急千金要方》，《道藏》第26册，第574页。

所发出"阿！……是！"的叫声，道医孙思邈以此作为不固定穴位的名称，十分形象，从此以痛为腧的"阿是穴"名称就沿用了下来，大大促进了传统医学按推疗法、针刺疗法的推广和普及。严格地讲，"阿是穴"并不仅仅是单纯的"痛"，而是集"痛、酸、爽"等感觉于一体。《黄帝内经·灵枢·五邪第二十》记载："以手疾按之，快然，乃刺之。""快然"即爽快、轻松之意，与上文的"快然"类似，只是二者稍有差别："快然"侧重于按到穴位时"感觉酸痛又喜欢被按"的一种肌肉紧张的状态，"快然"侧重于按到穴位点上松手后的一种肌肉放松状态。"快然"与"快然"二词合一方能准确表达出"阿是穴"的内涵。换句话说，"快然"与"快然"是"阿是穴"的两个面，可以称为"一体两面"，以此作为判断取穴是否到位的标准，就可以避免患者体型的影响，大大提高灸疗取穴的准确性，且十分具有可操作性。由此可见，道医孙思邈发明"阿是穴"之名的贡献之大。

【原文点校】

《痰火点雪·卷四·论治灸疮》：

凡艾灸，须要疮发，所患即愈，不得疮发，其疾不愈。《甲乙经》云：灸疮若不发，用故履[1]底灸[2]（此处当为"炙"）令热，熨之，三日而发。今有用赤皮葱三五茎，去叶，于微火中煨热，熨疮十余遍，其疮三日自发；亦有用麻油搽之而发者；亦有用牙皂角煎汤候冷，频频点之而发者；恐气血衰，宜服四物汤滋养者，不可一概而论，灸后务令疮发乃去病也。

凡贴疮，古人春用柳絮，夏用竹膜，秋用竹膜，冬用兔腹上细毛，猫腹毛亦佳。今人每用膏药贴之，日一二易，则疮易愈。未若一日两贴一易，使疮脓出多而痰除也。若欲用膏必须用真麻油入治病之药，或祛风散气，滋血疗损之药，随证入之为妙。①

【注释】

[1] 故履：破旧鞋子。

[2] 用故履底灸：笔者认为此处应是"炙"字，即用火将旧鞋底烤热，然

① （明）龚居中撰，傅国治、王庆文点校：《痰火点雪》，北京：人民卫生出版社，1996 年，第 100–101 页。

后热敷施灸处，使其发出灸疮。

【分析】

上文介绍了多种发灸疮的方法和平常对灸疮的护理方法，包括外用多种药物贴、敷、涂发灸疮和内服四物汤提高艾灸后的疗效等，操作简易方便。

第十三节　《仿寓意草》灸疗的实践应用

一、《仿寓意草》灸疗实践应用的特点

《仿寓意草》又名《李冠仙医案》，是清代道医李文荣效仿明末清初医家喻嘉言《寓意草》撰写的一部医案专著。作者李文荣，字冠仙，号如眉老人，约生活于清嘉庆、道光年间，着有《仿寓意草》《知医必辨》等医书。李文荣的道医身份不仅体现在其字——"冠仙"中，更反映在《仿寓意草》一书的内容中，全书不少地方记载了道教扶乩降笔相关典故和一些今天看来较为离奇的医事、医案。《仿寓意草·内科医案·不寐》记载了其患者认同其为道者的身份："道光九年正月翁又抱恙，医至二月半后，愈治愈重，自分不起，命小香至祖师殿求签以卜生死，仍得第十六签，翁曰：'莫非我尚可活，但苏医不能，九峰先生吾不能请。李冠仙与吾家世好，请当来。'连夜放船至镇，予念交谊，闻信即行，于二十二日开船，二十三日辰刻到毗陵，屈指二十四日始能到关，不意忽遇大顺风，船行如驶，酉初已抵浒关，不及五个时辰行一百六十里，在河道实所未经，岂非神助。到即进诊……三进原方，日见起色，见其脉总兼数象，渐加石斛、生地，十日即起床健饭，又去白蜜加陈仓法十日，饮食如常，精神清健……盘桓数日，予乃辞归，握别之际，翁谓予曰：'兄似祖师意中人，何不皈依。'予曰：'惜身不能作道士。'翁曰：'何必道士，只在心耳。祖师以济世为心，兄亦操济世之术，以祖师之心为心即皈依矣。'予曰：'唯。长者之言，谨当书绅。'然此正可见翁之为人不可及也已。"① 李冠仙对患者的肯定回答（"唯"）表明李冠仙从内心深处认同自己为道医身份。此外，在治疗浒关黄拙安的医案中也透露其对道教思想的认同："浒

① （清）喻昌、（清）李文荣著，孔沈燕、李成文主编：《＜寓意草＞＜仿寓意草＞合编》，郑州：河南科学技术出版社，2018年，第138-139页。

关黄翁字拙安，豪杰士也。其少君小香与予有金兰之好，予往来浒关有微名，翁之推许居多。翁素奉吕祖师，临乩擅赐，名曰鹤真。嘉庆间曾患不寐三月，诸医罔效。在祖师殿求签，得第十六签，曰支体魁吾气禀丰，纵然疾病不为凶，君能再得轩岐术，寿到期颐未改容。翁思据此签词，苏医总不能治矣，急买舟至扬，就九峰先生诊治。先生用孩儿参三钱、夜交藤三钱、白芍二钱、甘草五分、灯心五十寸、鸡子黄二枚，每个点青盐三分，轻描淡写，颇似仙方，翁一服即醋寐。"[①]从这些语句表达，再加上其取字为"冠仙"，可见李文荣也将自己定位为道医身份。

《仿寓意草》共二卷，收载医案数十个，以内科为主，涉及妇科、儿科、外科、五官科等病症；治疗方法以方药为主，涉及记载灸疗实践应用的只有两处，即李冠仙治疗吴预生的疯症和兰如弟鬼祟病，皆提到用艾火灸鬼哭穴。《仿寓意草·内科医案·狂证·吴预生疯症治效》记载："……厉声谓之曰：尔遇我即当去，不去我将在鬼哭穴灸汝针汝……"[②]《仿寓意草·内科医案·祟病·兰如弟鬼病治效》记载："……我将以药治尔，不去则以火在鬼哭穴灸尔，不去则以针在十三穴刺尔，看尔如何当受……"[③]这两个医案是李冠仙治疗精神病的案例。但凡精神病皆由元阳真气大虚导致后天气血逆乱所致。《黄帝内经·素问》也强调："邪之所凑，其气必虚。"[④]因此，李冠仙用纯阳之火艾火在鬼哭穴施灸，意在借助艾火阳气以扫荡体内阴寒浊气。因此，虽然《仿寓意草》对于灸疗的实践经验的应用只有一个——在鬼哭穴上灼艾施灸用以治疗精神病类的怪症，但其上佳的临床疗效值得我们今天灸疗界好好开发和借鉴。这也是《仿寓意草》一书记载的灸疗实践应用的特点所在。

---

① （清）喻昌、（清）李文荣著，孔沈燕、李成文主编：《＜寓意草＞＜仿寓意草＞合编》，郑州：河南科学技术出版社，2018年，第139页。

② （清）喻昌、（清）李文荣著，孔沈燕、李成文主编：《＜寓意草＞＜仿寓意草＞合编》，郑州：河南科学技术出版社，2018年第150页。

③ （清）喻昌、（清）李文荣著，孔沈燕、李成文主编：《＜寓意草＞＜仿寓意草＞合编》，郑州：河南科学技术出版社，2018年，第174页。

④ 南京中医药大学编著：《黄帝内经素问译释》（第四版），上海：上海科学技术出版社，2009年，第312页。

二、原文点校、注释、分析

【原文点校】

《仿寓意草·内科医案·狂证·吴预生疯症治效》：

吴鉴林名炯，诸生也。其长子预生，亦诸生，在邹同裕淮北信阳盐店管书启，其店有空房久无人住，伊爱其静，移居其中，一日忽大疯，用裁纸刀自划胸膛，店伙救之，已伤数处，鲜血淋漓矣，其店用十人帮送，始能到家，以其力大难制，有且路途遥远也。到家虽不自戕，而狂闹愈甚。医药罔效，阅二月，予自吴门归，其父鉴林屡来探予[1]，欲得一诊。予尝谓眷属曰：疯子见予，即不敢疯……半晌数人将疯子挟持而来，舞蹈而入，予出至厅，疯子即寂然不动，予如诊厉登铭法，予上坐，使之下坐，正容壮色，以诊其脉，脉象或大或小，或疏或密。或结或促，知其邪祟无疑。厉声谓之曰：尔遇我即当去，不去我将在鬼哭穴灸汝针汝，虽然尔来路远，我当嘱伊父多赠汝盘缠。予说一句，伊应一声，予眷属乃皆称奇，予知其邪祟重，而且久气血暗伤，先以参地两补之，加犀角、羚羊角、琥珀、朱砂、龙齿、虎骨、龟板、鹿角诸多灵通宝贵之药，以通其灵性，以镇其神魂……又嘱鉴林曰：此实鬼祟信阳来路甚远，务请高僧施食，多烧冥资，以践予多赠盘缠之言，服药始灵。盖因鉴林素悭吝，故再三嘱咐，时四月十九日也。二十日伊家施食服药，疯果即愈。①

【注释】

[1] 予：此处通"余"，即第一人称"我"之意。

【分析】

上文是道医李冠仙治疗疯狂病的医案。虽然有些内容带有传说离奇的性质，但也传达出一些医疗信息：医家是道医李文荣（李冠仙）；患者是吴预生；症状表现是"自划胸膛""力大难制""狂闹"，是典型的疯狂重症，属于精神病类；李冠仙的治疗方法主要是采用话语心理疗法和药物疗法。其中提到的施灸"鬼哭穴"在下一个医案中分析。

---

① （清）喻昌、（清）李文荣著，孔沈燕、李成文主编：《＜寓意草＞＜仿寓意草＞合编》，郑州：河南科学技术出版社，2018年，第149–150页。

【原文点校】

《仿寓意草·内科医案·祟病·兰如弟鬼病治效》：

兰如七弟，吾胞弟也……道光十三年有友郑某妻病莫治，托求仙方，兰如诚心设坛，乩竟自动降坛，诗句甚属清通，自称清风真人，兰如以为神异。然所降之方全无效验，此不过灵鬼游魂能通文义者之所为，非真仙方也。果仙也，方岂有不验者。奈兰如十分敬信，以为神仙竟可求而至。十四年元旦乃兰如花甲寿辰，忽独自一人辟居云台山道院，托言持斋诵经报母，半月后回家开馆，而早晚独处密室，不许他人窥伺，惟闻檀降香气彻夜不绝……予细加盘问此鬼从何而来，伊尚含糊，予笑曰：弟虽不言，吾已知之矣。此弟炼笔录招来之鬼也。兰如惊曰：兄何以知吾炼笔录？予曰：弟之生性志诚而愚，素信鬼神，闻去冬弟为郑姓设坛扶乩，居然有甚清风真人降坛，此不过一鬼耳。夫秦皇汉武求神仙而不得，千古奉以为戒，岂有我辈凡人设此乩坛即有神仙下降者。故夫今之扶乩[1]者有二，一则全无凭借，自画砂盘，假托神仙，以之愚人；一则或遇游魂，居然乱动，误认神仙，转以自愚。究之愚人之害尚小，而自愚之害则不可胜言也。故夫清风真人实鬼也，而弟直以为仙也，神仙既可求而至，何不竟炼笔录使仙与我合而为一也。故弟吃报母斋至百日者，实炼笔录也……久之而鬼附人身有何好处，自然转生恶念，欲害弟命，鬼本利人之死也，甚且鬼生痴念，冀弟死而伊即借躯壳以回生，若此则逞其魑魅魍魉之术无所不至矣。愚揣度如此，然乎否乎？兰如曰：人鬼情形，皆被兄道尽矣。弟实因扶乩有灵而炼笔录……八月以来，伊见弟心不动，遂于夜间作闹，使弟不能安眠，眠则幻作淫梦，欲遗而醒……伊言弟命亦在早晚，今见兄面不过一别而已。予笑曰：弟何愚也，死生有命，鬼何能为？……予又若与鬼言曰：尔既通文义，当知情理，吾弟如此敬尔，乃忽诱之以淫，且惧之以死，反脸无情，天良丧尽，足见尔生前有文无行，淫恶多端，天理不容，以致绝子绝孙，死后游魂无所依归，不自修省，犹思害人耳。然吾笑尔有害人之心，无害人之力，且有我在，我将以药治尔，不去则以火在鬼哭穴灸尔，不去则以针在十三穴刺尔，看尔如何当受……予以大蒜汁调雄黄、朱砂末，令弟先涂鼻窍而后食，鬼竟不敢复嗅，盖鬼不能饮食，惟借馨香之气味以为养，每饭肉食既为其所恶，而雄黄、朱砂又为其所畏，间有合式之馨香又不敢嗅，则失所养而鬼气亦渐衰矣……是夜予与对床而眠，先制安神定魄,扶正辟邪汤药,临卧与服,又以云汀宫保所书"天地正气"四字……告之曰:有我在此,保汝安眠,不必作中夜起舞之想也……故我言及此,是夜弟竟熟睡至辰正方觉……于是第(通"弟")款留在家,暇则以言语治其心,晚则以药石治其鬼,夜夜安眠,精神渐振……两月余以来转觉大解后腹中稍快,鬼气渐消也。弟亦知鬼无能为,欲回家去住,予知无反覆,听其自便,惟丸药尚逐日令服,嘱全无而后已。弟回家后亦二十余日,而后影响全无……①

【注释】

[1] 扶乩:古代民间信仰的一种占卜活动,也称为扶箕、扶鸾、降笔、请仙等。

【分析】

上文是道医李冠仙治疗鬼病(阴邪蒙心)的医案。医案记载带有传说离奇的色彩,但我们从中可以提取出相关的医疗信息:医家是道医李文荣;患者是兰如七弟;症状表现是"伊见弟心不动,遂于夜间作闹,使弟不能安眠,眠则幻作淫梦,欲遗而醒……伊言弟命亦在早晚",即烦躁不安、失眠多梦、做春梦梦遗导致生命垂危等,是阴邪蒙心的精神病症;李冠仙的治疗方法主要是采用话语心理疗法、内服安神定魄的药物疗法("扶正辟邪汤药"),外用"以大蒜汁调雄黄、朱砂末"涂鼻窍而后饮食等。值得注意的是,文中提到的要在"鬼哭穴"施灸值得重视。"鬼哭穴"又名鬼眼穴,属于经外奇穴,对于其部位的记述最早出自道教医家孙思邈《千金翼方》,位于手大拇指、足大踇趾的桡(胫)侧爪甲角处;明确提出"鬼哭穴"穴位名则最早出自《扁鹊神应玉龙经注》。②对于其主治功效,《医宗金鉴·卷八十六》曰:"灸鬼哭穴歌:中恶振噤鬼魅病,急灸鬼哭神可定,两手大指相并缚,穴在四处之骑缝。注:鬼哭穴,灸鬼魅狐惑,恍惚振噤等证。取穴:将两手大指相并缚定,用艾炷于两甲角反甲后肉四处骑缝,着火灸之,则患者哀告我自去为效。"③可见,鬼哭穴多用于治疗精神病,多为灸法穴位,针刺较少。对于鬼哭穴的当

① (清)喻昌、(清)李文荣著,孔沈燕、李成文主编:《<寓意草><仿寓意草>合编》,郑州:河南科学技术出版社,2018年,第171–177页。
② 黄东勉:《鬼哭穴刍议》,《新中医》2008年第1期,第107–108页。
③ (清)吴谦著,张年顺等校注:《医宗金鉴》,北京:中国医药科技出版社,2011年,第951页。

代应用甚少，海南省人民医院复康中心医师黄东勉老师在鬼哭穴应用上积累了一些医案和经验。他指出："鬼哭穴……多以艾炷直接灸为主而少针刺治疗，宜用艾炷直接灸 3~7 壮，如疗效不佳可加至 14 壮。每 3 次为 1 疗程。适应证为癫痫、精神病、晕厥等……凡神志异常、哭闹不休等症均可用治，尤其是夜间发作者疗效更佳……其直接灸治疗哭闹神志异常疗效显著，深夜哭闹者尤佳。"[①] 黄东勉老师的临床验证和应用经验为我们重新重视鬼哭穴的临床价值起到了重要的示范作用，值得今天针灸界进一步拓展研究。

第十四节　《太乙神针心法》灸疗的实践应用

一、《太乙神针心法》灸疗实践应用的特点

《太乙神针心法》是清初道医韩贻丰撰著的第一部"太乙神针"灸法专著。韩贻丰，字芑斋，浙江慈溪人，曾于康熙四十二年高中进士，从此步入仕途。然由于其自幼体弱多病，所以对医学颇为醉心，其医术产生质的飞跃也是源于两次得到无名道人（也称无名老人）"太乙神针"灸法的传授。

根据韩贻丰自序，第一次是在紫霞洞天："岁戊子夏，客武林寓吴山道院，于紫霞洞天遇一道者，庞眉修髯，飘飘有神仙气。相与晤对，累日阐说，参同悟真，奥旨如数家珍，欢然晨夕，恨相见之晚也。无何道者有武彝之行，瓢笠随身，殷勤作别。临行，手出一囊，授余曰：'得此可以活万人，珍重，珍重！'余启囊视之，乃太乙神针也，状似雷火针，而功用药物迥不相同。余拜授之下，叩其证治、穴道、用针诀法，一一道之甚详，语竟，欻然径去。余因如法试之，遇病即医，往往多奇效……盖纪实也。谨将证治、穴道、用针诀法，详著于篇，以赠当世之留心治病者，用广道人一片度世之婆心云。道人不肯言姓氏，因以无名老人称之。"[②]"戊子夏"即康熙四十七年（1708）夏天。"参同悟真"即道教经典《周易参同契》《悟真篇》。"太乙"一词具有浓厚的道教色彩，也写作"太一"：一指宇宙天地未分的混沌之气，类

---

① 黄东勉：《鬼哭穴刍议》，《新中医》2008 年第 1 期，第 108 页。

② （清）韩贻丰著，张建斌、唐宜春校注：《太乙神针心法》，北京：中国中医药出版社，2016 年，"《神针心法》弁言"第 1-2 页。

似于"道"；二指居于天空中心的北极星，后经神格化为"中天北极紫微大帝"。道教中有很多经典冠以"太乙"名称，如《太乙元真保命长生经》《太乙火府奏告祈禳仪》《黄帝太一八门入式诀》等。

第二次得遇传授则是在七年后的崆峒山："无名老人于紫霞洞天手授神针秘密时，谨传治病要穴四十有九，嘱云：后七年当于崆峒山再授。丙申春，适贻丰奉委押饷赴军前，道经崆峒山下，陡忆前言，登山遍访。履巉岩，扪虎豹，渡绝涧，攀藤萝，觅之杳无所得。翊日再往，忽远望翠微深处，有虬松一树，偃盖数亩，白鹤一双，翔舞其间。急趋近前观鹤，瞥见一道者趺坐于盘石之上，谛而视之，则固宛然七年前于紫霞洞天所遇之无名老人也。惊喜之极，拜伏于地，已而握手道故，疑在梦中。老人随命童子出铜人穴道图十四幅相授，曰：'用践前言耳'其图像长可六尺许，五官百骸，筋节脉络，周身穴道，纤毫毕具。盖因一图不能尽载，故分之为十四图，合之止一人之身。诚生平目所未睹者。往贻丰在都门，于太医院内，曾见铜人真形四图：一正面、一背面、一左、一右，以为观止矣。又乌知天壤间更有如斯之大观乎！遂令画史缩成小幅，藏之行笈中，俾得朝夕检阅云。"[1]"丙申春"即康熙五十五年（1716）春天，此处得授 14 幅《铜人穴道图》，配合"太乙神针"灸法选穴取穴之用。

这两次得授经历记载十分详细，从中可以看出韩贻丰是仕途中人，但在医学领域却是一位地地道道的"道医"。《太乙神针心法》一书正是在无名道人传授资料的基础上修订而成的，韩贻丰曰："《心法》上卷所载论证治法，皆本于无名老人之心传口授者而推广之，又于《灵枢》《素问》《内经》及《针灸大成》诸书内，参互考订，删繁就简，撷其菁英，附以鄙见，以成全书。"[2]《太乙神针心法》主要有两大部分构成：上卷是各类病症的"太乙神针"灸法，分为中风门、伤寒门、虚损门、疟疾门、感冒门等 23 类，每类详细列出具体症状的穴位、施灸量等，供人按图索骥，具有很强的可操作性，十分便捷；下卷是韩贻丰弟子记录的韩贻丰使用"太乙神针"灸法救治病人的医案。正文前还有"序""弁言""琐言"，正文末还有"投词""传授渊源戒文"。作为

---

[1] （清）韩贻丰著，张建斌、唐宜春校注：《太乙神针心法》，北京：中国中医药出版社，2016 年，"《神针心法》琐言"第 2 页。

[2] （清）韩贻丰著，张建斌、唐宜春校注：《太乙神针心法》，北京：中国中医药出版社，2016 年，"《神针心法》琐言"第 2–3 页。

一部灸疗专著,《太乙神针心法》的灸疗实践应用呈现出以下几个主要特点。

一是独具特色的灸法新种类。"太乙神针"是在"雷火神针"的基础上改良而成的一种新的实按灸法——"有针之名而非铁"的"灸法",韩贻丰云:"余自幼多病,每留心方术,而因知去病神速无过于针灸。但针灸以铁为针刺入穴内,以艾灼火烧皮肉间,此二者,审穴一不得其真,则针入必伤筋节,艾火烧皮烂肉,大伤元气,非徒无益,且甚有损矣。尝见有卷药作筒,烧以熨重布之上者,名曰雷火针。有针之名而非铁,用火攻而不伤皮肉,即游移其穴道,无伤也,心窃善之。退而考其方,类皆蜈蚣、全蝎、乌头、巴豆等杂霸之药,非可一概而施,辄斥去其方不讲也。"[①] 可见,"太乙神针"与"雷火神针"类似,同属实按灸法,以二者操作时实按于身体部位上,类似针法,故冠名"针"字;但在艾炷(艾条)制作的原材料成分上,"太乙神针"剔除了蜈蚣、全蝎、乌头、巴豆等这类力道迅猛的杂霸之药。关于"雷火神针"的制作成分,明代医家李时珍在《本草纲目·火部第六卷》之《火之一·神针火》记载:"又有雷火神针法,用熟蕲艾末一两,乳香、没药、穿山甲、硫黄、雄黄、草乌头、川乌头、桃树皮末各一钱,麝香五分,为末,拌艾,以厚纸裁成条,铺药艾于内,紧卷如指大,长三四寸,收贮瓶内,埋地中七七日,取出。用时,于灯上点着,吹灭,隔纸十层,乘热针于患处,热气直入病处,其效更速。并忌冷水。"[②] 根据《中国历代度量衡换算简表》《历代中药度量衡古今换算一览表》[③],明代 1 寸≈今天 3.2 厘米,故明"长三四寸"≈今天 9.6~12.8 厘米,即 10 厘米左右,这个长度可以称为长艾炷、艾段或短艾条了。明代医家杨继洲《针灸大成·卷九·雷火针法》的记载配方是:"雷火针法:……用沉香、木香、乳香、茵陈、羌活、干姜、川山甲各三钱,麝少许,蕲艾二两,以绵纸半尺,先铺艾茵于上,次将药末掺卷极紧,收用。按定痛穴,笔点记,外用纸六七层隔穴,将卷艾药,名雷火针也,取

---

① (清)韩贻丰著,张建斌、唐宜春校注:《太乙神针心法》,北京:中国中医药出版社,2016 年,"《神针心法》弁言"第 1 页。

② (明)李时珍著,柳长华主编:《李时珍医学全书》,北京:中国中医药出版社,1999 年,第 262 页。

③ 颜文强:《生命内景与<道藏>精选药方研究》,北京:中国中医药出版社,2019 年,第 711-713 页。

太阳真火,用圆珠火镜皆可,燃红按穴上,良久取起,剪去灰,再烧再按……"①可见不同医书记载的"雷火神针"的材料配方也不尽相同。"太乙神针"配方则去掉了这些迅猛药物,加入了一些滋补药物,韩贻丰指出比"雷火神针"灸法更上一筹:"近有一种雷火针,误人不浅。专用杂霸之药,但有攻克,更无滋补,且烧灼皮肉,溃烂不堪。神针之药,珍贵异常,妙用难测。有病者用之,其病即除;无病者用之,大补元气,绝无痛楚溃烂之事……无名老人特创此神针之妙用,以救人性命于刀斧之下,诚有益而无损,百发而百中者也。"②"百发而百中"尽管有些过誉,但却是道医韩贻丰在大量成功临床实践中得到的自信。可以看出,"太乙神针"灸法更温和一些,能够兼具治病与养生于一体,适应证也更广,特别是对于年老或体弱的患者更适合,这对于灸疗方法的推广具有重要的现实意义。

二是纲举目张的病症选穴灸法。为了便于操作,道医韩贻丰在《太乙神针心法》一书上卷中以病症为纲、以症状为目,然后以"目"为单位逐条列出"太乙神针"灸法的相应施灸穴位、施灸量等,包括23门(类)病症、483条具体症状,其中,中风门12条、伤寒门13条、虚损门13条、疟疾门19条、感冒门12条、癫狂门10条、心脾胃病门27条、霍乱门4条、痹厥门10条、积滞胀痛门25条、肿胀门(附红疸、黄疸)10条、汗门7条、头面门33条、咽喉门11条、耳目门24条、鼻口门31条、胸背胁门28条、手足腰腋门66条、妇人门31条、小儿门34条、疮毒门10条、肠痔大便门23条、阴疝小便门30条,最少的是霍乱门包含4条症状,最多的是手足腰腋门竟然高达66条具体症状,可见分类相当细致全面。以痹厥门为例,包括10条具体症状的灸法:"风痹:针尺泽、阳辅。积痹:针中脘、胃俞。痰痹:针天突、上脘、肾俞、膈俞。身寒痹:针曲池、列缺、环跳、风市、委中、商丘、中封、临泣。寒厥:针太渊、液门。热厥:针百会、涌泉。气厥:针上脘、气海。薄厥:针百会、阴交。尸厥:针厉兑、列缺、中冲、金门、大都、内庭、隐白、大敦、鬼眼。四肢厥:针尺泽、

① (明)杨继洲著,田思胜校注:《针灸大成》,北京:中国中医药出版社,1997年,第445–446页。
② (清)韩贻丰著,张建斌、唐宜春校注:《太乙神针心法》,北京:中国中医药出版社,2016年,"《神针心法》琐言"第1页。

少海、支沟、前谷、三阴交、三里、曲泉、照海、太溪、内庭、行间、大都。"①
如此分类细致、纲举目张，十分有利于按图索骥，具有很强的针对性和操作性。

三是活灵活现的灸疗医案。为了更具有启发性，《太乙神针心法》一书下卷《针案纪略》收录了道医韩贻丰"太乙神针"临床实践的众多医案，接近全书一半的内容，这在古代医药典籍中颇为罕见。我们知道，"医案"是疾病治疗过程中有关患者症状、医家诊断情况、治疗方案、病情进展、治疗结果等信息的记录，至少要具备医家、患者、病情、治疗方案这 4 个基本要素②，因此其全面性、针对性、启迪性比单纯的医论医话、医方辑录更强。这些医案由韩贻丰弟子邵天佑所整理记录，高达数十段，根据医案规范的四个基本要素逐一对照分析共有 25 个医案，涉及昏死症、疯狂病、打架斗殴受伤、血膈症、长毒疮、半身不遂偏瘫症、手臂酸痛、行走无力、耳聋、口角流涎、说话不清、肺痨证、胸腹腰胁胀痛、痞病等病症，其中还包括几个昏死假死的重症，如抢救一个被殴打致死已隔一夜的医案："先生之摄篆永宁也，每日政事之暇，辄以神针治病，视石楼为更多，无不手到病除，笔难殚述。而最奇者有起死回生之一事，此古今所不经见者也。甲午冬，先生以公事往大武镇。道经同生沟路，遇乡保禀称，本村于昨夜殴死一人。先生急命干役疾往，拘其凶首，毋使遁，而单骑赴死者之家验看，则遍身重伤，尸挺僵，已无生气矣。先生自念：'此乃真命案也。'死者之父母，年皆七十以外，贫而且病，所倚惟此一子，今其子死，二老决不能活矣。奈何恻然不忍坐视，不得已因取针，针其百会，聊以自尽厥心，非敢谓其能必活也。时天气甚寒，令村人各解衣以热体轮熨尸身，又于锅中熬水令沸，令村人各以其手探汤极热，更番揉擦尸之手足。无何，尸得人气，体顿柔。针至十四针，忽喉中作响，口鼻微吐有气。诊其脉，脉忽动。先生喜曰：'有救矣！'针至二十一针，则喉间大出声痛哭，手足能屈伸舒展，口称遍体痛不可忍，则皆其被殴处也。睁开双眼，泪如雨下，见先生在座，诉冤不住口。先生呼酒来以药饮之，于其破损流血处以药糁之，其遍体伤

---

① （清）韩贻丰著，张建斌、唐宜春校注：《太乙神针心法》，北京：中国中医药出版社，2016 年，第 13 页。

② 颜文强、张其成：《道医医案特点探研》，《中华中医药杂志》2020 年第 35 卷第 12 期，第 6272 页。

痛处俱以针针之……其父母见其子忽活，喜出望外，村中人举叹息而去。阅两月后，先生早视堂事，忽见一人持状，口称求和息。讯之，即前同生沟之人，被人殴死，死经一夜而救之活者也。视其状貌，较前肥伟。俄而，其父母向前禀云，吾子不但伤痕平复，且更健，已能务庄农矣……救一人于已死，而保全其两家于不死，州人咸颂之不衰。云：夫神针之起死回生者多矣。然大约因其病在垂危，医药所不能救，而神针救之耳。未有殴死之人，遍体重伤，死经一夜，气断脉绝，四肢僵直，而能令之复活者也，故曰最奇也。此盖先生深悯其父母之老病孤苦，势在必死一念，恻隐之心，不忍坐视，感动彼苍，乃获此奇验，非神针本来原有此一种治法也。"[①] 此医案记载十分详细、惊心动魄，患者被殴打致死导致呼吸心跳停止已一夜、肢体僵硬，而采用"太乙神针"并配合按摩等手段竟能救活，堪称神奇。其余医案的记载也都文笔细腻、活灵活现，让人有身临其境之感。这些翔实的医案为研究"太乙神针"灸法提供了绝佳的实践经验，十分珍贵。

二、原文点校、注释、分析

【原文点校】

《太乙神针心法·神针心法琐言》：

……

近有一种雷火针，误人不浅。专用杂霸之药[1]，但有攻克，更无滋补，且烧灼皮肉，溃烂不堪。神针之药，珍贵异常，妙用难测。有病者用之，其病即除；无病者用之，大补元气，绝无痛楚溃烂之事。

汤药丸散，原为医病而设。无如业医者，不明脉诀，不精医理，患病之家又不能深悉时医之工拙，一遇有病，辄以死生委之庸医，杀人甚于刀斧，可叹也！盖用药一误，无可挽回。无名老人特创此神针之妙用，以救人性命于刀斧之下，诚有益而无损，百发而百中者也。

凡用针，先审是何病证，用何穴道。以黑墨涂记其穴，以红布七层放于穴上，将针头向烛火上点烧，按于红布穴道之上，俟药气温温透入，腠理渐开，

---

① （清）韩贻丰著，张建斌、唐宜春校注：《太乙神针心法》，北京：中国中医药出版社，2016 年，第 47-48 页。

直抵病奥，其一种氤氲畅美之致，难以言传。若觉太热，将针提起，冷定再针。以七纪数 [2]，少则一七、二七，多则六七、七七也。

凡用针，点烧务透，揣穴宜真，补泻浮沉，按须得法。针火觉冷，便再烧之。针用已毕，熄针封固，善而藏之，以待后用。每针一枚，可治数病，毋轻弃掷也。

凡用针，宜天气晴和，人情喜悦，窗明几净，日吉时良，密室焚香。如法用之，登时奏效。倘遇风雨晦暝，及人神所在，切须忌之。若果证属危急，亦不必拘。针用已毕，缄闭言语，暂缓饮食，偃息片时，使药气周流畅达于脏腑脉络之间，然后略饮醇酒数杯，借酒力以助药气，微醺即止，遍体酥融。

凡用针之后，务宜葆合元气，禁绝房劳，调摄起居，撙节饮食，勿因病体初痊，便尔恣情纵欲，病加于小愈，慎之！慎之！ ①

【注释】

[1] 杂霸之药：攻伐通窜力道强的药物。

[2] 以七纪数：应是指"太乙神针"施灸艾条的数量，不是指点按到穴位的施灸次数。

【分析】

上文内容主要有三：一是批评"雷火神针"灸法专用杂霸之药的弊端，突出"太乙神针"灸法的优点——加入补益之药，文中"有病者用之，其病即除；无病者用之，大补元气，绝无痛楚溃烂之事""诚有益而无损，百发而百中者也"等语句，皆说明了"太乙神针"灸法具备有病治病、无病养生两相宜的优势。二是介绍"太乙神针"灸法的操作要点，即先在施灸部位用黑墨做标记，然后蒙上七层红布，点燃太乙神针专用艾条，将火头点按红布穴道上，使得药气慢慢渗透进去；如果感觉太烫，则提起艾条，稍后再点按；如此循环往复；施灸量以七为倍数，即 7、14、21 条（壮、炷）艾条等。三是交代施灸时在天气、环境和施灸后饮食起居等方面的注意事项。

【原文点校】

《太乙神针心法·卷上·第一中风门》：

---

① （清）韩贻丰著，张建斌、唐宜春校注：《太乙神针心法》，北京：中国中医药出版社，2016 年，"《神针心法》琐言"第 1–2 页。

论证：

中风为百病之长，倏然[1]而来，卒不及备，故首重焉。其证候各有不同，或中于脏，或中于腑，或痰，或气，或怒，或喜，莫不乘虚而发也。中于脏者，不省人事，痰涎壅塞，喉中雷鸣，四肢瘫痪，不知疼痛，语言謇涩是也；中于腑者，半身不遂，口眼㖞斜，知疼痛，解言语，形色不变，目能识人是也。若夫肝中之状，无汗恶寒，其色青，名曰怒中；心中之状，多汗怕惊，其色赤，名曰思虑中；脾中之状，多汗身热，其色黄，名曰喜中；肺中之状，多汗恶风，其色白，名曰气中；肾中之状，多汗身冷，其色黑，名曰气劳中；胃中之状，饮食不下，痰涎上壅，其色淡黄，名曰食后中；胆中之状，眼目牵连，酣睡不醒，其色绿，名曰惊中。

察其源而得其证，按穴用针，罔不效也。每见今人，一遇此证，即仓皇失措，急以姜汤灌之，幸而得醒，即以参、术、桂、附补之。虽苟延性命而瘫痪，终身不起矣。此无他，不知有神针故也。故夫卫生[2]者，不可不知此，以宝吾身也；业医者，不可不知此，以工其术也；为人臣子者，不可不知此，以忠爱我君亲也。神针之时义大矣哉。（中俱去声）

凡中风有五不治：开口一也，闭眼二也，遗屎三也，遗溺四也，喉中雷鸣五也。此五者有一，即不治，见此证候，毋轻下针。

治法：

中风跌倒，卒暴昏沉，痰涎壅滞，不省人事，牙关紧闭，药水不下。针[3]十二井穴：

少商二穴、商阳二穴、中冲二穴、关冲二穴、少冲二穴、少泽二穴。

口眼㖞斜：针听会、颊车、地仓。

口噤不开：针颊车、承浆、合谷。

左瘫右痪：针百会、肩井、肩髃、曲池、阳溪、合谷、中渚、环跳、风市、阳辅、昆仑、涌泉、手三里、足三里。

手臂不仁：针腕骨、内关。

身折反折：针哑门、肝俞、风府。

目上视：针丝竹空。

不识人：针水沟、临泣、合谷。

风痫：针神庭、百会、前顶、丝竹空、神阙、鸠尾。

风眩：针临泣、阳谷、腕骨、申脉。

喑哑：针支沟、复溜、间使、合谷、鱼际、灵道、阴谷、然谷、通谷。

吐涎：针百会、丝竹空。①

【注释】

[1] 倏然：迅速、突然、忽然之意。"倏"读作 shū，也是快速之意。

[2] 卫生：护卫生命、保卫生命之意，不是今天常讲的干净的意思。

[3] 针：《太乙神针心法》的"针"基本都是指"太乙神针"灸法，名为"针"实则"灸"，下同，不再逐一指出。

【分析】

上文内容主要有三：一是详细介绍了中风的两大类型、七大发病部位的不同症状表现。两大类型包括"中于脏"和"中于腑"两类，七大发病部位包括肝中之状的"怒中"、心中之状的"思虑中"、脾中之状的"喜中"、肺中之状的"气中"、肾中之状的"气劳中"、胃中之状的"食后中"、胆中之状的"惊中"。我们知道，传统医学"中分"有内中风、外中风之分，此处是内外中风不分，而以发病部位为分类标准，辨析十分详细。二是强调"太乙神针"灸法比人参、白术、肉桂、附子等药物的疗效更好，同时指出患者一旦出现这五种症状——开口、闭眼、遗屎、遗尿、喉中雷鸣中的任何一种乃是中风的绝症，不要施以"太乙神针"灸法，笔者以为这是医家自我保护的谨慎，以免没急救成功给患者家属留下把柄带来不必要的麻烦。若是可靠的亲朋好友，可以在施灸前交代清楚，然后再施灸抢救，或许还有一线希望。三是根据患者昏倒、不省人事、口吐白沫、口眼㖞斜、四肢麻痹等中风不同症状的具体表现，逐一列出相应的施灸穴位，具有较强的可操作性，颇为细致。

【原文点校】

《太乙神针心法·卷上·第二伤寒门》：

论证：

---

① （清）韩贻丰著，张建斌、唐宜春校注：《太乙神针心法》，北京：中国中医药出版社，2016 年，第 1–2 页。

伤寒之为证也，克日传经走络，变幻不测，世皆祖张仲景医方，甚善也。但其间切脉审经，随时变通，未可执一而论。苟或不察，持一定之方以治万变之证，刻舟求剑，胶柱鼓瑟，以疾病为尝方之所，以人身为试药之墼，非不方皆仲景，然而杀人多矣。夫药入于口，不能复出，一不对证，命即随之，可不慎欤？

治法：

阴证伤寒：针神阙三百。

发狂伤寒：针百劳、间使、合谷、复溜。

身热头痛：针攒竹、大陵、神门、合谷、鱼际、中渚、液门、少泽、委中、太白。

大便闭塞：针照海、章门。

小便不通：针阴谷、阴陵泉。

七日汗不出：针风池、鱼际、经渠、二间。

十四日汗不出：针百会、天根。

二十一日汗不出：针涌泉、百会、三里。

淅沥恶寒，寒栗鼓颔[1]：针鱼际。

过经不解：针期门。

余热不尽：针曲池、三里、合谷。

不省人事：针中渚、三里、大敦。

呕哕：针百会、曲泽、间使、劳宫、商丘。①

【注释】

[1] 寒栗鼓颔：指因寒气入侵导致全身发抖、上下牙齿叩击，形容非常寒冷之状。

【分析】

上文主要介绍伤寒的不同症状表现，以及选取相应穴位的"太乙神针"灸法。

①　（清）韩贻丰著，张建斌、唐宜春校注：《太乙神针心法》，北京：中国中医药出版社，2016年，第3-4页。

【原文点校】

《太乙神针心法·卷上·第三虚损门》：

论证：

余见夫世之治虚损者矣，乍治而不效，屡治而转剧，药不去口，日就尪羸，以底于死亡者踵相接也。而人之患是证者，犹望望焉，求治而不已。噫！不深足哀也乎！夫虚损二字，义各不同，病惟一致。虚者得之，禀受先天虚也；损者得之，戕贼后天损也。分而言之，虚自虚而损自损也。若夫先天虚矣，而后天不知培也；后天损之，而先天日以蚀也。合而言之，虚加损而损益虚也。先后二天缺陷如此，此岂草木根皮所能效女娲氏五色石以补者哉！然则为之奈何？有治之于未病之先者，有治之于即病之后者。治之于未病之先者，自知其先天之虚也，而撙节之，爱养之，惟恐其身之或病，时取要穴而针之，以培其元气，以补其精神，则虚者可得而实矣；治之于即病之后者，自知其后天之损也，而戒严之，慎持之，惟恐其病之不起，时取要穴而针之，以驱其客邪，以除其痼疾，则损者可得而益矣。至若自恃先天之厚，而妄自斫丧，此又针石之所不怜者也。

治法：

五劳七伤，诸虚百损：针百劳、膏肓、足三里。

传尸骨蒸，肺痿吐血：针肺俞、膏肓。

肾虚腰疼，便血，出精，阴疼，身热，耳聋，目眩：针肾俞、命门。

怔忡惊悸：针神门、心俞、百会。

咳嗽，肺胀，喘满，噎气：针太渊、昆仑。

阳事久惫，遗精白浊，至有闻女人声而遗者，有见女人裙裾晾晒而遗者：针气海、关元、肾俞、命门。

饮食不进，翻胃吐食：针食关。

脾胃不实，赤白痢疾，水泻：针天枢。

痰积，食积，胁满，肠鸣：针食窦。

干嗽，嗽而无痰，名曰干嗽：针肺俞、天突、百劳。

吐痰不住：针天突、上脘、肺俞。

干血痨：针百劳、陶道、膏肓。

思食痨：针中脘、百劳、足三里。[①]

【分析】

上文主要介绍虚损的不同症状表现，以及选取相应穴位的"太乙神针"灸法。值得注意的是，文中还从先后天的角度区分了虚证、损证的不同，指出虚证属于先天、损证属于后天，二者相互影响。

【原文点校】

《太乙神针心法·卷上·第四疟疾门》：

论证：

疟之为病，世人视为泛常，而不知其理之深微，正非可苟焉。以从事者，外之而五运六气之未晓，内之而十四经络之不明，未许轻言治疟也。夫疟之名类夥[1]矣。头疼身热脊强，而脉浮者，寒疟也；目痛鼻干，口渴自汗，终宵不寐，而脉长者，热疟也；耳聋胁痛，寒热往来，口苦喜呕，而脉弦者，风疟也；热多寒少，口苦咽干，大便涩，小便赤，而脉来弦数者，痰疟也。此外，有瘟疟、瘅疟、牝疟、痎疟、劳疟、湿疟、食疟、胃疟、瘴疟、疫疟、胎疟、疟母、疟瘕，其名不一，其病各别，可泛常视之乎？（瘅音殚；痎音皆。）

治法：

寒疟：针大椎、间使、乳根。

热疟：针间使、三里。

风疟：针百会、经渠、前谷、风池。

痰疟：针后溪、合谷。

瘟疟：针中脘、大椎。

瘅疟：针百会、心俞。

牝疟：针关元、气海。

痎疟：针腰俞、涌泉。

劳疟：针大椎、膏肓。

---

① （清）韩贻丰著，张建斌、唐宜春校注：《太乙神针心法》，北京：中国中医药出版社，2016年，第4–5页。

湿疟：针间使、足三里。

食疟：针中脘。

胃疟：针胃俞。

瘅疟：针神庭、肾俞。

疫疟：针膏肓。

胎疟：针月窟、天根、命蒂^[2]。

疟母：有形者，针本处用梅花针法；无形者，针天突、膻中。

疟瘕：针气海。

久疟不食：针公孙、内庭、厉兑。

久疟心烦：针神门。^①

【注释】

[1] 夥：读作 huǒ，有同伴、合伙、众多等意思。文中是众多之意。

[2] 命蒂：即神阙穴。

【分析】

上文主要介绍疟疾的不同症状类型，尤其逐一列出了寒疟、热疟、风疟、痰疟、瘟疟、瘅疟、牝疟、痎疟、劳疟等疟疾相应穴位的"太乙神针"灸法。疟疾是一种发冷发热的急性病，发病迅速，具有传染性，一旦治疗延迟或治疗不当，就会危及生命。清代道医韩贻丰根据临床经验，将疟疾的不同发病症状详细分为十几种类型，并选择不同穴位施予"太乙神针"灸法而取效，难能可贵。

【原文点校】

《太乙神针心法·卷上·第五感冒门》：

论证：

风之袭人有深浅，人之患病有重轻。深而重则为中风，浅而轻则为感冒，俗所称伤风是也。不明针法，而妄用香、苏、芎、半，发散消痰等剂，

---

① （清）韩贻丰著，张建斌、唐宜春校注：《太乙神针心法》，北京：中国中医药出版社，2016年，第6–7页。

其不致克耗元气而益之病者几希？

治法：

头疼发热：针百会、上脘、中脘。

身热不退：针百劳。

鼻塞气喘：针百会、神庭、天突。

喘急难卧：针中脘、期门。

咳嗽：针列缺、经渠、肺俞、膻中。

痰在喉中，不能吐，不能下：针天突、肺俞、膻中。

因嗽咳血：针列缺、三里、百劳、肺俞、乳根、风门、肝俞。

数欠而喘：针太渊。

咳嗽隔食：针膈俞。

喘急不能行：针中脘、期门、上廉。

干呕：针间使、胆俞、通谷、隐白。

痰涎：针阴谷、然谷、复溜。①

【分析】

上文主要介绍"中风"与"感冒（伤风）"的区别，尤其是逐一列出头痛发热、身热不退、鼻塞气喘等不同症状表现的相应的"太乙神针"灸法。文中指出风邪侵入体内，严重者为"中风"，浅轻者为"感冒"也称为"伤风"，这二者都属于传统医学的"外中风"。当然文中所列标题称为"感冒门"，似乎是针对"伤风"而言，但笔者认为对于严重感冒的"中风"，也可以采用上文的"太乙神针"灸法，只要增加施灸量即可。

【原文点校】

《太乙神针心法·卷上·第六癫狂门》：

论证：

癫狂之证不一，有疯癫，有心邪而癫，有痰迷心窍而癫，有邪祟鬼物

---

① （清）韩贻丰著，张建斌、唐宜春校注：《太乙神针心法》，北京：中国中医药出版社，2016年，第 7–8 页。

凭之而癫，有失意快怅，抑郁无聊，受屈莫伸，无发泄而癫。不亟治之，终成废人，且为害不浅也。

治法：

风狂：针少海、间使、神门、合谷、后溪、复溜、丝竹空。

中恶不省：针水沟、中脘、气海、三里、大敦。

心邪：针攒竹、尺泽、间使、阳溪。

狂言：针太渊、阳溪、下廉、昆仑。

多言：针百会。

言语不择尊卑：针唇里中央肉弦上，又用钢刀刮断更佳。

狂走：针风府、阳谷。

呆痴：针神门、少商、涌泉、心俞。

发狂乱跳，或登高歌笑，或裸身疾走：针神门、后溪、冲阳。

狐魅神邪，迷附狂癫：针鬼眼穴 [1]。①

【注释】

[1] 鬼眼穴：经外奇穴，又称为鬼哭穴，对于其位置的描述最早出自道教医家孙思邈《千金翼方》，位于手大拇指、足大踇趾的桡（胫）侧爪甲根角处，主治疯狂、癫痫、晕厥、精神病等，灸法多、针刺少。

【分析】

上文主要介绍癫狂的不同症状表现，和选取不同穴位施予相应的"太乙神针"灸法。其中提到的治疗"狐魅神邪，迷附狂癫"精神失常病症施灸的"鬼眼穴"即鬼哭穴，当今应用较少，值得重视挖掘。海南省人民医院复康中心黄东勉医师将鬼哭穴应用于临床实践取得了上佳疗效。② 当然，黄东勉老师倡导灼艾灸法，笔者认为道医韩贻丰的"太乙神针"灸法也可以取得良好疗效。关于灼艾灸法、"太乙神针"灸法等治疗精神病的各自优势，若有机会可以作为今后的相关课题进一步研究。

---

① （清）韩贻丰著，张建斌、唐宜春校注：《太乙神针心法》，北京：中国中医药出版社，2016 年，第 8–9 页。

② 黄东勉：《鬼哭穴刍议》，《新中医》2008 年第 1 期，第 107–108 页。

【原文点校】

《太乙神针心法·卷上·第七心脾胃病门》：

论证：

心为一身之主，不可使之有病也。万物非土不生，生生化化，长养元气者，惟脾胃是赖。胃司纳而不能纳，脾司出而不能出，出纳之官一旷，其何以滋营卫、润百骸乎？少思虑，寡嗜欲，节饮食，慎起居，虽有神针，无所用之，是又所称"弗药有喜者也"。倘曰幸有神针，何病之足惧，而全不加调燮搏节焉，恐摄生者不当如是也。

治法：

心痛：针曲泽、间使、内关、大陵、神门、太渊、太溪、通谷、心俞、巨阙。

心痛，食不化：针中脘。

心烦怔忡[1]：针神门、阳溪、鱼际、腕骨、少商、解溪、公孙、太白、至阴。

卒心疼不可忍，吐冷吞酸：针足大趾、次趾内中节纹。

思虑过多，心无气力，忘前失后：针百会。

心恍惚：针天井、巨阙、心俞。

心喜笑：针阳溪、阳谷、神门、大陵、列缺、鱼际、劳宫、复溜、肺俞。

虚烦口干：针肺俞。

嗜卧不言：针膈俞。

支满不食：针肺俞。

振寒不食：针冲阳。

胃热不食：针下廉。

胃胀不食：针水分。

胃痛：针太渊、鱼际、三里、肾俞、肺俞、胃俞。

翻胃：先针下脘，后针足三里、胃俞、膈俞、中脘、脾俞。

噎食不下：针劳宫、少商、太白、公孙、三里、中魁、膈俞、心俞、胃俞、三焦俞、中脘、大肠俞。

饮食闻食臭：针百会、少商、三里、膻中。

食多身瘦：针脾俞、胃俞。

不能食：针少商、三里、然谷、膈俞、胃俞、大肠俞。

不嗜食：针中封、然谷、内庭、厉兑、阴陵泉、隐白、肺俞、脾俞、胃俞、小肠俞。

脾寒：针天枢、三间、中渚、腰俞、三阴交。

胃热：针悬钟。

胃寒有痰：针膈俞。

脾虚腹胀，谷不消：针三里。

脾病溏泄：针天枢、三阴交。

脾虚不便：针商丘、三阴交。

胆虚呕逆，热，上气：针气海。①

【注释】

[1] 怔忡，读作 zhēng chōng，形容心跳惊悸的样子，即心悸。

【分析】

上文既简要介绍了心、脾、胃三脏的生理功能和注意饮食起居的重要性，更详细介绍了心痛、怔忡、烦闷、胃胀、胃痛、呕吐、腹泻等各种病症的"太乙神针"灸法。

【原文点校】

《太乙神针心法·卷上·第八霍乱门》：

论证：

霍乱有阴阳二证，大约水火不调，寒热交战，气逆而成此证。喜通不喜塞耳。若妄投相左之药，恐致误事，不可不慎重以处此也。

治法：

霍乱：针阴陵、承山、解溪、太白。

霍乱吐泻：针关冲、支沟、尺泽、三里、太白、先太溪、后太仓。

霍乱，呕吐，转筋：针支沟。

霍乱转筋：针关冲、阴陵、承山、阳辅、太白、大都、中封、解溪、丘墟、

---

① （清）韩贻丰著，张建斌、唐宜春校注：《太乙神针心法》，北京：中国中医药出版社，2016年，第9–11页。

公孙。①

【分析】

上文主要介绍霍乱病的病机、治疗原则，尤其是呕吐、腹泻等不同症状的"太乙神针"灸法。我们知道，传统医学的"霍乱"主要指肠胃疾病，类似于现代医学的急性胃肠炎，而不是霍乱弧菌引起的传染病。文中指出霍乱的病因是"水火不调，寒热交战"，治疗原则是"喜通不喜塞"，即以通为主；因此采用寒热虚实皆可用的灸法能收到满意疗效。"太乙神针"灸法的药艾条加入了补益药，以通为主、通补结合，疗效更为显著。

【原文点校】

《太乙神针心法·卷上·第九痹厥门》：

论证：

痹者，痿痹也。肺主气，气者万物之父，肺者五脏之天，所以出纳天地中和之气，而百骸资始者也。肺病则百骸失其天而无以资始矣，故令人手足痿躄。脉来短者，肺之真脏脉也；脉来数者，火来乘金也。斯证也，持于冬，死于夏，不可不急治之也。厥者，厥逆也。阳气衰于下，寒气从五趾至膝上者，为寒厥；阴气衰于下，热气循阴股而上者，为热厥；七情之气拂郁于中，令人手足厥冷者，为气厥；大怒则形气绝，而血菀于上，血气乱于胸中者，为薄厥；五尸之气，暴疰于人，乱人血气，上有绝阳之络，下有破阴之纽，气与形离，暴厥如死者，为尸厥。所谓一息不运则机缄穷，一毫不续则霄壤判也。昔虢太子病此证，扁鹊以针石熨烙治之而苏。今之医者，多不讲针石，苟临是证，其将束手坐视乎？

治法：

风痹：针尺泽、阳辅。

积痹：针中脘、胃俞。

痰痹：针天突、上脘、肾俞、膈俞。

身寒痹：针曲池、列缺、环跳、风市、委中、商丘、中封、临泣。

---

① （清）韩贻丰著，张建斌、唐宜春校注：《太乙神针心法》，北京：中国中医药出版社，2016年，第11-12页。

寒厥：针太渊、液门。

热厥：针百会、涌泉。

气厥：针上脘、气海。

薄厥：针百会、阴交。

尸厥：针厉兑、列缺、中冲、金门、大都、内庭、隐白、大敦、鬼眼。

四肢厥：针尺泽、少海、支沟、前谷、三阴交、三里、曲泉、照海、太溪、内庭、行间、大都。①

【分析】

上文主要介绍痹病的病因、厥证的类型，以及各种痹病、厥证的"太乙神针"灸法。文中指出，痹病病机在于"痿"，病机在于肺气。其实"痿"者柔软不通侧重于虚——气血不足，还有侧重于"堵"的气血瘀堵导致的麻木不通。文中列举了风痹、积痹、痰痹、身寒痹等痹病的"太乙神针"灸法。厥证，传统医学中只要带有"厥"字，绝大多数是指以昏迷倒地甚至欲死为主要症状的急症。《黄帝内经·素问·脉解》指出："少阴不至者，厥也。"从本质上归纳其原因主要有二：后天层面的胃气虚闭、升降失调；先天层面的肾气虚寒。文中详细分析了寒厥、热厥、气厥、薄厥、尸厥的病因和相应的"太乙神针"灸法。

【原文点校】

《太乙神针心法·卷上·第十积滞[1]胀痛门》：

论证：

人之五脏六腑，运行不息，法天行健，病何由生？一有积聚，而病乃隐伏于其间矣，乘虚偶触，诸病窃发，神针所到，胀痛即除，何快如之？

治法：

气块冷气，一切气疾：针气海。

结气上喘，及伏梁气[2]：针中脘。

---

① （清）韩贻丰著，张建斌、唐宜春校注：《太乙神针心法》，北京：中国中医药出版社，2016年，第12–13页。

心气痛连胁：针百会、上脘、支沟、大陵、三里。

心下如杯：针中脘、百会。

奔豚气[3]：针章门、期门、中脘、巨阙、气海。

噫气上逆：针太渊、神门。

气逆：针尺泽、商丘、太白、三阴交。

喘逆：针神门、阴陵、昆仑、足临泣。

咳逆：针支沟、前谷、大陵、曲泉、手三里、陷谷、然谷、行间、肺俞、足临泣。

厥气冲腹：针天突、解溪。

腹中气块：用梅花针法。

短气：针大陵、尺泽。

少气：针间使、神门、大陵、少冲、三里、下廉、行间、然谷、至阴、肺俞、气海。

腹痛：针内关、三里、阴谷、阴陵、中脘、气海、膈俞、脾俞、肾俞。

食不下：针内关、鱼际、三里。

小腹急痛不可忍，及小肠气，外肾吊，疝气，诸气痛及心痛：针足大趾、次趾下中节横纹当中。

小腹胀痛：针气海。

绕脐痛：针水分、神阙、气海。

夹脐痛：针上廉。

脐痛：针曲泉、中封、水分。

心腹胀满：针绝骨、内庭。

胀而胃痛：针膈俞。

肚腹坚大：针三里、阴交、丘墟、解溪、神阙、冲阳、期门、水分、膀胱俞。

鼓胀：针复溜、中封、公孙、太白、三阴交、水分。

膨胀气鸣：针合谷、三里、期门。①

---

① 　（清）韩贻丰著，张建斌、唐宜春校注：《太乙神针心法》，北京：中国中医药出版社，2016年，
　　第13–15页。

【注释】

[1] 积滞：无形之气或有形之物停滞不通的症状。

[2] 伏梁气：指因秽浊邪气长时间停留于肠道导致腹痛、腹泻、右下腹感觉有包块等积聚类疾病，相当于现代医学所说的克罗恩病，又称局限性肠炎、局限性回肠炎等肠道炎。其病根在于中脘穴。

[3] 奔豚气：指感觉有气从小腹快速上冲到心胸乃至咽喉处如小猪状跳窜的一种病证。豚，读音 tún，指小猪。

【分析】

上文内容主要有二：一是介绍了各种无形之气或有形之物停滞不通甚至逆行的积滞的"太乙神针"灸法，如伏梁气、奔豚气、呼吸气短、气喘等；二是列举了胸腹胀痛各种不同具体症状表现的"太乙神针"灸法，如腹痛、疝气、绕脐痛、肚胀肠鸣等。

【原文点校】

《太乙神针心法·卷上·第十一肿胀门（附红疸、黄疸）》：

论证：

肿胀起于脾不能宣化，故所有饮食，不为血，为液、为精、为津、为溺，而皆成水，使之浸淫泛滥于荣卫，而或肿，或胀，乃不可救药矣。治之者，清其源，浚其流，则得之矣。

治法：

浑身浮肿：针曲池、合谷、三里、内庭、行间、阴交。

四肢浮肿：针曲池、通里、合谷、中渚、液门、三里、阴交。

风浮身肿：针解溪。

遍身肿满，饮食不化：针肾俞。

腹胀胁满：针阴陵泉。

肿水气胀满：针复溜、神阙。

水肿：针列缺、腕骨、合谷、间使、阳陵、阴谷。

消瘅 [1]：针太溪。

伤饱身黄：针章门。

红疸 [2]：针百会、曲池、合谷、三里、委中。

黄疸：针百劳、腕骨、三里、涌泉、中脘、膏肓、大陵、劳宫、太溪、中封、然谷、太冲、复溜、脾俞。①

【注释】

[1] 消瘅：即消渴病、糖尿病。

[2] 红疸：古人将"黄疸"分为阳黄、阴黄、胆黄三大类。其中，红疸是指"身色光明，脉来洪滑，善食发渴"，属于实证的阳黄。

【分析】

上文主要介绍胸腹肿胀的病机和各种具体症状表现的相应"太乙神针"灸法。文章指出肿胀的病机主要在于脾气不能运化所致。

【原文点校】

《太乙神针心法·卷上·第十二汗门》：

论证：

汗者津液之余，五脏之气蒸郁而成，行于皮膜之间，而出于毫毛之孔。病宜汗，得汗而愈；病不宜汗，不汗乃佳，汗即不佳。以故宜汗者，无汗不可也；不宜汗者，有汗不可也。宜汗者无汗，多方服表发之药以求其有汗，乃无汗仍如故也；不宜汗者有汗，多方服收敛之药以求其无汗，乃有汗仍如故也，可奈何？学医者，苟能于此中参究，则不得执泥方药汤剂，为百试百效之具矣。

治法：

无汗：针上星、哑门、风府、风池、支沟、经渠、大陵、阳谷、腕骨、然谷、中渚、液门、鱼际、合谷、中冲、少商、商阳、大都、委中、陷谷、厉兑、侠溪。

汗不出：针曲泽、鱼际、少泽、上星、曲泉、复溜、昆仑、侠溪、窍阴。

少汗：先补合谷，次泻复溜。

多汗：先泻合谷，次补复溜。

盗汗[1]：针曲池、列缺、少商、昆仑、冲阳、然谷。

汗不止：针百劳、膏肓、肾俞。

---

① （清）韩贻丰著，张建斌、唐宜春校注：《太乙神针心法》，北京：中国中医药出版社，2016年，第15-16页。

冷汗：针阴交。①

【注释】

[1] 盗汗：指夜间睡眠过程中流汗较多、醒后即止的病症，与自汗不同，自汗是指白天出汗多的病症。

【分析】

上文简要分析了汗证的病机、用药原则，详细列举了无汗、少汗、多汗（即自汗）、盗汗等多种汗证的"太乙神针"灸法。其中指出病机是"五脏之气蒸郁而成"，概括简明精准。

【原文点校】

《太乙神针心法·卷上·第十三头面门》：

治法：

头痛：针百会、上星、风府、丝竹空、攒竹、少海、阳溪、大陵、后溪、合谷、腕骨、中冲、中渚、昆仑、阳陵、风池。

头强痛[1]：针颊车、风池、肩井、少海、后溪、前谷。

头偏痛：针头维。

脑泻：针囟会、通谷。

头风：针上星、前顶、百会、阳谷、合谷、关冲、昆仑、侠溪。

脑痛：针上星、风池、脑空、天柱、少海。

头风面目赤：针通里、解溪。

头风牵引脑顶痛：针上星、百会、合谷。

偏正头风：针百会、前顶、神庭、上星、丝竹空、风池、合谷、攒竹、头维。

醉后头风：针印堂、攒竹、三里。

头风眩晕：针合谷、丰隆、解溪、风池、垂手着两腿灸虎口内。

面肿：针水沟、上星、攒竹、支沟、间使、中渚、液门、解溪、行间、厉兑、谚语[2]、天牖、风池。

---

① （清）韩贻丰著，张建斌、唐宜春校注：《太乙神针心法》，北京：中国中医药出版社，2016年，第16-17页。

面痒肿：针迎香、合谷。

头顶俱痛：针百会、后顶、合谷。

头风，冷泪出：针攒竹、合谷。

头痛，项强，重不能举，脊反折，不能回顾：针承浆（先泻后补）、风府。

脑昏目赤：针攒竹。

头旋：针目窗、百会、申脉、至阴、络却。

面肿项强，鼻生息肉：针承浆（三分，推上复下）。

头肿：针上星、前顶、大陵（出血）、公孙。

颊肿：针颊车。

颐颔肿：针阳谷、腕骨、前谷、商丘、丘墟、侠溪、手三里。

风动如虫行：针迎香。

颈项强急：针风府。

头目浮肿：针目窗、陷谷。

眼睑睭[3]动：针头维、攒竹。

脑风而疼：针少海。

头重身热：针肾俞。

眉棱痛：针肝俞。

毛发焦脱：针下廉。

面浮肿：针厉兑。

面肿：针水分。

头目眩疼，皮肿生白屑：针囟会。①

【注释】

[1] 头强痛：头颈僵硬疼痛。

[2] 噫嘻：噫嘻穴，位于人体背部足太阳膀胱经上，有宣肺理气、通络止痛等功效。

[3] 睭：有两个读音，读作 shùn 时通"瞬"，为眨眼之意；读作 rún 时指眼皮跳动或肌肉抽缩跳动。文中应是读 rún，指眼皮不断跳动。

---

① （清）韩贻丰著，张建斌、唐宜春校注：《太乙神针心法》，北京：中国中医药出版社，2016 年，第 17–19 页。

【分析】

上文主要记载头痛、头风、头晕、面赤、面部肿痛、眼皮跳动等发病于头部、面部各种具体症状的"太乙神针"灸法。

【原文点校】

《太乙神针心法·卷上·第十四咽喉门》：

治法：

喉痹：针颊车、合谷、少商、尺泽、经渠、阳溪、大陵、二间、前谷。

鼓颔：针少商。

咽中如梗：针间使、三间。

咽肿：针中渚、太溪。

咽外肿：针液门。

咽食不下：针膻中。

咽中闭：针曲池、合谷。

咽喉肿痛闭塞，水粒不下：针合谷、少商、兼以三棱针刺手大指背头节上甲根下，排刺三针[1]。

双鹅[1]：针玉液、金津、少商。

单鹅：针少商、合谷、廉泉。

咽痛：针风府。①

【注释】

[1] 双鹅：即双乳鹅，指喉部两侧均红肿疼痛的病症，类似于现代医学的扁桃体炎。

[2] 排刺三针：此处之针刺疗法。

【分析】

上文主要记载喉痹饮食不进、乳鹅咽喉肿痛等各种咽喉处具体症状的"太乙神针"灸法，其中对于"咽喉肿痛闭塞，水粒不下"的严重喉痹采用针刺疗法与"太乙神针"灸法并用的治疗方式。

---

① （清）韩贻丰著，张建斌、唐宜春校注：《太乙神针心法》，北京：中国中医药出版社，2016年，第19–20页。

【原文点校】

《太乙神针心法·卷上·第十五耳目门》：

治法：

耳鸣：针百会、听宫、听会、耳门、络却、阳溪、阳谷、前谷、后溪、腕骨、中渚、液门、商阳、肾俞。

聤 [1] 生疮有脓汁：针耳门、翳风、合谷。

重听 [2] 无所闻：针耳门、风池、侠溪、翳风、听会、听宫。

目赤：针目窗、大陵、合谷、液门、上星、攒竹、丝竹空。

目风赤烂：针阳谷。

赤翳：针攒竹、后溪、液门。

目赤肤翳 [3]：针太渊、侠溪、攒竹、风池。

目翳膜：针合谷、临泣、角孙、液门、后溪、中渚、睛明。

白翳 [4]：针临泣、肝俞。

睛痛：针内庭、上星。

冷泪：针睛明、临泣、风池、腕骨。

迎风有泪：针头维、睛明、临泣、风池。

目泪出：针临泣、百会、液门、后溪、前谷、肝俞。

风生卒生翳膜，两目疼痛，不可忍者：针睛明、手中指本节间尖上（三壮）。

眼睫毛倒：针丝竹空。

青盲 [5] 无所见：针肝俞、商阳（左取右，右取左）。

目眦急痛：针三间。

目昏：针头维、攒竹、睛明、目窗、百会、风府、风池、合谷、肝俞、丝竹空、肾俞。

目眩：针临泣、风府、阳谷、中渚、液门、风池、鱼际、丝竹空。

目痛：针阳溪、二间、大陵、三间、前谷、上星。

风目眶烂，风泪出：针头维、颧髎。

眼痒眼疼：针光明（泻）、五会。

目生翳：针肝俞、命门、合谷、商阳、瞳子髎（在目外眦五分，得气乃泻）。

小儿雀目[6]，夜不见物：针手大指甲后一寸，内廉横纹头白肉际。①

【注释】

[1] 聤：读作 tíng，指耳窍化脓性疾病。

[2] 重听：耳朵听力下降的症状，为耳聋的轻症。

[3] 目赤肤翳：指眼睛布满红血丝、眼球有东西遮盖的症状。"翳"读作 yì，本义是遮蔽之意，引申指眼球浑浊，乃至溃破后愈合结成的瘢痕。

[4] 白翳：指眼球视网膜出现白色斑点或瘢痕。

[5] 青盲：指眼球外观正常，但视力逐渐下降甚至失明的内障疾病。

[6] 雀目：也称雀盲、鸡盲，即夜盲症。

【分析】

上文主要记载耳鸣、流脓、听力下降、眼睛红肿疼痛、见风流泪、视物模糊、长白翳、夜盲等耳朵、眼部各种具体症状的"太乙神针"灸法。其中需要留意的是，"白翳"与"白内障"有所不同，白内障是指眼球晶状体出现浑浊的病症，即白翳病在视网膜，白内障病在晶状体。

【原文点校】

《太乙神针心法·卷上·第十六鼻口门》：

治法：

鼻有息肉：针迎香。

衄血[1]：针风府、曲池、合谷、三间、二间、后溪、前谷、委中、申脉、昆仑、厉兑、上星、隐白。

鼽衄：针风府、二间、迎香。

鼻塞：针上星、临泣、百会、前谷、厉兑、合谷、迎香。

鼻流清涕：针人中、上星、风府。

脑漏[2]，鼻中臭涕出：针曲差、上星。

鼻衄：针上星（二七）、绝骨、囟会。又一法：灸项后发髻两筋间宛宛中。

久病流涕不禁：针百会。

---

① （清）韩贻丰著，张建斌、唐宜春校注：《太乙神针心法》，北京：中国中医药出版社，2016 年，第 20–21 页。

目干：针尺泽、曲泽、大陵、二间、少商、商阳。

咽干：针太渊、鱼际。

消渴：针水沟、承浆、金津、玉液、曲池、劳宫、太冲、行间、商丘、然谷、隐白（百日以上者，切不可灸）。

唇干有涎：针下廉。

舌干涎出：针复溜。

唇干饮不下：针三间、少商。

唇动如虫行：针水沟。

唇肿：针迎香。

口喎[3]、眼喎：针颊车、水沟、列缺、太渊、合谷、二间、地仓、丝竹空。

口噤[4]：针颊车、支沟、外关、列缺、内庭、厉兑。

失音不语：针间使、支沟、灵道、鱼际、合谷、阴谷、复溜、然谷。

舌缓：针太渊、合谷、冲阳、内庭、风府、三阴交。

舌强[5]：针哑门、少商、鱼际、二间、中冲、阴谷、然谷。

舌黄：针鱼际。

齿寒：针少海。

齿痛：针商阳。

齿龋恶风：针合谷、厉兑。

龈痛：针角孙、少海。

舌齿腐：针承浆、劳宫（各二壮）。

牙疼：针曲池、少海、阳谷、阳溪、二间、液门、颊车、内庭、吕细（在内踝骨尖上，灸二七壮）。

上牙疼：针人中、太渊、吕细、灸臂上起肉中（五壮）。

下牙疼：针承浆、合谷、龙玄（在侧腕，交叉脉）、灸腕上五寸两筋中间（五壮）。

不能嚼物：针角孙。

牙疳[6]蚀烂生疮：针承浆（壮如小筋头大，灸七壮）。①

---

① （清）韩贻丰著，张建斌、唐宜春校注：《太乙神针心法》，北京：中国中医药出版社，2016年，第21–23页。

【注释】

[1] 衄血：指鼻腔、齿龈、耳及皮肤等部位出血，包括鼻衄、齿衄、咳血等，但不包括外伤出血、急性脑出血等。

[2] 脑漏：也作脑衄，指脑内出血并通过鼻或口鼻大量流出。

[3] 口喎：口唇歪斜于一侧的症状。喎，音 wāi，歪嘴之意。

[4] 口噤：牙关紧闭的症状。

[5] 舌强：舌头僵硬、说话不清。

[6] 牙疳：牙龈溃烂肿痛甚至流脓血的口腔疾病。

【分析】

上文主要记载流鼻血、鼻塞、流鼻涕、脑漏、歪嘴、牙关紧闭、嘴唇肿痛、失音、舌强、牙痛、牙疳、龋齿等鼻腔、口腔不同症状的"太乙神针"灸法。

【原文点校】

《太乙神针心法·卷上·第十七胸背胁门》：

治法：

胸满：针经渠、阳溪、后溪、三间、间使、阳陵、三里、曲泉、足临泣。

胸痹 [1]：针太渊。

胸膊闷：针肩井。

胸胁痛：针天井、支沟、间使、大陵、三里、太白、丘墟、阳辅。

胸中澹 [2]：针间使。

胸满支肿：针内关、膈俞。

胸胁满引腹：针下廉、丘墟、侠溪、肾俞。

胸烦：针期门。

胸中寒：针膻中。

肩背酸痛：针风门、肩井、中渚、支沟、后溪、腕骨、委中。

心胸痛：针曲泽、内关、大陵。

胸满，血膨有积块；霍乱，肠鸣喜噫：针三里、期门（向外刺二寸，不补不泻）。

胁满 [3]：针章门。

胁痛：针阳谷、腕骨、支沟、膈俞、申脉。

缺盆肿[4]：针太渊、商阳、足临泣。

胁与脊引：针肝俞。

背腹项急：针大椎。

腰背强直，不能动侧：针腰俞、肺俞。

腰脊痛楚：针委中、复溜。

腰背伛偻[5]：针风池、肺俞。

背拘急：针经渠。

肩背相引：针二间、商阳、委中、昆仑。

偏胁骨痛痹：针鱼际、委中。

背痛：针经渠、丘墟、鱼际、昆仑、京骨。

脊内牵疼，不能屈伸：针合谷、复溜、昆仑。

脊强浑身痛，不能转侧：针哑门。

胸连胁痛：针期门（先）、章门、丘墟、行间、涌泉。

肩痹痛：针肩髃、天井、曲池、阳谷、关冲。①

【注释】

[1] 胸痹：指胸部闷痛，甚至痛彻背部的一种急症。

[2] 胸中澹：胸间流水声。

[3] 胁满：胁肋部胀满。

[4] 缺盆肿：锁骨上窝中央的缺盆肿痛。

[5] 伛偻：读作 yǔ lǚ，腰背弯曲之意。

【分析】

上文主要记载胸部烦闷肿痛、肩背酸痛、胁肋胀满、霍乱肠鸣、脊柱僵硬、后背疼痛、驼背弯曲等胸腹、胁肋、后背各种症状的"太乙神针"灸法。其中，"胸满，血膨有积块；霍乱，肠鸣喜噫"采用"太乙神针"灸法与针刺疗法并用的方式，"向外刺二寸，不补不泻"应该是只针对期门穴而言的。

---

① （清）韩贻丰著，张建斌、唐宜春校注：《太乙神针心法》，北京：中国中医药出版社，2016 年，第 23–25 页。

【原文点校】

《太乙神针心法·卷上·第十八手足腰腋门》：

治法：

手臂痛不能举：针曲池、尺泽、肩髃、三里、少海、太渊、阳池、阳溪、阳谷、前谷、合谷、液门、外关、腕骨。

臂寒：针尺泽、神门。

臂内廉痛：针太渊。

臂腕侧痛：针阳谷。

手腕动摇：针曲泽。

腋痛：针少海、间使、少府、阳辅、丘墟、申脉、足临泣。

肘劳[1]：针天井、曲池、间使、阳溪、中渚、阳谷、太渊、腕骨、列缺、液门。

手腕无力：针列缺。

肘臂痛：针肩髃、曲池、通里、手三里。

肘挛：针尺泽、肩髃、少海、间使、大陵、后溪、鱼际。

肩臂酸重：针支沟。

肘臂手指不能屈：针曲池、三里、外关、中渚。

手臂麻木不仁：针天井、曲池、外关、经渠、支沟、阳溪、腕骨、上廉、合谷。

手臂冷痛：针肩井、曲池、下廉。

手指拘挛筋紧：针曲池、阳谷、合谷。

手热：针劳宫、曲池、曲泽、内关、列缺、经渠、太渊、中冲、少冲。

手臂红肿：针曲池、通里、中渚、液门、手三里。

风痹肘挛不举：针尺泽、曲池、合谷。

两手拘挛，偏风，瘾疹，喉痹，胸胁填满，筋缓手臂无力，皮肤枯燥：针曲池（先泻后补）、肩髃、手三里。

肩膊烦疼：针肩髃、肩井、曲池。

五指背疼：针外关。

手挛指疼：针少商。

掌中热：针列缺、经渠、太渊。

腋肘肿：针尺泽、少海、间使、大陵。

腋下肿：针阳辅、丘墟、足临泣。

腰痛：针肩井、环跳、阴市、三里、委中、承山、阳辅、昆仑、腰俞、肾俞。

两腿如水：针阴市。

挫闪腰疼，胁肋痛：针尺泽、曲池、合谷、阴陵、手三里、阴交、行间、足三里。

腰疼难动：针风市、委中、行间。

腰脊强痛：针腰俞、委中、涌泉、小肠俞、膀胱俞。

腰脚痛：针环跳、风市、阴市、委中、承山、昆仑、申脉。

腰膝内痛：针委中、三里、三阴交。

腿膝酸疼：针环跳、阳陵、丘墟。

脚膝痛：针委中、三里、曲泉、阳陵、风市、昆仑、解溪。

膝胻 [2] 股肿：针委中、三里、阳辅、解溪、承山。

腰如坐水：针阳辅。

足痿不收：针复溜。

风痹，脚胻麻木：针环跳、阴陵、阳辅、太溪、至阴。

脚气 [3]：针肩井、膝眼、风市、三里、承山、太冲、丘墟。

足寒热：针三里、委中、阳陵、复溜、然谷、行间、中封、大都、隐白。

脚肿：针承山、昆仑、然谷、委中、下廉、髋骨、风市。

足寒如冰：针肾俞。

浑身战掉，胻酸：针承山、金门。

足胻寒：针复溜、申脉、厉兑。

足挛：针肾俞、阳陵、阳辅、绝骨。

诸节皆痛：针阳辅。

腨肿 [4]：针承山、昆仑。

足缓：针阳陵、冲阳、太冲、丘墟。

脚弱：针委中、三里、承山。

两脚红肿疼痛：针膝关、委中、三里、阴市。

穿跟草鞋风：针昆仑、丘墟、商丘、照海。

足不能行：针三里、曲泉、委中、阳辅、阴交、复溜、冲阳、然谷、申脉、

445

行间、脾俞。

脚腕酸：针委中、昆仑。

足心疼：针昆仑。

脚筋短急，足沉重，鹤膝历节，风肿恶风，发不能起床：针风市。

腰痛不能久立，腿膝胻酸重，及四肢不举：针跗阳。

腰重痛不可忍，及转侧起卧不便，冷痹脚筋挛急，不得屈伸：灸两脚曲䐐两纹头，四处，各三壮。一同灸，用两人两边同吹至火灭。若午时灸了，至晚或脏腑鸣，或行一二次，其疾立愈。

腰痛不能举：针仆参（二穴，在跟骨下陷中，拱足取之，灸三壮）。

膝以上病：灸环跳、风市。

膝以下病：灸犊鼻、膝关、三里、阳陵。

足踝以上病：灸三阴交、绝骨、昆仑。

足踝以下病：灸照海、申脉。

腿痛：针髋骨。

脚气：一风市（百壮或五十壮）、二伏兔（针三分，禁灸）、三犊鼻（五十壮）、四膝眼、五三里（百壮）、六上廉、七下廉（百壮）、八绝骨。

脚转筋[5]，发时不可忍者：灸脚踝上（一壮）。内筋急灸内，外筋急灸外。

脚转筋多年不愈，诸药不效者：针承山（二七壮）。①

【注释】

[1] 肘劳：指手肘疼痛、屈伸不利的疾病，俗称"网球肘"。

[2] 胻：读作 héng，指小腿。

[3] 脚气：此处的"脚气"不是足癣，而是指脚部肿痛、不能行走的病症。

[4] 腨：读作 shuàn，意思是小腿肚。

[5] 脚转筋：即脚抽筋，小腿肌肉痉挛。

【分析】

上文详细列出了手臂酸痛、手肘屈伸不利、腋下疼痛、手腕酸痛、手指麻木、手背疼痛、腰痛、腰膝酸软、腿脚疼痛、抽筋、脚肿、行走无力等四肢、

---

① （清）韩贻丰著，张建斌、唐宜春校注：《太乙神针心法》，北京：中国中医药出版社，2016年，第25–29页。

腰腋多种具体症状的"太乙神针"灸法，颇为详细。总体上看，这些病症的病因主要是风寒湿，因此依靠温热通阳的"太乙神针"灸法进行温和施灸排寒除湿、畅通气血，可以收到显著的疗效。

【原文点校】

《太乙神针心法·卷上·第十九妇人门》：

治法：

月水不调：针气海、中极、带脉（一壮）、肾俞、三阴交。

月事不利：针中极、足临泣、三阴交。

过时不止[1]：针隐白。

下经若冷，来无定时：针关元。

女人漏下不止：针太冲、三阴交。

血崩[2]：针气海、大敦、阴谷、太冲、然谷、中极、三阴交。

瘕聚[3]：针关元。

赤白带下：针带脉、关元、气海、三阴交、白环俞、间使（三十壮）。

小腹坚：针带脉。

绝子[4]：针商丘、中极。

因产恶露不止：针气海、关元。

产后诸病：针期门。

乳痈[5]：针下廉、三里、侠溪、鱼际、委中、少泽、足临泣。

乳肿痛：针足临泣。

难产：针太冲、合谷（补）、三阴交（泻）。

横生死胎：针太冲、合谷、三阴交。

横生手先出：灸右足小趾尖（三壮立产，炷如小麦大）。

子上逼心，气闷欲绝：针巨阙、合谷（补）、阴交（泻）、如子手掬母心，生下男左女右，手心有针痕可验。不然，在人中，或脑后有针痕。

产后血晕不识人：针支沟、三里、三阴交。

堕胎后，手足如冰厥逆：针肩井（五分）、若觉闷乱，急补三里。

胎衣不下：针中极、肩井。

阴挺出[6]：针曲泉、照海、大敦。

447

无乳：灸膻中、少泽（补。此二穴神效。）

血块：针曲泉、复溜、三里、气海、丹田、三阴交。

妇人经事正行，与男子交，日渐羸瘦，寒热往来，精血相竞：针百劳、肾俞、风门、中极、气海、三阴交、若以前证作虚劳治者，非也。

女子月事不来，面黄干呕，妊娠不成：针曲池、支沟、三里、三阴交。

经脉过多：针通里、行间、三阴交。

欲断产：灸右足内踝上一寸、合谷、又一法：灸脐下二寸三分（三壮）、肩井。

一切冷惫：灸关元。

不时漏下：针三阴交。

月水不调，因结成块：针间使。①

【注释】

[1] 过时不止：指女子例假期结束月经还不停。

[2] 血崩：指女子不在经期而突然阴道大量出血的急症。

[3] 瘕聚：癥瘕积聚，指体内有堵塞之感甚至肿瘤积块之物，女性常发于小腹，如子宫肌瘤等。

[4] 绝子：即不孕不育，生不出孩子。

[5] 乳痈：指乳汁排出不畅导致乳房红肿疼痛、结脓成痈的急性化脓性病证。多发于产后哺乳期的产妇。

[6] 阴挺出：指妇女子宫下脱甚则脱出阴户之外，或阴道壁膨出，也称阴脱。

【分析】

上文详细记载了女子例假不顺、子宫肌瘤以及产妇难产、产后无乳汁、乳痈等各种妇科病、产科病的"太乙神针"灸法。

【原文点校】

《太乙神针心法·卷上·第二十小儿门》：

---

① （清）韩贻丰著，张建斌、唐宜春校注：《太乙神针心法》，北京：中国中医药出版社，2016年，第29–31页。

治法：

大小五痫 [1]：针水沟、百会、神门、金门、昆仑、巨阙。

惊风：针腕骨。

瘈疭 [2] 五指掣：针阳谷、腕骨、昆仑。

摇头、张口、反折：针金门。

风痫，目戴上 [3]：针百会、昆仑、丝竹空。

脱肛 [4]：针百会、长强。

卒疝：针太冲。

角弓反张：针百会。

泻痢：针神阙。

赤游风 [5]：针百会、委中。

秋深冷痢：针脐下二寸及三寸动脉中。

吐乳：灸中庭（在膻中下一寸六分）。

卒痫及猪痫：灸巨阙（三壮）。

口有疮蚀龈，臭秽气冲人：灸劳宫二穴（各一壮）。

卒患腹痛，肚皮青黑：灸脐四边各半寸（三壮）、鸠尾骨下一寸（三壮）。

惊痫：顶上旋毛中（灸三壮）、耳后青络（灸三壮，炷如小麦大）。

风痫，手指屈如数物者：鼻上发际宛宛中（灸三壮）。

二三岁，两目眦赤：大指次指间后一寸五分（灸二壮）。

囟门不合：脐上脐下各五分（各三壮，灸疮未发，囟门先合）。

夜啼：灸百会（二壮）。

肾胀偏坠：灸关元（三壮）、大敦（七壮）。

猪痫 [6]，如尸厥，吐沫：灸巨阙（三壮）。

食痫，先寒热，洒淅乃发：灸鸠尾上五分（三壮）。

羊痫：九椎下节间（灸三壮）；又法：大椎（灸三壮）。

牛痫：鸠尾（灸三壮）；又法：鸠尾、大椎（各三壮）。

马痫：仆参二穴（各三壮）；又法：风府、脐中（各三壮）。

犬痫：两手心、足太阳、肋户（各一壮）。

鸡痫：足诸阳（各三壮）。

牙疳蚀烂：承浆（针灸皆可）。

遍身生疮：针曲池、合谷、三里、绝骨、膝眼。

腋肿，马刀疡：针阳辅、太冲。

热风瘾疹 [7]：针肩髃、曲池、曲泽、环跳、合谷、涌泉。

疡肿振寒：针少海。

疥癣 [8] 疮：针曲池、支沟、阳溪、阳谷、大陵、合谷、后溪、委中、三里、阳辅、昆仑、行间、三阴交、百虫窠。①

【注释】

[1] 五痫：又名五脏痫，包括肝痫、心痫、脾痫、肺痫、肾痫。

[2] 瘛疭：一般指瘛疭，读音 chì zòng，指手脚痉挛、口斜眼歪的症状。

[3] 目戴上：眼睛上翻的症状。

[4] 脱肛：直肠脱垂。

[5] 赤游风：小儿丹毒的一种，也称为胎热丹毒，指婴幼儿皮肤上出现瘙痒性风团的急性皮肤病，类似于现代医学的荨麻疹。

[6] 猪痫：也称猪癫，六畜痫中的一种，以痫证发作时的叫声、病状命名，包括马痫、牛痫、羊痫、猪痫、犬痫、鸡痫。

[7] 瘾疹：皮肤出现红色或苍白风团、时隐时现的瘙痒性皮肤病，即现代医学的荨麻疹，其中发生于小儿身上的称为赤游风、胎热丹毒等。

[8] 疥癣：指由疥螨寄生虫引起的一种瘙痒、起疹子、具有传染性的皮肤病。

【分析】

上文详细介绍了婴幼儿发生各种癫痫（五痫、六畜痫等）、脱肛、牙疳、赤游风、皮肤病、长疥癣等各种小儿病症的"太乙神针"灸法。值得注意的是，对于穴位，文中既提到"针"也提到"灸"，笔者认为两者都是指"太乙神针"灸法。因为《太乙神针心法》卷上的关于各病症分类的治疗方法，主要来自《针灸大成·神应经》，道医韩贻丰吸收过来后适当做了修改和补充，但为体现"太乙神针"灸法的独特疗效，故还是以"针"字代指"太乙神针"灸法。

---

① （清）韩贻丰著，张建斌、唐宜春校注：《太乙神针心法》，北京：中国中医药出版社，2016年，第31–33页。

【原文点校】

《太乙神针心法·卷上·第二十一疮毒门》：

治法：

疔疮生面上与口角：灸合谷。

疔疮生手上：灸曲池。

疔疮生背上：针肩井、三里、委中、临泣、行间、通里、少海、太冲。

瘰疬：少海，先针皮上，候三十六息，推针入内，须定浅深，追核大小，勿出核，三十二下乃出针。

天池、章门、临泣、支沟、手三里、阳辅（灸百壮）、肩井（随年壮）。

痈疽发背：针肩井、委中，又以蒜片贴疮上，灸之。如不疼，灸至疼；如疼，灸至不疼。愈多愈好。

溺水死者，经宿可救：即解死人衣带，灸脐中。

狂犬咬伤人：即灸咬处疮上。

蛇咬伤人：灸伤处三壮，仍以蒜片贴咬处，灸蒜上。

人脉微细不见，或有或无：宜于少阴经复溜穴上，用圆利针针至骨处，顺针下刺，候回阳脉，阳脉生时方可出针。

痈疽疮毒：同杨氏骑竹马灸法。[①]

【分析】

上文主要记载皮肤长疔疮、瘰疬、痈疽等皮肤病的"太乙神针"灸法，其中，瘰疬采用针刺疗法与"太乙神针"灸法并用的方式进行治疗。此外，对于急救溺水和疯狗咬伤应是灼艾灸法，对于痈疽发背和蛇咬伤采用隔蒜灸法。

【原文点校】

《太乙神针心法·卷上·第二十二肠痔大便门》：

治法：

肠鸣：针三里、陷谷、公孙、太白、三阴交、章门、水分、神阙、胃俞、三焦俞。

[①] （清）韩贻丰著，张建斌、唐宜春校注：《太乙神针心法》，北京：中国中医药出版社，2016年，第33—34页。

肠鸣而泄：针神阙、水分、三间。

食泄：针上廉、下廉。

暴泄：针隐白。

洞泄：针肾俞。

溏泄：针太冲、神阙、三阴交。

泄不止：针神阙。

出泄不觉：针中脘。

痢疾：针曲泉、太溪、太冲、丹田、脾俞、小肠俞。

便血：针承山、复溜、太冲、太白。

大便不禁：针丹田、大肠俞。

大便不通：针承山、太溪、照海、太冲、太白、章门、小肠俞、膀胱俞。

大便下重：针承山、解溪、太白、带脉。

闭塞：针照海、太白、章门。

泄泻：针曲泉、阴陵、然谷、束骨、隐白、中脘、天枢、脾俞、三焦俞、大肠俞、肾俞。

五痔 [1]：针委中、承山、飞扬、阳辅、复溜、太冲、侠溪、气海、会阴、长强。

肠风 [2]：尾闾骨尽处灸百壮，即愈。

大小二便不通：灸胃脘（三百壮）。

肠痛 [3] 痛：针太白、陷谷、大肠俞。

脱肛：针百会、尾闾（七壮）、脐中（随年壮）。

血痔，泄，腹痛：针承山、复溜。

痔疾，骨疽蚀：针承山、商丘。

久痔：针二白（在掌后四寸）、承山、长强。[①]

【注释】

[1] 五痔：痔疮的五种具体病证，包括牡痔、牝痔、脉痔、肠痔、血痔。

[2] 肠风：指便血的一种，常表现为便血清而颜色鲜艳，伴随腹痛、肠鸣

---

① （清）韩贻丰著，张建斌、唐宜春校注：《太乙神针心法》，北京：中国中医药出版社，2016年，第34-35页。

等症状。

[3] 肠痈：指浊毒内聚瘀结在小肠或大肠中的一种病证，常表现为疼痛、肿胀等症状，类似现代医学的急性阑尾炎、阑尾脓肿等病。

【分析】

上文主要介绍腹泻、肠鸣、痢疾、便秘、便血、痔疮、肠痈、脱肛等肠道、肛门疾病的"太乙神针"灸法。其病因主要是寒湿与瘀堵，因此依靠艾火强大的温热通阳、化瘀散结能力而收到满意的疗效。

【原文点校】

《太乙神针心法·卷上·第二十三阴疝[1]小便门》：

治法：

寒疝腹痛：针阴市、太溪、肝俞。

疝瘕[2]：阴跷（此二穴在足外踝下陷中，主卒疝小腹疼痛，左取右，右取左，灸三壮。女人月水不调亦灸）。

卒疝：针丘墟、大敦、阴市、照海。

癫疝：针曲泉、中封、太冲、商丘。

㿗癖[3]小腹下痛：针太溪、三里、阴陵、曲泉、脾俞、三阴交。

疝瘕：针阴陵、太溪、丘墟、照海。

肠癖[4]㿗疝[5]，小肠痛：针束骨、大肠俞、通谷（灸百壮）。

偏坠水肾：针归来、大敦、三阴交。

阴疝：针太冲、大敦。

㿗癖膀胱小肠：燔针刺五枢、气海、三里、三阴交、气门（百壮）。

阴肾偏大，小便数，或阴入腹：针大敦。

阴肿：针曲泉、太溪、大敦、三阴交、肾俞。

阴茎痛：针阴陵、曲泉、行间、太冲、三阴交、阴谷、大敦、太溪、肾俞、中极。

阴茎痛，阴汗湿：针太溪、鱼际、中极、三阴交。

转胞，不溺淋沥（胞，膀胱也）：针关元。

肾脏虚冷，日渐羸瘦，劳伤阴疼，凛凛少气，遗精：针肾俞。

遗精白溺：针肾俞、关元、三阴交。

梦遗失精：灸曲泉（百壮）、中封、太冲、至阴、三阴交、膈俞、脾俞、肾俞、关元、三焦俞。

寒热气淋：针阴陵泉。

淋癃[6]：针曲泉、然谷、阴陵、行间、大敦、涌泉、小肠俞、气门（百壮）。

小便黄赤：针阴谷、太溪、肾俞、气海、关元、膀胱俞。

小便五色：针委中、前谷。

小便不禁：针承浆、阴陵、委中、太冲、膀胱俞、大敦。

小便赤如血：针大陵、关元。

妇人脬转不利小便：灸关元（二七壮）。

遗溺：针神门、鱼际、太冲、大敦、关元。

阴痿丸骞[7]：针阴谷、阴交、然谷、中封、大敦。

阴挺出：针太冲、少府、照海、曲泉。

疝气偏坠：以小绳量患人口两角，为一分，作三折，成三角，如 △ 样，以一角安脐心，两角在脐下两旁尽处是穴。患左灸右，患右灸左，二七壮立愈，二穴俱灸亦可。

膀胱气攻两胁，脐下阴肾入腹：灸脐下六寸两旁各一寸，炷如小麦大，患左灸右，患右灸左。①

【注释】

[1] 阴疝：阴部疝气。

[2] 疝瘕：疝气的一种，指由寒邪结聚小腹成包块，气积而痛或伴有小便出白的症状。

[3] 疝癖：脐腹部或肋部有癖块导致胀痛的疾病。疝，读作 xuán，也称"疝气"，指脐旁气块，泛指生于腹腔内弦索状的痞块。

[4] 肠癖：也称为痢疾、滞下，表现为腹痛腹泻、里急后重、大便下脓血等症状的肠道疾病。

[5] 㿉疝：也作癩疝，指男子阴部小腹急痛。㿉，通"癩"，音 tuí，指阴部连着小腹隐痛。

---

① （清）韩贻丰著，张建斌、唐宜春校注：《太乙神针心法》，北京：中国中医药出版社，2016 年，第 35–37 页。

[6] 淋癃：指尿频、尿急、排尿点滴而出甚至赤痛的膀胱疾病。

[7] 阴痿丸骞：指男子阳痿、睾丸塌缩的病症。骞，读音为 qiān，指塌陷之意。

【分析】

上文主要记载各种疝气疼痛、肠癖便血、梦遗、滑精、阴部疼痛、小便赤痛、遗尿、阳痿等小腹、阴部各种症状的"太乙神针"灸法。其中对于"疝癖膀胱小肠"采用火针（燔针）针刺疗法与"太乙神针"灸法并用的方式进行治疗。值得留意的是，"疝气"是由于先天或后天因素导致人体器官的一部分离开原来位置，沿着组织间隙或薄弱缺损处进入另一部位，最常见的疝气如腹壁疝、小肠串气等，早期一般不痛但有明显包块，后期可能出现牵拉、坠胀、压迫感甚至疼痛等症状。传统医学主要将小腹、阴部的病证归属肾气系统，病因主要是虚寒，因此依靠"太乙神针"灸法的火热温阳荡涤寒气，加上"太乙神针"艾条中的补益药物补虚固本提高正气，故而疗效较好。

【原文点校】

《太乙神针心法·卷下·针案纪略》：

先生任石楼[1]，甫[2]下车，一生员[3]以乃郎[4]不率教[5]责之，因大怒气重痰壅塞喉，死。举家皇急，其弟奔诉。适先生公坐，乃手授神针[6]一枚，令针百会一穴，肝俞两穴。针三下，有痰一丸从喉间跃出，气通而醒。随走谢。先生呼乃郎到案，杖责示惩，论以至情至性，多方开导，父子感泣而去。①

【注释】

[1] 石楼：今山西省吕梁市石楼县。

[2] 甫：读作 fǔ，刚刚之意。

[3] 生员：也称为秀才，明清时指通过最低一级考试，取得入府、县学的人。

[4] 乃郎：即人家的儿子，为尊称。

[5] 不率教：不遵从教导。

---

① （清）韩贻丰著，张建斌、唐宜春校注：《太乙神针心法》，北京：中国中医药出版社，2016年，第43页。

[6] 神针：指"太乙神针"艾炷灸条。

【分析】

上文主要记载道医韩贻丰在山西石楼县采用"太乙神针"灸法抢救一生员大怒昏死的医案。我们知道，医案至少要具备医家、患者、病情、治疗方案四个基本要素①，有时还包括治疗结果反馈的记载等信息。韩贻丰弟子记录的《针案纪略》比较详细，基本上都有治疗结果信息，故可以总结为医案的五要素——医家、患者、病情、治疗方案、治疗结果。近代国学大师章太炎先生云："中医之成绩，医案最著。欲求前人之经验心得，医案最有线索可寻，循此钻研，事半功倍。"②可见，医案的全面性、针对性、启迪性比单纯的医论医话、医方辑录更强。由此根据医案五要素，上文可以提炼出本医案相关信息：医家是道医韩贻丰；患者是一个生员；病情是大怒导致重痰堵塞喉咙昏死过去；治疗方案是采用"太乙神针"艾炷施灸百会穴、肝俞穴，每个穴位点按灸三下；治疗结果是痰出人醒、转危为安。

【原文点校】

《太乙神针心法·卷下·针案纪略》：

有清涧[1]生员某者，能文而健讼，人皆侧目，远近闻名。一日以奇疾[1]就医。先生曰："吾今得以化之矣。"为下数针，立愈。生狂喜，顿首谢。先生曰："毋谢也，吾针誓不救恶人，吾颇晓风鉴，观兄品格，自是善良，将来当以文章显。但可惜阴骘纹上不知何以少损，幸保重，恐此病复发，吾针亦不能回天也。"生惶恐悔罪，卒为善士。③

【注释】

[1] 清涧：今陕西省榆林市清涧县。

[2] 奇疾：奇特罕见的疾病。

【分析】

上文主要记载道医韩贻丰采用"太乙神针"灸法救治陕西清涧一生员罕

---

① 颜文强、张其成：《道医医案特点探研》，《中华中医药杂志》2020年第35卷第12期，第6272页。

② 盛增秀、陈勇毅、竹剑平等：《医案类聚》，北京：人民卫生出版社，2015年，第3页。

③ （清）韩贻丰著，张建斌、唐宜春校注：《太乙神针心法》，北京：中国中医药出版社，2016年，第43页。

见疾病的医案。根据医案五要素，上文可以提炼出医案相关信息：医家是道医韩贻丰；患者是陕西清涧一生员；病情是一种奇特罕见的疾病（"奇疾"），文中没有记载是何病或具体的症状表现；治疗方案是采用"太乙神针"灸法，施灸几段艾炷；治疗结果是痊愈（"立愈"）。文中还记载了道医韩贻丰劝其多行善事，以防止旧病复发，体现了一位苍生大医的高尚品德。

【原文点校】

《太乙神针心法·卷下·针案纪略》：

永和[1]一少年，患疯狂，百治不痊，其父兄缚送求治。先生为针百会二十一针。升堂，公坐，呼少年前来，命去其缚，予杖者十，杖毕而醒，问以前事，茫然不知也。①

【注释】

[1] 永和：今山西省临汾市永和县。

【分析】

上文主要记载道医韩贻丰救治山西永和一少年疯狂病的医案。根据医案五要素，上文可以提炼出医案相关信息：医家是道医韩贻丰；患者是山西永和一少年；病情是疯狂病；治疗方案是采用"太乙神针"灸法施灸百会穴21段艾炷，同时用木棍杖打臀部（或者后背，力道减轻）10棍；治疗结果是痊愈。疯狂病是严重的精神病，很难治疗，文中灸法与杖打臀部（后背）并用而治愈，可以看出道医韩贻丰的高超医术，也见证了"太乙神针"灸法的卓越疗效。

【原文点校】

《太乙神针心法·卷下·针案纪略》：

山右[1]风气好斗，轻生命案最多。先生之治石楼也，遇有斗殴异伤[2]来验者，即审视其伤之重轻，轻者不究，其有伤重垂毙者，视奄奄一息尚存，即以绛雪丹三钱，用热酒冲开灌之。但得入口，使恶血不得冲心，可保无虞。倘气已绝，

---

① （清）韩贻丰著，张建斌、唐宜春校注：《太乙神针心法》，北京：中国中医药出版社，2016年，第43页。

口噤不受药，急以神针针之，俟气回声出，乃以药灌；再于受伤处，以药敷之。责令行凶人保辜调养，俟伤痕平复示审。审之日，一据理之曲直是非为断。倘行凶人曲而非，则于本罪之外，更治其行凶之罪；倘受伤人曲而非，则仍照罪科断略，不假借而另治行凶者以应得之罪。于是斗殴之风渐息，而自伤以图诬者，亦不敢作奸矣。间有重伤，俱获保全。故终其任，无一命案也。①

【注释】

[1] 山右：指山西省，因居太行山之右，故名。

[2] 舁伤：相互受伤。舁，读作 yú，本义指共同抬东西。

【分析】

上文主要记载道医韩贻丰在山西救治打架斗殴受伤的医案。根据医案五要素，上文可以提炼出医案相关信息：医家是道医韩贻丰；患者是打架斗殴受伤之人；病情是打伤；治疗方案是内服丹物与外用"太乙神针"、外敷伤科药并用的方法；治疗结果是效果显著。其中内服的丹药是"绛雪丹"，原载《圣济总录》，对于吐血出血内伤有奇效。文中还记载了道医韩贻丰在山西任职期间利用医术断案和改善社会风气的政绩（"终其任，无一命案"），堪称是身国共治的典范。

【原文点校】

《太乙神针心法·卷下·针案纪略》：

壬辰夏六月，山右大中丞苏公令媳[1]患血隔[2]年余，莫能疗。中丞飞檄[3]汾郡，郡尊招先生，先生承命而往。时适有精于方药者在座，同入内诊脉。中丞问曰："此何证？"先生曰："此气血双虚证也。"中丞令针药并施。先生曰："用药不用针，用针不用药。或先用药，用药而效则不必用针；或先用针，用针而无效则再用药。"中丞乃令先用针。为针数处，一日而病退经行，二日而饮食进，三日而元气复。由是神针之名大震省中，各上宪[4]争相延治[5]矣。②

---

① （清）韩贻丰著，张建斌、唐宜春校注：《太乙神针心法》，北京：中国中医药出版社，2016年，第43—44页。

② （清）韩贻丰著，张建斌、唐宜春校注：《太乙神针心法》，北京：中国中医药出版社，2016年，第44页。

【注释】

[1] 令媳：对别人儿媳妇的尊称。

[2] 血隔：也作"血膈"，指因瘀血阻滞胸中导致出现胸闷、肿痛、呕吐、乏力等症状的疾病。

[3] 飞檄：速递檄文。

[4] 上宪：上司。

[5] 延治：邀请治疗。

【分析】

上文主要记载道医韩贻丰救治苏中丞儿媳血膈症的医案。根据医案五要素，上文可以提炼出医案相关信息：医家是道医韩贻丰；患者是苏中丞儿媳；病情是血膈症；治疗方案是单用"太乙神针"施灸，文中没有指明是施灸哪个部位或穴位。笔者认为可以参考该书上卷分门别类的各种病证的施灸方法，施灸量是太乙神针艾炷数段；治疗结果是患者"一日而病退经行，二日而饮食进，三日而元气复"，医家名声大震。根据文中指出的患者血膈症的病机是气血双虚，笔者窃以为可以紧扣与先后天脾气、肾气密切相关的穴位，如施灸膻中穴、巨阙穴、中脘穴、食窦穴、关元穴等。

【原文点校】

《太乙神针心法·卷下·针案纪略》：

臬宪[1] 岳公长公郎[2] 沙世兄，颈患一毒，毒在颈之左，不能左顾，不溃不散者年余矣。无医不医，无药不药，罔效也。臬宪令先生治之。先生治以梅花针法，应手渐消，颈得左顾，七日平复如初。岳公大喜，延誉同寅僚属，与苏大中丞同声而赞，啧啧不置口。于是藩宪查公以腿疾邀治，粮宪彭公以头风邀治，阃宪冯公以足疾邀治。其余各府厅州县之在省者，凡有疾，无不纷纷求治，盖其门如市焉。①

【注释】

[1] 臬宪：读音 niè xiàn，旧时指对按察使的敬称。

---

① （清）韩贻丰著，张建斌、唐宜春校注：《太乙神针心法》，北京：中国中医药出版社，2016 年，第 44 页。

[2] 长公郎：他人长子。"公郎"是对他人之子的尊称。

【分析】

上文主要记载道医韩贻丰救治岳臬宪长子岳沙世脖子长毒疮的医案。值得留意的是，本医案采用的治疗方案是采用"梅花针法"针刺疗法，不是"太乙神针"灸法。当然，治疗结果也是痊愈（"应手渐消，颈得左顾，七日平复如初"）。足见道医韩贻丰不仅是灸疗名医，也是用针高手。

【原文点校】

《太乙神针心法·卷下·针案纪略》：

先生公出则必携针药以自随，每至一村庄，老幼男妇即遮道拥舆，不得前。非因有病而求针乞药，即因病愈而叩头称谢也。先生即停舆良久，应之无倦容。甲午初秋，蒙郡尊委盘永宁仓库，道经田家会[1]，忽有二人扶舆而行。问："此何为者？"则跪而禀曰："吾母有病，求治也。"问："汝母何病？"曰："吾父病垂危，吾母心患之，每夜半露祷阅，旬月不衰。吾父病幸愈，吾母即患风狂（疯狂），昼夜不思眠食，白日裸身狂走，或登高阜，或上窑房，莫能禁也。吾父因母病出外访医求药，不知所往。"问："家住何处？"手指前村云："即此是吾家也。"先生因命驾至其家。其母正在袒裼[2]狂跳中，忽自觅衣覆体，敛容屏息，若有所俟者。邻媪[3]讶之，初不解其何意，俄而先生至，令之跪则跪，因跪而受针，为针其百会一穴，鬼眼二穴，各二十一针。针毕，即叩头谢曰："吾今不敢为祟矣，愿乞饶命，吾去矣！"言毕而醒，瞠目惊视，见一村男妇都来观看，叠围如堵，问若辈[4]何事到吾家。二子具告以故，爽然如梦之初回也。重起身，整衣敛衽，向先生叩头。其夫适亦还家，夫妻抱头痛哭，已而大喜欢笑。一村之人咸惊叹为异事，惜此地无工诗者，不能歌咏其事，又无良画史为着色点染绘图以传，乃阙典尔。①

【注释】

[1] 田家会：地名。

[2] 袒裼：读作 tǎn xī，指脱去上衣左袖、露出肢体的意思。

---

① （清）韩贻丰著，张建斌、唐宜春校注：《太乙神针心法》，北京：中国中医药出版社，2016年，第45页。

[3] 邻媪：读作 lín ǎo，古代对妇女的通称。

[4] 若辈：这些人。

【分析】

上文主要记载道医韩贻丰救治两兄弟老母亲疯狂病的医案。文中个别语句虽有传奇色彩，但可以提炼出医案五要素的相关信息：医家是道医韩贻丰；患者是一老妇；病情是疯狂病；治疗方案是单用"太乙神针"施灸，施灸穴位是百会穴、手足处的鬼眼二穴，各 21 段艾炷；治疗结果是患者痊愈（"言毕而醒……夫妻抱头痛哭，已而大喜欢笑"）。施灸的百会穴为百脉之会，是各经脉气血会聚之处，具有醒脑开窍的功效；施灸的鬼眼穴，即鬼哭穴。对于神志异常精神病疗效显著。因此百会穴与鬼哭穴同时施灸，能取到显著疗效。文中详细记录了两兄弟为母求医的过程、患者发病的症状表现、韩贻丰的治疗过程、患者的预后表现和周围人群的围观反应等，文笔细腻、活灵活现，俨然一副"乡村灸疗图"。

【原文点校】

《太乙神针心法·卷下·针案纪略》：

山右学院 [1] 孔公讳尚先者，出京时即患半身不遂。比到任，谒中丞，步履艰难之极，中丞曰：何不令韩石楼一治之？时先生适以公事在会城 [2]。公即遣人延请先生至。公出迎则使二人扶掖而行，步不能移寸。及坐叙谈，语格格不吐，音含糊，气断续。先生为针环跳、风市、三里各二十一针。公忽下床，自走于庭，不烦人扶掖，布武接武 [3]，甚自适也。已而连起飞腿者三，如儿童嬉戏状，以示筋舒血活，无复病楚，意喜极不可名言。然而音之含糊，气之断续犹是也。翌日，先生又为针天突、膻中，甫十四针。公方仰卧受针，忽吐音措词琅然条贯，感颂先生大德，刺刺不休 [4]。先生禁之，使无多言，多言伤气。公曰："我向者喉间不知为何物所塞，自知语不达意，甚恚 [5] 之。今全无隔碍，得以畅我所欲言。如之，何其不言耶？"公既德先生，意欲有以厚报之。及公按汾校士，先生念朝廷作人大典，孤寒进身所系，绝不干之以私士林，咸重先生清介，为不可及也。①

---

① （清）韩贻丰著，张建斌、唐宜春校注：《太乙神针心法》，北京：中国中医药出版社，2016 年，第 45 页。

【注释】

[1] 山右学院：即山西学政。

[2] 会城：省城。

[3] 布武接武：快步行走、小步前进。

[4] 刺刺不休：说话，唠叨不停的样子。

[5] 恚：音 huì：怨恨、愤怒之意。

【分析】

上文主要记载道医韩贻丰救治孔尚先半身不遂偏瘫症的医案。本医案五要素的相关信息提炼如下：医家是道医韩贻丰；患者是山西学政孔尚先；病情是半身不遂偏瘫症；治疗方案是采用"太乙神针"分两天施灸，第一天施灸穴位是环跳、风市、足三里穴位各 21 段艾炷，第二天施灸穴位是天突、膻中穴各 14 段艾炷，施灸量皆以 7 为倍数；治疗结果是患者痊愈，文中"连起飞腿者三，如儿童嬉戏状……吐音措词琅然条贯……刺刺不休"表明患者已经行动自如、说话利索。

【原文点校】

《太乙神针心法·卷下·针案纪略》：

先生之摄篆永宁也，每日政事之暇，辄以神针治病，视石楼为更多，无不手到病除，笔难殚述。而最奇者有起死回生之一事，此古今所不经见者也。甲午冬，先生以公事往大武镇。道经同生沟路，遇乡保禀称，本村于昨夜殴死一人。先生急命干役疾往，拘其凶首，毋使遁，而单骑赴死者之家验看，则遍身重伤，尸挺僵，已无生气矣。先生自念："此乃真命案也。"死者之父母，年皆七十以外，贫而且病，所倚惟此一子，今其子死，二老决不能活矣。奈何恻然[1]不忍坐视，不得已因取针，针其百会，聊以自尽厥心，非敢谓其能必活也。时天气甚寒，令村人各解衣以热体轮熨尸身，又于锅中熬水令沸，令村人各以其手探汤极热，更番揉擦尸之手足。无何，尸得人气，体顿柔。针至十四针，忽喉中作响，口鼻微吐有气。诊其脉，脉忽动。先生喜曰："有救矣！"针至二十一针，则喉间大出声痛哭，手足能屈伸舒展，口称遍体痛不可忍，则皆其被殴处也。睁开双眼，泪如雨下，见先生在座，诉冤不住口。先生呼酒来以药饮之，于其破损流血处以药糁之，其遍体伤痛处俱以针针之。

责令凶首保辜调养，如限内死，仍抵偿。其父母见其子忽活，喜出望外，村中人举叹息而去。阅两月后，先生早视堂事，忽见一人持状[2]，口称求和息。讯之，即前同生沟之人，被人殴死，死经一夜而救之活者也。视其状貌，较前肥伟。俄而，其父母向前禀云，吾子不但伤痕平复，且更健，已能务庄农矣，不愿终讼听审也。先生念人虽已活，而法不可纵，将凶首予杖示儆，准令和息存案。救一人于已死，而保全其两家于不死，州人咸颂之不衰。

云：夫神针之起死回生者多矣。然大约因其病在垂危，医药所不能救，而神针救之耳。未有殴死之人，遍体重伤，死经一夜，气断脉绝，四肢僵直，而能令之复活者也，故曰最奇也。此盖先生深悯其父母之老病孤苦，势在必死一念，恻隐之心，不忍坐视，感动彼苍，乃获此奇验，非神针本来原有此一种治法也。当日佑因从游骖，后乘目击其事，深以为奇。故记之。天佑又识。①

【注释】

[1] 恻然：读作 cè rán，指怜悯之意。

[2] 持状：手拿状纸。

【分析】

上文主要记载道医韩贻丰抢救被殴打致死的成功医案。本医案五要素的相关信息提炼如下：医家是道医韩贻丰；患者是被殴打致死的一男子；病情是遍体鳞伤、呼吸心跳停止、昏死一夜、肢体已僵硬（"遍身重伤，尸挺僵，已无生气矣……被人殴死，死经一夜"），此处是"死"是昏死、未死透之意；治疗方案是采用"太乙神针"灸法施灸百会穴 21 段艾炷，同时不断以手蘸热汤揉搓患者身体，待苏醒后，内服温酒，施灸皮肤淤青肿痛处，以伤科药粉外敷流血处，多种手段并用；治疗结果是患者恢复痊愈（"不但伤痕平复，且更健"）。此医案记载惊心动魄，患者被殴打致死导致呼吸心跳停止且已一夜、肢体僵硬，采用"太乙神针"并配合按摩等手段竟能救活，堪称神奇，也足见"太乙神针"灸法的疗效不可低估，值得今天深入研究与实践。

---

① 　（清）韩贻丰著，张建斌、唐宜春校注：《太乙神针心法》，北京：中国中医药出版社，2016 年，第 47–48 页。

【原文点校】

《太乙神针心法·卷下·针案纪略》：

太原镇台[1]驻札平阳府，金公讳国正者，由花马池副将特升太原总镇，赴京陛见，于乙未之孟夏初十日道经永宁州。先生迎于道左，公下骑，腿蹲地不能起立。先生叩其故，公曰："我向有腿疾，今因赴京期促，兼程取道，鞍马劳顿，旧疾复发，安得一名医为我疗之？"先生曰："我能为公已此疾。"乃同至公寓，为点数穴，手下针，应手痛止。翌日[2]腿如故，公因得以昼夜疾驰。于是月之二十四日至京师，二十五日即引见，而皇上于二十六日幸热河矣。公请随驾。上以地方重大，命即赴任。公履任杜包，直绝弊窦，洁己奉公，爱惜士卒，训练行伍，兵民相安。平阳人以为得沾金公之恺泽，皆出先生之国手也。①

【注释】

[1] 镇台：清代总兵的别称。

[2] 翌日：第二天。

【分析】

上文主要记载道医韩贻丰救治太原总兵金国正腿疾的医案。本医案五要素的相关信息提炼如下：医家是道医韩贻丰；患者是太原总兵金国正；病情是腿部不能站立；治疗方案是采用"太乙神针"灸法施灸几个穴位，文中没有指明哪几个穴位，笔者认为可以是患处疼痛处（阿是穴）或周围相关穴位；治疗结果是痊愈恢复如初（"腿如故……得以昼夜疾驰"）。

【原文点校】

《太乙神针心法·卷下·针案纪略》：

先生之寓京邸也。凡有患病者，莫不求治，治即应手愈，一时名噪都下。王公大人皆延之上座。满洲大司农[1]穆公讳和伦者，先是左手患木风[2]，指不能伸屈。坐朝房语之同列，咸云此将来半身不遂之兆，何不令韩司马针治？穆公额之。比归第，有盛京二户曹以公务晋谒，公问曰："来何迟耶？"对曰：

---

① （清）韩贻丰著，张建斌、唐宜春校注：《太乙神针心法》，北京：中国中医药出版社，2016年，第48–49页。

"适观韩司马为人用针治耳聋,针毕即愈,因相欢笑,故来迟耳。"穆公曰:"君等固善韩司马乎,何不为我一致之?"二户曹应曰:"诺。"因以公命延先生。先生至,为用七针,指即伸缩无恙。穆公大奇之,出金帛赠先生,一无所受,公因作清语,语二户曹曰:"韩先生愈我疾不受谢。我若年少,将来出做督抚,可以图报。今老矣,何以报之?惟有烦二君致意,求传心法,多制神针,施人济世,以广先生阴德耳。"逾两月,穆公患腿疾,入朝必恃杖而行。因力辞乞休,皇上倚重穆公,不欲听其引退,见公步履艰难,不得已,准其所请。时先生偶往通州,自通归,又延先生治,为针环跳、风市、三里,针数次,腿疾顿疗。穆公虽年高,精神本矍铄,而步履又得如故。皇上见之大喜,遂复有司农之命云。①

【注释】

[1] 大司农:清朝时户部尚书的雅称,因户部掌漕粮田赋故名。

[2] 患木风:应是指四肢受风寒导致麻木、僵硬。

【分析】

上文主要记载道医韩贻丰救治清户部尚书穆和伦手疾、腿疾两个医案。这两个医案的患者都是户部尚书穆和伦。第一个医案的病情是左手麻木、手指不能屈伸("左手患木风,指不能伸屈"),治疗方法是施灸七段"太乙神针"灸炷,施灸部位文中没有指明,笔者认为可以施灸手背上的穴位如中渚、液门、合谷、阳溪、三间等,以不能屈伸的手指所在的经络取穴。第二个医案的病情是腿部行走无力、步履艰难,治疗方法是采用"太乙神针"灸法施灸环跳、风市、三里穴位,反复施灸几次。治疗结果都是痊愈("指即伸缩无恙""步履又得如故")。

【原文点校】

《太乙神针心法·卷下·针案纪略》:

盛京[1]户郎多公讳永俄者,曩为浙省杭郡理事司马,与先生之尊公[2]

---

① (清)韩贻丰著,张建斌、唐宜春校注:《太乙神针心法》,北京:中国中医药出版社,2016年,第49–50页。

太先生同举，卓异与先生最莫逆。因新升礼垣来京，陛见欢然道故。其表弟某者新升御马圈大人，候皇上回銮，亦欲引见，而患耳聋，多公问曰："耳聋亦可用针否？"先生曰："未之试也，前日敝同年汪武曹先生以耳聋邀治，因无暇往，遣门人治之，竟得全愈。今尝试之，何如？"因与之用针。耳之无闻者已数年矣，乃针其左耳则右耳忽然有闻，针其右耳则左耳忽然有闻。针毕，纤悉细响，左右两耳皆闻之。正欢笑间，适又有一户曹齐公讳格坦者，来共坐谈，叹为异事。二公随同诣大司农穆公，公怪其来迟，而对以因观韩司马用针治耳聋，而穆公即令二公招先生也。自此，满洲大人、先生之求治者，殆无虚日矣。①

【注释】

[1] 盛京：今辽宁省沈阳市。

[2] 尊公：对他人父亲的敬称。

【分析】

上文主要记载道医韩贻丰救治清御马圈大人耳聋症的医案。本医案五要素的相关信息提炼如下：医家是道医韩贻丰；患者是清御马圈大人；病情是患耳聋症多年；治疗方案是采用"太乙神针"灸法施灸左耳、右耳；治疗结果是两耳皆可以听到声响（"左右两耳皆闻之"），有意思的是，施灸左耳则右耳愈、施灸右耳则左耳愈。

【原文点校】

《太乙神针心法·卷下·针案纪略》：

原任大司空[1]徐公讳元正者，系先生尊公卓斋太先生之同年也，在京邸患病半年，杜门谢客。先生神针之名已遍京畿，而徐公未之闻也。适一日，先生为翰林侍读陈公讳恂者治痰嗽，因谈及徐公抱恙，徐公之宅与陈宅斜对不远，先生遂步诣其第，以年家子[2]求见。阍者[3]不与通，称主人有病谢客。先生曰："我正为病而来，非寻常干谒也，固求见。"徐公因令入至卧室，先生见徐公

---

① （清）韩贻丰著，张建斌、唐宜春校注：《太乙神针心法》，北京：中国中医药出版社，2016年，第50–51页。

满面虚浮风气，两口角流涎不已，语含糊不能出喉，两腿沉重，足趑趄^[4]不克
踰^[5]户限^[6]。先生为诊其脉曰："此证非针不可。"遂呼燃烛，举手向顶门欲
用针；徐公及其令孙皆大惶骇，云："此处安可用火攻？"强之再三终不允。
先生怅怏而出。自念：此我父同年好友，岂可膜视？越日又往谒，终持前说，
不允用针也。先生曰："老年伯近亦有所闻乎？"徐公曰："闭门卧病，无所
闻也。"先生曰："盍俾令孙往外一询之亲友乎？"徐公曰："何询乎？"先
生曰："但询贻丰之贱名，即知矣。"先生又怏怅而出。居数日，有人款先生
之门者，三叩不得见先生，先生他往也。比归问之，则固徐公之令孙遍询亲友，
得一一闻先生用针之神效，深悔从前不听先生用针，而今急欲延先生为一用针
也。先生前往，为针百会、神庭、肾俞、命门、环跳、风市、三里、涌泉诸穴道，
俱二十一针。方针之初下也，以为不知当作如何痛楚。及药爇^[7]气行，氤氲^[8]
不可名状，即连声赞叹，以为美妙难言。积久周身之病，一时顿去。徐公喜极，
始叹服真神针也。因谓先生曰，足下抱如此神技，曩者何不为胡司寇^[9]一治乎？
时胡司寇已患病仙游，先生曰："丰到京时，即闻司寇有恙，意欲往治，以素
昧平生，无因不得至前。至今犹耿耿，丰诚恐。老年伯步司寇后尘，故前者两
次登门，不惜自炫求售耳。"徐公嗟叹良久，自以得遇先生为大幸也。^①

【注释】

[1] 大司空：清朝时指工部尚书。

[2] 年家子：科举时代称有年谊者的子女。年家，是同年登科者两家之间
的互称，其子女互称"年家子"。

[3] 阍者：看门的人，阍，读作 hūn，守门之意。

[4] 趑趄：读音 zī jū，意思是脚步不稳、行走困难。

[5] 踰：读音 yú。同"逾"时为越过、超过之意；同"窬"指门边像圭
形的小洞。文中是越过之意。

[6] 户限：门槛。

[7] 爇：音 ruò，为燃烧之意。

① （清）韩贻丰著，张建斌、唐宜春校注：《太乙神针心法》，北京：中国中医药出版社，2016年，第51–52页。

[8] 氤氲：读作 yīn yūn，也作"烟煴""絪缊"，指湿热飘荡的云气或烟云弥漫的样子。

[9] 司寇：清朝时指刑部尚书。

【分析】

上文主要记载道医韩贻丰救治清工部尚书徐元正的医案。本医案五要素的相关信息提炼如下：医家是道医韩贻丰；患者是工部尚书徐元正；病情是口角流涎、说话不清、双腿沉重，以此症状推测可能是中风后遗症；治疗方案是采用"太乙神针"灸法施灸百会、神庭、肾俞、命门、环跳、风市、三里、涌泉等穴位，各 21 段艾炷；治疗结果是施灸后即痊愈（"积久周身之病，一时顿去"）。可见，此医案虽然取穴稍多，但却收到了显著疗效。文中详细记载了韩贻丰三次前往治疗的细节，前两次因患者不相信而没有医治，最后一次则在患者的主动邀请下前去施灸才大获成功，可见医患互相信任的重要性，也深刻诠释了古话"医不叩门"的道理。

【原文点校】

《太乙神针心法·卷下·针案纪略》：

翌日即往谒其座师，原任大司农华亭王公。王公握手惊问曰："尊恙固顿愈耶？"徐公告之故，且语以详。王公深嘉叹，遂招先生往为用针疗所患，款洽[1]流连，恨相见晚也。徐公既得病愈，会皇上自热河回銮，往前途迎驾，奏对称旨。其公郎世兄南来，以厚礼酬先生，先生不受，固强之。先生谢曰："我若受之，则前者两经冒耻自荐，专为利而来矣！"卒辞不受。[①]

【注释】

[1] 款洽：亲密、亲切之意。

【分析】

上文主要记载道医韩贻丰医治原户部尚书王尚书的医案。此医案记载比较简略，没有指明是治疗何病，怎样施灸，从"款洽流连，恨相见晚"可以看出疗效十分显著。

---

① （清）韩贻丰著，张建斌、唐宜春校注：《太乙神针心法》，北京：中国中医药出版社，2016 年，第 52–53 页。

【原文点校】

《太乙神针心法·卷下·针案纪略》：

同门陆兄讳诚，字省存，别号北垞者，中堂太仓王公之令甥也。才识通明，词华敏瞻，中堂爱之，常称为美才。苦功读书，刻意作文，几乎呕出心肝，屡战场屋不利。中年艰于嗣息，患失血者年余，成痨瘵证，终日咳嗽吐痰不止，身发晡热[1]，骨瘦如柴，腰肾疼痛难忍，饮食少进，坐卧不安。名医环坐，百药莫挽。中堂患之，乃延先生针治。先生到升寓半日之顷，中堂三遣使问。先一使来问："诊过脉否？可还治得否？"答云："尚可治。"使者去，则又一使来问："已曾用针否？"答云："正在用针。"使者去，则又一使来问："用针可有效否？"答云："先七针，腰不疼得以坐起；再七针，嗽差痰减；再七针，身热已退。大约三日可以去病，七日可以除根，一月内元气可复也。"中堂闻之，喜出望外。翌日，中堂又遣使问，则诸病已退七八分矣。中堂大喜。先生应酬甚繁，不能日往亲为用针，乃授门人汪梅溪口诀，令往治之。一月之内病果霍然，精神复旧。陆兄念先生再造洪恩无可报，折节[2]称弟子受业焉。①

【注释】

[1] 晡热：也称日晡潮热，指发病每天午后发热按时而至、按时而止。晡读音 bū，指申时，下午 3 时至 5 时。

[2] 折节：指降低自己身份或改变平时的志趣行为。

【分析】

上文主要记载道医韩贻丰救治王中堂外甥陆省存的医案。本医案五要素的相关信息提炼如下：医家是道医韩贻丰和其弟子汪梅溪；患者是陆省存；病情是痨瘵证，症状表现是整日咳嗽、午后潮热、骨瘦如柴、腰痛难忍、饮食减少、坐卧不安。我们知道，痨瘵，也称为肺痨、虫疰、痨虫病、痨病、肺虫病、骨蒸等，是一种严重消耗性的传染病，很难治疗。文中治疗方案是采用"太乙神针"灸法，施灸量以 7 位倍数，不断加量，每日施灸 21 炷，

---

① （清）韩贻丰著，张建斌、唐宜春校注：《太乙神针心法》，北京：中国中医药出版社，2016 年，第 53 页。

灸满一个月。治疗结果是不断恢复，一个月后完全治愈（"一月之内病果霍然，精神复旧"）。可见，"太乙神针"灸法对于肺痨传染病重症的卓绝疗效。

【原文点校】

《太乙神针心法·卷下·针案纪略》：

谕德薄公讳有德者，先生癸未同年也。其夫人贤而慧，时时赞勷薄公。力行善事，而又勤于操作，理内政，夙兴夜寐，积劳成疾，胸腹腰胁之间常有水，痛胀作楚，令女婢揉之，则往来有声，时或上下于肩背间，循环如潮汐状，肌肤消瘦，饮食少进，二便不利，已八年矣。延先生治，先生曰："此非寻常之证，须于五鼓[1]天未明时用针，须年先生自治之，我当授针法。"因口授以诀，薄公乃如法用针，甫七针，觉腹内如雷鸣，即起下行，二便遂通，自言七八年中所未有此利导者也。薄公喜极，再来问："更当针何穴？"先生又口授以诀。七日之内，水消胀退，饮食大进，始悔从前之服药，误事不小也。薄公知针方不易传，乃烦先生购药制针，以施贫乏之患病而不能来者。先生曰："年嫂夫人之病，法在不治，今得全愈，乃其平日力行善事之报，非我之力也。今复施针济人，将来福寿不可量。"薄公令嗣长公讳海者，振振麟趾，髫年成进士，读中秘书。每皇上幸热河，必陪驾，特令僾直[2]南书房。时正在热河，闻母夫人积病顿疗，喜不自胜，寄惠亲笔诗篑斋联致札，殷勤称谢。①

【注释】

[1] 五鼓：也称为五更，指寅时，相当于现在的凌晨3时到5时。

[2] 僾直：读作bào zhí，也写作"僾值"，古时指官吏在官府连日值夜班。

【分析】

上文主要记载道医韩贻丰救治薄有德夫人的医案。本医案五要素的相关信息提炼如下：医家是韩贻丰传授薄有德"太乙神针"灸法代为施灸；患者是薄有德夫人；病情是胸腹腰胁胀痛八年，具体症状是："胸腹腰胁之间常有水，痛胀作楚，令女婢揉之，则往来有声，时或上下于肩背间，循环如潮

---

① （清）韩贻丰著，张建斌、唐宜春校注：《太乙神针心法》，北京：中国中医药出版社，2016年，第54页。

汐状，肌肤消瘦，饮食少进，二便不利，已八年矣。"治疗方案是采用"太乙神针"灸法，施灸时间是凌晨 3 时到 5 时，施灸量以 7 位倍数，连续施灸 7 天以上。治疗结果是不断恢复，最后痊愈（"七日之内，水消胀退，饮食大进……今得全愈"）。文中也记载了道医韩贻丰赞扬薄有德日常行善积福的善举。

【原文点校】

《太乙神针心法·卷下·针案纪略》：

湖南粮宪王公讳奕鸿者，中堂太仓公仲嗣[1]也。其母夫人患病多年，其证约略与薄夫人相似，而加以遍身疼痛，呕吐不止，从前时发时愈，近乃日日如此，病势转剧。时湖南粮宪之命初下，王公正欲奉母赴任，而病势如此，心甚忧惶。延先生诊视，先生亦授以口诀如薄公，令王公自治，旬日[2]病全愈。择吉奉母登舆，同赴湖南任。于是中堂府内，凡患病者皆延先生治，独少司农以不信神针，为他药所误，惜哉！①

【注释】

[1] 仲嗣：第二个子嗣。

[2] 旬日：10 天。

【分析】

上文主要记载道医韩贻丰救治湖南粮宪王奕鸿母亲的医案。本医案五要素的相关信息提炼如下：医家是韩贻丰传授王奕鸿"太乙神针"灸法代为施灸；患者是王奕鸿母亲；病情是胸腹腰胁间有水声、全身疼痛、呕吐不止；治疗方案是采用"太乙神针"灸法，文中没有具体指明施灸部位，可以参考该书上卷分门别类病症的施灸方法；治疗结果是 10 天就痊愈了（"旬日病全愈"）。可见"太乙神针"灸法对于重病的疗效之非常。

【原文点校】

《太乙神针心法·卷下·针案纪略》：

中翰[1]昝公讳如颖者，壬辰进士也。患病数月，二旬不饮食矣。公自知

---

① （清）韩贻丰著，张建斌、唐宜春校注：《太乙神针心法》，北京：中国中医药出版社，2016 年，第 54-55 页。

病不起，命嗣君[2]豫（通"预"）备后事，遂自制辞世诗，与亲知相永诀。台中吴公讳蔚起者，先生之同门也，与咎公善，闻公病笃，烦先生往视之。先生至，观公气色如灰，声低喉涩，瞳神黯然无光，私语其嗣君曰："此甚难治。"公觉之，乃哀恳先生曰："我今年六十七岁矣，即死，不为夭。但得遇神针而不一用而死，死且不瞑目。我生平好酒而不好色，幸祈为我下一针。"先生见其情词恺切，乃勉为用针。于是令卧床坦腹，扪其脐下有一痞，周围径七寸，坚硬如石。先生以梅花针法，重重针之，又针其三脘[3]，又针其百劳、百会，皆二十一针。针毕，令饮醇酒一杯。公摇手曰："吾酒不入口者，已两月余矣，恶闻酒气。"拒酒不肯饮，先生固强之，公攒眉勉受。讵杯甫到唇而酒已满引落喉，觉酒味甚佳，连饮五七杯。自喜曰："吾生矣！"起坐床，视其面，盎然如春，语声忽高亮，目光炯炯，身中顿有力。自下床陈设座席，呼酒列肴款先生。台中杨公讳汝榖，严公讳开昶者，公之好友也，得公辞世诗笺，恐公旦晚已作古，人疾来问讯，排闼直入，则见公俨然坐于主席，双手擎杯敬先生，全无病状，不觉骇然。公一一告之故，二公咸大欣幸，各自言所病，恳先生治之。越宿，公腹痞渐消，缩可三寸许；三日如弹丸，七日而尽消。公曰："我非先生已死矣，先生重生我也。"踵门叩谢，书其柬曰："重生晚弟咎某顿首拜。"先生璧其柬不敢当也。公病既愈，遂入阁视事，阁下诸先生咸骇叹，佥谓重生云。①

【注释】

[1] 中翰：指皇宫内收藏保存图书文籍的地方。

[2] 嗣君：本义指继位的国君——皇太子为嗣君，后引申为对别人家儿子的尊称。

[3] 三脘：上脘穴、中脘穴、下脘穴。

[4] 醇酒：味浓香郁的纯正美酒，古代指具有温通作用的黄酒、白酒，不是葡萄酒。

【分析】

上文主要记载道医韩贻丰救治咎颖将死危症的医案。本医案五要素的相

---

① （清）韩贻丰著，张建斌、唐宜春校注：《太乙神针心法》，北京：中国中医药出版社，2016年，第55-56页。

关信息提炼如下：医家是韩贻丰；患者是昝颖进士；病情是患痞病几个月将死，具体症状是"二旬不饮食……病笃……气色如灰，声低喉涩，瞳神黯然无光。"治疗方案是针刺、艾灸、饮用黄酒三者并用，先用梅花针法针刺小腹痞块，然后用"太乙神针"灸炷施灸上脘、中脘、下脘、百劳、百会等穴位各 21 段艾炷，然后饮用味浓香郁的美酒几杯。治疗结果是当日精神好转，次日痞块缩小，7 天全部消失（"视其面，盎然如春，语声忽高亮，目光炯炯，身中顿有力……越宿，公腹痞渐消，缩可三寸许；三日如弹丸，七日而尽消"）。痞病是体内寒湿束缚气血流通导致阴邪停滞久积而成，故而依靠"太乙神针"强大的荡涤阴霾、温通气血之力，能取得满意的疗效。

【原文点校】

《太乙神针心法·卷下·针案纪略》：

淮安运倅[1] 张渊度[2] 兄讳涵者，在京需次[3]，八九年矣，而不得遇一缺。会七月间，淮安缺出，应归八月，一缺止有一人。戚友咸为加额[4]，而渊兄亦自为深喜也。无何，渊兄于中秋十八日两腿忽患肿痛，十九日即延医，至二十二日，数名医连进药不效，肿痛加剧。凡是月之应选官例，于二十四日赴吏部过堂，二十五日赴天安门掣签[5]，二十六日赴九卿验看。渊兄自十八日患病，日甚一日，不能下榻，心甚忧之。二十三日未刻[6]，先生在寓，偶与诸同人燕坐，忽一人控飞骑疾驰到门，投两刺，视之，则张天门先生、吴豹文先生帖也，请先生往报国寺，促疾往。先生到寺门，使者引入，竟造渊兄榻前，则以腿疾求治。渊兄见先生至，愁苦呻吟不可名状，自谓需次多年，幸得一缺，乃病出意外，万万不能过堂、掣签、验看矣。奈何！奈何！先生慰之曰："毋虑。我能使君明日过堂，后日掣签，再后日验看，无恙也。"渊兄聆先生言，未深信，犹惋叹不自已。先生视其两腿红肿，热如炽炭，按其两手臂膊、胸膛、脊臂，皆冷如水。因先针其涌泉二穴各四十九针，忽上身皆暖；再针其百会一穴四十九针。一时，亲友之环立而观者，皆注目视其两腿，忽惊相谓曰："腿之红淡矣！"俄而曰："退矣！"俄而又曰："腿之肿收矣！消矣！按之凉矣！不热矣！"而渊兄亦自觉痛楚之顿除，可以伸缩而舒展。盖先生深得以下治上、以上治下之秘密，故涌泉于下，而能令上身之冷者暖；针百会于上，而能使下身之热者凉，腿之红肿者退消也。计先生到张寓已日昃，用针直至半夜。针毕，渊兄倦而卧，栩栩然酣睡，甚自得。自十八日患病以来，连宵不寐，未尝一夕入黑甜乡有如此者也。次日为二十四日，正当过堂之期。吏部将应选官一一过堂点名。讫^[7]时，少宰^[8]汤公顾谓左堂李公曰："今日有一盐运判当过堂，闻其腿患肿痛，想不能来也。"语未毕，忽人丛中跃出一人，昂然挺立堂下，向堂上拱手高声曰："卑职在。"汤公大惊。盖少宰早风闻其患腿疾，谓必不能来，而忽然立于堂下，所以惊也。询其腿疾因何得愈，则具以先生神针对。遂与之一例过堂、点名讫。次日为二十五日，赴天安门掣签，一人自掣一缺，如探囊物。再次日为二十六日，赴九卿验看无恙，运倅不必引见，即可领凭赴任矣。渊兄走谢先生，先生曰："向者君愁苦呻吟时，我言我能使君过堂、掣签、验看，都无恙，君未之信也，今何如？"渊兄心服，顿首，谢不已。因肆筵设席，盛召宾朋陪宴谢先生。先生适以往内城用针，无暇赴席，辞不往，而烦吴豹文先生致厚礼奉酬先生，先生坚璧不受也。先生之神针哄传吏部堂上，于是左堂李公，右堂汤公皆延先生用针。而满汉文武大小官员之凡在京候引见而患病者，莫不求先生用针，以人多不及尽载耳。^①

【注释】

[1] 运倅：清代盐运副使。倅有两个读音：读 cuì 时，指副职务；读 zú 时，同"卒"，文中为副职之意。

[2] 度：此处读作 duó，为揣度、猜测之意。

[3] 需次：古代官吏授职后，按照资历依次补缺。

[4] 加额：双手放置额前，表示敬意。

[5] 掣签：读作 chè qiān，即抽签之意。

[6] 未刻：即未时，现在下午一点至三点。

[7] 讫：读作 qì，结束之意。

[8] 少宰：清代指吏部侍郎。

【分析】

上文主要记载道医韩贻丰急救即将上任的盐运副使张渊的医案。本医案五要素的相关信息提炼如下：医家是韩贻丰；患者是盐运副使张渊；病

---

① （清）韩贻丰著，张建斌、唐宜春校注：《太乙神针心法》，北京：中国中医药出版社，2016 年，第 56–58 页。

情是双腿红肿疼痛发烫、日渐严重、不能下床（"两腿忽患肿痛……肿痛加剧……日甚一日，不能下榻……两腿红肿，热如炽炭，按其两手臂膊、胸膛、脊臂，皆冷如水"）。治疗方案是单用"太乙神针"灸法，先施灸左右脚底涌泉穴各49段艾炷，然后施灸百会穴49段艾炷。治疗结果是当日好转，第二天基本康复（"痛楚之顿除，可以伸缩而舒展……腿之红肿者退消……栩栩然酣睡，甚自得……昂然挺立堂下"）。可以看出"太乙神针"灸法见效之快。文中详细记录了患者等待补缺的苦盼、即将赴任的喜悦、突然生病的担忧、病症逐渐好转的惊喜、吏部报到的自信以及韩贻丰医名显赫朝廷等细节。

【原文点校】

《太乙神针心法·卷下·针案纪略》：

先生行至匼河[1]，有一骑疾驰而来问："舆中可是押西饷韩分府否？我小主觉罗托禧同[2]富舅舅自京往兰州，富舅舅患肘臂疼痛，在京闻神针之名，未及请治，今因往兰州藩司署中，道过介休，原拟在介求治，适值分府押饷西行，故特破站兼程，以冀追及，得一面为幸。"未几，两骑到，二公下马握先生手，殷勤讲道来意。觉罗托禧者，陕西平庆临巩藩台驻札兰州折公讳尔金之大世兄[3]也；富舅舅者，世兄之母舅也。世兄言："我家君[4]患病，两腿沉重，步履维艰，将来到兰，得以求治，诚天假之缘也。"而富公亦以治肘臂为恳，先求惠数针，先生出针付之，举订于藩署领教。二公因急欲取道，遂疾驰先去。（治效见后。）①

季春二十六日，先生至兰州。次日谒藩宪折公，相见甚欢，延入内衙……适富公在座，云："前承惠我神针，我途中自试，因不知穴道，即于痛处着针，针后本处之痛除，而痛流于他处。再于所流痛处针之，则痛仍归本处。以此痛益甚，奈何？"先生曰："此乃徒治其流，不治其源之故也。"为伊针数穴，针毕痛除，即往箭厅，挽强弓射百步外，矢皆贯革。富公喜曰："我以臂病

---

① （清）韩贻丰著，张建斌、唐宜春校注：《太乙神针心法》，北京：中国中医药出版社，2016年，第60—61页。

不亲弧矢者已十年矣，今复得，一逞少年伎俩，何快如之！" ①

【注释】

[1] 匼河：读作 kē hé，地名，位于山西。

[2] 同：一同、一起。

[3] 世兄：一指座师、房师的儿子，二指有世交的平辈之间的互称。座师是明清时举人进士对主考官的尊称，房师则是对分房阅卷的房官的尊称。

[4] 家君：即家父，自己的父亲。

【分析】

上文主要记载道医韩贻丰救治富舅舅的医案。本医案五要素的相关信息提炼如下：医家是韩贻丰；患者是富舅舅；病情是肘臂疼痛；治疗方案是单用"太乙神针"灸法施灸艾炷数段，施灸两次；治疗结果记载于下文："针毕痛除，即往箭厅，挽强弓射百步外，矢皆贯革。富公喜曰：'我以臂病不亲弧矢者已十年矣，今复得，一逞少年伎俩，何快如之！'"可以看出治疗效果非常好。

【原文点校】

《太乙神针心法·卷下·针案纪略》：

先生行至隆德邑，邑侯吴君讳房校者，中堂安溪李公婿也，谒先生于公廨[1]。下马两足蹒跚，先生问其故，云自抵任后即患足疾，且言阖衙上下皆患病，而其夫人之病为更剧。先生即于座中，为针其两环跳各二十一针。针毕，足无恙矣。吴君喜甚，延先生至署，一幕宾[2] 呻吟于榻，问之，患肠风，便血脱肛，而小便又赤浊，痛不可忍。先生手点数穴，令门下治之，各穴皆四十九针。翌日两便之疾都瘳[3]。吴君益喜甚，延先生入内，求治其夫人。夫人患病十余年矣，骨瘦如柴，遍身疼痛，两手十指拳曲不能伸，两足不能下地，饮食不进，晡热往来，医药莫疗。先生诊脉毕，出针书一本，为点示用针之穴凡数十处，授诀吴君，令自治之。其余臧获[4]仆妾之患病者，俱为点穴给针焉。

---

① （清）韩贻丰著，张建斌、唐宜春校注：《太乙神针心法》，北京：中国中医药出版社，2016 年，第 61–62 页。

（治效见后。）^①

　　孟夏三日至平凉府，东关内隆德邑侯吴君，奉平庆驿盐宪卢公之命，走请先生。因自述其夫人之病，自授针后，如法针治一月全愈，今且饮食大进，精神复旧，步履无恙，两手和柔，日事女工针黹，总理米盐凌杂，保全性命，内助无虚，则皆先生再造之恩也。举家上下之病，无不尽愈，惟有早晚焚香顶祝耳。^②

【注释】

[1] 公廨：即官署。

[2] 幕宾：明清时一般指师爷，泛指古代官员为处理行政事务而聘请的供咨询的文职辅佐人员。

[3] 瘳：读作 chōu，病愈之意。

[4] 臧获：读作 zāng huò，古代对奴婢的贱称。

【分析】

　　上文主要记载道医韩贻丰救治吴虏校及其师爷、家人、仆人等多则医案。本医案五要素的相关信息提炼如下：医家是韩贻丰及传授的弟子、吴虏校；患者是吴虏校自己及其师爷、夫人、小妾、奴仆、婢女等；病情是吴虏校行走无力、师爷则患肠风、便血脱肛、小便赤痛浑浊等症（"两足蹒跚……足疾……患肠风，便血脱肛，而小便又赤浊，痛不可忍"），尤其是其夫人病情最重："夫人患病十余年矣，骨瘦如柴，遍身疼痛，两手十指拳曲不能伸，两足不能下地，饮食不进，晡热往来，医药莫疗。"治疗方案是单用"太乙神针"灸法，对于吴虏校施灸左右环跳穴各21段艾炷，对于师爷在几个穴位施灸各49段艾炷，其余也在相应穴位施灸数段。治疗效果显著（"足无恙矣……翌日两便之疾都瘳……举家上下之病，无不尽愈"）。对于吴虏校夫人由韩贻丰传授吴虏校灸法代为施灸1个月，治疗效果是痊愈如初："一月全愈，今且饮食大进，精神复旧，步履无恙，两手和柔，日事女工针黹，总理米盐凌杂，保全性命，

---

① （清）韩贻丰著，张建斌、唐宜春校注：《太乙神针心法》，北京：中国中医药出版社，2016年，第61页。

② （清）韩贻丰著，张建斌、唐宜春校注：《太乙神针心法》，北京：中国中医药出版社，2016年，第64页。

内助无虚。"从中可见"太乙神针"灸法适应证之广、疗效之高。

【原文点校】

《太乙神针心法·卷下·针案纪略》：

季春二十六日，先生至兰州。次日谒藩宪[1]折公，相见甚欢，延入内衙。斋饭毕，折公即以腿疾求治。先生为折公用针，已七针矣而全不知痛痒，先生为停针少憩以待之……

折公两腿沉重，每踰门限及上下阶级甚艰难，不知痛痒，名为木风，此最难治。先生乃先泻后补。泻之四十九针，补七针，而腿中觉疼，先生曰："可治矣。"因诫之曰："自今用针后，切须加意保养，禁房劳，慎喜怒，忌发风动气之物，乃可望愈。"折公遵教，七日果全瘳。①

【注释】

[1] 藩宪：即藩台的尊称，明清时代的布政使。

【分析】

上文主要记载道医韩贻丰救治清时甘肃布政使折尔金的医案。本医案五要素的相关信息提炼如下：医家是韩贻丰；患者是甘肃布政使折尔金；病情是双腿患"木风病"，具体症状是"两腿沉重，每踰门限及上下阶级甚艰难，不知痛痒"；治疗方案是单用"太乙神针"灸法施灸，施灸量以 7 为倍数，泻法 49 段艾炷，补法 7 段艾炷，连续施灸 7 天，同时戒房事、注意饮食，保持心情愉悦；治疗结果是痊愈（"七日果全瘳"）。

【原文点校】

《太乙神针心法·卷下·针案纪略》：

临洮驿宪田公讳呈瑞者，其大世兄讳周字邢叔，年十八岁，能文章，工诗赋，英姿焕发。忽两目患青盲[1]，白日无所见。先生视其两瞳神皆散，散将尽，乃曰："此目不急治，终身无目矣！"为针神庭、临泣各数十针，翌日目遂明，

---

① （清）韩贻丰著，张建斌、唐宜春校注：《太乙神针心法》，北京：中国中医药出版社，2016 年，第 61–62 页。

瞳神如故。咸叹为神。^①

【注释】

[1] 青盲：眼球外观正常，但视力逐渐下降甚至失明的内障疾病。

【分析】

上文主要记载道医韩贻丰救治周邘叔危症的医案。本医案五要素的相关信息提炼如下：医家是韩贻丰；患者是周邘叔；病情是青盲症导致即将失明的危症，具体症状："两目患青盲，白日无所见……两瞳神皆散，散将尽。"治疗方案是单用"太乙神针"在神庭穴、临泣穴各施灸数十段艾炷；治疗结果是痊愈："翊日目遂明，瞳神如故"。值得注意的是，对于青盲症，该书《卷上·第十五耳目门》的记载施灸穴位不同："青盲无所见：针肝俞、商阳（左取右，右取左）。"^②笔者认为这两种方法可以在实践中进一步对比研究。

【原文点校】

《太乙神针心法·卷下·针案纪略》：

巡抚甘肃宁夏平庆临巩大中丞绰公讳奇者，在军前已久，太夫人^[1]暨夫人皆抱恙，医不能疗。藩、臬、驿三宪之夫人，每日上院请太夫人暨夫人安，因道及先生神针治病之神效，太夫人闻言色喜，明日遣人延先生。先生以中丞不在署，辞不往。太夫人则烦驿宪田公子奉陪先生进署，而令中丞二公子出迓^[2]先生于辕门。太夫人患左臂不仁，所服丸散、汤剂、药酒无算，甚且艾灸、铁针备尝，痛楚而莫之一效，垂十余年如一日。先生为针肩井、肩髃、曲池各二十一针，宿疾顿疗，太夫人喜甚。

绰公夫人之恙甚多，宜用针之处，不一而足。以其穴在遍身，先生不便亲点，乃令一童子赤身，将夫人所当用针之穴，照夫人周身分寸，一一画于童身之上，而令女奴之解事者，一一照依童身所画之穴，为夫人点穴而用针。凡三昼夜，夫人遍体之穴皆针毕，而周身之宿疾尽霍然矣。其余上下男妇人

<hr />

①　（清）韩贻丰著，张建斌、唐宜春校注：《太乙神针心法》，北京：中国中医药出版社，2016年，第62页。

②　（清）韩贻丰著，张建斌、唐宜春校注：《太乙神针心法》，北京：中国中医药出版社，2016年，第21页。

等之用针而病痊者，不可以数计也。^①

【注释】

[1] 太夫人：原为汉制列侯之母，后来引申指官僚、豪绅的母亲。

[2] 迓：音 yà，迎接之意。

【分析】

上文主要记载道医韩贻丰救治中丞绰奇母亲的医案。本医案五要素的相关信息提炼如下：医家是韩贻丰；患者是中丞绰奇母亲；病情是左手臂麻木十几年；治疗方案是单用"太乙神针"在肩井、肩髃、曲池等穴位各施灸 21 段艾炷；治疗结果是立刻见效（"宿疾顿疗，太夫人喜甚"）。此外，韩贻丰还教给一位婢女"太乙神针"灸法，由其代为在中丞绰奇母亲身上相关穴位施灸治疗其他病症，也都收到满意疗效。

【原文点校】

《太乙神针心法·卷下·针案纪略》：

孟夏三日至平凉府，东关内隆德邑侯吴君，奉平庆驿盐宪卢公之命，走请先生……先生至卢公署，卢公大喜曰："某在都门即耳熟盛名，以未获一识荆州为恨，今得把晤^[1]，真三生之幸也。"卢公以尊公^[2]太翁^[3]在京患半身不遂，求先生惠针寄京。先生出针并授针书点示要穴付之，卢公感极。有爱女二八，颈患瘰疬求治，先生为点穴留针，令卢公自治之。前任道宪李公、严公俱有恙，至署求治，先生急欲就道^[4]，亦与点穴留针，卢公坚留不克，先生遂行。^②

【注释】

[1] 把晤：握手见面。

[2] 尊公：对他人父亲的敬称。

[3] 太翁：对德高望重的男性长辈的尊称，如曾祖父、祖父，清朝也用于

---

① （清）韩贻丰著，张建斌、唐宜春校注：《太乙神针心法》，北京：中国中医药出版社，2016 年，第 62-63 页。

② （清）韩贻丰著，张建斌、唐宜春校注：《太乙神针心法》，北京：中国中医药出版社，2016 年，第 64 页。

指父亲。此处"尊公"与"太翁"连用即指父亲。

[4] 就道：上路，动身出发之意。

【分析】

上文主要记载道医韩贻丰救治卢盐宪父亲及其女儿的医案。本医案五要素的相关信息提炼如下：医家是被韩贻丰传授灸法的卢盐宪；患者是卢盐宪父亲及其女儿；病情是卢盐宪父亲半身不遂偏瘫症，卢盐宪女儿脖子上长瘰疬；治疗方案都是单用"太乙神针"施灸。文中没有具体指明施灸部位，可以参考该书上卷分门别类病证的相应施灸方法。本医案的治疗结果没有记载。

第八章　道教经典中灸疗的实践应用

　　本章专门分析解读道教经典中"道医灸疗"的实践应用部分,主要包括《真诰》《上清三真旨要玉诀》《三洞珠囊》《录异记》《秘藏通玄变化六阴洞微遁甲真经》《高上神霄玉清真王紫书大法》《法海遗珠》等书,以文献为单位,首先分析该部文献中记载的道医灸疗的实践应用的基本情况,进而对原文进行逐一点校,并注释剖析其中的疑难关键字词,最后逐段(或几个密切段落)进行解读分析。

第一节　《真诰》灸疗的实践应用

一、《真诰》灸疗实践应用的基本情况

　　《真诰》系南朝著名道教医家陶弘景所编撰。陶弘景,字通明,自号华阳隐居,南朝梁时丹阳秣陵人,是道教上清派茅山宗的一代高道,受梁武帝萧衍所礼遇,有"山中宰相"美称。陶弘景以医弘道,医道双修,一生著作颇丰,著有《真诰》《真灵位业图》《登真隐诀》《本草经集注》《陶隐居本草》《药总诀》《导引养生图》《养性延命录》《合丹药诸法节度》《集金丹黄白方》《太清诸丹集要》等。《历世真仙体道通鉴·卷二十四》详细记载了陶弘景的生平事迹:"隐居先生,姓陶名弘景,字通明,丹阳人也……以孝建三年太岁丙申四月三十日甲戌夜半,先生诞焉……先生及生,神仪明秀,朗目疏眉,细形,长额,耸耳。右膝有数十黑子,作七星文……至十岁,得葛洪《神仙传》,昼夜研寻,便有养生之志………尤好五行阴阳,风角气候,太一遁甲,星历算数,山川地理,方国所产及医方香药分剂,虫鸟草木,考校名类,莫不该悉……

戊辰年，始往茅山，便得杨许手书真迹，欣然感激……又到始丰天台山，谒朱僧标及诸处宿旧道士，并得真人遗迹十余卷……《南史》云：履历名山，寻访仙药………至永元二年，深托向晦。及梁武帝革命，议国号未定。先生乃引诸谶记，梁是应运之符，又择郊墠日，灵验昭著。敕使入山，宣旨酬谢。帝既早与之游，及即位后，恩礼弥笃，书问不绝，冠盖相望。既得秘诀，以为神丹可成，每苦无药，帝皆给之。帝每得其书，烧香虔受……大同二年，克日告化，时年八十五。颜色不变，屈伸如常，屋中香气积日不散。诏赠中散大夫，谥贞白先生。"① 正因为陶弘景在道、医领域的精深造诣，使其成为一代道医宗师。

《真诰》约成书于梁武帝天监年间，是记录东晋南朝上清派历史、道术的代表作，收入明《正统道藏》太玄部，共分为二十卷。该书医学内容方面以早期上清派的存神为主，旁及服气、胎息、符咒等养生内容，少数涉及按摩和针灸。其中记载灸疗实践应用的有几处，其基本情况有二。

一是灸法与祝由术、针刺术或按摩术、导引术同用。这是该书记载的灸疗实践应用的一大特征。《真诰·卷十》记载了灸法与道医祝由术并用治疗脚部疾病："郑子真，则康成之孙也，今在阳濯山，昔初学时正患两脚不授积年，其晚用针灸，兼行曲折祝法，百日都除。"② 此处针刺灸法与祝由术并用，"百日都除"表明疗效较好。《真诰·卷十》记载了灸法与针刺并用的灸疗方："唐览，今在华山得虹丹法，合服得不死。（前来至此，并应是保命告。）十三过针，三过灸，无不愈，左手胜右手也。少阳左肘手脉内缠，故宜十三过针，乃得理内脉，入少阳也。灸气得温浮上，臂血得风痹，故宜三过灸，乃得补定流津，使筋属不滞也。灸手幽关及风弦，并五津，凡三处急要也，当待佳日，我自别相示也，保不使尔失此手也。"③ "无不愈"可见疗效颇佳。该卷还记载了灸法与按摩、导引术三者并用治疗手臂疾病："昔邓云山停当得道，顿两手不授，吾使人语之，令灸风徊、曲津两处耳，六七日间，便得作五禽按摩也。"④

二是以医案形式出现。《真诰》记载的灸疗实践应用基本上都是以医案的形式出现，如以灸法治疗郑子真的脚疾、唐览和邓云山的手疾皆有患者姓

---

① 　《历世真仙体道通鉴》，《道藏》第 5 册，第 240–243 页。
② 　《真诰》，《道藏》第 20 册，第 549 页。
③ 　《真诰》，《道藏》第 20 册，第 549 页。
④ 　《真诰》，《道藏》第 20 册，第 549 页。

名、治疗前后变化或病情反馈等细节信息："郑子真，则康成之孙也，今在阳濯山，昔初学时正患两脚不授积年，其晚用针灸，兼行曲折祝法，百日都除……唐览，今在华山得虹丹法……十三过针，三过灸，无不愈，左手胜右手也……昔邓云山停当得道，顿两手不授，吾使人语之，令灸风徊、曲津两处耳，六七日间，便得作五禽按摩也……"① 这些灸疗实践应用经验以医案形式更具有真实性和启发性。

二、原文点校、注释、分析

【原文点校】

《真诰·卷十》：

郑子真，则康成之孙也，今在阳濯山，昔初学时正患两脚不授 [1] 积年，其晚用针灸，兼行曲折祝法 [2]，百日都除……

唐览，今在华山得虹丹法 [3]，合服得不死。（前来至此，并应是保命告。）十三过针，三过灸，无不愈，左手胜右手也。少阳左肘手脉内缠，故宜十三过针，乃得理内脉，入少阳也。灸气得温浮上，臂血得风痹 [4]，故宜三过灸，乃得补定流津，使筋属不滞也。灸手幽关 [5] 及风弦，并五津，凡三处急要也，当待佳日，我自别相示也，保不使尔失此手也。

右中候夫人言。（手幽关、风弦、五津，凡三处，偃侧图及诸灸经，并无此穴名。）

夫风考之行也，皆因衰气之间隙耳，体有亏缩，故病来侵之也，若今差愈，诚能省周旋之役者，必风痾除也。今当为摄制冢注之气 [6] 尔，既小佳，亦可上冢讼 [7] 章，我当为关奏之也，于是注气绝矣。

昔邓云山停当得道，顿两手不授，吾使人语之，令灸风徊、曲津两处耳，六七日间，便得作五禽 [8] 按摩也。若针力讫，当语所灸处，又心存行道，亦与身行之无异也。

昔赵公成两脚曳 [9] 不能起，且夕常心存拜太上，如此三十年，太上真人赐公成流明檀桓散一剂，即能起行，后遂得道，今在鹄鸣山下。夫存拜及心行道之时，皆烧香左右，如欲行事状也，此谓内研太玄，心行灵业，栖息三宫，偃逸神府者矣。

---

① 《真诰》，《道藏》第 20 册，第 549 页。

右保命言。（风㿉、曲津两处，灸经亦无此穴。冢讼章不见有真本，邓云山、赵公成并无别显出也。）①

【注释】

[1] 两脚不授：应是指两脚麻木、不听使唤的意思。

[2] 祝法：祝由术。

[3] 虹丹法：内丹修炼之术。

[4] 风痹：指感受外来风寒湿导致肢节酸痛、麻木的病证。

[5] 幽关：即幽门穴，属于足少阴肾经穴位，也称为上门穴、上关穴等，有健脾和胃、行气导滞之功效。

[6] 冢注之气："冢注"也称为"墓注""鬼注"，古代民间宗教观念，指死者因埋葬地风水不吉会向地官提起诉讼，形成一种恶气从墓中逸散出来倾注到特定的生者（如死者家人等）身上，带来疾病等灾祸。

[7] 冢讼：古代宗教信仰中的一种观念，指墓中死者因埋葬地风水不吉向地官提起诉讼。

[8] 五禽："五禽"即模仿虎、鹿、熊、猿、鸟五种动物的肢体动作进行养生的一种导引术。

[9] 曳：通"曳"，拖曳、牵引之意。

【分析】

上文主要记载了四个灸疗医案。第一个医案，患者是郑子真，症状是两脚麻木（"两脚不授"），治疗方法是针灸与祝由术并用（"针灸，兼行曲折祝法"）。第二个医案，患者是唐览，症状是手臂酸痛麻木（"臂血得风痹"），治疗方法是灸手臂幽关穴、风弦穴、五津穴等（"灸手幽关及风弦，并五津"）。第三个医案，患者是邓云山，症状是手臂麻木（"两手不授"），治疗方法是灸风㿉穴、曲津穴，同时采用五禽导引术、按摩术，三术并用（"灸风㿉、曲津两处耳，六七日间，便得作五禽、按摩也。"）。这个医案在道教经典《太清金液神气经·卷下》也有记载："昔邓云山亭当得道，顿两手不收，吾使人语之，令灸风㿉、曲津两处耳，六七日间，便得作五禽按摩也。若针力讫，

---

① 《真诰》，《道藏》第20册，第549–550页。

当语所灸处,又存心行道,亦与身行之无异也。"① 第四个医案,患者是赵公成,症状是双脚无力不能抬起("两脚曳不能起"),治疗方法是服用流明檀桓散("流明檀桓散一剂")。其中,施灸的风弦、五津、风徊、曲津穴位当是经外奇穴,待考。这四个医案的治疗结果都是痊愈,且后修炼得道。可以看出,医案的记载比单纯的药方或治疗经验的记载更全面,也更有启迪性。

第二节 《上清三真旨要玉诀》灸疗的实践应用

一、《上清三真旨要玉诀》灸疗实践应用的基本情况

《上清三真旨要玉诀》系汇集南北朝时期上清派修行要诀三十多条,收入明《正统道藏》洞玄部玉诀类。《上清三真旨要玉诀》共一卷,内容以导引为主,旁及服气、存思、扣齿、祝由等养生内容。其中涉及灸疗实践应用的仅一处,即《上清三真旨要玉诀·西王母及中胎按摩玉经》记载:"手臂不援者,沉于风毒气在脉中,结附痹骨使然耳,自宜针灸则愈,又宜按北帝曲折之祝,若行之百过,疾亦消除也。先以一手徐徐按摩疾臂,良久毕,乃临目内视,咽液三过,叩齿三通,心微祝曰:太上四玄,五华六庭,三魂七魄,天关地精……使我复常,日月同晖,考注见犯,北辰收摧,如有干试,千明上威。毕。"② 此处不仅针刺、灸法、按摩同用治疗手臂屈伸不利、麻痹病症,而且与道教特有的内视、祝由术并用("又宜按北帝曲折之祝"),体现了鲜明的道医特色。

二、原文点校、注释、分析

【原文点校】

《上清三真旨要玉诀·西王母及中胎按摩玉经》:

手臂不援[1]者,沉于风毒气在脉中,结附痹[2]骨使然耳,自宜针灸则愈,又宜按北帝曲折之祝,若行之百过,疾亦消除也。先以一手徐徐按摩疾臂,良久毕,乃临目内视,咽液三过,叩齿三通,心微祝曰:太上四玄,五华六庭,

---

① 《太清金液神气经》,《道藏》第 18 册,第 787 页。
② 《上清三真旨要玉诀》,《道藏》第 6 册,第 628 页。

三魂七魄，天关地精，神府营卫，天胎上明，四支百神，九节万灵，受录玉晨，
刊书玉城，玉女侍身，玉童护命，永齐二景，飞仙上清，长与日月，年俱后倾，
超腾升仙，得整太平，流风结痾，注鬼五飞，魍魉塚气，阴气相回，凌我四支，
干我盛衰，太上天丁，龙虎耀威，斩鬼不祥，风邪即摧，考注匿讼，百毒隐非，
使我复常，日月同晖，考注见犯，北辰收摧，如有干试，千明上威。毕。^①

【注释】

[1] 手臂不援：手臂麻木、不灵活。

[2] 痹：指由风、寒、湿等引起的肢体酸痛麻木的症状。

【分析】

上文主要记载治疗手臂麻木痹病的治疗方法，采用针刺、灸疗、按摩
与返观内视、祝由术，多术并用，大大提高了治病的疗效，富有浓厚的道
医特色。

第三节　《三洞珠囊》灸疗的实践应用

一、《三洞珠囊》灸疗实践应用的基本情况

《三洞珠囊》系唐代著名高道王悬河编纂的一部道家类书，收入明《正
统道藏》太平部。该书共有十卷，辑录了两百多种唐代以前的道书，不少还
是已经失传的道经，故显得弥足珍贵。该书内容较杂，包括道教戒律、道教
人物事迹以及道教医学炼丹、服食、存思、针灸、按摩、叩齿等内容，其中
涉及灸疗实践应用的只有三处。但值得注意的是，该书所记载的灸疗实践应
用内容来自《真诰》《上清三真旨要玉诀》两书。如记载以灸法、按摩和祝
由术并用治疗手臂屈伸不利的方法咒语与《上清三真旨要玉诀》除了个别字
眼不同外，内容上基本一样；以灸法治疗唐览、郑子真、邓云山的灸疗医案
与《真诰》所载也是除了个别表达和顺序有所不同外，内容所载基本一致。
因此《三洞珠囊》灸疗实践应用基本情况一是将灸法与祝由术或针刺术或按
摩导引术同用，二是以医案形式出现。

---

① 　《上清三真旨要玉诀》，《道藏》第6册，第628页。

二、原文点校、注释、分析

【原文点校】

《三洞珠囊·卷一》：

又云：手臂不授者，沉风毒气在脉中，结附痹骨，使人然也。宜针灸，针灸则愈。又宜接北帝，曲折之祝。若行之百过，疾亦消除也。先以一手徐徐按摩疾臂，良久毕，乃临目内视，咽唾三过，叩齿三通，正心微祝曰：

太上四玄，五华六庭，三魂七魄，天关地精，神府营卫，天胎上明，四肢百神，九节万灵，受箓玉晨，刊书玉城，玉女侍身，玉童护命，永齐二景，飞仙上清，长与日月年俱，后倾超腾升仙，得整太平，流风结痾，注鬼五飞，魍魉塚气，阴气相徊，凌我四肢，干我盛衰。太上天丁，龙虎曜威，斩鬼不祥，风邪即摧。考注匿讼，百毒隐非，使我复常，日月同晖，考注见犯，北辰收摧，如有干试，干明上威。

昔唐览者，居林虑山中，为鬼所击，举身不授，似如绵囊，有道人教按此法，皆即除也。此北帝曲折之法，诸疾有曲折者，用此法皆佳，不但风痹不授而已也。唐览今在华山，得虹丹法，合服得不死。

郑子真，则康成之孙也。今在阳翟山，昔初学时，正患两脚不授，积年，其晚用针灸，兼行曲折祝法，百日都除。夫风考之行也，皆因衰气之间隙也。体有亏缩，故病来侵之也。若今差愈，诚能省周旋之役者，必风痾除也。今当为摄制冢注之气，亦可上冢讼章，我当为关奏之也，于是注气绝矣。

昔邓云山停当得道，顿两手不授。吾使人语之，令灸风徊、曲津两处也，六七日间便得作五禽按摩也。若针力讫，当语所灸处，又心存行道，亦与身行之，无异也。[①]

【分析】

上文记载与《真诰》《上清三真旨要玉诀》两书的相关内容基本一致。前面两段主要来自《上清三真旨要玉诀》；后面三段主要来自《真诰》。前文在分析《真诰》《上清三真旨要玉诀》的灸疗实践应用时已分析，故此处不再展开。

---

① 《三洞珠囊》，《道藏》第 25 册，第 299–300 页。

第四节　《录异记》灸疗的实践应用

一、《录异记》灸疗实践应用的基本情况

　　《录异记》为唐末五代高道杜光庭所编撰，收入明《正统道藏》洞玄部传记类。全书共八卷，收载了奇异事迹一百二十多则，其中涉及灸疗实践应用的有两处：第一处是《录异记·卷二》记载了在眼尾处施灸使得原来眼中的五色光消失："又一小儿姓刘，眼有五色光，父母疑其怪异，因灸眼尾，其光遂绝。已四五岁，舍在观中，今稍长成，相次入道，果符玄中梦授之语矣。"[①]"灸眼尾"应该是指采用灼艾灸法在眼尾处施灸，导致"其光遂绝"，可能是艾火药力过于强劲，而眼部气血薄且灵敏所致。第二处是《录异记·卷三》记载了黄巢在邓慢儿右手上施灸导致其手指麻痹不能再弹琵琶事迹："邓慢儿善弹琵琶，乐府推其首冠。黄巢颇狎之，因灸其右手，讬（通"托"）以风废，终不为弹。礼之甚厚，而未尝为执器奏曲。"[②]

二、原文点校、注释、分析

　　【原文点校】

　　《录异记·卷二》：

　　又一小儿姓刘，眼有五色光[1]，父母疑其怪异，因灸眼尾，其光遂绝。已四五岁，舍在观中，今稍长成，相次入道，果符玄中梦授之语矣。[③]

　　【注释】

　　[1] 五色光：即五行色对应的青、赤、黄、白、黑五种颜色的光。

　　【分析】

　　上文主要记载一刘姓孩童的眼睛呈"五色光"异象，通过在眼尾处施灸则消失不见。从常规眼光来看，"五色光"的消失也未必不是一件好事。

　　【原文点校】

　　《录异记·卷三》：

---

① 《录异记》，《道藏》第 10 册，第 862 页。
② 《录异记》，《道藏》第 10 册，第 865 页。
③ 《录异记》，《道藏》第 10 册，第 862 页。

邓慢儿善弹琵琶，乐府推其首冠。黄巢颇狎之，因灸其右手，托以风废，终不为弹。礼之甚厚，而未尝为执器奏曲。①

【分析】

上文主要记载黄巢在邓慢儿右手上施灸导致其手指麻痹不能再弹琵琶的事迹。这告诉我们，灸法在治病上虽然有很好的疗效，但若不能善用或有意执此手段以医害人，其破坏性也大。为此，为医者既要精研医术，更要有一颗仁慈的济世之心。

第五节　《秘藏通玄变化六阴洞微遁甲真经》灸疗的实践应用

一、《秘藏通玄变化六阴洞微遁甲真经》灸疗实践应用的基本情况

《秘藏通玄变化六阴洞微遁甲真经》不著撰人，收入明《正统道藏》洞神部方法类。书名"遁甲"指奇门遁甲术，也称为奇门术、遁甲术。奇门遁甲术"源于军事上的排兵布阵"②，最早也称为'阴符'。当代著名易学家霍斐然先生指出："大概周秦时期名'阴符'，汉魏时期名'六甲'，晋唐宋元称'遁甲'，明清以来谓之'奇门遁甲'。或者有时称'奇门'，有时称'遁甲'。"③宋仁宗亲自作序、司天正杨维德等编撰的《遁甲符应经·遁甲总序第一》解释"遁甲"名称内涵曰："古法遁者，隐也，幽隐之道。甲者，仪也，谓六甲六仪在有直符天之贵神也。常隐于六戊之下，盖取用兵机，通神明之德，故以遁甲为名。"④我们知道，以克敌制胜名扬天下的奇门遁甲历来均由辅佐帝王开疆拓土的军师谋臣所掌握，有"帝王之学""方术之王"

---

① 《录异记》，《道藏》第10册，第865页。

② 张志春：《神奇之门——奇门遁甲大解谜》，北京：中国商业出版社，2011年，第37页。英国剑桥大学李约瑟研究所何丙郁教授也指出："奇门遁甲的主要应用是在军事而不在天气预测上。"参看何丙郁：《从科学史观点试谈奇门遁甲（续完）》，《西北大学学报》（自然科学版）1998年第28卷第2期，第95页。

③ 张其成主编：《易经应用大百科》，南京：东南大学出版社，1994年，第773页。

④ （宋）杨维德等：《遁甲符应经》，北京：中国戏剧出版社，1999年，第1页。

的美称，与"太乙""六壬"并称为代表中国古代数术最高水平的"三式"。其中"太乙"主要用于军国大事、自然灾害的预测，"六壬"主要用于预测人事，而奇门遁甲则侧重于行军打仗的布阵克敌。奇门遁甲术后来也演变为择吉、预测之用以趋吉避害。从操作方式来看，奇门遁甲可以分为数理奇门遁甲和法术奇门遁甲两大类，二者皆为道教方术的重要组成部分。

《秘藏通玄变化六阴洞微遁甲真经》一书共分为上、中、下三卷，内容以道教法术奇门为主要内容，包括踏罡步斗、符咒等，其中涉及灸疗实践应用的只有一处，即《秘藏通玄变化六阴洞微遁甲真经·卷下》记载："治枉死鬼符……若有枉死、投河、自缢、投井卒死者，急书此符于左右，书当旬玉女名，告当旬玉女曰：今有某人某事卒亡，吾以此符救之。神与急去，用心救治，符到奉行，追摄魂魄，付患人身，即时取活。速以此符安入口中，顶上用艾灸之，三炷即活。"① 此处采用灸法与奇门符咒法术治疗枉死、投河、自缢、投井卒死等非正常死亡，这也体现了道教医学的鲜明特色。

二、原文点校、注释、分析

【原文点校】

《秘藏通玄变化六阴洞微遁甲真经·卷下》：

治枉死鬼符……若有枉死、投河、自缢、投井卒死者，急书此符于左右，书当旬玉女名，告当旬玉女曰：今有某人某事卒亡，吾以此符救之。神与急去，用心救治，符到奉行，追摄魂魄，付患人身，即时取活。速以此符安入口中，顶上[1]用艾灸之，三炷即活。②

【注释】

[1] 顶上：是指头顶上的百会穴。

【分析】

上文主要记载枉死、投河、自缢、投井卒死等意外死亡的急救方法，采用灸法与奇门符咒法术治疗，具有浓厚的道医色彩。其中，"顶上用艾灸之"，应该是指在头顶上的百会穴施灸。百会穴位于头顶正中线与两耳尖连线的交

---

① 《秘藏通玄变化六阴洞微遁甲真经》，《道藏》第 18 册，第 603 页。

② 《秘藏通玄变化六阴洞微遁甲真经》，《道藏》第 18 册，第 603 页。

叉处，联系脑部；而头为诸阳之会，百会穴为各经脉的经气会聚之处。在此施灸能发挥艾火强劲的纯阳通窜之力通达阴阳诸脉，进而连贯周身经穴，鼓动体内气血。"三炷即活"表明疗效显著。当然，采取艾灸进行治疗必须在枉死、投河、自缢、投井卒死等尚未真正死亡（未死透）之前才能见效，否则体内元炁（先天一炁）已散尽才抢救也是徒劳无功。

第六节 《高上神霄玉清真王紫书大法》灸疗的实践应用

一、《高上神霄玉清真王紫书大法》灸疗实践应用的基本情况

《高上神霄玉清真王紫书大法》系神霄派道法书，"当作于宋徽宗宣和甲辰年（1124）"[①]，收入明《正统道藏》正一部。该书共十二卷，内容以道法为主，涉及记载灸疗实践应用的只有一处，《高上神霄玉清真王紫书大法·卷四·太上灵宝真人薰邪治病神烟法》："鬼箭、鬼臼、地龙、茯神、白茯苓、乳香、雄黄（各半两），艾（三两）。已上，半两，是大料用之；小料，各一钱。捣罗为末，用艾和药。若用时，将一些神艾，在香炉上烧烟，要在穴，疼痛自然瘥。或遇喘疾、咳嗽，口吸烟三四度，立愈。耳聋，烟薰耳中，则痊。每服一小贴，口内含烟，使百病皆安妥也。"[②]这就指出将鬼箭草等药物与艾做成药丸，使用时点燃烧烟进行薰烤即艾灸的间接灸法进行治疗。

二、原文点校、注释、分析

【原文点校】

《高上神霄玉清真王紫书大法·卷四》：

太上灵宝真人薰邪治病神烟法：鬼箭、鬼臼、地龙、茯神、白茯苓、乳香、雄黄（各半两），艾（三两）。已上，半两，是大料用之；小料，各一钱。捣罗[1]为末，用艾和药。若用时，将一些神艾，在香炉上烧烟，要在穴，疼

---

① 任继愈主编、钟肇鹏副主编：《道藏提要》（第三次修订），北京：中国社会科学出版社，2005年，第588页。

② 《高上神霄玉清真王紫书大法》，《道藏》第28册，第594页。

痛自然瘥。或遇喘疾、咳嗽，口吸烟三四度，立愈。耳聋，烟薰耳中，则痊。每服一小贴，口内含烟，使百病皆安妥也。^①

【注释】

[1]捣罗：把药材、谷物等固状物体捣碎，并要筛子筛好，也写作"打罗"。

【分析】

上文主要记载肌肉疼痛、气喘、咳嗽、耳聋等病证的灸疗方法，同时详细介绍了所用药丸的配方与制作方法。药丸采用鬼箭、鬼臼、地龙、茯神、白茯苓、乳香、雄黄与艾草等药物研制而成，使用时点燃烧烟直接熏烤疼痛患处，或口吸烟治疗气喘、咳嗽，或熏烤耳朵治疗耳聋等病证，这是属于艾灸的间接灸法，发挥艾烟纯阳辛散的通窜之力和其他药物的药力，从而达到治病目的。

第七节　《法海遗珠》灸疗的实践应用

一、《法海遗珠》灸疗实践应用的基本情况

《法海遗珠》，编纂者不详，约成书于元末明初，收入明《正统道藏》太平部。该书共四十六卷，汇集了宋元金丹派南宗、天师派、净明派的道教法术，包括符咒、科仪、存思、内外丹等内容。其中涉及灸疗实践应用的有两处。第一处是《法海遗珠·卷十六》："治鹘孙骨符……咒曰：唵咭唎吒咭唎叱摄。（一炁七遍。）右法先办香油，烧针令红放冷，次筛细糠灰铺于桌上，令抱小儿对灰坐，伸手，男左手，女右手，印在灰上。未印前先看小儿中手脉。次以前所烧布针，向小儿中节针入二分，拔出，看所出一点毒汁，有丝粘手，水红色是雌，白色是雄，仍用五色线一条，长三尺许，就香炉上熏，存火铃将军在头上火云中，左铃右火索，存将军抛下五色线，上合成铁索，少顷将铁索围过小儿项颈中，如法缚住。缚时须自小儿囟门上结下。次烧前符一道，用艾丸于灰上手迹印中，取中指印下中节，点香油灯，灸七壮。每壮念一遍魁魁魓魒魓魓魒，一切狐孙万病灭。右手提小儿索，掐在斗煞上指灰。又念魁魁魓魒魓魓魒，取

① 《高上神霄玉清真王紫书大法》，《道藏》第28册，第594页。

火铃将军手中火炁，吹在灸穴中，口念摄字一声，念七遍七摄字，艾灰捺在小儿中指针穴中，病立可。"① 这里在小儿手中指上施灸"七壮"，同时配合禳关科仪治疗小儿鹊孙骨病，可达到"病立可"的疗效。第二处是《法海遗珠·卷三十一》："雷霆欻火针法：将班，欻火律令大神邓天君。祕咒：天火地火雷火，三昧真火，不针神人，针天天开，针地地裂，针病则万病消除。吾奉上帝律令。（一炁七遍。）存欻火邓天君自南方乘火龙，手执雷火针、雷锤，从空而来，吸入符中。符〇邓伯温，𦜋，雷局入符：右作用书符毕，黄纸紧卷成筒，于香炉上点着，于患人疼痛处。如或在胸腹手足之间，先用甲马七个，按于衣上，却用符点着，于甲马上灸三次，立应，疼痛即止。不问痈疽发背，无名肿毒，风气流注之疾，并皆治之，俱依前法行之，无有不效。"② 此处治疗胸腹手足疼痛、痈疽发背、肿毒"以符代艾"进行点按灸（实按灸），或用甲马纸按在患处衣服上，同时将符点燃迅速在甲马纸上实按灸，可达到"立应，疼痛即止""无有不效"的效果，富有浓厚的宗教医疗的色彩。其中的道医"雷霆欻火针法"则直接成为明代实按灸法"雷火神针"的雏形。

二、原文点校、注释、分析

【原文点校】

《法海遗珠·卷十六》：

治鹊孙骨[1]符……咒曰：唵咭唎吒咭唎叱摄。（一炁七遍。）右法先办香油，烧针令红放冷，次筛细糠灰铺于桌上，令抱小儿对灰坐，伸手，男左手，女右手，印在灰上。未印前先看小儿中手脉。次以前所烧布针，向小儿中节针入二分，拔出，看所出一点毒汁，有丝粘手，水红色是雌，白色是雄，仍用五色线一条，长三尺许，就香炉上熏，存火铃将军在头上火云中，左铃右火索，存将军抛下五色线，上合成铁索，少顷将铁索围过小儿项颈中，如法缚住。缚时须自小儿囟门上结下。次烧前符一道，用艾丸于灰上手迹印中，取中指印下中节，点香油灯，灸七壮。每壮念一遍魁𩳐魑魓魒魌魐，一切狐孙万病灭。右手提小儿索，掐在斗煞上指灰。又念魁𩳐魑魓魒魌魐，

---

① 《法海遗珠》，《道藏》第 26 册，第 816–817 页。

② 《法海遗珠》，《道藏》第 26 册，第 897 页。

取火铃将军手中火炁，吹在灸穴中，口念摄字一声，念七遍七摄字，艾灰捺在小儿中指针穴中，病立可。①

【注释】

[1] 鹘孙骨：根据文中记载，应是指小孩发育不良，骨架虚弱、驼背，形如鹘鸼鸟状的病证。其中"鹘"，读作 gǔ，古书记载的一种形似山鹊而小、短尾、青黑色的鸟，也作"鹘鸼"，读音为 gǔ zhōu。

【分析】

上文主要记载孩童"鹘孙骨"的治疗方法。"鹘孙骨"是指小孩发育不良，骨架虚弱、驼背，形如鹘鸼鸟状的症状。文中采用道教禳关解煞的"护童仪式"和针刺、艾灸三者并用的方式进行治疗。关于道教"护童仪式"，四川大学朱展炎研究员曾撰文分析指出："儿童在成长过程中，除了会遇到正常的疾病之外，还会遭遇到各种灾厄，比如夜啼惊风、邪祟附体、犯煞过关等。在对治此类灾厄时，道士一方面遵循科学规律，积极从医学层面对儿童进行诊治。另一方面，则创立了上章授箓、画符佩印、拜斗禳关等仪式疗法，从宗教医疗的角度来应对上述问题，体现了道教独特的病因论和诊疗观。"② 从上文记载可以看出，将针刺疗法"通气血"、艾灸疗法"补阳气"的功效融合进禳关解煞的科仪之中，集宗教疗法与医学手段于一体来治疗孩童"鹘孙骨"，深刻体现了道医特色。

【原文点校】

《法海遗珠·卷三十一》：

雷霆焚火针[1]法

将班

焚火律令大神邓天君。

祕咒：

天火地火雷火，三昧真火，不针神人，针天天开，针地地裂，针病则万病消除。吾奉上帝律令。（一炁七遍。）存焚火邓天君自南方乘火龙，手执

---

① 《法海遗珠》，《道藏》第 26 册，第 816–817 页。

② 朱展炎：《道教护童仪式初探》，《宗教学研究》2019 年第 3 期，第 53 页。

雷火针、雷锤，从空而来，吸入符中。

符〇邓伯温，**胡**，雷局入符：右作用书符毕，黄纸紧卷成筒，于香炉上点着，于患人疼痛处。如或在胸腹手足之间，先用甲马七个，按于衣上，却用符点着，于甲马[2]上灸三次，立应，疼痛即止。不问痈疽发背，无名肿毒，风气流注[3]之疾，并皆治之，俱依前法行之，无有不效。①

【注释】

[1]雷霆欻火针：实按灸法"雷火神针"的雏形。"欻火"读作 xū huǒ，指天上雷部掌管火之神。

[2]甲马：即甲马纸，我国古代民间祭神时所使用的宗教用品，今天在一些民族民间地区仍在使用。

[3]风气流注：指风寒侵入体内导致肌肉深处呈现转移性多发性脓肿的感染性疾病，发无定处、皮色正常但漫肿疼痛，类似于现代医学的脓血症、肌肉深部脓肿等。

【分析】

上文主要记载胸腹手足疼痛、痈疽发背、疮疡肿毒、多发性脓肿等多种病症的治疗方法。文中采用道教"雷法"科仪和灸疗并用的方式进行治疗。值得注意的是，《卷三十一》与《卷十六》的灸法有两点不同：一是施灸材料不同，《卷十六》是使用艾炷施灸，《卷三十一》则是以符作为灸条进行点按灸（实按灸）；二是施灸对象不同，前者施灸对象是人的身体，后者则是在甲马纸上点按灸。这两处灸疗的操作方案都是配合道教符咒科仪进行的，在今天看来可能不可思议，但作为古代道医灸疗的一种特色手段，也为我们理解道医思想文化提供了一种别样视角。值得注意的是，文中采用的点按灸法——道医"雷霆欻火针法"（也可称为"雷霆欻火灸法"）成为后世实按灸法——雷火神针的雏形，"给雷火神针提供了原型与理论基础"②，标志着实按灸法的诞生，为传统灸疗学的发展作出了里程碑式的贡献。

---

① 《法海遗珠》，《道藏》第 26 册，第 897 页。

② 王申、还涵、廖瑞霈等：《雷火神针的演变与现代研究进展》，《江苏中医药》2020 年总 52 卷第 8 期，第 86–87 页。

主要参考文献

著作类：

《道藏》第1~36册，北京：文物出版社，上海：上海书店，天津：天津古籍出版社，1988年。

《藏外道书》第1~36册，成都：巴蜀书社，1994年。

（西汉）司马迁撰：《史记》（第九册），北京：中华书局，2013年。

（东汉）许慎著，（清）段玉裁注：《说文解字注》，北京：中华书局，2013年。

（东汉）佚名著、（清）吴宁澜著，王宏利校注：《颅囟经、保婴易知录》，北京：中国医药科技出版社，2020年。

（东汉）张仲景述，（晋）王叔和撰次，钱超尘、郝万山整理：《伤寒论》，北京：人民卫生出版社，2005年。

（南北朝）刘涓子著，柳长华主编，宋白杨、刘宇、孙冬莉点校：《刘涓子鬼遗方》，北京：北京科学技术出版社，2016年。

（南梁）陶弘景撰，尚志均辑校，尚元胜、尚元藕、黄自冲整理：《名医别录》（辑校本），北京：中国中医药出版社，2013年。

（隋）巢元方著，宋白杨校注：《诸病源候论》，北京：中国医药科技出版社，2011年。

（隋）杨上善撰注，李云点校：《黄帝内经太素》，北京：学苑出版社，2007年。

（宋）杨维德等：《遁甲符应经》，北京：中国戏剧出版社，1999年。

（宋）闻人耆年著，（宋）孙炬卿辑，王玲玲、王欣君校注：《备急灸法》，北京：中国中医药出版社，2018年。

（宋）窦材撰，赵宇宁、江南、郭智晓点校：《扁鹊心书》，北京：学苑出版社，2010年。

（元）脱脱等撰写：《宋史》（第1册），北京：中华书局，1985年。

（元）王好古著，盛增秀主编：《王好古医学全书》，北京：中国中医药出版社，2004年。

（明）张三丰著，方春阳点校：《张三丰全集》，杭州：浙江古籍出版社，1990年。

（明）朱权著，蒋力生、叶明花辑校：《朱权医学全书》，北京：中医古籍出版社，2016年。

（明）李时珍著，柳长华主编：《李时珍医学全书》，北京：中国中医药出版社，1999年。

（明）张景岳：《景岳全书》，太原：山西科学技术出版社，2006年。

（明）马莳：《黄帝内经灵枢注证发微》，北京：科学技术文献出版社，1998年。

（明）李梴著，金嫣莉等校注：《医学入门》，北京：中国中医药出版社，1995年。

（明）伍冲虚、（清）柳华阳著，静虚子恭参校定：《伍柳天仙法脉》（修订版），北京：宗教文化出版社，2012年。

（明）龚居中撰，傅国治、王庆文点校：《痰火点雪》，北京：人民卫生出版社，1996年。

（明）龚居中著，何振中校注：《福寿丹书》，北京：中国医药科技出版社，2012年。

（明）龚信纂辑，达美君等校注：《古今医鉴》，北京：中国中医药出版社，1997年。

（明）杨继洲著，田思胜校注：《针灸大成》，北京：中国中医药出版社，1997年。

（明）江瓘、（清）魏之琇：《名医类案正续编》，山西科学技术出版社，2013年。

（明）宋应星著，潘吉星译注：《天工开物译注》，上海：上海古籍出版社，

2008 年。

（明）张景岳：《类经》，太原：山西科学技术出版社，2013 年。

（明)李中梓撰，王艳宏、关枫、杨晓秋主编:《<雷公炮制药性解>详注》，北京：人民军医出版社，2013 年。

（清）傅山著，卫云英点校：《傅青主男女科》，北京：学苑出版社，2009 年。

（清）韩贻丰著，张建斌、唐宜春校注：《太乙神针心法》，北京：中国中医药出版社，2016 年。

（清)吴谦著，张年顺等校注:《医宗金鉴》，北京：中国医药科技出版社，2011 年。

（清）喻昌、（清）李文荣著，孔沈燕、李成文主编：《<寓意草><仿寓意草>合编》，郑州：河南科学技术出版社，2018 年。

（清）汪昂著，周慎整理：《本草备要》，太原：山西科学技术出版社，2013 年。

（清）尤怡著，张印生、韩学杰、张兰芹校注：《金匮翼》，北京：中医古籍出版社，2003 年。

（清）张志聪撰，高世栻编订，张淼、伍悦点校：《本草崇原》，北京：学苑出版社，2011 年。

（清）邹澍撰，陆拯、姜建国点校：《本经疏证》，北京：中国中医药出版社。

（清)郑钦安:《郑钦安医学三书》，太原:山西科学技术出版社，2006 年。

中国大百科全书总编辑委员会《宗教卷》编辑委员会：《中国大百科全书·宗教卷》，北京：中国大百科全书出版社，1988 年。

张其成主编：《易经应用大百科》，南京：东南大学出版社，1994 年。

胡孚琛主编：《中华道教大辞典》，北京：中国社会科学出版社，1995 年。

周楣声：《灸绳》，青岛：青岛出版社，1998 年。

田从豁、臧俊岐：《中国灸法全书》，哈尔滨：黑龙江科学技术出版社，2000 年。

盖建民：《道教医学》，北京：宗教文化出版社，2001 年。

李可：《李可老中医急危重症疑难病经验专辑》，太原：山西科学技术出版社，2002 年。

任继愈主编、钟肇鹏副主编：《道藏提要》（第三次修订），北京：中国社会科学出版社，2005 年。

萧天石：《道海玄微》，北京：华夏出版社，2007 年。

王富春：《灸法医鉴》，北京：科学技术文献出版社，2009 年。

南京中医药大学编著：《黄帝内经素问译释》（第四版），上海：上海科学技术出版社，2009 年。

张效霞：《脏腑真原》，北京：华夏出版社，2010 年。

南京中医药大学编著：《黄帝内经灵枢译释》（第三版），上海：上海科学技术出版社，2011 年。

张志春：《神奇之门——奇门遁甲大解谜》，北京：中国商业出版社，2011 年。

刘密：《艾灸疗法》，北京：中国医药科技出版社，2012 年。

谢锡亮：《谢锡亮灸法》（第三版），北京：人民军医出版社，2013 年。

吴涣淦、施茵、刘慧荣等：《古今医家论灸法》，上海：上海科学技术文献出版社，2013 年。

卢崇汉：《扶阳论坛 5》，北京：中国中医药出版社，2013 年。

卢崇汉：《扶阳论坛 6》，北京：中国中医药出版社，2015 年。

静虚子：《伍柳天仙法脉修持指要》，北京：华夏出版社，2015 年。

霍克功：《道教内丹学》，北京：宗教文化出版社，2015 年。

盛增秀、陈勇毅、竹剑平等：《医案类聚》，北京：人民卫生出版社，2015 年。

吴焕淦、刘慧荣、马晓芃、施茵：《灸法学》，上海：上海科学技术出版社，2016 年。

张奇文：《中国灸法》，北京：中国中医药出版社，2016 年。

颜文强：《生命内景与＜道藏＞精选药方研究》，北京：中国中医药出版社，2019 年。

蔡碧峰、李亚、吴云粒：《中医排病论》，北京：中医古籍出版社，2020 年。

论文类：

杨国华：《孙思邈热证用灸的探讨》，《中医杂志》1984 年第 1 期。

江静波、江华鸣：《龚居中及其著作》，《江西中医药》1984 年第 1 期。

杨承智、黄学军：《<太平经>论灸刺》，《上海针灸杂志》1992 年第 1 期。

谢志民，曹林林：《中药占斯的本草考证》，《陕西中医》1994 年第 15 卷第 7 期。

胡孚琛：《道教医药学述要》，《中国中医基础医学杂志》，1995 年第 4 期。

万毅：《占斯的本草考证》，《基层中药杂志》1996 年第 10 卷第 3 期。

周建伟：《<肘后备急方>急症灸治探讨》，《针灸临床杂志》1996 年第 12 期。

何丙郁：《从科学史观点试谈奇门遁甲（续完）》，《西北大学学报》（自然科学版）1998 年第 28 卷第 2 期。

杨佃会、臧守虎、史兰华：《<肘后备急方>灸法学术思想探析》，《山东中医药大学学报》2001 年第 1 期。

曹中兵、胡洁琳：《浅析孙思邈灸法治风》，《时珍国医国药》2004 年第 4 期。

何茂活：《<武威汉代医简"父且"考辨》，《中医文献杂志》2004 年第 4 期。

黄东勉：《鬼哭穴刍议》，《新中医》2008 年第 1 期。

王轶：《隔姜灸治疗肝郁脾虚型溃疡性结肠炎的实验研究》，北京：北京中医药大学博士学位论文，2008 年。

马力群：《艾灸疗法医案研究》，广州：广州中医药大学博士学位论文，2009 年。

林永青、赵百孝：《艾灸防治疫疾的历史与现状》，《辽宁中医杂志》2010 年第 37 卷（S1）。

卫云英：《<傅青主女科>与<辨证录>内容及语言考察》，《江西中医学院学报》2010 年第 3 期。

谢锡亮、裴毓、杨占荣：《灸法的要诀与技巧》，《上海针灸杂志》2010 年第 8 期。

张绍华、符文彬：《＜备急千金要方＞灸法灸量应用浅探》，《中医杂志》2011 年第 9 期。

崔晨华、戚其华、徐涓：《灸法在急症中的应用》，《中国中医急症》2011 年第 10 期。

詹石窗：《重新认识道教的起源与社会作用》，《中国道教》2013 年第 2 期。

谢文娟、刘密：《＜扁鹊心书＞灸法的运用特点》，《国医论坛》2013 年第 4 期。

王克兢、王淑娟：《灸法的起源及时代特征》，《内蒙古中医药》2014 年第 6 期。

詹石窗：《道教文化养生及其现代价值》，《湖南大学学报》2015 年第 1 期。

刘月、符文彬：《从"大病宜灸"探讨灸法发展》，《中华中医药杂志》2016 年第 8 期。

王丽、井明鑫、刘清国：《窦材＜扁鹊心书＞用灸的学术思想及特点》，《北京中医药大学学报》2016 年第 8 期。

王帅、陈腾飞：《对＜扁鹊心书＞重灸左命关穴治疗危症的探讨》，《环球中医药》，2016 年第 8 期。

许文欣：《不同艾灸方法对肿瘤化疗毒副反应的临床研究》，南京：南京中医药大学博士学位论文，2016 年。

颜文强：《＜千金要方＞"小续命汤"治疗中风机理》，《中国道教》2016 年第 2 期。

颜文强、杨娜：《道教内丹"先天炁"与"后天气"内涵异同考辨》，《老子学刊》2018 年第 2 期。

李丛、罗侨、齐国闵：《盱江名医龚居中的道医风范》，《环球中医药》2018 年第 8 期。

朱展炎：《道教护童仪式初探》，《宗教学研究》2019 年第 3 期。

颜文强、张其成：《清代道医刘一明生命本质论》，《中国哲学史》2019 年第 4 期。

王申、还涵、廖瑞霈等：《雷火神针的演变与现代研究进展》，《江苏中医药》2020 年总 52 卷第 8 期。

唐禄俊、张其成、熊益亮：《"三尸九虫"文献概述》，《中华中医药杂志》2020 年第 35 卷第 11 期。

颜文强、张其成：《道医医案特点探研》，《中华中医药杂志》2020 年第 35 卷第 12 期。

颜文强、张丽娟：《道教生命哲学观与灸疗治病原理融通关系初考》，《生命哲学研究》2021 年第 2 辑。

赵雅琛、王兴伊：《鬼疰病名考》，《医学与哲学》2022 年第 43 卷第 12 期。

颜文强：《宋代道医窦材"崇阳"生命哲学观及其现实价值》，《中国哲学史》2022 年第 5 期。

国外类：

[日本] 吉元昭治：《道教与不老长寿医学》，杨宇译，成都：成都出版社，1992 年。

[日本] 三浦国雄：《不老不死的欲求：三浦国雄道教论集》，王标 译，成都：四川人民出版社，2017 年。

[荷兰] 约翰·古德斯布洛姆：《火与文明》，乔修峰 译，广州：花城出版社，2006 年。

后　记

　　本书是笔者在中国博士后科学基金资助项目"道医灸疗文献收集整理与研究"（编号 2017M620702）结项报告的基础上，进一步大量补充和修改而成的。这几年笔者逐一对每部文献记载的道医灸疗原文的疑难关键字词进行注释剖析，并且逐段（或几个密切段落）进行解读分析，这是一项工作量较大的研究工程；另外，修改扩充了《道医的生命哲学思想》《道医灸疗的特色》等部分章节的内容。在这些基础上，笔者进一步提炼出了"道医灸疗学"的概念，将其从"中医灸疗学"中独立出来，努力为"道医灸疗学"的构建进行尝试探索。

　　笔者之所以对艾灸疗法情有独钟，乃是因为确确实实受益于此外治疗法。笔者曾经患过十几年肠胃炎，肠胃比较虚弱，加上科研工作的压力，使得身体看起来比较瘦弱。为此笔者求助于传统医学，在尝试了拔罐、刮痧、推拿、贴敷等多项外治法后，最终选择集通、补于一体的艾灸疗法作为日常养生的常规方法。有了艾灸疗法的保驾护航，笔者的饮食量逐渐增加，脾胃吸收能力也大大提高，偶尔比较疲倦时，通过艾灸中脘穴也能快速恢复体力。多年来笔者研究了手持悬空灸、灸器温和灸、隔姜灸、隔盐灸、麦粒灸、化脓灸等众多灸法种类后，发现道家道教文献记载的灸法富有鲜明特色，特别是宋代道医窦材《扁鹊心书》对灸法的高度推崇令人震撼（笔者将此书称为"道医灸疗第一书"）。于是，在读博士后期间笔者一边做中医药老字号和中医药非遗等博士后科研工作，一边申报以"道医灸疗文献收集整理与研究"为题的中国博士后科学基金项目，终于 2017 年 11 月顺利获得二等资助，并于2020 年 7 月博士后出站之时顺利结项。本书正是对该项目结项报告大量扩充修改而成的最终成果。

　　值此书出版之际，笔者想深刻表达对自己的博士后导师、国家级非遗新安医学"张一帖"第十五代传承人张其成教授的感激之情。从 2016 年 9 月进入北京中医药大学中医学博士后流动站以来，笔者得到了恩师的悉心指导，中医学知识取得了长足进步。张老师不仅学识渊博，而且温文尔雅，尤其是其幽默风趣的谈吐风采、平和强健的身心体魄令人十分敬佩。同时笔者在此深切缅怀张老师父亲、首届"国医大师"李济仁师公。笔者与李师公曾有过一面之缘。那是 2017 年 12 月笔者随张老师前往海南定安参加首届海峡两岸南宗道教养生体验交流大会。李师公慈眉善目，有一双浓密的白眉毛，眼睛炯炯有神、精神矍铄。但由于高龄缘故，李师公于 2021 年 3 月 11 日仙逝。那日笔者撰文缅怀总结了李师公两大成就：一是医学成就，李师公行医济世七十余年，医德高尚、医术精湛，不仅奠定了"中医痹证痿病学"学术理论，让新安医学"张一帖"名扬天下，而且还是第一个培养出院士和国家杰青的首届"国医大师"；二是家庭教育，秉承"孝悌忠信、礼义廉耻、自强精进、厚德中和"的家规家训，李师公培养出了五位杰出子女，他们在中医药不同领域作出了突出贡献，成就了"五子三博士，两代七教授"的佳话，这种上佳的家庭结构在全国家庭中也十分罕见。

　　感谢博士后期间通过师承制方式让笔者有机会进入临床学习的北京市石景山区中医医院院长李鸿泓主任医师，感谢博士后开题、中检、出站答辩中给以指导的北京中医药大学钱超尘老师、李良松老师、曾凤老师、闫兴丽老师、王育林老师、段晓华老师，中国中医科学院孟庆云老师、柳长华老师、张瑞贤老师、万芳老师等专家长辈。感谢尉万春、李亚飞、熊益亮、罗浩、刘珊、王群、梁秋语、唐禄俊、张徽、谭燊飞、李超杰、乔宝华、姚盛元、孟庆岩、姚凯文、林振邦、Lokmane Benaicha 等同门的交流与帮助。

　　此时此刻，笔者也要深深表达对自己的博士研究生导师、四川大学文科杰出教授（院士待遇、一级教授）詹石窗先生的感激之情。正是詹老师引导笔者走上道家道教等国学研究的学术之路。博士毕业后，笔者依然能够经常得到詹老师的细心指导，这是十分幸运的。詹老师深厚的学术修养、高尚的处世品格始终是我为人处事的榜样，更是敦促我前进的不竭动力。笔者还要对自己的硕士研究生导师、闽南师范大学邓文金教授表达谢意。邓老师学问精深、为人和善，始终关心学生的学问进展。感谢四川大学道教与宗教文化研究所盖建民教授、张泽洪教授的指导，感谢厦门大学黄永锋教授、谢清果教授的提携帮助，感谢中国中医科学院何振中研究员、福建龙海榜山卫生院副院长陈振宗医师在临床方面的指导帮助。

笔者还要感谢云南民族大学校长张桥贵教授、徐祖祥教授、孙浩然教授，云南省社会科学院宗教研究所所长萧霁虹研究员，大理大学副校长徐立教授、民族文化研究院院长寸云激研究员、党委书记殷群教授、杨红斌教授、李学龙研究馆员、杜新燕研究员、潘文良教授、由申博士，教师教育学院田夏彪教授，马克思主义学院陈三保副研究馆员等专家学者的指导帮助。

在本书最后校稿之际，拙荆杨娜（任职于大理大学艺术学院）对所有的引文进行了第一遍校对，笔者指导的硕士研究生刘芩芹、黄俊杰、任柏宇等分工参与了第二遍校对，在此一并致谢。最后笔者还要感谢山东科学技术出版社总编辑苑嗣文老师、责任编辑马祥老师对本书的辛勤付出。没有苑老师的学术魄力和马老师的高效工作，本书不会这么快出版发行。

古语云："路漫漫其修远兮！"历史告诉我们，传统文化博大精深、传统医学经世致用，笔者将努力在今后的学术山路上不断披荆斩棘，为推动中华优秀传统文化创造性转化、创新性发展贡献自己的一分力量。

颜文强

2023 年 5 月癸卯年孟夏

于大理大学竹鹤书斋